技能型紧缺人才培养培训教材

全国医药高等学校规划教材

供高专、高职护理、涉外护理、助产等相关专业使用

妇产科护理学

（第二版）

主　编　朱壮彦

副主编　王爱华　张丽华　胡向莲

编　者　（按姓氏汉语拼音排序）

陈　军（三峡职业技术学院医学院）

富晓敏（山西大同大学医学院）

胡向莲（宁夏医科大学）

刘杏菊（漯河医学高等专科学校）

沈丽萍（曲靖医学高等专科学校）

王爱华（潍坊医学院）

项薇薇（承德护理职业学院）

张丽华（河套大学医学院）

朱壮彦（山西大同大学医学院）

U0341541

科学出版社

北　京

内 容 简 介

本书为技能型紧缺人才培养培训教材,是全国医药高等学校规划教材之一。主要内容包括女性生殖系统解剖与生理、妊娠及分娩生理、正常及异常妊娠期与分娩期孕产妇的护理、妇科疾病病人的护理、计划生育妇女的护理、妇科常用护理技术及诊疗技术护理等。全书共 22 章,插图及表格近150 幅。

本书内容突出实用性,在每一章节正文内容之外设案例、目标检测,均参考最新护士执业资格考试的知识点和题型命题。每一节中标注考点,正文中穿插链接。

本书可供全国高等职业院校护理、涉外护理、助产等相关专业学生使用。

图书在版编目(CIP)数据

妇产科护理学/朱壮彦主编 . —2 版 . —北京:科学出版社,2012.1

技能型紧缺人才培养培训教材·全国医药高等学校规划教材

ISBN 978-7-03-033285-1

Ⅰ. 妇… Ⅱ. 朱… Ⅲ. 妇产科学:护理学-医学院校-教材 Ⅳ. R473.71

中国版本图书馆 CIP 数据核字(2012)第 001709 号

责任编辑:张　茵 / 责任校对:张怡君
责任印制:刘士平 / 封面设计:范璧合

科 学 出 版 社 出版
北京东黄城根北街 16 号
邮政编码: 100717
http://www.sciencep.com

新科印刷有限公司 印刷
科学出版社发行　各地新华书店经销

*

2007年12月第 一 版　开本:850×1168 1/16
2012年1月第 二 版　印张:16 1/4
2016年1月第十次印刷　字数:516 000
定价: 37.00 元
(如有印装质量问题,我社负责调换)

前　　言

　　本教材第二版是技能型紧缺人才培养培训教材、全国医药高等学校规划教材。在教材主编会议上，根据编辑委员会的建议，明确了本教材编写强调适应卫生职业教育、教学的发展趋势，体现"以就业为导向，以能力为本位，以发展技能为核心"的职业教育培养理念，强化技能培养，突出实用性，理论知识强调"必需、够用"，体现"以学生为中心"的教材编写理念。教材编写内容既能满足临床护理的需要，又尽量做到专业学习与执业考试结合，教学大纲与执考大纲结合，教学内容涵盖执考范围。此次编写强调继承和创新的结合，坚持吸收本领域最新知识，做到编排合理，详略适度。增加了近年来临床上出现的多发病、常见病的护理内容，如细菌性阴道病、宫颈上皮内瘤样病变、子宫内膜异位症、腹腔镜手术及宫腔镜手术诊疗技术护理等；对有争议或已过时的内容进行删除、修改和补充，如早孕的概念推迟到 13 周末、中期妊娠为 14～27 周末、慢性宫颈炎及盆腔炎性疾病的新认识等。

　　本教材采用大量图片和表格等直观教学内容，增加了教材的易读性和生动性。在每一章正文内容之外设有学习目标、案例、考点、链接、目标检测及参考答案，在书后附有实习指导及教学大纲，便于学生自学及检验学习效果，培养学生发现问题、解决问题的能力。为了和国际接轨，在教材中给出了主要专业术语的英文名称，并在书后附有英汉名词对照，以培养学生的专业英语水平。

　　本教材第二版供高专、高职护理、涉外护理、助产及专科自学考试的相关专业使用，也可供广大在职护理专业人员参考使用。

　　感谢本教材第一版的编写人员杜立丛、丁艳萍、王艳杰、白芬英、程安群、姜淑玲、龙海燕、孙庆芬、游睿芳、周惠珍为本次编写打下了良好基础，感谢教材编审委员会、科学出版社等各级专家和领导的悉心指导，同时感谢参编院校领导给予的大力支持。

　　由于编写人员水平有限，难免有不妥之处，殷切希望使用本教材的广大师生、读者和妇产科同道们批评指正，以便改进。

编　者

2011 年 7 月

目　　录

第1章 绪 论

学习目标

1. 了解妇产科护理学的简史。
2. 熟悉妇产科护理学的学习内容、学习目的及方法。

（一）妇产科护理学的发展史

在古代，护理学仅为医学领域的一个组成部分。直至近代，随着社会的进步和医学科学的不断发展，护理学才逐渐发展成为医学领域内为人类健康服务的一门独立学科。

妇产科护理学最早源于产科护理。自有人类以来，就有专人参与照顾妇女的生育过程，这是早期的产科及产科护理雏形。大约在公元前1500年，古埃及Ebers古书中就有关于妇产科学的专论，记述了古代民间对缓解产科阵痛的处理、胎儿性别的判断及妊娠诊断方法，也有关于分娩、流产、月经以及一些妇科疾病处理方法的描述。公元前1300～前1200年间关于王妃分娩时染疾的记载为我国妇产科疾病的最早记录。《内经》中的《素问》篇里有对女子成长、发育、月经疾患、妊娠诊断及相关疾病治疗的认识和解释。唐代孙思邈著有《千金要方》，其中有三卷专论《妇人方》，对种子、恶阻、养胎、妊娠等疾病的治疗、临产注意事项、产后护理及崩漏诸症有较详尽的分析和论述。唐朝大中初年咎殷所著的《经效产宝》是我国现存最早的一部中医妇产科专著。

妇产科护理的真正发展始于近代，由于妇女所选择的分娩场所由家庭转为医院，参与产科护理的人员结构和性质发生了根本变化，一批受过专业训练、具备特殊技能的护理人员参与产科护理工作，由此助产工作开始规范化。最初，妇产科护理工作的重点仅限于急症、重症状态的病人，以及预防妇产科传染病方面的工作。20世纪70年代以来，我国高度重视妇女儿童保健工作，开始引入围生医学，实行高危妊娠管理、宫内监测、胎盘功能检查等，"儿童优生、母亲安全"引起全社会关注。

为适应社会发展过程中人们对生育过程中医疗需求的转变，妇产科护理学经历了从"以疾病为中心的护理"向"以病人为中心的护理"的变革；妇产科护理理念也从单纯的"护理疾病"发展为"保障妇女生殖健康的护理"；护士的工作场所逐渐由医院扩大到家庭、社区；护士工作的内容也由传统的被动执行医嘱、完成常规护理技术操作和对病人的躯体护理扩大到整体化护理。随着产前诊断技术的进步及人类辅助生殖技术的发展，遗传咨询门诊、孕前保健门诊应运而生，产科护理学的范畴不断扩大；随着女性生殖内分泌学理论研究、妇科肿瘤学的发展以及妇科微创手术的不断普及，妇科病人的护理方面产生了新的技术及思路；妇女保健学的建立及计划生育措施的不断改进、各种监护仪器的临床应用等，都对妇产科护理学提出了更高、更广泛的要求，同时也为妇产科护理学的发展开辟了广阔的前景。

（二）妇产科护理学的学习内容、目的及方法

妇产科护理学是护理教育体系中的主干课程，作为护理学的一个亚学科，妇产科护理学不仅具有医学特征，还具有独立和日趋完整的护理及相关理论体系，为现代护理学的重要组成部分。妇产科护理学的研究对象包括生命各阶段不同健康状况的女性，以及相关的家庭和社会成员。

妇产科护理学内容包括孕产妇的护理、妇科疾病患者的护理、计划生育指导及妇女保健等，即女性在非妊娠期现存或潜在的健康问题的护理；妊娠期、分娩期、产褥期全过程的护理及孕妇、产妇和胎儿、新生儿的健康问题的护理；女性生育调控中避孕、绝育、优生的护理；妇女各时期保健和生殖健康的护理。学习妇产科护理学的目的在于学好理论、掌握技能，发挥护理特有职能，为病人提供缓解痛苦、促进康复的护理活动，帮助护理对象尽快获得生活自理能力；为健康妇女提供自我保健知识，预防疾病并维持健康状态。

随着医学的发展，当前妇产科护理学工作的内容和范畴比传统的妇产科护理学扩展了很多，对护理人员的基础文化水平、专业实践技能及职业道德等方面都提出了更高的要求。妇产科护理学是一门实践性很强的学科，学习妇产科护理学除需具备社会人文学科及医学基础学科知识外，还需系统掌握护理学基础、内科护理学、外科护理学等知识。学习中强调理论联系实际，熟悉、精通相关理论，在实践中应用并发展当前的护理学理论，如家庭理论、Orem自我护理理论、Roy适应模式及Maslow人类基本需求层次论等。

（三）妇产科护理学的特点

1. 妇产科护理学的特殊性　妇产科护理对象涉及不同时期的女性，可能涉及女性最隐私的部位及个人隐私问题，因此应尊重护理对象。女性一生中生殖系统解剖与生理在不同时期表现出不同的特殊生理变化，如青春期的月经初潮、性成熟期的生育过程、绝经过渡期的性激素水平低落等，在护理过程中要注意不同时期的关注点。女性病人容易出现害羞、焦虑、情绪不稳定、抑郁等心理问题，这些问题可能影响疾病的进展及预后，应注重心理护理。目前，产科护理倡导"以家庭为中心"，妊娠、分娩已成为孕产妇及其家庭成员共同参与的过程，因此，要考虑到对家庭成员提供相应的护理支持。

2. 妇产科护理的兼顾性　产科护理对象包括孕妇及胎儿和新生儿，因此不仅要保护孕产妇健康、安全，也要兼顾到对胎儿、新生儿的影响，两者一样重要而且息息相关。对于产褥期妇女的护理，既要做好产褥期的妇女保健，预防产妇生殖道感染，保证母婴健康，又要做好计划生育指导。

3. 妇产科护理工作的复杂性　妇产科涉及心理学、社会学及伦理学等学科，同时还牵动着家庭和社会的方方面面。妇产科危急重症多，随机性强，孕期和分娩期的各种并发症较多，是医患、护患矛盾与医疗纠纷相对较多的科室。在妇科微创技术不断普及的今天，将舒适护理应用于护理实践中，要求在注重病人疾病的同时更要注重病人心理需求的满足和人格尊严的完善。

（朱壮彦）

第2章 女性生殖系统解剖与生理

学习目标

1. 说出骨盆的组成、骨盆的分界及平面,女性骨盆的特点。
2. 简述骨盆底的组成和会阴的组织特点。
3. 记住内、外生殖器的名称及内生殖器的解剖位置、功能和组织特点。
4. 叙述女性一生各阶段的生理特点。
5. 记住雌激素、孕激素的生理作用。
6. 记住子宫内膜的周期性变化及宫颈黏液的特征。
7. 说出月经的临床表现及健康教育。

第1节 女性生殖系统解剖

女性生殖系统包括内、外生殖器官及其相关组织与邻近器官。

一、骨 盆

女性骨盆为生殖器官所在,也是胎儿经阴道娩出的必经通道。骨盆除支持躯干使其重量均匀分布于下肢外,还具有保护盆腔脏器的作用。骨盆的大小、形态对分娩有直接影响。

(一)骨盆的组成

骨盆(pelvis)由左右两块髋骨和1块骶骨及1块尾骨组成。每块髋骨又由髂骨、坐骨及耻骨融合而成;骶骨由5~6块骶椎合成;尾骨由4~5块尾椎组成(图2-1)。两耻骨之间由纤维软骨连接形成耻骨联合;骶骨和髂骨之间为骶髂关节;骶骨与尾骨的连接处为骶尾关节。以上关节和耻骨联合周围均有韧带附着,其中骶骨、尾骨与坐骨棘之间的骶棘韧带和骶骨、尾骨与坐骨结节之间的骶结节韧带最为重要。妊

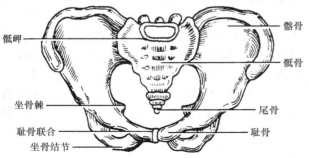

图2-1 正常女性骨盆(前上观)

娠期受激素的影响,附着于关节周围的韧带松弛,各关节的活动略有增加,如骶尾关节,分娩时尾骨后翘,有利于胎儿娩出。

☞考点:骨盆的骨骼组成及骨盆关节、韧带

(二)骨盆的分界

以耻骨联合上缘、两侧髂耻线及骶岬上缘的连线为界,将骨盆分为两部分。分界线以上部分为假骨盆,又称大骨盆;分界线以下部分为真骨盆,也称小骨盆。假骨盆与分娩无直接关系,但测量其某些径线可间接了解真骨盆的大小。真骨盆即骨产道,其大小、形态与分娩有密切关系。真骨盆有上、下两口,即骨盆入口与骨盆出口,两口之间为骨盆腔。

真骨盆的重要标志有:①骶骨岬:第一骶椎向前突出形成骶岬,是骨盆内测量的重要骨性标志;②坐骨棘:位于真骨盆中部,坐骨后缘中点突出的部分,可经肛门或阴道检查触到,是分娩过程中衡量胎先露下降程度的重要标志;③耻骨弓:耻骨两降支的前部相连构成耻骨弓,形成的夹角为耻骨角,正常值为90°;④坐骨结节:位于真骨盆下部的坐骨隆突部位。

☞考点:骨盆的分界及真骨盆的标记

(三)骨盆的平面

一般将骨盆分为3个与分娩有关的假想平面:①骨盆入口平面即真假骨盆的交界面,呈横椭圆形,其前方为耻骨联合上缘,两侧为髂耻缘,后方是骶岬上缘。②中骨盆平面即骨盆最小平面,呈前后径长的纵椭圆形,其前方为耻骨联合下缘,两侧为坐骨棘,后方为骶骨下端。③出口平面即骨盆腔下口,由两个在不同平面的三角形组成。前三角平面顶端为耻骨联合下缘,两侧为耻骨降支,后三角平面顶为骶尾关节,两侧为骶结节韧带,坐骨结节间径为两个三角形的共同底边。

(四)骨盆的类型

骨盆的类型只是理论上的归类,临床上多见混合型,骨盆的形态、大小的差异受遗传、营养、生长发育、疾病等影响。通常将骨盆分为四种类型:①女性型;②男性型;③扁平型;④类人猿型。其中女性型骨盆最常见,占我国妇女骨盆类型中的52.0%~58.9%。女性型骨盆较男性型骨盆宽而浅,为女性正常骨盆,有利于胎儿的娩出。

二、骨　盆　底

骨盆底(pelvic floor)由多层肌肉和筋膜组成,承托骨盆脏器,封闭骨盆出口,有尿道、阴道及直肠穿过。其主要作用是支持盆腔脏器并使之保持正常的位置。骨盆底的前面为耻骨联合下缘,后面为尾骨尖,两侧为耻骨降支、坐骨升支及坐骨结节。骨盆底由外向内有3层组织(图2-2)。

（一）外层

外层为浅层筋膜与肌肉。在外生殖器、会阴皮肤及皮下组织的下面,有一层会阴浅筋膜,深部由3对肌肉(球海绵体肌、坐骨海绵体肌及会阴浅横肌)及肛门括约肌组成。这层肌肉的肌腱会合于阴道口与肛门之间,形成中心腱。

（二）中层

中层即泌尿生殖膈,由上、下两层坚韧的筋膜及一层薄肌肉组成。尿道和阴道穿过此膈。在两层筋膜间有一对由两侧坐骨结节至中心腱的会阴深横肌及位于尿道周围的尿道括约肌。

（三）内层

内层即盆膈,为骨盆底最内层,最坚韧,由肛提肌及其筋膜所组成,亦为尿道、阴道及直肠贯通。每侧肛提肌由前内向后外由耻尾肌、髂尾肌和坐尾肌3部分组成,两侧肌肉互相对称,合成漏斗形。肛提肌的主要作用是加强盆底的托力。其中一部分纤维与阴道及直肠周围密切交织,加强肛门与阴道括约肌的作用。

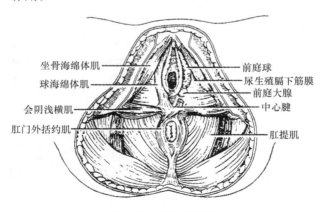

图 2-2　骨盆底肌层

会阴(perineum)有广义和狭义之分。广义的会阴指封闭骨盆下口的所有软组织。狭义的会阴指阴道口与肛门之间的软组织,也是骨盆底的一部分,包括皮肤、筋膜、部分肛提肌及中心腱,又称会阴体。会阴体厚3～4cm,由外向内逐渐变窄呈楔状,表面为皮肤及皮下脂肪,内层为会阴中心腱。会阴伸展性很大,妊娠后组织变软,有利于分娩,但也可能对胎先露

娩出形成阻碍,若产力强,容易发生裂伤,因此,分娩时要注意保护会阴,避免裂伤。

> **案例 2-1**
>
> 刘某,女,13岁,因外阴部剧烈疼痛就诊,1小时前跨跃栏杆时不慎摔倒,外阴受到撞击,呈骑跨式。检查可见外阴皮肤和皮下组织无明显裂口,无活动性出血。
>
> **问题:**
>
> 1. 外阴血肿最常见的发生部位是哪里?
> 2. 此时应给予哪些处理及护理措施?

三、外　生　殖　器

女性外生殖器又称外阴,指生殖器官的外露部分,包括两股内侧之间从耻骨联合到会阴之间的组织(图2-3)。

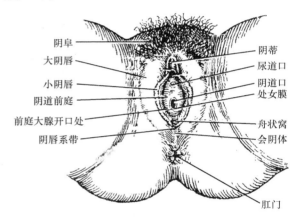

图 2-3　女性外生殖器

（一）阴阜

阴阜(mons pubis)即耻骨联合前面隆起的脂肪垫。青春期该部位皮肤开始生长阴毛,分布呈尖端向下的三角形。阴毛为第二性征之一,其疏密、精细、色泽可因人或种族而异。

（二）大阴唇

大阴唇(labium majus)为靠近两股内侧的一对隆起的皮肤皱襞,起自阴阜,止于会阴。两侧大阴唇前端为子宫圆韧带的终点,后端在会阴体前融合,形成阴唇前、后联合。大阴唇外侧面与皮肤相同,皮层内有皮脂腺和汗腺,青春期长出阴毛;内侧面皮肤湿润似黏膜。大阴唇有很厚的皮下脂肪层,富含血管、淋巴管和神经。当局部受伤时,易发生出血,可形成大阴唇血肿。未婚妇女的两侧大阴唇自然合拢,遮盖阴道口及尿道外口;经产妇大阴唇因受分娩影响两侧分开;绝经后妇女的大阴唇呈萎缩状,阴毛稀少。

（三）小阴唇

小阴唇(labium minus)为位于大阴唇内侧的一对

薄皱襞。表面湿润,色褐、无毛,富含神经末梢,故极敏感。两侧小阴唇前端相互融合,再分为两叶,包绕阴蒂,前叶形成阴蒂包皮,后叶形成阴蒂系带。小阴唇与大阴唇的后端相会合,在正中线形成一条横皱襞,称为阴蒂系带。经产妇受分娩影响阴蒂系带已不明显。

（四）阴蒂

阴蒂(clitoris)位于小阴唇之间的顶端,类似男性的阴茎海绵体组织,有勃起性。它分为3部分,前端为阴蒂头,中为阴蒂体,后为两个阴蒂脚,附着于各侧的耻骨降支上。仅阴蒂头外露,直径6～8mm,富含神经末梢,极为敏感。

（五）阴道前庭

阴道前庭(vaginal vestibule)为两小阴唇之间的菱形区,前为阴蒂,后为阴唇系带。在此区域内,前方有尿道外口,后方有阴道口。阴道口与阴唇带系之间有一浅窝,称舟状窝,又称阴道前庭窝,经产妇因受分娩影响,此窝常不复见。在此区域内尚有以下各部:

1. 前庭球(vestibular bulb) 又称球海绵体,位于前庭两侧,由具有勃起性的组织构成,表面为球海绵体肌覆盖。

2. 前庭大腺(major vestibular glands) 又称巴多林腺(Bartholin glands),位于大阴唇后部,如黄豆大小,左右各一。腺管细长,1～2cm,开口于前庭后方小阴唇与处女膜之间的沟内。性兴奋时分泌黄白色黏液起润滑作用。正常情况检查时不能触及此腺,若因感染致腺管口闭塞,可形成前庭大腺脓肿或囊肿,则能看到或触及。

3. 尿道口(urethral orifice) 位于阴蒂头的后下方及前庭的前部,为尿道的开口,略呈圆形,女性尿道的后壁有一对并列的尿道旁腺,其分泌物有润滑尿道口作用,但此腺常为细菌潜伏之处。

4. 阴道口及处女膜(vaginal orifice and hymen) 阴道口位于尿道口后方、前庭的后部,其大小、形状常不规则。阴道口覆盖一层较薄黏膜,称为处女膜。膜上有一小孔,多在膜的中央,孔的形状、大小及膜的厚薄因人而异。处女膜多在初次性交时破裂,受分娩影响进一步破损,分娩后残留数个小隆起状的处女膜痕。

四、内 生 殖 器

女性内生殖器包括阴道、子宫、输卵管及卵巢,输卵管与卵巢被称为子宫附件(图2-4,图2-5)。

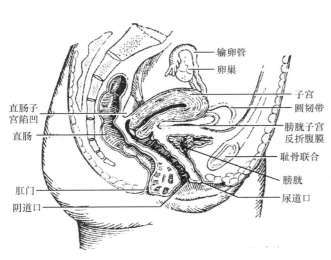

图2-4 女性内生殖器官（矢状断面观）

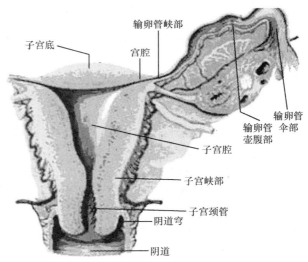

图2-5 女性内生殖器官（冠状切面）

（一）阴道

阴道(vagina)位于真骨盆下部中央,为性交器官,也是月经排出及胎儿娩出的通道。阴道为上宽下窄的管道,前壁长7～9cm,与膀胱和尿道相邻,后壁长10～12cm,与直肠贴近。环绕宫颈周围的部分称阴道穹隆,按其位置分为前、后、左、右4部分,其中后穹隆最深,其顶端与直肠子宫陷凹紧密贴近,后者为腹腔的最低点,是某些疾病诊断或手术的途径。平时阴道前后壁相贴近。

☞考点:阴道后穹隆的临床意义

阴道壁由黏膜、肌层和纤维组织膜构成,有很多横纹皱襞,故有较大伸展性。阴道黏膜呈淡红色,由复层鳞状上皮细胞覆盖,无腺体。阴道黏膜受性激素影响有周期性变化。幼女及绝经后妇女的阴道黏膜上皮甚薄,皱襞少,伸展性小,容易创伤而感染。

（二）子宫

子宫(uterus)是产生月经和孕育胚胎、胎儿的空腔脏器。

1. 位置　子宫位于骨盆腔中央,膀胱与直肠之间,下端接阴道,两侧有输卵管和卵巢。成年女性子宫呈前倾前屈位,主要靠子宫韧带、骨盆底肌和筋膜起支托作用。

2. 形态　子宫呈前后略扁的倒置梨形。成年妇女的子宫重约 50g,长 7～8cm,宽 4～5cm,厚 2～3cm;子宫腔容量约 5ml。子宫上部较宽称子宫体(简称宫体),其上端隆突部分为子宫底(简称宫底)。子宫底两侧为子宫角(简称宫角),与输卵管相通。子宫的下部较窄呈圆柱状称子宫颈(简称宫颈)。子宫体与子宫颈的比例,婴儿期为 1∶2,成年女性为 2∶1,青春期及老年期为 1∶1(图 2-6)。

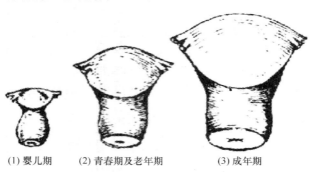

(1)婴儿期　　(2)青春期及老年期　　(3)成年期

图 2-6　不同年龄子宫体与子宫颈的发育的比较

子宫腔为上宽下窄的三角形,两侧通向输卵管,尖端朝下通向宫颈管。宫体与宫颈之间最狭窄的部分,称子宫峡部。子宫峡部在非孕期长约 1cm,其上端因解剖上较狭窄称解剖学内口,其下端因黏膜组织在此处由宫腔内膜转变为宫颈黏膜,称组织学内口。妊娠期子宫峡部逐渐延伸变长形成子宫下段,是软产道的一部分,妊娠末期可达 7～10cm。

宫颈内腔呈梭形称宫颈管,成年妇女长 2.5～3.0cm,其下端为宫颈外口,宫颈下端伸入阴道内的部分称宫颈阴道部(图 2-7)。未产妇的宫颈外口呈圆形;经阴道分娩后妇女的宫颈外口因分娩横裂将子宫颈分成前唇和后唇。

3. 组织结构　宫体和宫颈的组织结构不同。

(1)子宫体:由 3 层组织构成,内层为黏膜层即子宫内膜,中间层为肌层,外层为浆膜层即脏腹膜。

1)子宫内膜:为粉红色黏膜组织,分功能层和基底层,其表面 2/3 能发生周期性变化称功能层,靠近子宫肌层的余下 1/3 内膜无周期性变化称基底层。子宫内膜在月经周期中及妊娠期受卵巢激素的影响会发生周期性变化(详见月经周期及妊娠生理章节)。

2)子宫肌层:为子宫壁最厚的一层,非孕时厚约 0.8cm。由平滑肌束及弹力纤维所组成,肌束纵横交错如网状,外层纵行,内层环行,中层交叉排列。肌层中含血管,子宫收缩时压迫血管起到止血作用。

3)子宫浆膜层:为覆盖宫体底部及前后面的脏腹膜,与肌层紧贴,但在子宫前面近峡部处,腹膜与子宫壁结合较疏松,向前反折以覆盖膀胱,形成膀胱子宫陷凹。在子宫后面,腹膜沿子宫壁向下至宫颈后方及阴道后穹隆,再折向直肠,形成直肠子宫陷凹,亦称道格拉斯陷凹。覆盖在子宫前后壁的腹膜在子宫两侧会合,并向两侧延伸,形成阔韧带。

☞考点:子宫的解剖特点、子宫峡部的变化

(2)子宫颈:主要由结缔组织构成,亦含有平滑肌纤维、血管及弹力纤维。宫颈管黏膜为单层高柱状上皮,黏膜层有许多腺体能分泌碱性黏液,形成宫颈管内的黏液栓,将宫颈管与外界隔开。宫颈阴道部为复层鳞状上皮覆盖,表面光滑。在宫颈外口柱状上皮与鳞状上皮交界处是宫颈癌的好发部位。宫颈黏膜受性激素影响发生周期性变化。

4. 子宫韧带　子宫有 4 对韧带。韧带与骨盆底肌肉和筋膜共同维持子宫于正常位置(图 2-8)。

(1)圆韧带:呈圆索状。起于子宫角的前面、输卵管近端的下方,然后向前下方伸展达两侧骨盆壁,再穿过腹股沟,终止于大阴唇前端。圆韧带的作用是维持子宫保持前倾位置。

(2)阔韧带:为一对翼形的腹膜皱襞。由子宫两

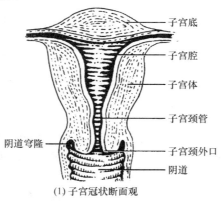

子宫底
子宫腔
子宫体
子宫颈管
阴道穹隆
子宫颈外口
阴道

(1)子宫冠状断面观

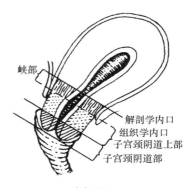

峡部
解剖学内口
组织学内口
子宫颈阴道上部
子宫颈阴道部

(2)子宫矢状断面观

图 2-7　子宫各部

侧至骨盆壁,将骨盆分为前、后两部分。阔韧带分为
前后两叶,其上缘游离,内 2/3 包裹输卵管,外 1/3 由
输卵管伞端下方向外侧延伸达骨盆壁,称为骨盆漏斗
韧带或卵巢悬韧带。卵巢内层与子宫角之间的阔韧
带稍增厚,称卵巢固有韧带。子宫动、静脉和输尿管
均从阔韧带基底部穿过。阔韧带的作用是维持子宫
在盆腔的正中位置。

(3) 主韧带:又称宫颈横韧带,在阔韧带的下部,横
行于子宫颈两侧和骨盆侧壁之间,为一对坚韧的平滑肌
与结缔组织纤维束,是固定宫颈于正常位置的重要
组织。

(4) 宫骶韧带:从宫颈后上侧方,向两侧绕过直
肠到达第 2、3 骶椎前面的筋膜。韧带含平滑肌和结
缔组织,外有腹膜遮盖,短厚有力,将宫颈向后向上牵
引,间接保持子宫于前倾位置。

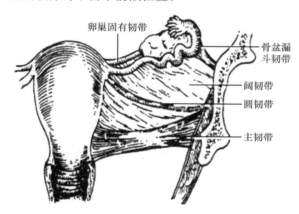

图 2-8　子宫各韧带

☞考点:维持子宫正常位置的韧带及作用

(三) 输卵管

输卵管(fallopian tube or oviduct)为一对细长而
弯曲的管,内侧与宫角相连通,外端游离,与卵巢接
近,全长 8~14cm,是卵子与精子相遇的场所,也是
向宫腔运送受精卵的管道。根据输卵管的形态由内
向外可分为 4 部分(图 2-9):①间质部:为通入子宫
壁内的部分,狭窄而短,长约 1cm;②峡部:为间质部
外侧管腔较狭窄的部分,长 2~3cm;③壶腹部:在峡
部外侧,管腔较宽大,为正常情况下受精的部位,长
5~8cm;④伞部:为输卵管的末端,形似漏斗,长 1~
1.5cm,开口于腹腔,游离端呈漏斗状,有"拾卵"
作用。

输卵管壁分 3 层:外层为浆膜层,为腹膜的一部
分,即阔韧带上缘;中层由内环行和外纵行的两层肌
纤维组成;内层为黏膜层,由单层高柱状上皮组成,其
中有分泌细胞及纤毛细胞,纤毛向宫腔方向摆动,协
助孕卵的运行。输卵管黏膜受性激素影响出现周期
性的组织学变化。

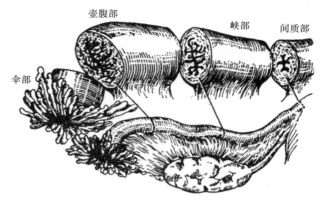

图 2-9　输卵管各部及其横断面

☞考点:输卵管功能及分部

(四) 卵巢

卵巢(ovary)为一对扁椭圆形的性腺,产生卵子
和性激素。青春期前,卵巢表面光滑;青春期开始排
卵,卵巢表面逐渐变得凹凸不平;成年妇女的卵巢约
4cm× 3cm× 1cm,重 5~6 g,呈灰白色;绝经后卵巢
萎缩变小、变硬。

卵巢位于输卵管的后下方,以卵巢系膜连接于阔
韧带后叶的部位称卵巢门,卵巢血管与神经由此出入
卵巢。卵巢外侧以骨盆漏斗韧带连于骨盆壁,内侧以
卵巢固有韧带与子宫相连。

卵巢表面无腹膜,由单层立方上皮覆盖,称表面
上皮,其内有一层纤维组织,称卵巢白膜。再向内为
卵巢组织,分皮质与髓质两部分,皮质在外层,其中含
数以万计的原始卵泡及致密结缔组织;髓质在卵巢的
中心部分,内无卵泡,含疏松结缔组织及丰富血管、神
经、淋巴管及少量的平滑肌纤维(图 2-10)。

五、血管、淋巴及神经

(一) 血管

女性内外生殖器官的血液供应主要来自卵巢动
脉、子宫动脉、阴道动脉及阴部内脉。卵巢动脉自
腹主动脉发出,子宫动脉为髂内动脉前干分支,阴道
动脉为髂内动脉前干分支,阴部内脉为髂内动脉前
干终支。各部位的静脉均与同名动脉伴行,但静脉数
量较动脉多,并在相应器官及其周围形成静脉丛,且
互相吻合,所以盆腔静脉感染易于蔓延。

(二) 淋巴

女性生殖器官和盆腔有丰富的淋巴管及淋巴结,
均伴随相应的血管而行,淋巴液首先汇集进入沿髂动
脉的各淋巴结,然后注入沿腹主动脉周围的腰淋巴
结,最后汇入与第二腰椎前方的乳糜池。女性生殖器
官淋巴主要分为外生殖器淋巴与内生殖器淋巴两大
组。当内、外生殖器发生感染或肿瘤时,往往沿各部
回流的淋巴结传播,导致相应淋巴结的肿大。

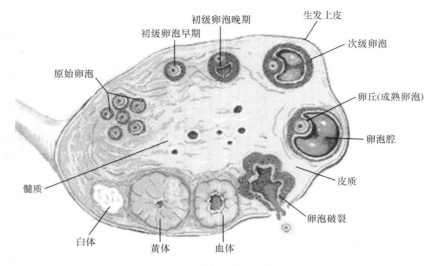

图 2-10 卵巢的构造(切面)

(三) 神经

女性外生殖器主要由阴部神经支配。阴部神经由第Ⅱ、Ⅲ、Ⅳ骶神经分支组成,与阴部内动脉并行,在坐骨结节内侧下方分成 3 支,分布于会阴、阴唇、阴蒂、肛门周围。内生殖器官主要由交感神经与副交感神经支配,交感神经纤维自腹主动脉前神经丛分出,下行入盆腔分为两部分:卵巢神经丛及骶前神经丛,其分支分布到输卵管、子宫、膀胱等部。但子宫平滑肌有自律活动,完全切除其神经后仍有节律收缩,还能完成分娩活动。临床上可见下半身截瘫的产妇能顺利自然分娩。

六、邻近器官

女性生殖器官与尿道、膀胱、输尿管、直肠及阑尾不仅位置相邻,而且血管、神经、淋巴系统也有密切联系。当女性生殖器官出现病变时,能够累及邻近器官。

(一) 尿道

尿道(urethra)为一肌性管道,位于阴道前、耻骨联合后,始于膀胱三角尖端,穿过泌尿生殖膈,终止于阴道前庭的尿道外口。女性尿道长 4～5cm,短而直,与阴道邻近,容易发生泌尿系统感染。

(二) 膀胱

膀胱(urinary bladder)为一囊状肌性器官,其大小、形状因充盈程度及邻近器官的情况而变化。排空的膀胱位于子宫与耻骨联合之间,膀胱充盈时可凸向盆腔甚至腹腔。充盈的膀胱在手术中易遭误伤,并妨碍盆腔检查,故妇科检查及手术前必须排空膀胱。

(三) 输尿管

输尿管(ureter)为一对圆索状肌性管道,长约 30cm,粗细不一,最细部分的直径仅 3～4mm,最粗可达 7～8mm。输尿管从肾盂开始,在腹膜后沿腰大肌前面偏中线侧下降,在骶髂关节处,经过髂外动脉起点的前方进入骨盆腔,并继续在腹膜后沿髂内动脉下行,至

阔韧带基底部向前内方行,在宫颈外侧约 2cm 处,于子宫动脉下方穿过,再经阴道侧穹隆顶端绕向前方进入膀胱。结扎子宫动脉时,应避免损伤输尿管(图 2-11)。

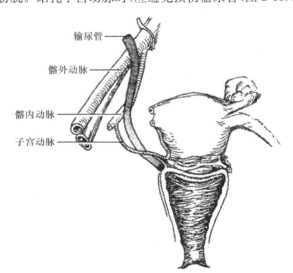

图 2-11 输尿管与子宫动脉的关系

(四) 直肠

直肠(rectum)位于盆腔后部,上接乙状结肠,下连肛管,前为子宫及阴道,后为骶骨,全长 15～20cm。肛管长 2～3cm,借会阴体与阴道下段分开,在其周围有肛门内、外括约肌和肛提肌。肛门外括约肌为骨盆底浅层肌肉的一部分,阴道分娩时应保护会阴,避免损伤肛管及直肠。

(五) 阑尾

阑尾(vermiform appendix)通常位于右髂窝内。阑尾的位置、长短、粗细变化较大,有的下端可达右侧输卵管及卵巢部位。妊娠时阑尾的位置可随妊娠月份增加而逐渐向上外方移位。妇女患阑尾炎时可能累及子宫附件。

第 2 节　女性生殖系统生理

一、女性一生各阶段的生理特点

女性一生各时期有不同的生理特点,其中以生殖系统的变化最显著。各时期生理特点受遗传、环境、营养、心理因素等影响,个体间亦有差异。根据女性一生年龄和生殖内分泌变化,分为胎儿期、新生儿期、幼年期、青春期、性成熟期、围绝经期和老年期 6 个阶段。

(一)胎儿期(fetal period)

受精卵是由父系和母系来源的 23 对(46 条)染色体组成的新个体。其中性染色体 X 与 Y 决定着胎儿的性别,XX 合子发育为女性,XY 合子发育为男性。胚胎 6 周后原始性腺开始分化,至胚胎 8～10 周性腺组织出现卵巢的结构。

(二)新生儿期

出生后 4 周内称新生儿期(neonatal period)。女性胎儿在子宫内受到母体卵巢及胎盘所产生的性激素的影响,生殖器官及乳房均有一定的发育,出生后数日内出现乳房略隆起或少许泌乳,外阴较丰满,少量阴道血性分泌物排出,这些均属生理现象,短期可自然消失。

(三)儿童期

从出生 4 周到 12 岁左右称儿童期(childhood)。儿童期早期(约 8 岁之前)生长发育较快,但生殖器官呈幼稚型:阴道狭长,上皮薄,无皱襞,阴道酸度低,抗感染能力弱,容易发生炎症。儿童期后期(约 8 岁之后),卵巢中开始有少量卵泡发育,但达不到成熟阶段,可分泌一定量的性激素。乳房和内生殖器开始发育,皮下脂肪开始在胸、髋、肩部及外阴部堆积,出现早期女性特征,逐渐向青春期过渡。

(四)青春期

从乳房发育等第二性征出现至生殖器官逐渐发育成熟,获得性生殖能力的生长发育期,称青春期(puberty or adolescence),是儿童到成人的转变期。世界卫生组织(WHO)规定青春期为 10～19 岁。这一时期的生理特点是身体及生殖器官发育迅速,第二性征形成,开始出现月经。

1. 第一性征发育　即生殖器官的发育。由于促性腺激素分泌量的增加及作用的增强,卵巢中的卵泡发育,性激素分泌增加,外生殖从幼稚型变为成人型,阴阜隆起,大阴唇变肥厚,小阴唇变大且有色素沉着;阴道的长度及宽度增加,黏膜增厚,出现皱襞;子宫体明显增大,宫体占子宫全长的 2/3;输卵管变粗,弯曲度减少;卵巢增大,皮质内有不同发育阶段的卵泡,致使卵巢表面凹凸不平。

2. 第二性征出现　除生殖器官外,女性所特有的征象称第二性征,其中乳房发育是女性第二性征的最初特征。此时女孩的音调变高,乳房丰满而隆起,出现阴毛及腋毛,骨盆横径的发育大于前后径,胸、肩部的皮下脂肪增多,显现女性特有的体态。

3. 月经来潮　月经初次来潮称月经初潮(menarche),为青春期的重要标志。由于卵巢功能尚不健全,初潮后月经周期常不规则。女性青春期生理变化很大,心理反应及思想情绪亦不稳定,如产生自卑感或焦虑情绪,家庭和学校应注意心理疏导。

4. 生长加速(growth spurt)　随着青春期的到来,少女体格加速生长,各器官的生理功能逐渐发育成熟,月经初潮后增长速度减缓。

☞考点:青春期的生理特点

(五)性成熟期

卵巢功能成熟并分泌性激素,引起周期性排卵和行经称性成熟期(sexual maturity period)。一般从 18 岁开始,历时 30 年左右。在性成熟期,生殖器官和乳房也都有不同程度的周期性改变。此期女性生育活动最旺盛,故也称生育期。

(六)绝经过渡期

绝经过渡期(menopausal transition period)是指卵巢功能开始衰退直至最后一次月经的时期。此期卵巢功能逐渐减退,生殖器官开始萎缩并向衰退变更。一般始于 40 岁以后,历时短则 1～2 年,长则 10 余年。由于卵巢功能衰退,卵泡数明显减少,卵泡不能发育成熟及排卵,最突出的表现为经量减少,周期不规则,最后绝经。自然绝经是指女性生命中的最后一次月经,卵巢内卵泡自然耗竭,或剩余的卵泡对促性腺激素丧失反应。一般发生在 44～54 岁;世界卫生组织(WHO)将卵巢功能开始衰退直至绝经后 1 年内的时期称为围绝经期。由于雌激素水平降低,出现血管舒缩障碍和神经精神障碍,可表现为潮热、出汗及情绪不稳定、不安、抑郁或烦躁、失眠和头痛等,称绝经综合征。

(七)绝经后期

绝经后期(postmenopausal period)指绝经后的生命时期。妇女 60 岁以后称老年期(senility period)。此阶段卵巢功能进一步衰退,卵泡耗竭,分泌雌激素功能停止,生殖器官进一步萎缩退化,易发生老年性阴道炎;由于缺乏雌激素的保护,骨代谢失常引起骨质疏松,易发生骨折。

☞考点:绝经过渡期的生理特点

二、卵巢周期性变化及其激素的功能

(一)卵巢的功能

卵巢是女性的性腺,其主要功能有:生殖功能,即产生并排出卵子;内分泌功能,即产生性激素。

（二）卵巢生殖功能的周期性变化

从青春期至绝经前，卵巢在形态和功能上发生周期性变化称为卵巢周期，包括卵泡的发育及成熟、排卵、黄体的形成及退化。

1. 卵泡的发育与成熟　卵巢皮质中含有数以万计的始基卵泡，卵泡自胚胎形成后即进入自主发育和闭锁的轨道。新生儿出生时卵泡总数约 200 万个，经历儿童期直至青春期，多数卵泡退化，只剩下约 30 万个卵泡。性成熟期每个月有一批卵泡发育，一般只有一个优势卵泡发育成熟并排出卵子，其余的卵泡在发育的不同阶段自行退化，称卵泡闭锁。女性一生一般只有 400～500 个卵泡发育成熟并排卵。成熟卵泡为排卵前的卵泡，是卵泡发育的最后阶段，卵泡体积显著增大，直径可达 15～20mm。成熟卵泡的结构由外向内依次为卵泡外膜、卵泡内膜、颗粒细胞、卵泡腔、卵丘、透明带、放射冠及卵细胞（图 2-12）。

从月经第一日至卵泡发育成熟，称为卵泡期。

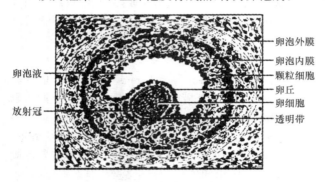

图 2-12　成熟卵泡示意图

2. 排卵　随着卵泡的发育成熟，卵泡逐渐外移并向卵巢表面突出，在垂体促性腺激素的作用下，卵泡壁破裂，卵细胞和它周围的卵丘颗粒细胞一起被排出，此过程称为排卵。排卵多发生在下次月经来潮前 14 日左右。

3. 黄体的形成及退化　排卵后卵泡液流出，卵泡壁塌陷，形成许多皱襞，卵泡颗粒细胞和卵泡内膜细胞向内侵入，周围被卵泡外膜包围，共同形成黄体。卵泡颗粒细胞和卵泡内膜细胞进一步黄素化形成黄体细胞，分泌孕激素和雌激素。排卵后 7～8 日（相当于月经周期第 22 日左右）黄体功能达到高峰，直径 1～2cm，外观色黄。若排出的卵子未受精，黄体在排卵后 9～10 日开始退化，黄体细胞逐渐萎缩变小，周围的结缔组织及成纤维细胞侵入黄体，组织纤维化，外观色白，称白体。若排出的卵子受精，黄体继续发育成为妊娠黄体。

排卵日至月经来潮为黄体期，一般为 14 日。黄体萎缩，功能退化后月经来潮，此时卵巢中又有新的卵泡发育，开始新的周期。

☞考点：卵巢的周期性变化、排卵时间及黄体的功能

（三）卵巢性激素的周期性变化及生理作用

卵巢分泌的性激素包括雌激素、孕激素及少量雄激素，均为甾体激素，属于类固醇类激素。

1. 雌激素（estrogen，E）　卵巢主要合成雌二醇（E_2）及雌酮（E_1），体内尚有雌三醇（E_3），系雌二醇和雌酮的降解产物。E_2 的生物活性最强。

（1）周期性变化：雌激素在一个月经周期中出现两个高峰。在卵泡开始发育时，雌激素分泌量很少。随卵泡的发育，分泌量逐渐增高，于排卵前形成第 1 个高峰。排卵后循环中的雌激素暂时下降。排卵后 1～2 日，黄体开始分泌雌激素，于排卵后 7～8 日黄体成熟时出现第 2 个高峰，但其均值低于第 1 个高峰。随着黄体退化，雌激素水平急剧下降，在月经期降至最低水平。

（2）主要生理作用：①促进子宫发育，肌层增厚，增强子宫平滑肌对缩宫素的敏感性；②使子宫内膜发生增生期变化；③使宫颈黏液分泌增多且稀薄，易拉成丝状，涂片呈现羊齿植物叶状结晶；④促进输卵管的蠕动，有利于孕卵的运送；⑤促进阴道上皮的增生、角化，细胞内糖原增多，阴道酸度增加；⑥协同卵泡刺激素（FSH）促进卵泡发育；⑦对丘脑下部和垂体产生正、负反馈调节作用；⑧促进乳腺管发育，大量雌激素可抑制乳汁分泌；⑨促进体内水钠潴留及骨中钙质沉积。

2. 孕激素（progestin，P）　是卵巢分泌的具有生物活性的主要孕激素。在排卵前孕酮主要来自肾上腺，排卵后主要由卵巢内黄体分泌。孕二醇是孕酮的主要降解产物。

（1）周期性变化：在卵泡早期不合成孕酮；当排卵峰发生时，开始分泌少量孕酮；至排卵 7～8 日黄体成熟时，分泌量达最高峰，以后逐渐下降，至月经来潮时降至卵泡期水平。

（2）主要生理作用：孕激素在雌激素作用的基础上发挥作用。①使子宫平滑肌松弛，降低子宫平滑肌对缩宫素的敏感性，有利于胚胎及胎儿在子宫内生长发育；②使子宫内膜从增生期转化为分泌期；③使子宫颈黏液减少、变稠，拉丝度降低，涂片呈现椭圆型结晶；④抑制输卵管平滑肌节律性收缩；⑤加快阴道上皮细胞脱落；⑥对丘脑下部和垂体产生负反馈作用；⑦促进乳腺腺泡发育；⑧促进水、钠排泄；⑨兴奋下丘脑体温调节中枢，使排卵后基础体温升高 0.3～0.5℃，临床上可以此作为判定排卵的重要标志之一。

3. 雄激素（androgen）　女性的雄激素主要为睾酮和雄烯二酮。大部分来自肾上腺，小部分来自卵巢。自青春期开始，雄激素分泌增加，促使阴蒂、阴唇和阴阜的发育，促进阴毛、腋毛的生长；促进蛋白质的合成及肌肉生长，刺激骨髓中红细胞增生；在性成熟后可促使骨骺闭合，使生长停止；雄激素还与性欲有关。

☞考点：雌激素、孕激素的生理作用

三、子宫内膜及其他生殖器的周期性变化

卵巢分泌的雌、孕激素的周期性变化,导致其他生殖器官发生相应的变化(图2-13),尤以子宫内膜的变化最显著。

(一)子宫内膜变化

子宫内膜在结构上分为基底层和功能层。基底层靠近子宫肌层,在月经期不发生脱落;功能层由基底层再生而来,受卵巢激素的影响出现周期性变化。子宫内膜组织形态的周期性变化分为3期,以28日为一个月经周期为例叙述如下:

1.增生期　为月经周期的第5～14日,相当于卵泡发育、成熟阶段。在雌激素作用下,子宫内膜基底层细胞开始增生变厚,腺体增多、变宽、变长并渐弯曲。螺旋小动脉发育,管腔增大呈弯曲状。

2.分泌期　为月经周期的第15～28日,相当于黄体期。排卵后,黄体分泌的孕激素和雌激素,使增生期内膜继续增厚,腺体进一步增大、弯曲,出现分泌现象。螺旋小动脉血管进一步增加、弯曲,间质疏松水肿。此时内膜厚且松软,呈海绵状,富含营养物质,有利于受精卵着床发育。

3.月经期　为月经周期第1～4日。因黄体萎缩,雌、孕激素分泌急剧下降,子宫内膜组织变性、坏死,腺体萎缩,内膜功能层崩解脱落,形成月经血。子宫内膜的基底层随即开始增生,形成新的功能层内膜。

☞考点:子宫内膜的周期性变化

(二)输卵管的变化

在卵巢性激素的作用下,输卵管黏膜也发生周期性变化。在雌激素的作用下,输卵管黏膜上皮纤毛细胞生长,体积增大;促进输卵管发育及输卵管肌层的节律性收缩。孕激素能抑制输卵管的收缩速度,减少输卵管的收缩频率;抑制输卵管黏膜上皮纤毛细胞的生长,减低分泌细胞分泌黏液的功能。雌、孕激素的协同作用保证受精卵在输卵管内的正常运行。

(三)宫颈黏液的周期性变化

在卵巢性激素的影响下,宫颈内膜腺细胞的分泌活动有明显的周期性变化。月经期后随着雌激素水平不断提高,宫颈黏液的分泌量也不断增多,至排卵期达高峰。宫颈黏液质稀薄、透明,拉丝度大。黏液涂片检查:干燥后可见羊齿植物叶状结晶,这种结晶在月经周期第6～7日开始出现,至排卵期最为清晰而典型。排卵后,受孕激素影响,黏液分泌量逐渐减少,质地变黏稠而浑浊,拉丝度差。涂片检查时结晶逐渐模糊,至月经周期第22日左右完全消失,而代之以排列成行的椭圆体。临床上可通过宫颈黏液性状变化了解卵巢功能状态。

(四)阴道黏膜的周期性变化

阴道上段黏膜对性激素的周期性变化最敏感。阴道上皮分为底层、中层和表层。排卵前,阴道上皮在雌激素的影响下,底层细胞增生,逐渐演变为中层与表层细胞,使阴道上皮增厚,表层细胞出现角化。细胞内富有糖原。排卵后,在孕激素的作用下,主要为表层细胞脱落。临床上常借助阴道脱落细胞的变化了解体内雌激素水平和有无排卵。

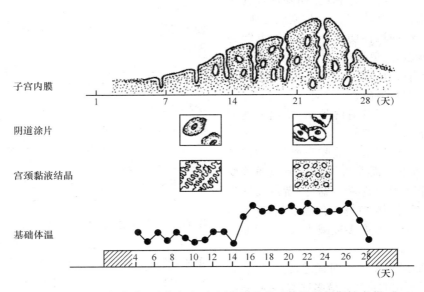

图2-13　子宫内膜、阴道涂片、宫颈黏液及基础体温的周期性变化

四、月经的临床表现及健康教育

(一)月经的临床表现

月经(menstruation)是伴随卵巢周期性变化而出现的子宫内膜周期性脱落及出血。规律月经的出现是生殖功能成熟的标志之一。初潮年龄多数在13~14岁之间,月经初潮早晚受遗传、营养、环境、气候等因素影响。

月经血呈暗红色,黏稠不凝固,除血液外,尚含有子宫内膜碎片、宫颈黏液及脱落的阴道上皮细胞等。

正常月经具有周期性。出血的第1日为月经周期的开始,两次月经第1日的间隔时间为月经周期,一般为21~35日,平均为28日;每次月经持续的时间为月经期,一般为2~7日,多为3~5日。月经量为一次月经的总失血量,正常经量为30~50ml,超过80ml为月经过多。一般月经期无特殊症状,但经期由于盆腔充血以及前列腺素的作用,有些妇女会出现下腹及腰骶部坠胀不适或子宫收缩痛;有些出现腹泻或便秘等胃肠功能紊乱症状;少数可有头痛及轻度神经系统不稳定症状,如失眠、精神忧郁、易激动等,但一般不影响妇女的正常工作和学习。

(二)月经期健康教育

1. 正确认识月经 月经是女性的正常生理现象,也是女性生殖健康的标志之一,应加强女性对正常月经生理知识的了解。

2. 保持情绪稳定 月经受大脑皮质中枢神经的控制,外界环境、精神紧张、情绪波动等可以直接影响月经,导致月经周期、经期及经量异常。月经期应避免精神刺激和情绪波动,减轻精神压力,保持心情舒畅。

3. 避免过度劳累 注意休息,经期要保证充足的睡眠,不宜从事重体力劳动,不宜参加剧烈运动。

4. 注意保暖 经期机体防御能力减弱,盆腔充血,应防止过冷的刺激,避免淋雨、冷水浴及进食冷冻食物。经期腹部绞痛可作局部热敷或按摩,以促进血液循环,喝热饮也可缓解疼痛。

5. 保持外阴清洁 每日清洗外阴,使用清洁卫生巾,勤更换卫生护垫及内裤。

6. 预防感染 月经期由于盆腔充血、宫颈口松弛、子宫内膜剥脱留下创面及机体抵抗力减弱等原因,易引起生殖器官炎症。应禁止盆浴、游泳及性生活。学会观察经血量、性状、气味及伴随症状,发现异常如严重腹痛、经血量明显增多或减少、经血浑浊污秽或有臭味等应及时就诊。

7. 合理饮食,加强营养 经期宜进食高蛋白、高热量、高维生素且易消化的食物。应多饮水,多吃新鲜蔬菜,保持大便通畅,减轻盆腔充血。多食含铁、钙等矿物质丰富的食物。避免生冷、辛辣及刺激性的食物。

☞考点:月经的临床表现及健康教育

五、月经周期的调节

月经周期也称性周期,其调节主要涉及下丘脑、垂体和卵巢。下丘脑分泌的促性腺激素释放激素(GnRH)调节垂体促性腺激素释放,调控卵巢功能。卵巢分泌的性激素又对下丘脑-垂体具有反馈调节作用。下丘脑、垂体和卵巢相互调节,相互影响,形成完善而又协调的神经内分泌系统,称下丘脑-垂体-卵巢轴(hypothalamus-pituitary-ovary axis, H-P-O axis),此轴受中枢神经系统控制。

(一)下丘脑性生殖调节激素及其功能

1. 促性腺激素释放激素(gonadotropin releasing hormone, GnRH) 为下丘脑调节月经的主要激素。它主要使垂体合成和释放促黄体生成素,还具有调节和促使垂体合成和释放促卵泡素的作用。

2. 生乳素抑制激素(prolactin inhibitory hormone, PIH) 下丘脑通过抑制作用调节垂体的生乳激素分泌和释放。

(二)腺垂体生殖激素及其功能

垂体接受促性腺激素释放激素(GnRH)的刺激,合成并释放下列激素:

1. 促卵泡素(follicle stimulating hormone, FSH) 主要促进卵泡周围的间质分化成为卵泡膜细胞,又使卵泡的颗粒细胞增生及颗粒细胞内的芳香化酶系统活化。促卵泡素属糖蛋白激素,有刺激卵泡发育的功能,但须与少量黄体生成素协同作用,才能使卵泡成熟,并分泌雌激素。

2. 促黄体生成素(luteinizing hormone, LH) 是一种糖蛋白激素。主要功能是与FSH协同作用,促使成熟卵泡排卵,从而使黄体形成并分泌孕激素和雌激素。

(三)下丘脑-垂体-卵巢轴的相互关系

下丘脑神经细胞分泌的GnRH通过垂体门脉系统输送到腺垂体,调节垂体FSH和LH的合成和分泌。垂体分泌的FSH和LH作用于卵巢,使卵巢发生周期性排卵并分泌性激素。卵巢性激素对中枢生殖调节激素的合成和分泌具有反馈调节作用,使循环中的FSH和LH呈现周期性变化。

在前次月经周期的卵巢黄体萎缩后,月经雌、孕激素水平降至最低,解除了对下丘脑及垂体的抑制作用,下丘脑神经细胞开始分泌GnRH,GnRH作用于垂体,使垂体分泌FSH和少量LH,促使卵泡逐渐发育并分泌雌激素。在雌激素的作用下,子宫内膜发生增生期变化,同时雌激素对下丘脑产生负反馈作用,抑制下丘脑GnRH的分泌,使垂体FSH分泌减少。随着卵泡的逐渐发育成熟,雌激素水平达到高峰,对

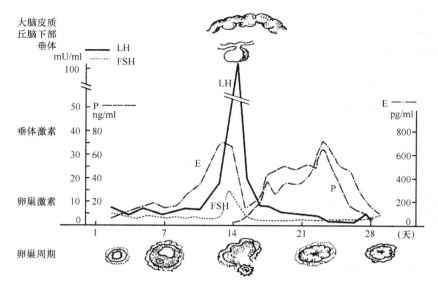

图 2-14　月经周期的内分泌调节模式图

下丘脑产生正反馈作用,促使垂体释放大量 LH。LH 和 FSH 协同作用,使成熟卵泡排卵。

排卵后,LH 和 FSH 迅速下降,在少量 LH 和 FSH 的作用下,黄体形成并分泌孕激素和雌激素。孕激素使子宫内膜由增生期转变为分泌期。在排卵后 7 日,雌、孕激素分泌达到高峰,在大量雌激素和孕激素的负反馈作用下,垂体分泌的 LH 和 FSH 减少,黄体开始萎缩,雌激素和孕激素的分泌也相应减少。体内雌、孕激素水平的下降,一方面使子宫内膜失去性激素的支持,发生坏死、脱落从而月经来潮,另一方面解除了对下丘脑和垂体的抑制作用,下丘脑又开始分泌 GnRH,使垂体 FSH 和 LH 的分泌增加,卵巢中新的卵泡开始发育。可见月经来潮是一个性周期的结束,也是一个新的周期的开始,如此周而复始(图 2-14)。

案例 2-1 分析

由于大阴唇有很厚的皮下脂肪层,皮下组织疏松,富含血管、淋巴管和神经,当外阴受到骑跨伤或硬物撞击时,皮下血管破裂而皮肤无裂口时,易发生大阴唇血肿。

血肿小无继续增大现象时,可给予保守治疗。嘱患者卧床休息,血肿形成最初 24 小时内宜局部冰敷,降低局部血流量和减轻外阴疼痛。血肿形成 24 小时后可改用热敷或局部理疗如红外线、超短波照射,促进血肿吸收。如血肿较大,可在血肿形成 4～5 天后,在严密消毒下抽出血液,加速血肿的消失。

如血肿直径＞5cm,症状重,或血肿继续发展,应给予手术止血和取走凝血块的护理配合。

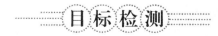

选择题

A₁ 型题

1. 关于骨盆的组成,下列哪项是正确的?(　　)

A. 骶尾骨、坐骨、耻骨

B. 骶骨、尾骨、髋骨

C. 骶骨、尾骨、髂骨

D. 髂骨、耻骨、坐骨

E. 骶骨、尾骨及左右两块髋骨

2. 下列哪种类型的骨盆有利于胎儿的娩出?(　　)

A. 男性型骨盆　　　　B. 扁平型骨盆

C. 偏斜骨盆　　　　　D. 女性型骨盆

E. 扁平型骨盆

3. 骨产道通常指的是下列哪项?(　　)

A. 大骨盆　　　　　　B. 中骨盆平面

C. 真骨盆　　　　　　D. 骨盆

E. 骨盆入口平面

4. 关于会阴的叙述,下列哪项是正确的?(　　)

A. 会阴厚约 1cm

B. 会阴伸展性极好,分娩时不易裂伤

C. 会阴体是指位于阴道口与肛门之间的软组织

D. 会阴就是外阴

E. 会阴体无肌肉,只有皮肤和筋膜

5. 下列哪项不属于女性外生殖器?(　　)

A. 阴道前庭　　　　　B. 大阴唇

C. 阴蒂　　　　　　　D. 阴道

E. 阴阜

6. 关于女性外生殖器解剖,下列哪项不正确?(　　)

A. 耻骨联合处为阴阜

B. 尿道外口及阴道口位于阴道前庭内

C. 女性外生殖器统称为外阴

D. 阴道前庭为双侧大阴唇之间的菱形区

E. 前庭大腺又称巴多林腺

7. 关于女性内生殖器组成,下列哪项是正确的?(　　)

A. 阴道、子宫、卵巢

B. 子宫、输卵管、阴道

C. 阴道、子宫、附件

D. 子宫、输卵管、卵巢

E. 子宫、附件、输卵管

8. 关于阴道的解剖特点,下述哪项最具有临床意义?( )

A. 阴道为上宽下窄的通道

B. 阴道上端包绕宫颈阴道部

C. 阴道后穹隆与直肠子宫陷凹相邻

D. 阴道后壁较前壁长

E. 阴道位于骨盆下部的中央

9. 关于成年女性的子宫,下列哪项不正确?( )

A. 子宫长 7～8cm

B. 子宫宽 4～5cm

C. 子宫重约 50g

D. 子宫厚 2～3cm

E. 子宫腔容量约 50ml

10. 关于子宫峡部,下列哪项是正确的?( )

A. 子宫峡部的上端为组织学内口

B. 子宫峡部的下端为解剖学内口

C. 在非孕期长约 3cm

D. 指阴道与宫颈间最狭窄的部分

E. 妊娠足月延伸达 7～10cm

11. 下列关于子宫组织结构的描述,哪项是正确的?( )

A. 宫体和宫颈的组织结构不同

B. 靠近子宫肌层的子宫内膜为功能层

C. 子宫内膜基底层会发生周期性变化

D. 子宫浆膜层为壁腹膜

E. 子宫肌层较薄

12. 受卵巢激素影响,发生周期性变化而脱落的是( )

A. 功能层 B. 基底层

C. 致密层 D. 海绵层

E. 子宫肌层

13. 子宫得以维持正常位置主要依靠( )

A. 子宫 4 对韧带

B. 主要靠阔韧带

C. 主要靠子宫骶骨韧带和主韧带

D. 子宫 4 对韧带及盆底肌肉、筋膜的支托作用

E. 直肠和膀胱的支持

14. 维持子宫前位的主要韧带是( )

A. 阔韧带 B. 圆韧带

C. 卵巢悬韧带 D. 子宫骶骨韧带

E. 主韧带

15. 固定宫颈位置的韧带是( )

A. 阔韧带 B. 圆韧带

C. 卵巢悬韧带 D. 子宫骶骨韧带

E. 主韧带

16. 子宫的功能正确的是( )

A. 精子与卵子相遇受精的场所

B. 经血排出的通道

C. 孕育胚胎、胎儿和产生月经

D. 内分泌作用

E. 产生卵子

17. 宫颈外口鳞状上皮与柱状上皮交界处系何种癌的好发部位?( )

A. 子宫颈癌 B. 输卵管癌

C. 阴道癌 D. 子宫内膜癌

E. 子宫体癌

18. 下列哪项无盆腔腹膜覆盖?( )

A. 子宫 B. 卵巢

C. 子宫骶骨韧带 D. 输卵管

E. 圆韧带

19. 卵巢内侧与宫角之间的韧带为( )

A. 圆韧带 B. 卵巢固有韧带

C. 卵巢悬韧带 D. 子宫骶骨韧带

E. 主韧带

20. 子宫动脉来自于下列何种动脉?( )

A. 髂内动脉 B. 髂外动脉

C. 肾动脉 D. 阴道动脉

E. 腹主动脉

21. 关于输卵管,下列哪项不正确?( )

A. 全长 8～14cm

B. 伞端有指状突起

C. 壶腹部为管腔最宽大的部位

D. 黏膜不受性激素影响

E. 由浆膜层、肌层和黏膜层构成

22. 下列哪项不是女性生殖器的邻近器官?( )

A. 直肠 B. 膀胱

C. 乙状结肠 D. 尿道

E. 阑尾

23. 女性一生各个阶段中,历时最长的是( )

A. 绝经过渡期 B. 青春期

C. 性成熟期 D. 儿童期

E. 新生儿期

24. 卵巢排卵一般发生在( )

A. 月经干净的第 10 天

B. 下次月经前的 14 天

C. 月经来潮日

D. 月经来潮前的第 8 天

E. 下次月经前的第 10 天

25. 使子宫内膜发生增生期变化的激素是( )

A. 雌激素 B. 雄激素

C. 黄体生成激素 D. 卵泡雌激素

E. 孕激素

26. 关于卵巢激素下列哪项不正确?( )

A. 雌激素促进子宫发育

B. 雌激素降低子宫肌兴奋性

C. 孕激素使基础体温在排卵后升高

D. 雌激素使宫颈黏液分泌增加

E. 雌激素促进水钠潴留

27. 雌激素的生理作用不包括( )

A. 使子宫内膜发生增生期变化

B. 协同 FSH 促进卵泡发育

C. 促进乳腺管增生

D. 促进钙质沉积

E. 使子宫平滑肌松弛

28. 孕激素的生理作用不包括(　　)

A. 对下丘脑和垂体产生正反馈作用

B. 使子宫内膜从增生期转化为分泌期

C. 促进乳腺腺泡发育

D. 使基础体温升高 0.3～0.5℃

E. 降低子宫平滑肌对缩宫素的敏感性

29. 关于月经的临床表现,下列哪项不正确?(　　)

A. 第一次来月经称初潮

B. 正常月经量约 80ml

C. 规律月经出现是生殖功能成熟的标志之一

D. 月经血暗红,不凝

E. 经期多为 3～5 日

30. 下列哪项不提示排卵?(　　)

A. 子宫内膜呈分泌期变化

B. 基础体温双相

C. 宫颈黏液呈稀薄、拉丝状

D. 黄体形成

E. 宫颈黏液黏稠,拉丝度差

31. 关于月经期健康教育,哪项不正确?(　　)

A. 保持情绪稳定,减轻精神压力

B. 经期要注意休息,避免过度劳累

C. 保持外阴清洁

D. 注意保暖

E. 经期不必忌生冷、辛辣的食物

A₂ 型题

32. 一位 11 岁女孩,爬树玩耍时不慎摔下,外阴受到撞击,呈骑跨式,如出现外阴血肿,最易发生在(　　)

A. 阴阜部位　　　B. 阴蒂部位

C. 大阴唇　　　　D. 小阴唇

E. 会阴

33. 女,29 岁,平时月经规律,月经周期为 32 天,末次月经为 2011 年 5 月 8 日,推算其下次排卵日为(　　)

A. 2011 年 5 月 26 日　　B. 2011 年 5 月 20 日

C. 2011 年 5 月 18 日　　D. 2011 年 5 月 28 日

E. 2011 年 5 月 23 日

34. 女,35 岁,平时月经规律,月经周期为 28 天,请问这位女性宫颈黏液涂片呈椭圆体的时期为(　　)

A. 月经周期第 6～9 天

B. 月经周期第 10～12 天

C. 月经周期第 14～16 天

D. 月经周期第 18～20 天

E. 月经周期第 22～27 天

35. 女,28 岁,3 次人工流产史。最后一次人工流产后出现长时间闭经,基础体温测定为双相型。诊断为子宫性闭经,请考虑子宫哪一层组织受到了损伤?(　　)

A. 基底层　　　　B. 功能层

C. 子宫肌层　　　D. 海绵层

E. 浆膜层

(朱壮彦)

第3章 妊娠生理

学习目标

1. 描述受精及受精卵的植入与发育,说出胚胎和胎儿发育的特点。

2. 记住妊娠期母体的生理变化。

3. 说出胎儿附属物的形成及其功能。

4. 说出妊娠期妇女的心理变化。

妊娠(pregnancy)是胚胎和胎儿在母体内发育成长的过程。卵子受精是妊娠的开始,胎儿及其附属物自母体排出是妊娠的终止。由于受精的日期不易确定,临床上惯常以末次月经的第一天作为妊娠的开始。一个妊娠月以4周计,妊娠全过程为10个妊娠月,约280天(即40周)。

第1节 受精及受精卵的植入和发育

(一)受精与着床

1. 受精 精子和卵子相结合的过程称为受精(fertilization)。卵子从卵巢排出后,经输卵管伞端进入壶腹部,与从阴道经宫腔而达输卵管的精子相遇而结合。受精的卵子称受精卵。

链接 ▶▶▶

受精的过程

精子在性交后36~48小时之内,具有受精能力。精子在经过宫腔时,受子宫内膜产生的淀粉酶影响,顶体酶上的"去获能因子"被解除,此过程称为精子获能。获能后的精子才具有受精能力。卵细胞从卵巢排出后,如24小时内不受精则开始变性,一般认为卵子排出15~18小时之内受精效果最好。获能精子进入次级卵母细胞的透明带是受精的开始,卵原核与精原核染色体融合是受精过程的完成。精子进入女性生殖道与卵子在输卵管壶腹部相遇,精子顶体释放出水解酶,消化卵子表面的放射冠和透明带,当精子穿过透明带,附着于卵膜表面时,卵细胞进行第二次成熟分裂,精子进入卵细胞后通过两性原核的融合,形成一个新细胞,恢复46条染色体,性染色体是XX的胚胎是女性,XY的胚胎是男性。

2. 受精卵的发育和输送 卵子受精后即开始分裂,其分裂过程称为卵裂。受精卵一边运行,一边分

裂,受精后72小时孕卵即发育成一个由12~16个细胞组成的实心细胞团,形如桑葚,称为桑葚胚,也称早期囊胚。大约在受精后4天,受精卵进入宫腔,在宫腔内继续分裂发育成晚期囊胚。孕卵分裂与输送同时进行,输卵管肌肉的蠕动和黏膜上皮纤毛的摆动将受精卵向宫腔方向输送。

3. 受精卵的着床 晚期囊胚侵入子宫内膜的过程称为孕卵植入(implantation),也称着床(imbed),在受精后第6~8天开始,第11~12天完成。着床部位大多在子宫体的前壁或后壁,以后壁多见,偶见于子宫侧壁。受精及着床过程见图3-1。

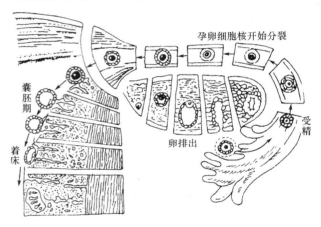

图3-1 卵子受精与孕卵植入

(二)胚胎的发育

囊胚着床后,内细胞团的细胞增殖很快,分为两层,靠近滋养层的称外胚层,靠近中央的称内胚层。外胚层形成一个腔,叫羊膜腔;内胚层形成另一个囊腔,称为卵黄囊;两囊壁相接处呈盘状,称为胚盘,是人体的始基。以后由此分化出胎儿身体的各个部分。在受精后3周左右,从胚盘的外胚层分出中胚层,此时称为三胚层时期。由三胚层分化出人体各器官、系统。

第2节 胎儿附属物的形成与功能

胎儿附属物包括胎盘、胎膜、脐带及羊水。

一、胎 盘

胎盘于妊娠6~7周时开始形成,12周末时完全形成。足月的胎盘呈盘状、圆形或椭圆形,重500~

600g,约为足月胎儿体重的1/6,直径16～20cm,厚约2.5cm,中间厚,边缘薄。胎盘分为母体面和胎儿面,母体面呈暗红色,粗糙,有15～20个小叶;胎儿面附有羊膜,呈灰白色,光滑,半透明。脐带附着于胎儿面中央或偏侧,脐动静脉从脐带附着点向四周呈放射状分布,分支伸入胎盘各小叶,直达边缘。

（一）胎盘的构成

胎盘(placenta)由底蜕膜、叶状绒毛膜和羊膜构成。

1. 蜕膜 囊胚着床后,子宫内膜迅速发生蜕膜样改变。此时,子宫内膜进一步增厚,血液供应更丰富,腺体分泌更旺盛,称为蜕膜反应。妊娠期的子宫内膜称为蜕膜(decidua),具有保护和营养胚胎的作用。按蜕膜与孕卵的关系分为3部分(图3-2)。

（1）底蜕膜(decidua basalis):位于囊胚和子宫壁之间的蜕膜,将来发育成胎盘的母体部分。

（2）包蜕膜(decidua capsularis):覆盖在囊胚上的蜕膜,随孕卵的发育逐渐凸向宫腔,约在妊娠12周与壁蜕膜逐渐融合,宫腔消失。

（3）壁蜕膜(decidua vera):除孕卵附着部位以外的蜕膜,又称真蜕膜。

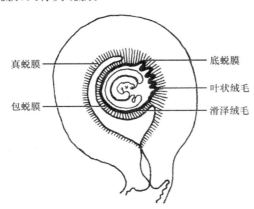

图3-2 早期妊娠子宫蜕膜与绒毛的关系

（左侧标注：真蜕膜、包蜕膜；右侧标注：底蜕膜、叶状绒毛、滑泽绒毛）

2. 绒毛膜 妊娠8周时,与底蜕膜相接触的绒毛因营养丰富,发育很快,分支增多,这部分绒毛膜称为叶状绒毛膜,是构成胎盘的主要部分。与包蜕膜接触的绒毛因缺乏营养来源而逐渐退化,变得光滑,称为平滑绒毛膜。叶状绒毛膜的绒毛有两种,少数绒毛树根样深扎于蜕膜中,称为固定绒毛膜;大部分绒毛末端游离,称为游离绒毛膜。绒毛与绒毛的间隙称为绒毛间隙。这些间隙与底蜕膜血管相通,充满着母血,绒毛浸在母血中。

3. 羊膜 附着于绒毛膜板的表面,光滑,半透明,无血管、神经和淋巴,富有韧性的薄膜,是胎盘及胎膜的最内层。

（二）胎盘的功能

1. 气体交换 利用胎血和母血中氧分压和二氧化碳分压的差异,在胎盘中以简单扩散方式进行气体交换,替代胎儿呼吸系统的功能,以保证胎儿对氧气的需要。如胎盘血循环发生障碍,可使胎儿缺氧,导致宫内窒迫或死亡。

2. 供给营养 胎儿生长发育所需要的葡萄糖、氨基酸、脂肪酸、维生素及电解质等均由母体经胎盘(简单扩散、易化扩散及主动转运等方式)输送到胎儿血中。胎盘产生各种酶,既能把结构复杂的物质分解为简单的物质供应胎儿,又能将结构简单的物质合成为糖原、蛋白质及胆固醇等贮存起来。

3. 排泄作用 胎儿的代谢产物,如尿素、尿酸、肌酐、肌酸等经胎盘渗入母血,由母体排出体外。

4. 防御功能 一般细菌或更大的病原体不能通过完整的绒毛。胎盘虽能阻止母体血液中某些有害物质进入胎儿血液中,但胎盘的屏障作用有限,各种病毒(如风疹病毒等)以及相对分子质量小且对胎儿有害的药物(如巴比妥类、氯丙嗪等),均可通过胎盘,导致胎儿畸形甚至死亡。

5. 免疫功能 胎儿对于母体而言如同同种异体移植物,但母体并不产生排斥现象。实验证明滋养细胞的胞浆中存在免疫抑制因子,使胎儿和胎盘不被母体排斥。

6. 内分泌功能 胎盘能合成多种激素和酶,激素有蛋白激素(如绒毛膜促性腺激素和胎盘生乳素等)和甾体激素(雌激素和孕激素),酶有缩宫素酶和耐热性碱性磷酸酶等。

（1）绒毛膜促性腺激素(human chorionic gonadotropin,HCG):由滋养层合体细胞产生,其主要作用是使月经黄体继续发育成妊娠黄体,以维持妊娠。停经35天左右即可在孕妇血中和尿中测出HCG,以后逐渐上升,8～10周达高峰,12周左右即开始逐渐下降,产后2周内消失。

（2）胎盘生乳素(human placental lactogen,HPL):由滋养层合体细胞产生,可以促进乳腺发育和胎儿生长。在妊娠5～8周时可用放射免疫法从孕妇血清中测出,此后分泌量逐渐增加,妊娠34周达高峰,直至分娩。产后HPL迅速下降,产后3～6小时即不能测出。

（3）雌激素:由绒毛合体细胞产生,雌激素含量随妊娠进展而增加,产后突然下降。孕妇尿中有多种雌激素,主要是雌三醇,由胎盘、胎儿肾上腺和肝脏共同产生,代表母体-胎儿-胎盘单位。目前,临床上常通过测定孕妇血、尿、羊水中的雌三醇含量来推测胎儿胎盘功能。

（4）孕激素:由绒毛合体细胞产生,其分泌量自妊娠3个月起逐渐增加,妊娠足月时达高峰,产后即迅速下降。

（5）酶:胎盘还可以合成某些酶,包括缩宫素酶、双胺氧化酶、耐热性碱性磷酸酶等。缩宫素酶可使缩宫素灭活,起到维持妊娠的作用。

☞考点:胎盘的生理特点及功能

二、胎 膜

胎膜(fetal membrane)由包蜕膜、平滑绒毛膜和羊膜组成。完整胎膜可防止细菌进入宫腔,防止感染。故胎膜早破容易引起感染。胎膜含多量花生四烯酸(前列腺素前身物质)在分娩发动中起一定作用。

三、脐 带

足月妊娠的脐带(umbilical cord)长30~70cm,平均约50cm,直径1.5~2.0cm。脐带内有两条脐动脉和一条脐静脉,脐血管外为胶样结缔组织(华通胶),外层为羊膜,是胎儿与胎盘连接的纽带。脐带>70cm者称为脐带过长;脐带<30cm者称为脐带过短。脐带过长、过短时,对胎儿均有影响。脐带是胎儿循环的通道,一旦受压或缠绕打结可引起血运障碍,危及胎儿生命。

四、羊 水

羊水(amniotic fluid)是充满羊膜腔内的液体。妊娠38周时羊水量约为1000ml,此后羊水量逐渐减少,足月时羊水量约为800ml。妊娠早期的羊水主要是母体血浆漏出液,妊娠中晚期以后主要是胎儿尿液。羊水不是静止的,而是不断进行液体交换,以保持羊水量的动态平衡。羊水呈弱碱性,妊娠前半期羊水透明,后半期因含有脱落的毳毛、胎脂和上皮细胞,略显浑浊。羊水中含有大量的激素和酶类。

羊水使胎儿在宫腔内有一定的活动度,防止胎儿与羊膜粘连;使宫腔内压力均匀分布,保护胎儿不受外来损伤;保持子宫腔内的温度恒定;减少母体因胎动引起的不适;有利于胎儿的体液平衡;临产时,羊水能传导子宫收缩的压力,同时形成前羊水囊有利于扩张子宫颈口;破膜后,可润滑产道,同时冲洗阴道,减少感染的发生。

第3节　胎儿发育及生理特点

一、胎儿的发育特点

胚胎的生长以4周作为一个孕龄单位。妊娠8周内(即受精6周内)是胎体主要器官发育形成的时期,称为胚胎;妊娠第9周起称为胎儿,是胎体各器官进一步成长成熟的时期。妊娠各周胎儿发育的特点如下:

8周末:胚胎初具人形,头的大小约占整个胎体的一半,能分辨出口、鼻、外耳、眼睑、眼球等。B超可见早期心脏形成并有胎心搏动。

12周末:外生殖器已发育,四肢有微弱活动,部分可分辨性别。

16周末:从外生殖器上可以确定胎儿性别,胎儿身长约16cm,体重约100g,部分孕妇自觉有胎动,胎儿已开始呼吸运动并开始长出头发,X线检查可见脊柱阴影。

20周末:腹部检查可听见胎心音,孕妇自觉胎动明显。胎儿身长约25cm,体重约300g,皮肤暗红,全身有毳毛,开始出现吞咽、排尿功能,出生后可有心跳及呼吸。

24周末:各脏器均已发育,皮肤有皱纹,皮下脂肪开始沉积。胎儿身长约30cm,体重约700g。

28周末:皮肤发红,有时可见胎脂,皮下脂肪少,面部皱纹多,胎儿身长约35cm,体重约1000g,出生后能啼哭,会吞咽,生活能力弱,加强护理可以存活。

32周末:胎儿身长约40cm,体重约1700g,面部毳毛已脱落,生活力尚可,适当护理可以存活。

36周末:胎儿身长约45cm,体重约2500g,皮下脂肪多,指(趾)甲已达指(趾)端,出生后能哭,有吸吮能力,生活力良好。

40周末:身长约50cm,体重约3000g,双顶径约9.3cm,皮肤粉红色,皮下脂肪丰满,胎脂消失,指(趾)甲超过指(趾)端,男性胎儿睾丸已下降至阴囊,女性胎儿大小阴唇发育良好,出生后哭声响亮,吸吮能力强,能很好地存活。

二、胎儿的生理特点

(一)循环系统

1. 正常胎儿的血液循环　胎儿循环与胎盘相连,营养供给和代谢产物排出均需经过胎盘由母体来完成。来自胎盘的血液经胎儿腹前壁分3支进入体内:一支直接进入肝脏,一支与门静脉汇合进入肝脏,两支血液最后由肝静脉进入下腔静脉。还有一支经静脉导管直接注入下腔静脉。故进入右心房的下腔静脉血是混合血,有来自脐静脉含氧较高的血,也有来自下肢及腹部盆腔脏器的静脉血,以前者为主。卵圆孔开口处位于下腔静脉入口,下腔静脉入右心房之血液绝大部分经卵圆孔进入左心房。而上腔静脉入右心房的血液在正常情况下直接流向右心室,进入肺动脉。由于肺循环阻力较高,肺动脉血大部分经动脉导管流入主动脉,只有约1/3的血液通过肺静脉入左心房,汇同卵圆孔进入左房之血进入左心室,继而入升主动脉,先直接供应心、脑及上肢,小部分左心室的血液进入降主动脉,汇同动脉导管进入血液,供应身体下半部。后经腹下动脉,再经脐动脉进入胎盘,与母血进行交换。故胎儿体内无纯动脉血,而是动静脉混合血,各部分血液的含氧量不同,进入肝、心、头部及上肢的血液含氧和营养较高以适应需要,注入肺及身体下部的血液含氧和营养较少。

2. 胎儿出生后血液循环的变化　胎儿出生后,胎盘循环停止,肺循环建立,开始自主呼吸。胎盘循环停止后,静脉导管闭锁为静脉韧带,脐静脉闭锁后成为肝圆韧带,脐动脉闭锁后,与其相连的腹下动脉闭锁形成腹下韧带。肺循环建立后,肺动脉血不再流入动脉导管,动脉导管闭锁为动脉韧带。

（二）血液

1. 红细胞 由于胎儿期处于相对缺氧状态,红细胞数较高,出生时红细胞数约为 $6×10^{12}$/L。孕3周末红细胞主要来自卵黄囊,妊娠10周时在肝脏,以后在脾、骨髓,于孕32周红细胞大量产生,妊娠足月时至少90％的红细胞是由骨髓产生的。

2. 血红蛋白 胎儿血红蛋白从其结构和生理功能上可分为3种,即原始血红蛋白、胎儿血红蛋白和成人血红蛋白。随着妊娠的进展,血红蛋白的合成不只是数量的增加,其种类也从原始型转向成人型,可能与糖皮质激素的作用有关。

3. 白细胞 妊娠8周时胎儿循环中即出现白细胞,形成防止细菌感染的第一道防线,妊娠足月时可达 $(1.5\sim2.0)×10^{10}$/L。孕12周胸腺及脾脏发育,两者均产生淋巴细胞,成为机体内抗体的主要来源。

（三）呼吸系统

母儿血液在胎盘进行气体交换,但胎儿在出生前须完成呼吸道（包括气管及肺泡）、肺循环及呼吸肌的发育,而且在中枢神经系统支配下能协调活动才能生存。

（四）消化系统

胎儿可吞咽羊水,吸收水分、氨基酸、葡萄糖等可溶性营养物质,但对脂肪的吸收能力较差。妊娠11周时小肠已有蠕动,至妊娠16周胃肠功能基本建立。

（五）泌尿系统

胎儿肾脏在妊娠11～14周时有排泄功能,妊娠14周的胎儿膀胱内已有尿液。妊娠后半期胎尿成为羊水的重要来源之一。

（六）内分泌系统

甲状腺是胎儿期发育的第一个内分泌腺。早在受精后第4周甲状腺即能合成甲状腺素。同样,胎儿肾上腺于妊娠4周时开始发育,妊娠7周时可以合成肾上腺素。胎儿肾上腺皮质是活跃的内分泌器官,产生大量的甾体激素尤其是脱氢表雄酮,与胎儿肝脏、胎盘、母体共同完成雌三醇的合成与排泄。因此,血、尿雌三醇测定成为临床上了解胎儿、胎盘功能最常见的有效方法。

第4节 妊娠期母体的变化

一、妊娠期母体的生理变化

（一）生殖系统

1. 子宫

(1) 子宫体:妊娠后子宫增大、变软,肌纤维增多且肥大、变长,间质血管和淋巴管增多、扩大。妊娠12周后增大的子宫超出盆腔。妊娠晚期子宫右旋,这与子宫左侧为乙状结肠占据有关。宫腔容积由未孕时的5ml增加至足月妊娠时5000ml,子宫大小由未孕时的 $7cm×5cm×3cm$ 增大至足月妊娠时的 $35cm×22cm×25cm$,重量由未孕时的50g增加至足月妊娠时的1000g。妊娠12～14周起,子宫出现不规则的无痛性收缩,孕妇可自我感知并可由腹部触及。

(2) 子宫颈:妊娠早期因子宫颈肌纤维、结缔组织充血、增生肥大,致子宫颈外观肥大、着色、变软。腺体增生、黏膜变厚,宫颈黏液分泌量增多,形成黏液栓,可防止感染。

(3) 子宫峡部:非孕时长约1cm,妊娠12周后延伸拉长,妊娠末期形成子宫下段,临产后进一步扩张拉长达7～10cm,成为软产道的一部分。

2. 卵巢和输卵管 妊娠期输卵管伸长,管壁充血,输卵管系膜血管增多。卵巢略增大,一侧卵巢可见妊娠黄体,黄体功能于妊娠10周后由胎盘取代。妊娠期卵巢不排卵。

3. 外阴和阴道 外阴色素沉着,组织变松软。阴道黏膜充血水肿,呈紫蓝色,皱襞加深,周围结缔组织变软,伸展性增加。阴道分泌物增加,酸度增高。

（二）乳房

妊娠期乳房逐渐增大,乳头和乳晕着色,乳晕上的皮脂腺肥大,形成散在的小隆起,称为蒙氏结节。妊娠末期乳头可挤出少许黄色乳汁,称为初乳。

（三）血液循环系统

1. 血液的变化 母体的血容量从妊娠早期（孕6～8周）开始增加,随着妊娠月份的增长而增加,在妊娠32～34周时达高峰,此后维持此水平至分娩。产后2～6周恢复正常。整个孕期血容量约增加35％,其中血浆增加40％,红细胞增加20％,由于血浆增加多于红细胞增加,血液呈稀释状态,孕妇出现生理性贫血。白细胞于妊娠7～8周开始增加,妊娠30周达高峰,为 $(10\sim15)×10^9$/L,主要是中性粒细胞增加。孕妇血中凝血因子Ⅱ、Ⅴ、Ⅶ、Ⅷ、Ⅸ、Ⅹ均增加,血浆纤维蛋白也明显增加,故血液处于高凝状态,红细胞沉降率较正常增快4～5倍。

2. 心脏的改变 妊娠期由于膈肌上升,心脏向左、上、前移位,更贴近胸壁,表现为心尖部左移,心浊音界稍扩大。心率增加10～15次/分,由于血流量增加,血流速度加快,以及心脏移位,致大血管扭曲,多数孕妇心尖部及肺动脉区可听到柔和的吹风样收缩期杂音,产后逐渐消失。

3. 血流动力学的改变 妊娠中期由于血管扩张及胎盘动静脉短路形成,周围血管阻力降低,因此,孕妇血压偏低,舒张压下降、脉压增大。随着妊娠月份增加,由于妊娠子宫的压迫,血液回流阻力增加,有些孕妇在孕晚期可出现下肢和外阴水肿、静脉曲张或痔。孕妇若长时间仰卧位,可引起回心血量减少,心搏血量降低,血压下降,称为仰卧位低血压综合征。

(四) 呼吸系统

孕妇需氧量增加,呼吸稍加快,但一般不超过 20 次/分。增大的子宫使膈肌上升和肺底上移,但因胸廓下部向两侧扩张,使肺活量仍维持不变。妊娠期上呼吸道黏膜充血、水肿,局部抵抗力降低,易发生上呼吸道感染。

(五) 消化系统

孕妇在孕早期有恶心、呕吐等消化道症状,约在妊娠 12 周左右自行消失。胃排空时间延长,胃酸及胃蛋白酶减少,出现恶心感。妊娠期胃肠道平滑肌张力降低,贲门括约肌松弛,故胃内容物可能反流至食管引起烧灼感。此外,由于肠蠕动减慢、肠张力降低,孕妇易出现腹胀及便秘。肝脏负担因新陈代谢增加而加重,但肝功能多无变化。胆囊排空时间延长,胆道平滑肌松弛,胆汁稍黏稠,孕期易诱发胆石症。

(六) 泌尿系统

由于孕妇及胎儿代谢产物增加,肾脏负担加重。肾脏的血流量及肾小球滤过率增加 30%～50%。由于肾小球滤过增加,肾小管对葡萄糖的再吸收能力不能相应的增加,故孕妇餐后可出现糖尿,应与真性糖尿病相鉴别。妊娠早期、晚期膀胱受压,使膀胱容量减少,引起尿频。输尿管受孕激素的影响松弛扩张,蠕动减慢,尿流缓慢,孕妇易发生肾盂肾炎及输尿管扩张,并以右侧多见。

(七) 其他

1. **体重** 孕妇整个妊娠期的体重增长平均为 12.5kg,妊娠 13 周前,体重增长较少,妊娠 4 个月后,由于胎儿发育较快,孕妇体重明显增加,但妊娠晚期每周体重增加不应超过 0.5 kg。

2. **内分泌系统** 甲状腺、脑垂体、肾上腺等均有不同程度的增大,功能也相应增强。

3. **皮肤** 色素沉着,以乳头、乳晕、外阴、腹中线及脐周明显。面部出现蝴蝶状棕褐色斑,称为妊娠斑,于产后逐渐消失。腹壁因局部皮肤弹力纤维断裂,出现紫色或淡红色不规则平行的条纹,称妊娠纹,多见于初产妇。经产妇妊娠纹呈银白色。

4. **骨骼、关节和韧带** 妊娠期因受孕激素影响,可出现骨盆及椎间关节松弛,骶髂、骶尾及耻骨联合处关节活动度增加,韧带松弛等。

5. 胎儿生长发育需要大量的矿物质,如钙、磷。母体对钙、磷摄取不足或吸收不良可发生肌肉痉挛,

故应于妊娠后补充维生素及钙。

☞考点:妊娠期母体的生理变化

二、妊娠期母体的心理变化

妊娠后,孕妇及家庭成员的心理会随着妊娠的进展而有不同的变化。妊娠虽然是一个自然的生理现象,但它是妇女生活中较重要的事件,家庭和社会角色会产生相应的变化,孕妇需要重新安排自己的社会角色和改变自己与家庭成员间的关系。所有这些变化都是一个应激,导致孕妇产生一系列的心理变化。妊娠期妇女常见的心理反应有惊讶和震惊、矛盾、接受、情绪波动、自省等。

1. **惊讶和震惊** 在怀孕初期,不管是否计划妊娠,几乎所有的孕妇都会产生惊讶和震惊的反应。

2. **矛盾** 在惊讶和震惊的同时,大多数妇女在确定受孕事实之初都有目前妊娠是不是时候的矛盾心理,可能因工作、学习、经济、社会关系等问题还未处理好,也可能觉得自己并未做好为人父母的准备等。

3. **接受** 妊娠早期,孕妇对于妊娠的感受只是停经和妊娠试验阳性,孕妇并未真实感受到宝宝的存在,所以更多地关注自身的不适,如腰围增粗、乳房发胀、体重增加等。妊娠中期以后,随着腹部逐渐地膨隆,尤其是胎动的出现,孕妇真正感受到宝宝的存在,并逐渐以对待一个真正的人的态度来对待胎儿,同时孕妇也开始穿上孕妇服,购买婴儿服装等,寻求周围人对胎儿的认同。孕妇对怀孕的接受程度可以影响其对妊娠的生理反应和不适表现。

4. **情绪波动** 妊娠期大多数妇女的心理反应都不稳定,对周围的事情比较敏感,易于激动,可能因为极小的事或不知任何原因而产生强烈的情绪变化,这种情况有时会使得丈夫不知所措。

5. **自省** 孕妇可能会对以前所喜欢的活动失去兴趣,开始喜欢独处和自身休息,表现出以自我为中心,这种状态有助于她更好地应对怀孕和分娩,为接受新生儿的到来做好充分准备。孕妇良好的心理有助于产后亲子关系的建立及母亲角色的完善。因此,护理人员指导孕妇为迎接家庭新成员的到来,保持其自身和家庭的完整性,应做好以下几项准备。

(1) 确保自己和胎儿安全顺利地度过妊娠、分娩期:孕妇通过各种渠道寻求有关妊娠、分娩的知识,如获取有关营养、活动、性生活及避免意外伤害的知识等。

(2) 努力寻求家庭成员对孩子的接受和认可:在妊娠初期,孕妇可能会表现为不愿接受"妊娠"这一事实,但随着胎动等显示孩子存在感觉的出现,孕妇便

逐渐接受了孩子的存在,并努力寻求他人对孩子的接受和认可。在这一过程中,丈夫对孩子的接受程度对孕妇的影响很大。

（3）奉献精神:孕妇自准备承担母亲角色后即开始学习,并可能为满足孩子的需要而忽略或推迟自身需要的满足,将孩子的需求放在首位,学会为孩子而奉献。

（4）角色认可:随着孕妇对孩子的接受,她开始想象自己的孩子,显示出对孩子的爱,并学习如何承担母亲角色,表现为主动学习护理婴儿的技术等,此时,护理人员可以帮助孕妇树立自信心,促进其更好地承担母亲角色。

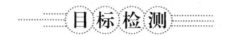

选择题

A₁ 型题

1. 胎盘在妊娠后几周末形成?（　　）
   A. 12 周　　　　　　　B. 14 周
   C. 16 周　　　　　　　D. 18 周
   E. 20 周

2. 关于受精,下列哪项是错误的?（　　）
   A. 受精通常是在输卵管壶腹部进行的
   B. 性交后 1～3 天的精子具有受精能力
   C. 卵子排出后如 24 小时不受精则开始变性
   D. 精子受精前在女性生殖道内有一个获能过程
   E. 卵母细胞在受精前已完成第二次成熟分裂

3. 根据胎儿发育的特征,下列哪项是错误的?（　　）
   A. 妊娠开始的 8 周,称胚胎
   B. 16 周后,孕妇可感到胎动
   C. 20 周末,胎儿未见吞咽、排尿困难
   D. 24 周末,胎儿全身脏器已发育,体重约 2500g
   E. 40 周末,胎儿完全成熟,体重在 3000g 以上

4. 孕卵完成着床的时间（　　）
   A. 第 3～4 天　　　　　B. 第 4～5 天
   C. 第 5～6 天　　　　　D. 第 6～8 天
   E. 第 11～12 天

5. 妊娠早期卵巢变化的特征是（　　）
   A. 卵巢不断增大,黄体持续发育
   B. 卵巢滤泡囊肿维持
   C. 双侧卵巢妊娠黄体形成
   D. 双侧卵巢黄体囊肿存在
   E. 妊娠黄体功能在孕 10 周后由胎盘取代

6. 妊娠期不参与母体乳腺发育的激素有（　　）
   A. 雌激素　　　　　　　B. 孕激素
   C. 垂体生乳素　　　　　D. 雄激素
   E. 甲状腺素

7. 正常妊娠的生理变化,下列哪项是正确的?（　　）
   A. 血容量增加,至近足月时达高峰

B. 血液稀释,血细胞比容降至 0.35～0.38
   C. 白细胞增加,孕晚期为(10～15)×10⁹/L
   D. 血浆纤维蛋白原由于血液稀释而略降低
   E. 血小板数增加 2 倍

8. 孕妇血容量变化,哪项是正确的?（　　）
   A. 自妊娠 12 周血容量开始增加
   B. 妊娠 32～34 周达高峰
   C. 34 周后缓慢增加至足月
   D. 红细胞增加多于血浆增加
   E. 孕中期血液处于浓缩状态

9. 妊娠期母体泌尿系统的变化,下列哪项是错误的?（　　）
   A. 受孕激素影响,尿流缓慢,易发生泌尿系统感染
   B. 妊娠早期子宫压迫膀胱,可出现尿频
   C. 蛋白尿阳性为正常生理现象
   D. 尿素、肌酐、尿酸排泄增加,但血中浓度低于非孕妇
   E. 饭后有 15% 的孕妇可出现生理性糖尿

10. 妊娠期间子宫的变化正确的是（　　）
    A. 足月的宫腔容量增加 20 倍,为 1000ml
    B. 足月的子宫重量增加 10 倍,为 500g
    C. 细胞于早期增生,数目增加
    D. 子宫下段于妊娠后期增长速度最快
    E. 子宫下段于临产时可伸展至 7～10cm

11. 脐带一般长为（　　）
    A. 20cm　　　　　　　B. 30～40cm
    C. 30～70cm　　　　　D. 70cm
    E. 80～100cm

12. 孕妇尿中的性激素,与测胎盘功能关系最密切的是（　　）
    A. 雌酮　　　　　　　　B. 雌二醇
    C. 雌三醇　　　　　　　D. 孕二醇
    E. 孕酮

13. 妊娠期间,绒毛膜促性腺激素分泌量达高峰的时间是（　　）
    A. 6～7 周　　　　　　B. 8～10 周
    C. 12～14 周　　　　　D. 32～34 周
    E. 40 周

14. 下列哪项不属妊娠期羊水的作用?（　　）
    A. 减少母体对胎动的感觉
    B. 防止胎儿与羊膜粘连
    C. 保护胎儿不受外来损伤
    D. 使胎儿有一定的活动空间
    E. 润滑产道

15. 乳房出现的下列变化,与妊娠无关的是（　　）
    A. 乳晕处皮脂腺突起　　B. 乳头增大并着色
    C. 乳头凹陷　　　　　　D. 可挤出初乳
    E. 乳晕着色

16. 下列哪项不是孕妇血液的生理变化?（　　）
    A. 处于高凝状态
    B. 血沉增快
    C. 体内白细胞总量增多
    D. 红细胞总量减少

E. 血容量增高

17. 有关羊膜,错误的说法是( )
    A. 是早期胚胎的羊膜囊壁
    B. 半透明、灰白色
    C. 富有韧性
    D. 其内含血管呈放射状分布
    E. 构成胎膜的一部分

18. 妊娠晚期,正常胎位,羊水中不应含有( )
    A. 胎脂   B. 胎粪
    C. 毳毛   D. 脱落上皮细胞
    E. 性激素

19. 妊娠后输卵管及外阴变化哪项不对?( )
    A. 输卵管充血、水肿
    B. 输卵管变短
    C. 输卵管系膜血管增多
    D. 外阴有色素沉着
    E. 外阴组织松软

20. 妊娠后,母体阴道变化,错误的是( )
    A. 黏膜呈紫蓝色
    B. 皱襞减少,表面光滑
    C. 伸展性增大
    D. 分泌物增多
    E. 分泌物酸性增加

A₂ 型题

21. 孕妇 4 周前开始感到胎动,现用胎心听筒可听到胎心,请推断现在的妊娠周数( )
    A. 12 周   B. 16 周
    C. 20 周   D. 24 周
    E. 28 周

22. 孕妇忘记末次月经,但肯定提前了不少时间分娩,娩出时婴儿身长 35cm,体重 1000g,皮下脂肪少,头发、指(趾)甲已长出,估计孕周可能性最大为( )
    A. 16 周末   B. 20 周末
    C. 24 周末   D. 28 周末

E. 32 周末

23. 某孕妇,29 岁,停经 50 天,平素月经规律,伴恶心、呕吐等症状,确诊妊娠后患得患失,担心影响工作,担心缺乏育儿知识,这种现象属何种生理反应?( )
    A. 惊讶   B. 矛盾
    C. 接受   D. 情绪波动
    E. 自省

24. 某孕妇,孕 16 周因卵巢肿瘤行双侧卵巢切除术,术后胎儿发育良好,其维持胎儿发育的性激素来源于( )
    A. 卵巢   B. 肾上腺
    C. 胎盘   D. 丘脑
    E. 垂体

25. 胎儿在母体未被母体排斥,其原因主要源于胎盘的( )
    A. 气体交换功能   B. 供给营养功能
    C. 防御功能   D. 免疫功能
    E. 内分泌功能

A₃/A₄ 型题

(26、27 题共用题干)

某妇女平素月经规律,现停经 45 天,经检查诊断为早孕。

26. 母体阴道变化,错误的是( )
    A. 黏膜呈紫蓝色
    B. 皱襞减少,表面光滑
    C. 伸展性增大
    D. 分泌物增多
    E. 分泌物酸性增加

27. 孕妇血容量变化,哪项是正确的?( )
    A. 自妊娠 12 周血容量开始增加
    B. 妊娠 32~34 周达高峰
    C. 34 周后缓慢增加至足月
    D. 红细胞增加多于血浆增加
    E. 孕中期血液处于浓缩状态

(沈丽萍)

第4章 妊娠诊断

根据妊娠各时期的特点,可将妊娠分为3个时期:早期妊娠即妊娠13周末以前;中期妊娠即妊娠14周至27周末;晚期妊娠即妊娠第28周及其以后。

☞考点:正常妊娠的分期

案例4-1

王女士,30岁,停经56天,近日来晨起恶心、自觉乏力、嗜睡,食欲差,双乳房胀痛,尿频但无尿急、尿痛,妇科检查:宫颈呈紫蓝色,宫体增大,质软,无压痛。

问题:

1. 请作出初步诊断。
2. 列出诊断依据及进一步检查方法。

第1节 早期妊娠诊断

【临床表现】

1. 停经 为妊娠时最早、最明显的临床征象。月经周期正常的生育年龄妇女,一旦月经过期10天以上,应首先考虑早期妊娠的可能,但停经不一定就是妊娠。哺乳期妇女的月经虽未恢复,但可能再次妊娠。

2. 早孕反应 约有半数左右的妇女,在停经6周左右出现不同程度的头晕、乏力、嗜睡、晨起恶心、呕吐、食欲减退和偏食等,称早孕反应,一般至12周左右自然消失。

3. 尿频 妊娠早期因增大的子宫压迫膀胱而引起,至12周左右,增大的子宫进入腹腔,尿频症状自然消失。

4. 乳房 自妊娠8周起,在雌、孕激素作用下,乳房增大,乳头及周围乳晕着色,乳晕有深褐蒙氏结节出现。

5. 妇科检查 阴道及子宫颈充血变软,呈紫蓝色。早孕的典型体征:黑加征(Hegar sign),由于子宫峡部极软,子宫体与子宫颈似不相连。子宫随停经月份而逐渐增大、变软,孕6周呈球形,孕8周子宫约为非妊娠子宫的2倍,妊娠12周时,子宫约为非妊娠子宫的3倍,子宫底超出盆腔,在耻骨联合上方可以触及。

【辅助检查】

1. 妊娠试验 利用孕卵着床后滋养细胞分泌HCG并经孕妇尿中排出的原理,用免疫学方法测定受检者血或尿中HCG含量,协助诊断早期妊娠,最早停经35日即可测出。

2. 超声检查 是诊断早期妊娠快速、准确的方法。B超显像法可见增大的子宫轮廓,其中有圆形妊娠环,最早在5周时可见到有节律的胎心搏动和胎动。

3. 宫颈黏液 检查宫颈黏液量少、黏稠,拉丝度差,涂片干燥后光镜下仅见排列成行的椭圆体,不见羊齿植物叶状结晶,则早期妊娠的可能性较大。

4. 黄体酮试验 利用孕激素在体内突然撤退能引起子宫出血的原理,对疑为早孕的妇女,每日肌内注射黄体酮20mg,连用3~5日。如停药后超过7天仍未出现阴道流血,则早孕可能性大;如停药后3~7日内出现阴道流血,则排除早孕的可能。

5. 基础体温测定 具有双相型体温的妇女,停经后高温相持续18日不见下降者,早孕可能性大;如高温相持续3周不降,结合其他妊娠早期的征象和妊娠试验,基本可以肯定。

☞考点:早期妊娠的诊断

第2节 中晚期妊娠诊断

妊娠中期以后,临床表现逐渐明显,特别是宫底升高、感觉到胎动、扪到胎体、听到胎心音,容易确诊。

【临床表现】

1. 宫底升高 随着妊娠进展,子宫逐渐增大。手测子宫底高度或尺测耻上子宫高度,可以判断子宫大小与妊娠周数是否相符。增长过速或过缓均可能为异常(表4-1,图4-1)。

2. 胎动 胎儿在子宫内的活动称胎动。孕妇于妊娠18~20周时开始自觉有胎动,胎动每小时3~5次。妊娠周数越大,胎动越活跃,但至妊娠末期胎动逐渐减少。

表 4-1　不同妊娠周数的子宫底高度及子宫长度

妊娠周数	妊娠月份	手测子宫底高度	尺测耻上子宫底高度(cm)
满 12 周	3 个月	耻骨联合上 2～3 横指	5
满 16 周	4 个月	脐耻之间	10
满 20 周	5 个月	脐下 1 横指	18(15.3～21.4)
满 24 周	6 个月	脐上 1 横指	24(22.0～25.1)
满 28 周	7 个月	脐上 3 横指	26(22.4～29.0)
满 32 周	8 个月	脐与剑突之间	29(25.3～32.0)
满 36 周	9 个月	剑突下 2 横指	32(29.8～34.5)
满 40 周	10 个月	脐与剑突之间或略高	33(30.0～35.3)

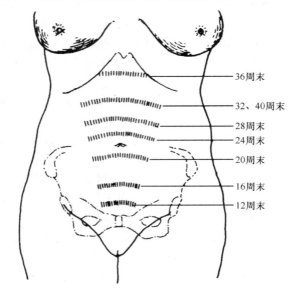

图 4-1　妊娠周数与子宫底高度

3. 胎心音　妊娠 18～20 周,用一般听诊器在孕妇腹壁上可以听到胎心音,呈双音,第一音与第二音相接近,似钟表的"滴答"声,速度较快,每分钟 120～160 次。妊娠 24 周以前,胎心音多在脐下正中或稍偏左或右听到。妊娠 24 周以后,胎心音多在胎儿背侧听得最清楚。

4. 胎体　妊娠 20 周以后,经腹壁可以触及子宫内的胎体;妊娠 24 周以后则可区分胎头、胎臀、胎背及胎儿四肢,从而判断胎产式、胎先露和胎方位。

【辅助检查】

1. 超声检查　B 超显像法不仅能显示胎儿数目、胎方位、胎心搏动和胎盘位置,且能测定胎头双顶径,观察胎儿有无体表畸形。超声多普勒法可探胎心音、胎动音、脐带血流音及胎盘血流音。

2. 胎儿心电图　目前国内常用间接法检测胎儿心电图,通常于妊娠 12 周后显示较规律的图形,于妊娠 20～24 周后的成功率更高。

☞考点:中晚期妊娠的诊断要点;胎心、胎动的出现时间及频率

第 3 节　胎产式、胎先露、胎方位

胎儿在子宫内的姿势,简称胎势。正常为胎头俯屈,颏部贴近胸壁,脊柱略向前弯,四肢屈曲交叉于胸前。由于胎儿在子宫内的姿势和位置的不同,因此,有不同的胎产式、胎先露和胎方位。

(一)胎产式

胎儿身体纵轴与母体纵轴的关系称为胎产式(fetal lie)。两纵轴平行者称纵产式(或直产式),约占 99.75%;两纵轴垂直时称横产式,约占 0.25%(图 4-2);两者交叉呈一定角度,称斜产式,属暂时性,在分娩过程中可转为纵产式,偶尔转为横产式。

(二)胎先露

最先进入骨盆入口的胎儿部分称胎先露(fetal presentation)。纵产式有头先露和臀先露,横产式为肩先露。头先露因胎头屈伸程度不同可分为枕先露、前囟先露、额先露和面先露(图 4-3)。臀先露时由于入盆的先露部分不同,可分为完全臀先露(混合臀先露)、单臀先露及足先露(图 4-4)。偶尔见头先露或臀先露与胎手或胎足同时入盆,称为复合先露(图 4-5)。

☞考点:胎先露的分类

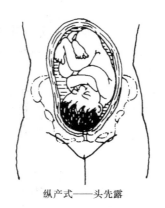
纵产式——头先露

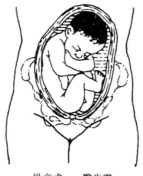
纵产式——臀先露

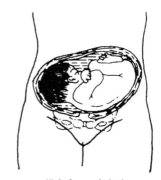
横产式——肩先露

图 4-2　胎产式

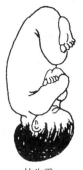
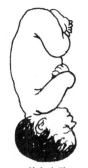
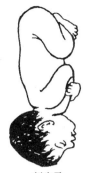
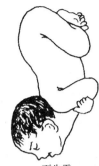

枕先露　　　　　前囟先露　　　　　额先露　　　　　面先露

图 4-3　头先露的种类

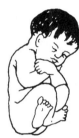
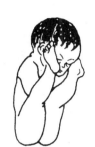
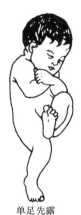
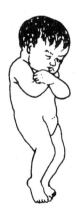

混合臀先露　　　　单臀先露　　　　　单足先露　　　　　双足先露

图 4-4　臀先露的种类

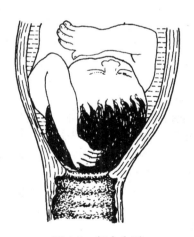

图 4-5　复合先露

（三）胎方位

　　胎儿先露部位的指示点与母体骨盆的关系称为胎方位（fetal position），简称胎位。枕先露以枕骨、面先露以颏骨、臀先露以骶骨、肩先露以肩胛骨为指示点。根据指示点与骨盆前后左右的关系，有4~6种不同的胎方位。各种胎产式、胎先露和胎方位如表4-2。

表 4-2　胎产式、胎先露和胎方位的关系及种类

纵产式	头先露	枕先露	枕左前(LOA)、枕左横(LOT)、枕左后(LOP)
			枕右前(ROA)、枕右横(ROT)、枕右后(ROP)
	面先露		颏左前(LMA)、颏左横(LMT)、颏左后(LMP)
			颏右前(RMA)、颏右横(RMT)、颏右后(RMP)
	臀先露		骶左前(LSA)、骶左横(LST)、骶左后(LSP)
			骶右前(RSA)、骶右横(RST)、骶右后(RSP)
横产式——肩先露			肩左前(LScA)、肩左后(LScP)
			肩右前(RScA)、肩右后(RScP)

☞考点：胎产式、胎先露及胎方位的概念及分类

案例 4-1 分析

　　1. 初步诊断　早孕。

　　2. 诊断依据　①停经56天；②近日来晨起恶心、自觉乏力、嗜睡，食欲差；③尿频但无尿急、尿痛；④双乳房胀痛；⑤妇科检查：宫颈呈紫蓝色，宫体增大，质软，无压痛。

　　为明确诊断，进一步检查方法：①妊娠试验；②B型超声。

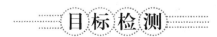

目标检测

选择题

A₁型题

1. 早孕时最早及最重要的症状是（　　　）

　　A. 尿频　　　　　　　　　　B. 恶心呕吐

C. 停经史　　　　　　　　D. 腹痛

E. 乳房胀痛

2. "黑加征"指(　　)

A. 子宫增大变软

B. 子宫前后径变宽,略饱满,呈球形

C. 双合诊时子宫呈前屈或后屈位

D. 双合诊时感到子宫半侧较另半侧隆起

E. 子宫峡部极软,宫颈和宫体似不相连

3. 胎儿姿势指(　　)

A. 最先进入骨盆入口的胎儿部分

B. 胎儿身体各部的相互关系

C. 胎儿身体长轴与母体长轴的相互关系

D. 胎儿位置与母体骨盆的关系

E. 胎儿先露的指示点与母体骨盆的关系

4. 确诊早孕最可靠的辅助方法是(　　)

A. 妇科内诊

B. 尿妊娠试验

C. B超检查

D. 阴道脱落细胞检查

E. 测定尿中雌三醇值

5. 某女士停经8周,不应该(　　)

A. 尿妊娠试验阳性

B. 尿频

C. 乳房增大

D. 阴道、宫颈呈紫蓝色

E. 妇科检查:子宫大小正常

6. 诊断中期妊娠,下述哪项最不可靠?(　　)

A. 胎心清晰

B. 扪诊有胎头浮球感

C. 自觉胎动

D. 子宫增大如停经月份

E. B超有胎动反射

7. 正常妊娠满12周时,子宫底于(　　)

A. 腹部不能触及

B. 脐下2横指

C. 耻骨联合上2～3横指

D. 脐耻之间

E. 耻骨联合上刚能触及

8. 有关下列说法,错误的是(　　)

A. 最先进入骨盆入口平面的胎儿部分为胎先露

B. 胎儿先露部的指示点与母体骨盆的关系为胎位

C. 胎儿身体纵轴与母体纵轴的关系称胎产式

D. 胎儿在子宫内所取的姿势为胎势

E. 顶先露是正常胎方位

9. 停经18周,确诊妊娠的最好方法是(　　)

A. 妊娠试验

B. 有自觉胎动感

C. X线摄片

D. 耻骨联合上方触及包块

E. 超声多普勒检查

10. 下列哪种音响与胎心率一致?(　　)

A. 子宫杂音　　　　　　B. 胎动杂音

C. 腹主动脉杂音　　　　D. 脐带杂音

E. 以上均不对

11. 妊娠中期不应有(　　)

A. 停经

B. 尿频

C. 乳房增大

D. 阴道、宫颈呈紫蓝色

E. 在下腹部扪及宫底

12. 某女,26岁,妊娠24周末,宫底高度应在(　　)

A. 耻骨联合上2～3横指

B. 脐耻之间

C. 脐上一横指

D. 脐下一横指

E. 脐与剑突之间

13. 头先露中最常见的是(　　)

A. 枕先露　　　　　　　B. 前囟先露

C. 额先露　　　　　　　D. 面先露

E. 顶先露

14. 下列属于正常胎位的是(　　)

A. 肩左前　　　　　　　B. 骶右前

C. 骶左后　　　　　　　D. 枕左前

E. 枕右后

15. 下列属于横产式的是(　　)

A. 右枕横　　　　　　　B. 肩右前

C. 骶左前　　　　　　　D. 骶左横

E. 颏左前

16. 关于胎儿在子宫内的姿势,下列哪项是错误的?(　　)

A. 胎头俯屈　　　　　　B. 下颏贴近胸壁

C. 脊柱伸直　　　　　　D. 四肢屈曲

E. 双臂交叉于胸前

17. 关于胎先露的指示点,下述哪项是错误的?(　　)

A. 枕先露——枕骨　　　B. 臀先露——骶骨

C. 额先露——额骨　　　D. 面先露——颜面部

E. 肩先露——肩胛骨

18. 足月活胎,下列哪种胎位不能从阴道娩出?(　　)

A. 枕左后　　　　　　　B. 骶右前

C. 肩左前　　　　　　　D. 颏左后

E. 枕右前

19. 有关胎心音,下列哪种说法错误?(　　)

A. 孕早期用超声多普勒听到胎心音可作为确诊依据

B. 用听诊器在孕妇腹部听到胎心音至少已达妊娠18周

C. 正常胎心音为120～160次/分

D. 胎心音似钟表"滴答"声

E. 胎心音与子宫杂音速率一致

20. 有关胎产式,下列哪种说法不正确?(　　)

A. 是胎儿纵轴与母体纵轴的关系

B. 以纵产式、横产式为主

C. 两长轴相互垂直称为纵产式

D. 纵产式最多见

E. 枕先露属纵产式

A₂ 型题

21. 孕妇,25 岁,8 周妊娠,主诉头晕、恶心、晨起呕吐。经检查下述哪项与病史不符合?(   )

A. 子宫颈变软,紫蓝色

B. 早孕反应

C. 尿妊娠试验(+)

D. 子宫体增大,于耻骨联合上方刚可扪到

E. 两乳稍胀,乳晕着色

22. 女性,29 岁,已婚,停经 20 周。下列哪项对确诊妊娠最不可靠?(   )

A. 子宫增大符合停经月份

B. 自觉胎动

C. 扪诊有胎头浮球感

D. 听诊有清晰的胎心音

E. B 超检查见有胎心搏动,有胎动

23. 女,25 岁,停经 12 周,内诊检查:子宫 13⁺ 周大小,此孕妇用下述哪项检查方法可鉴别是正常妊娠、双胎还是葡萄胎?(   )

A. B 超检查

B. 阴道镜检查

C. 黄体酮试验

D. 测尿中雌二醇

E. 甲胎蛋白测定

24. 女,25 岁,已婚。平素月经规律,此次月经过期 15 天,近感食欲不振、恶心,首先考虑的是(   )

A. 宫外孕

B. 妊娠

C. 子宫肌瘤

D. 葡萄胎

E. 绝经

A₃/A₄ 型题

(25~27 题共用题干)

女,30 岁,已婚,平素月经正常,现停经 14 周。

25. 下列与病史不符合的是(   )

A. 子宫颈变硬,紫蓝色

B. 早孕反应重

C. 尿妊娠试验(一)

D. 于耻骨联合上方可扪到增大的子宫。

E. 两乳肿胀,乳晕着色

26. 该妇女属于妊娠的(   )

A. 早期

B. 中期

C. 晚期

D. 葡萄胎

E. 绝经

27. 妊娠中期不应有(   )

A. 停经

B. 尿频

C. 乳房增大

D. 阴道、宫颈呈紫蓝色

E. 在下腹部扪及宫底

(沈丽萍)

第5章　产前检查、孕妇管理及胎儿监护

学习目标

1. 描述产前检查的目的、意义,记住产前检查的内容和程序。
2. 记住妊娠期健康指导的内容和方法。
3. 会推算预产期。
4. 能熟练进行四步触诊及骨盆外测量。
5. 描述胎盘功能检查的方法。
6. 说出胎儿宫内情况的监护及胎儿成熟度检查。
7. 说出胎儿先天畸形及遗传性疾病的宫内诊断。

围生医学是 20 世纪 70 年代迅速发展起来的一门新兴医学,是研究在围生期内加强围生儿、孕产妇卫生保健、胚胎发育、胎儿生理病理以及新生儿和孕产妇疾病的诊断与防治的科学。国际上对围生期的规定有 4 种,我国采用其中的一种,即从妊娠满 28 周(胎儿体重≥1000g 或身长 35cm)至产后 1 周。

产前检查是维护母亲和胎儿健康、安全、顺利分娩的重要措施。妊娠期保健包括产前检查、孕妇管理、母体及胎儿情况的监护。通过定期产前检查对孕妇和胎儿进行产前护理评估,以明确孕妇和胎儿的健康状况,为孕妇提供连续的整体护理,并及早发现、治疗、护理异常情况。

第1节　产前检查

【产前检查的时间、次数】

产前检查的时间应从确诊早孕时开始,如经全面检查未发现异常者,应于妊娠 20～36 周每 4 周检查一次,妊娠 36 周后每周检查一次,即于妊娠 20、24、28、32、36、37、38、39、40 周各检查一次。凡属高危妊娠者,应酌情增加产前检查次数。

☞考点:产前检查的时间

【首次检查的内容及方法】

1. 一般资料

(1) 年龄:年龄过小易发生难产;年龄较大,尤其是 35 岁以上的初产妇,妊娠期高血压疾病、产力及产道异常的发病率较高。

(2) 职业:接触有毒物质及放射线的孕妇易发生

胎儿畸形。

(3) 其他:孕妇的受教育程度、民族和信仰、婚姻状况、经济状况等。

2. 既往史　有无高血压、心脏病、糖尿病或肾脏病史;有无肝炎、结核病史及接触史,若有此类疾病,还需了解发病及治疗经过。既往有无手术、外伤史。

3. 月经史及婚育史　包括初潮年龄、月经周期、经期以及末次月经第一天的日期,以便推算预产期。婚育史包括初婚年龄,丈夫的健康状况,是否为近亲婚配,有无流产、剖宫产、早产、死胎死产、难产及次数,存活子女数及其健康情况。既往妊娠、分娩和产褥经过,分娩方式,有无合并症和治疗情况等。

4. 家族史　夫妻双方有无遗传性疾病及慢性病史,如高血压、心脏病、糖尿病等,有无双胎史。

5. 丈夫健康状况　着重咨询有无遗传性疾病史。

6. 本次妊娠经过　停经后有无恶心、呕吐等早孕反应;有无感冒、发热及用药情况;有无放射线接触史;胎动开始的时间;妊娠过程中有无阴道流血、头痛、头晕、眼花、心悸、气短、下肢水肿等异常情况。

7. 预产期的推算　一般根据末次月经(last menstrual period,LMP)来推算预产期(expected date of confinement,EDC)。推算方法是从末次月经的第一日算起,月份减 3 或加 9,日数加 7。若孕妇记不清末次月经日期,或哺乳期无月经来潮即受孕者,可根据早孕反应开始的时间、胎动开始的时间、宫底高度、胎儿大小等加以估计。

☞考点:预产期的推算

【身体评估】

1. 全身检查

(1) 观察孕妇的发育、营养状况、身高、步态。

(2) 重要器官如心、肝、肺、肾、脑有无病变,下肢有无水肿、四肢有无畸形。

(3) 乳房发育情况及有无结节、乳头凹陷等。

(4) 测量血压及体重,正常孕妇血压不应超过 140/90mmHg,超过者属异常。妊娠晚期每周体重增长不应超过 500g,超过者注意有水肿或隐性水肿的可能。

2. 产科检查　包括腹部检查、骨盆测量、阴道检查及肛门检查和绘制妊娠图。

腹部检查:嘱其排空膀胱后仰卧于检查床上,暴

露腹部,双腿略屈曲分开,使腹肌放松,检查者站在孕妇右侧。借以了解胎儿大小、胎产式、胎先露和胎方位及羊水情况等。

1) 视诊:观察腹形及大小,有无妊娠纹、手术瘢痕及水肿。

2) 触诊:检查腹部肌肉紧张程度,有无腹直肌分离情况。运用四步触诊法了解胎儿大小、胎产式、胎先露、胎方位及羊水情况等。同时,测量宫底高度及腹围,估计胎儿体重。作前三步检查时,检查者应面对孕妇,作第四步时,检查者面向孕妇足部(图 5-1)。

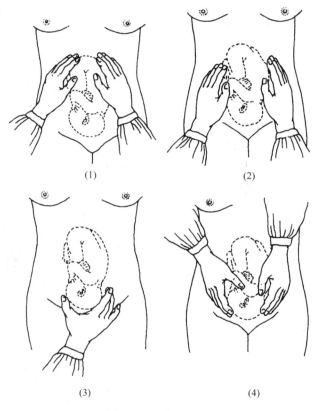

(1)　　　　　(2)

(3)　　　　　(4)

图 5-1　四步触诊法

第一步:检查者双手置于宫底部,了解子宫外形并测得宫底高度,估计胎儿大小与妊娠周数是否相符,然后以双手指腹相对轻推,判断宫底部的胎儿部分,若为胎头则硬而圆,且有浮球感,若为胎臀则软而宽,且形状略不规则。

第二步:检查者左右手分别置于孕妇腹部左右侧,一手固定,另一手轻轻深按检查,两手交替,仔细分辨胎背及胎儿四肢的位置。平坦饱满者为胎背,可变形的高低不平部分且有时有肢体活动为胎儿四肢。

第三步:检查者右手拇指与其余四指分开,置于耻骨联合上方,握住先露部,鉴别是胎头还是胎臀,并轻轻左右推动以确定是否已经衔接(入盆)。若仍浮动,表示尚未入盆;若已衔接,则胎先露部不能被推动。

第四步:检查者面向孕妇足部,两手分别置于胎先露部的两侧,向骨盆入口方向向下深压,再次判断先露部的诊断是否正确,并确定先露部入盆的程度。

☞考点:产科四步触诊法

3) 听诊:胎心音在靠近胎背侧上方的孕妇腹壁上听得最清楚。枕先露时,胎心音在脐下方左或右侧;臀先露时,胎心音在脐上方左或右侧;肩先露时,胎心音在脐部下方听得最清楚(图 5-2)。当腹壁紧、子宫较敏感、确定胎背方向有困难时,可借助胎心音及胎先露综合分析判断胎位。

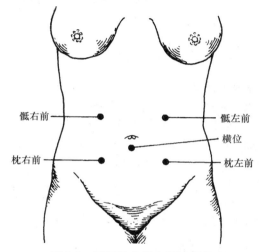

骶右前　　　　　　　　骶左前
　　　　　　　　　　　横位
枕右前　　　　　　　　枕左前

图 5-2　不同胎位胎心听诊部位

☞考点:胎心音听诊部位

3. 骨盆测量　了解骨产道情况,以判断胎儿能否顺利通过产道。分为骨盆外测量和骨盆内测量两种。

(1) 骨盆外测量:此法常测量下列径线:

1) 髂棘间径:孕妇取伸腿仰卧位,测量两侧髂前上棘外缘的距离(图 5-3),正常值为 23～26cm。

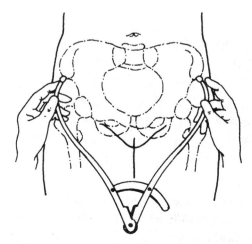

图 5-3　髂棘间径

2) 髂嵴间径:孕妇取伸腿仰卧位,测量两侧髂嵴

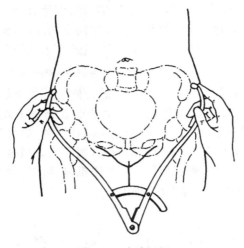

图 5-4 髂嵴间径

外缘最宽的距离(图 5-4),正常值为 25~28cm。

以上两径线可间接推测骨盆入口横径的长度。

3)骶耻外径:孕妇取左侧卧位,右腿伸直,左腿屈曲。测量第五腰椎棘突下凹陷处至耻骨联合上缘中点的距离(图 5-5)。正常值为 18~20cm。第五腰椎棘突下,相当于腰骶米氏菱形窝的上角,或相当于髂嵴后连线中点下 1.5cm。此径线可以间接推测骨盆入口前径的长度,是骨盆外测量中最重要的径线。

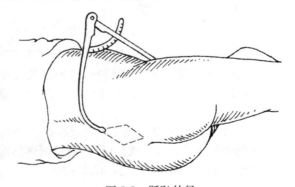

图 5-5 骶耻外径

4)出口横径:孕妇取仰卧位,两腿弯曲,双手抱膝,测量两坐骨结节内侧缘的距离(图 5-6),正常值为 8.5~9.5cm。也可用检查者的拳头测量,若其间能容纳成人的手拳,则一般大于 8cm,即属正常。若此径线值小于 8cm,则应测量后矢状径,即坐骨结节间径中点至骶尾关节的距离(图 5-7),其正常值为 8~9cm,如出口横径加后矢状径之和大于 15cm,一般足月胎儿可以经阴道分娩。

5)耻骨弓角度:用两拇指尖斜着对拢,放置在耻骨联合下缘,左右两拇指平放在耻骨降支上面,测量两拇指间的角度即为耻骨弓角度(图 5-8),正常值为 90°,小于 80°则为异常。此角度可以反应骨盆出口横径的宽度。

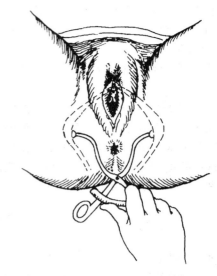

图 5-6 坐骨结节间径(出口横径)

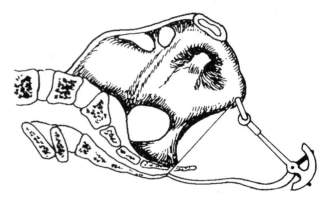

图 5-7 后矢状径

(2)骨盆内测量:能较准确地经阴道测得骨盆大小,适用于外测量提示骨盆有狭窄者。测量应在孕 24~36 周时进行,此时阴道较松软。测量时孕妇取膀胱截石位,严格进行外阴消毒。测量的主要径线如下。

1)骶耻内径:也称对角径,为耻骨联合下缘至骶岬上缘中点的距离,此值减去 12.5~13cm,此值减去 1.5~2cm,即为真骨盆入口前后径的长度,又称真结合径,其正常值约 11cm(图 5-9)。方法是检查者将一手的示、中指伸入阴道,用中指尖触到骶岬上缘中点,示指上缘紧贴耻骨联合下缘,用另一手示指正确标记此接触点,抽出阴道内手指,测量此接触点到中指尖的距离,即为对角径。测量时,若中指尖触不到骶岬,表示对角径值大于 12.5cm。

2)坐骨棘间径:测量两侧坐骨棘间的距离,正常值约为 10cm。测量方法为一手示、中指放入阴道内,分别触及两侧坐骨棘,估计其间距离(图 5-10)。

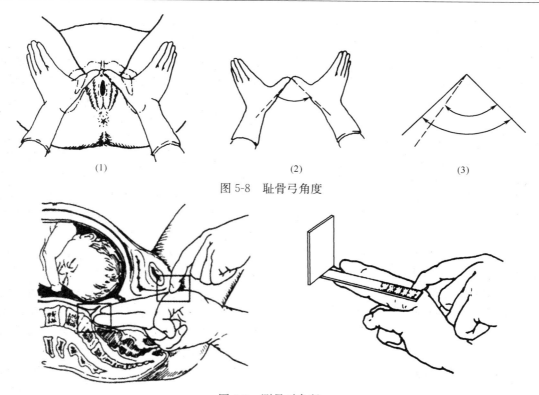

图 5-8　耻骨弓角度

(1)　　　(2)　　　(3)

图 5-9　测量对角径

3）坐骨切迹宽度：即骶棘韧带的宽度，约 3 指（平均值 5～5.5cm）为正常（图 5-11）。

☞考点：骨盆内、外测量的径线、正常值及意义

4. 阴道检查　孕妇在妊娠早期初诊时应进行阴道内诊检查，以了解产道、子宫及附件情况，及时发现异常。若于妊娠周 24 周以后，应同时作骨盆内测量。妊娠最后一个月及临产后，应避免不必要的阴道检查，如确实需要，则应严格消毒，避免发生感染。

☞考点：阴道检查的时间

5. 肛门检查　可以了解先露部、骶骨弯曲度、坐骨棘、坐骨切迹宽度及骶尾关节的活动度，还可结合肛诊测量出口后矢状径。

6. 绘制妊娠图　将各项检查结果如血压、体重、宫高、腹围、胎位、胎心等填于妊娠图中，绘成曲线图，观察动态变化，及早发现并处理孕妇或胎儿的异常情况。

7. 辅助检查　除常规检查血常规（血红蛋白、红细胞计数）、血型及尿常规（尿蛋白、尿糖、尿酮体）外，还应根据具体情况作下列检查：

（1）肝功能、血电解质测定、乙肝、丙肝和艾滋病标志物的检查及心电图检查，以了解有无妊娠合并症存在。

（2）B 超：了解胎儿发育情况、羊水量、脐带情况、胎盘的附着位置及胎盘功能等。

（3）对有死胎、死产、胎儿畸形史及患有遗传性疾病的病例，应注意检查孕妇的甲胎蛋白值及进行羊

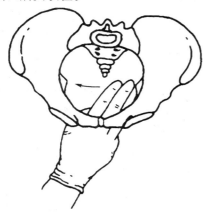

图 5-10　坐骨棘间径

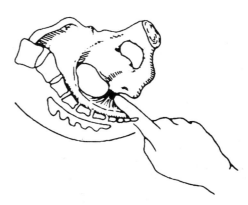

图 5-11　测量坐骨切迹宽度

水细胞培养、染色体核型分析等。

【产前复诊】

孕妇应按时进行产前检查,复诊检查时,应了解孕妇自上次检查后身体状况有无改变,以便及早发现异常情况,及早处理。其内容主要有:

1. 有无异常症状出现,如水肿、头晕、头痛、眼花、阴道出血、胎动异常等。

2. 体重、血压的变化程度是否在正常范围之内,检查有无水肿情况,程度如何,复查有无蛋白尿。

3. 复查胎位,听胎心,测量宫底高度、腹围,估计胎儿大小,判断是否与妊娠周数相符及有无羊水过多等情况。

4. 随着妊娠进展,了解孕妇有无消极情绪发生,日常生活自理能力是否有很大变化,并判断造成不良情绪的因素,及时做好心理护理。

5. 结合具体情况进行孕妇保健指导,并约定下次复诊时间。

【心理-社会评估】

1. 孕妇对妊娠的看法、态度和感受。

2. 孕妇有无异常心理反应,如过度焦虑、恐惧、淡漠、无法接受妊娠事实、表现行为不当等。

3. 孕妇的家庭、社会支持系统情况,并对家庭功能进行评估。

4. 对孕妇的家庭经济状况和生活环境进行评估,经济情况能否维持医疗、护理费用和生活所需;家庭的生活空间,周围环境状况,是否被动吸烟等。

5. 评估孕妇寻求健康指导的态度、动力和能力。评估家庭成员对健康指导的态度及目前具备的健康知识等。

> **链 接** >>>
>
> **评估孕妇是否存在下列高危因素**
>
> 1. 年龄 <18岁或>35岁。
>
> 2. 既往史 既往有无流产、异位妊娠、早产、死产、死胎、难产、畸胎史。
>
> 3. 现在史 本次妊娠可能导致难产(头盆不称、胎位异常、胎儿过大等)。
>
> 4. 妊娠合并症 心脏病、肾脏病、肝脏病、高血压、糖尿病等。
>
> 5. 妊娠并发症 妊娠期高血压疾病、前置胎盘、胎盘早剥、羊水异常等。
>
> 6. 孕期接触有毒、有害物质。
>
> 7. 腹部手术史。

第2节 孕妇管理

多年来,我国建立健全了孕产妇保健与孕妇管理系统,普遍实行孕产期系统保健的三级管理,着重对高危妊娠进行筛查、监护和管理。

【心理护理】

给孕妇提供心理支持,说明孕妇的生理和心理活动都会波及胎儿,她的情绪变化可以通过血液和内分泌调节的改变对胎儿产生影响,如经常心境不佳、焦虑、恐惧、紧张或悲伤等,会使胎儿脑血管收缩,减少脑部供血量,影响脑部发育。过度的紧张、恐惧甚至可以造成胎儿大脑发育畸形。大量研究证明,情绪困扰的孕妇易发生妊娠期、分娩期并发症。如严重焦虑的孕妇往往伴有恶心、呕吐,易导致早产、流产、产程延长或难产。因此,孕妇要保持心情愉快、轻松。

【加强孕期保健知识教育】

1. 营养指导 母体是胎儿成长的环境,孕妇营养直接或间接地影响自身和胎儿的健康。妊娠期孕妇必须增加营养的摄入以满足自身及胎儿的双重需要。帮助孕妇制订合理的饮食计划,保证满足自身和胎儿生长发育过程的营养需要,保证平衡膳食,并为分娩和哺乳作准备。

(1) 热量:妊娠中、晚期热量需要增加,每日需增加热量 $836 \sim 1673kJ$($200 \sim 400kcal$)。孕妇应根据体重的增长情况调整热量的摄入。

(2) 蛋白质:孕妇需蛋白质 $80 \sim 90g/d$。膳食中的蛋白质主要来源于奶类、蛋类、豆类、瘦肉、鱼和家禽等。

(3) 脂肪:可以提供能量和促进脂溶性维生素的吸收,并且可以提供胎儿发育所必需的胆固醇。

(4) 维生素:包括脂溶性维生素和水溶性维生素两种。脂溶性维生素包括维生素 A、D、E、K,水溶性维生素包括维生素 B、C。

1) 维生素 A:与上皮细胞的生长有关,若缺乏将导致糖原的合成受阻碍,并且影响胆固醇的合成;神经末梢会发生缺如;孕妇容易发生夜盲症,影响胎儿的眼睛发育。富含维生素 A 的食物有深绿色或黄色蔬菜,动物肝、肾,蛋黄,奶油等。

2) 维生素 D:能促进钙、磷吸收并和成骨有关,富含维生素 D 的食物有奶类、动物肝脏、蛋黄等。

3) 维生素 E:主要参与体内的抗氧化作用,保证细胞膜的完整性和弹性,还参与一些酶代谢过程,是骨髓造血干细胞核酸合成所需的重要元素。富含维生素 E 的食物有菜油、谷物和蛋类等。母乳中含有大量的维生素 E。

4) B族维生素:有维生素 B_1、维生素 E_2、烟酸、叶酸、维生素 B_6 和维生素 B_{12} 等,B族维生素在体内许多反应中发挥辅酶的作用,除叶酸外,B族维生素主要存在于奶类、肝、土豆、蛋类、鱼和谷物等中。叶酸在妊娠过程中发挥着非常重要的作用,近年来的研究已明确指出胎儿的神经管缺陷与叶酸的缺乏有关,富含叶酸的食物有绿色叶状蔬菜、动物肝肾和坚果等。但食物性的叶酸补充吸收效果较差,建议孕妇从孕前3个月起每天补充叶酸 $400\mu g$,直到怀孕中期。

5) 维生素 C:参与结缔组织和血管系统的构成,是凝血系统和细胞间质的重要组成成分。富含维生素 C 的食物有各种新鲜绿色蔬菜、土豆、水果等。

(5) 矿物质

1) 钙和磷:是构成胎儿骨髓、牙齿的主要成分。建议孕妇每日补钙 1200～1500mg。富含钙的食物有奶类、豆类、排骨汤、鱼、虾等。磷一般随着高钙和高蛋白质的食物摄入,富含磷的食物有奶类、蛋类和瘦肉等。近足月妊娠的胎儿体内含钙和磷,绝大部分是在妊娠末 2 个月内积累的,故应于妊娠后 3 个月补充磷和钙。

2) 碘:是甲状腺素的重要合成原料。甲状腺素能促进蛋白质合成和胎儿的生长发育。富含碘的食物有海带、紫菜、带鱼等海产品和芹菜、鲜蘑菇等。

3) 铁:孕妇每天约需铁 15mg。富含铁的食物有动物肝、瘦肉、芝麻、鲜蘑等。铁在酸性环境下容易被人体吸收,所以补铁时需相应的补充维生素 C。

2. 活动与休息　健康孕妇可照常工作,孕早期及 28 周后应避免重体力劳动。正常孕妇要保证每日 8～9 小时的睡眠、1～2 小时的午休,以保证体力的恢复。孕妇的休息姿势以左侧卧位为佳,可以改善子宫的血液供应,同时减轻子宫对动静脉的压迫,利于减轻下肢水肿等。居室内保持安静、空气流通。

3. 症状护理

(1) 恶心、呕吐:约半数左右妇女在妊娠 6 周左右出现早孕反应,12 周左右消失。在此期间应少量多餐、避免油腻或有特殊气味的食物。如妊娠 12 周以后仍继续呕吐,甚至影响孕妇营养时,应考虑妊娠剧吐的可能,应及时去医院就诊。

(2) 尿频:常发生在妊娠前 3 个月及后 3 个月。妊娠早期因增大的子宫压迫膀胱,至 12 周左右,增大的子宫进入腹腔,尿频症状自然消失。妊娠晚期由于胎先露入盆压迫膀胱。尿频不需处理。

(3) 白带增多:是妊娠期正常的生理变化。嘱孕妇保持外阴部清洁,每日清洗外阴,避免分泌物刺激,严禁作阴道冲洗。穿透气性好的棉质内裤,经常更换。如分泌物过多,可用卫生巾并经常更换,增加舒适感。

(4) 水肿:孕妇在妊娠后期易发生下肢水肿,经休息后可消退,属正常。如下肢明显凹陷性水肿或经休息后不消退者,应及时诊治。嘱孕妇左侧卧位,解除右旋增大的子宫对下腔静脉的压迫,下肢稍垫高,避免长时间地站或坐,以免加重水肿的发生。如长时间站立,则两侧下肢轮流休息,收缩下肢肌肉,以利血液回流。适当限制盐的摄入,但不必限制水分。

(5) 下肢、外阴静脉曲张:应避免长时间站立,穿弹力裤或袜,以促进血液回流。

(6) 便秘:是妊娠期常见的症状之一,尤其是妊娠前即有便秘者。嘱孕妇养成每日定期排便的习惯,多吃水果、蔬菜等含纤维素多的食物,同时增加每日饮水量,注意适当活动。

(7) 腰背痛:妊娠晚期,孕妇身体重心前移,肩、胸后仰,腰椎前突,可出现腰部疼痛。症状多不严重,一般不需处理。孕期穿平跟鞋,在俯拾或抬举物品时,保持上身直立,弯曲膝部,用两下肢的力量抬起。

(8) 下肢痉挛:痉挛部位多在小腿腓肠肌,常于夜间发作。如发生下肢肌肉痉挛,嘱孕妇背屈肢体,或站直前倾,或局部热敷按摩,直至痉挛消失。指导孕妇饮食中增加钙的摄入,必要时遵医嘱口服钙剂。

(9) 仰卧位低血压综合征:于妊娠末期,孕妇较长时间取仰卧位时,增大的子宫压迫下腔静脉,使回心血量及心搏出量减少,出现低血压现象。改为左侧卧位后,使下腔静脉血流改善,血压迅即恢复正常。

(10) 失眠:每日坚持户外活动,如散步。睡前用梳子梳头,温水洗脚,或喝热牛奶帮助入睡。

4. 自我护理指导

(1) 乳房护理:保持乳房的清洁卫生,妊娠 24 周用温水清洗,并用软毛巾或用手按摩乳房以增强乳头的韧性。乳头内陷者应提起乳头向外牵拉,以免哺乳时发生吸吮困难。洗浴时尽量不使用肥皂,因为肥皂会洗去皮脂腺的分泌物,容易使乳头皲裂,增加感染机会。

(2) 孕期用药:孕妇慎用药物,尤其是在孕早期。近年来研究发现,大多数药物均可通过胎盘,对胎儿造成危害,导致胎儿畸形或流产。对于有疾病的孕妇要根据医嘱用药,以免给母子带来不良后果。

(3) 衣着与个人卫生:孕妇衣着以松软、宽大为宜,不应穿紧束胸罩及衣裤,鞋要适足,底有防滑纹,避免穿硬底高跟鞋。孕妇因汗腺及皮脂腺分泌旺盛,应勤换衣勤洗澡,保持外阴清洁,每晚用温水清洗。

(4) 性生活:孕期要酌情减少性生活的次数。妊娠前 3 个月和末 3 个月均应避免性生活,以防流产、早产及感染。

(5) 胎教:有很多种类和途径,包括音乐和语言等方式。胎教音乐要选择低频缓和的乐曲,胎儿听后能够较安静、舒适,还可以通过与胎儿交谈和抚摸孕妇腹壁的方式与胎儿进行交流。

第 3 节　胎儿监护及胎儿成熟度检查

(一) 胎儿宫内情况的监护

1. 胎动计数　孕妇要学会自我监测胎儿的宫内

状况,数胎动是一种直接方便的方法。自妊娠 18~20 周开始孕妇自觉胎动,正常情况下,每小时 3~5 次。孕妇自妊娠 30 周开始,每天早、中、晚各数 1 小时胎动,3 次相加乘以 4,即 12 小时的胎动次数,12 小时的胎动次数不应少于 10 次。凡 12 小时的胎动次数少于 10 次,或逐日下降大于 50% 而不能恢复者,均视为子宫胎盘功能不足,胎儿有缺氧。

☞考点:胎动计数

2. 胎儿电子监护 对于妊娠期有胎心或胎动异常、高危妊娠至妊娠晚期或已临产者,均应作胎儿电子监护。胎儿电子监测能连续记录胎心率的动态变

化。因有子宫收缩描记、胎动记录,故能反映三者的关系。

(1)胎心率的监测:监护仪记录的胎心率有两种基本变化,即基线胎心率和周期性胎心率。

1)基线胎心率:是在无宫缩或宫缩间歇期记录的胎心率,须持续观察 10 分钟以上。

2)周期性胎心率:指与子宫收缩有关的胎心率变化,有 3 种类型,无变化、加速和减速,减速可分为早期减速(图 5-12)、变异减速(图 5-13)和晚期减速(图 5-14)3 种表现。晚期减速是胎儿缺氧的表现。

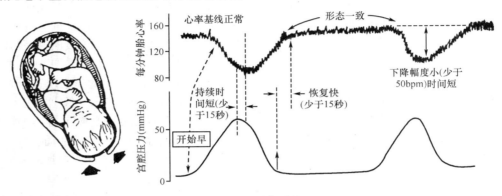

图 5-12 早期减速

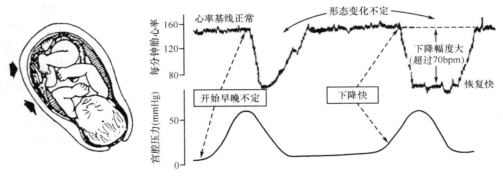

图 5-13 变异减速

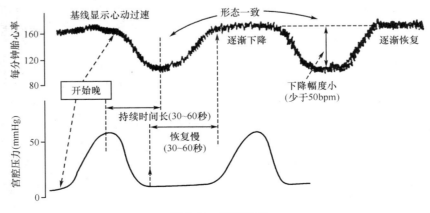

图 5-14 晚期减速

（2）预测胎儿宫内储备能力：

1）无应激试验（NST）：即观察胎动时胎心率变化。指无宫缩、无外界刺激的情况下，对胎儿进行胎心率、宫缩的观察和记录，是以胎动时伴有一过性胎心率加快为基础。

A. NST 反应型（阳性）：胎心基线 120～160 次/分，胎心率变异大于 5 次/分，在 20 分钟内至少有 2 次或 2 次以上，并伴有胎动时胎心率加速，幅度增加大于 15 次/分，持续 15 秒以上，提示胎儿情况良好。

B. NST 无反应型（阴性）：胎心基线变异正常，在 20 分钟内胎动少于 2 次或胎动后胎心率加速小于 15 次/分，持续小于 15 秒，提示胎儿缺氧。

2）缩宫素激惹试验（OCT）：又称宫缩应激试验（CST）。用缩宫素诱导宫缩或自然宫缩时用胎儿监护仪记录胎心率变化。若多次宫缩后重复出现晚期减速，胎心率基线变异减少，胎动后无胎心率增快，为 OCT 阳性，提示胎盘功能减退；若胎心率基线有变异或胎动后胎心率加快，无晚期减速，为 OCT 阴性，提示胎盘功能良好，1 周内无胎儿死亡的危险，可在 1 周后重复本试验。

（二）胎儿成熟度检查

1. 正确计算妊娠周数　根据孕妇末次月经推算妊娠周数；对于月经不规律或末次月经记不清者，可结合多种因素综合分析推算（可根据早孕反应开始的时间、胎动开始的时间、宫底高度、胎儿大小等加以估计）。

2. 测量宫高和腹围　根据测量结果估计胎儿大小。

3. B超检查　可测量胎儿双顶径、头臀长、股骨长等，动态观察胎儿发育情况，并可查明联体儿、脑积水等胎儿畸形。

（三）胎盘功能检查

1. 雌三醇测定　妊娠期间雌三醇主要由母体胆固醇经胎儿肾上腺、肝脏、胎盘共同合成。因此，血、尿雌三醇测定成为临床上了解胎儿、胎盘功能最常见的有效方法。正常值 15mg/24h 尿，若连续多次小于 10mg/24h 或较前下降 30%～40%，提示胎盘功能低下。

2. 雌三醇/肌酐（E/C）比值　正常值大于 15，若小于 10，提示胎盘功能低下。

3. 血清胎盘生乳素（HPL）测定　孕晚期若小于 4mg/L，提示胎盘功能下。

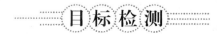

目　标　检　测

选择题

A₁型题

1. 孕期血压正确的是（　　）

A. 血压不超过 140/90mmHg

B. 血压超过 150/80mmHg

C. 血压高于 140/90mmHg

D. 比基础血压低 15～30mmHg

E. 比基础血压高 15～30mmHg

2. 骨盆内测量最适宜的时间是（　　）

A. 孕 24～36 周　　　　B. 孕 26～28 周

C. 孕 28～32 周　　　　D. 孕 32～34 周

E. 孕 20～28 周

3. 妊娠期足部水肿发生的原因是（　　）

A. 低蛋白血症　　　　B. 水钠潴留

C. 下肢静脉回流不畅　D. 下肢静脉曲张所致

E. 肾功能异常

4. 监测胎儿宫内安危可靠而又简便的方法是（　　）

A. 胎心听诊　　　　　B. 自我胎动计数

C. 测宫高、腹围　　　D. B超检查

E. 胎心电子监护

5. 某妊娠妇女，末次月经是 2008 年 3 月 21 日，其预产期是（　　）

A. 2009 年 1 月 10 日　B. 2009 年 1 月 28 日

C. 2008 年 12 月 28 日　D. 2008 年 12 月 26 日

E. 2008 年 12 月 30 日

6. 胎心音听诊部位（孕 24 周后）正确的是（　　）

A. 骶右前在左上腹听　B. 枕左前在右下腹听

C. 枕右前在左下腹听　D. 骶左前在右上腹听

E. 横位在脐周听

7. 关于阴道检查错误的是（　　）

A. 孕早期应进行一次阴道检查，以了解阴道、子宫及附件情况

B. 孕 24 周后在 36 周前可于骨盆内测量同时行阴道检查

C. 妊娠 36 周后禁止阴道检查

D. 注意无菌操作，防止感染

E. 阴道检查还可了解骨产道情况

8. 可用以推测骨盆入口前后径长度的径线是（　　）

A. 髂棘间径　　　　　B. 骶耻外径

C. 后矢状径　　　　　D. 对角径

E. 坐骨棘间径

9. 推算预产期的依据，以下哪项最可靠？（　　）

A. 末次月经　　　　　B. 妊娠反应

C. 初觉胎动　　　　　D. 早孕期妇科检查

E. 基础体温记录

10. 有关产科腹部触诊目的，错误的是（　　）

A. 第一步了解宫底高度及宫底部是胎头还是胎臀

B. 第二步是分辨胎背及胎儿肢体位置

C. 第三步可查清先露是头还是臀

D. 第四步是再一次核对先露及先露入盆程度

E. 还可了解有无胎儿畸形

11. 我国规定的围生期为（　　）

A. 从妊娠满 28 周至产后 1 周

B. 从胚胎形成至产后 7 天

C. 从妊娠满 28 周至产后 28 天

D. 从妊娠满 20 周至产后 28 天

E. 以上都不是

12. 临产后胎头迟迟不入盆,测量最有诊断价值的径线是
（　　）

    A. 骶耻外径　　　　　B. 髂嵴间径

    C. 髂棘间径　　　　　D. 坐骨棘间径

    E. 对角径

13. 下述骨盆测量径线,哪项是错误的?（　　）

    A. 髂棘间径 21～24cm

    B. 髂嵴间径 25～28cm

    C. 骶耻外径 18～20cm

    D. 坐骨结节间径 8.5～9.5cm

    E. 耻骨弓角度正常为 90°

14. 下述产前检查内容,哪项是正确的?（　　）

    A. 孕晚期每周体重增加不应超过 500g

    B. 胎心从胎儿胸部传出

    C. 髂棘间径正常值 25～28cm

    D. 测骶耻外径时,孕妇取右侧卧位

    E. 孕妇自觉胎动开始时间一般在孕 20～24 周

15. 有关孕期阴道检查,错误的是（　　）

    A. 孕早期均应作阴道检查

    B. 每次产前检查均作阴道检查

    C. 孕最后 1 个月避免阴道检查

    D. 阴道检查可了解产道、子宫、附件情况

    E. 临产时作阴道检查,应在外阴消毒下进行

16. 有关胎心音,错误的是（　　）

    A. 正常胎心音 120～160 次/分

    B. 胎心音听诊位置取决于胎先露

    C. 骶右前位在母腹脐上右侧听取

    D. 头先露在母腹脐上两侧听取

    E. 横位在脐周围听取

17. 有关骨盆外测量,错误的是（　　）

    A. 髂棘间径:两侧髂前上棘外缘的距离

    B. 髂嵴间径:两侧髂嵴外缘间最宽距离

    C. 骶耻外径:第五腰椎棘突下到耻骨联合下缘中点的
距离

    D. 坐骨结节间径:两坐骨结节内侧缘的距离

    E. 耻骨弓角度是两拇指尖斜着对拢,放在耻骨下支上
面,测量两拇指间的角度

18. 关于骨盆内测量,错误的是（　　）

    A. 适用于骨盆外测量有狭窄者

    B. 在妊娠 24 周以后进行

    C. 从耻骨联合下缘到骶骨岬上缘中点的距离为骶耻内径

    D. 正常对角径为 11～11.5cm

    E. 还可估测中骨盆横径长度

19. 产科复诊一般不再检查的项目是（　　）

    A. 测体重　　　　　B. 测血压

    C. 胎方位　　　　　D. 听胎心

    E. 骨盆外测量

20. 关于孕期卫生指导错误的是（　　）

    A. 饮食要多样化,注意蛋白质、维生素、钙、铁的补充

    B. 注意清洁卫生

    C. 孕妇 30 周后应卧床休息,少活动

    D. 孕 6 个月后应每天擦洗乳头,以防止产后哺乳时发
生皲裂

    E. 孕期用药要慎重,特别是孕 12 周内

A₂ 型题

21. 某孕妇,30 岁,孕 20 周,询问饮食情况,其正确的营养
指导不包括（　　）

    A. 讲解平衡膳食的意义

    B. 严格控制热量

    C. 多吃绿色蔬菜

    D. 补足钙、铁等矿物质

    E. 指导孕妇适当的锻炼

22. 第一胎,妊娠 34 周,检查发现甲状腺肿大,从膳食的角
度应补给（　　）

    A. 牛奶　　　　　B. 海带

    C. 鱼　　　　　　D. 土豆

    E. 谷物

23. 初孕妇,孕 10 周,主诉白带增多,无其他不适,阴道分
泌物等检查(一),其恰当的处理为（　　）

    A. 保持外阴清洁　　　B. 每日冲洗阴道

    C. 应用抗生素　　　　D. 外用制霉菌素

    E. 改变体位

24. 孕 8 周第一胎,上呼吸道感染,应用下列何种药物对胎
儿明显有害?（　　）

    A. 青霉素　　　　　B. 可的松

    C. 病毒灵(吗啉胍)　　D. 维生素 C

    E. 川贝枇杷液

25. 妊娠晚期孕妇每周体重增加,下列哪项是正常的?（　　）

    A. <0.5kg　　　　　B. 0.5kg

    C. 1kg　　　　　　D. 1.5kg

    E. 2.0kg

A₃ /A₄ 型题

(26、27 题共用题干)

    王女士,第一胎,孕 30 周,定期产检。四步触诊结果:宫
底触及胎头,耻骨联合上方触及胎臀,胎心音在脐上左侧最
响亮;骨盆外测量情况:髂棘间径 23cm,髂嵴间径 26cm,骶耻
外径 17cm,坐骨结节间径 8.5～9.5cm,耻骨弓角度为 90°。

26. 下述骨盆测量径线,哪项是异常的?（　　）

    A. 髂棘间径　　　　　B. 髂嵴间径

    C. 骶耻外径　　　　　D. 坐骨结节间径

    E. 耻骨弓角度

27. 其胎位为（　　）

    A. 骶左前　　　　　B. 骶右前

    C. 枕左前　　　　　D. 枕右前

    E. 枕左横

(沈丽萍)

第6章 分娩期妇女的护理

学习目标

1. 记住影响分娩的因素及子宫收缩的特点。
2. 记住骨盆三个平面的各径线正常值。
3. 记住先兆临产的征象、临产标志及产程分期。
4. 说出枕左前的分娩机制。
5. 说出第一、二、三产程的护理措施。

妊娠满28周及以后,胎儿及其附属物从临产发动至从母体全部娩出的过程称为分娩。妊娠满28周至不满37足周(196～258日)期间分娩称为早产(premature delivery);妊娠满37周至不满42足周(259～293日)期间分娩称足月产(term delivery);妊娠满42周及其后(294日及294日以上)期间分娩称为过期产(postterm delivery)。

第1节 影响分娩的因素

分娩能否顺利取决于4个因素,即产力、产道、胎儿及精神心理因素。若各因素均正常并能相互适应,胎儿顺利经阴道自然娩出为正常分娩。

一、产　　力

将胎儿及其附属物从子宫内逼出的力量称产力。产力包括子宫收缩力(简称宫缩)、腹肌及膈肌收缩力(统称腹压)和肛提肌收缩力。

(一)子宫收缩力

子宫收缩力是临产后的主要产力,贯穿于整个分娩过程,临产后的正常宫缩有以下特点:

1. 节律性　宫缩的节律性是临产的重要标志。正常宫缩是宫体部不随意、有规律的阵发性收缩伴有疼痛,每次宫缩由弱渐强,维持一定时间,随后由强渐弱,直至进入间歇期,间歇期子宫肌肉松弛。宫缩如此反复出现,直至分娩全过程结束。

临产开始时,每次宫缩持续约30秒,间歇期5～6分钟。随着产程进展,宫缩持续时间逐渐延长,间歇期逐渐缩短。当宫口开全(10cm)后,宫缩持续时间长达60秒,间歇期缩短至1～2分钟。宫缩强度随产程进展也逐渐增加,宫腔内压力于临产初期升高至25～30mmHg,于第一产程末可增至40～60 mmHg,第二产程期间可高达100～150mmHg,而间歇期宫腔内压力仅为6～12mmHg,宫缩时子宫肌壁血管及胎盘受压,致使子宫血流量减少。宫缩间歇期时,子宫血流量又恢复到原来状态,宫缩的节律性有利于胎儿适应分娩。

2. 对称性和极性　正常宫缩起自两侧子宫角部,迅速向子宫底部中线集中,左右对称,然后以每秒2cm速度向子宫下段扩散,约在15秒内均匀协调地扩展至整个子宫,此为子宫收缩力的对称性。宫缩以宫底部最强、最持久,向下逐渐减弱,宫底部收缩力强度是子宫下段的2倍,此为子宫收缩力的极性(图6-1)。

3. 缩复作用　宫体部平滑肌为收缩段。子宫收缩时,宫体部肌纤维缩短变宽,间歇期肌纤维放松,但不能恢复到原来长度,经过反复收缩,肌纤维越来越短,称缩复作用。缩复作用随着产程进展使宫腔内容积逐渐缩小,迫使胎儿先露部不断下降及宫颈管缩短直至消失。

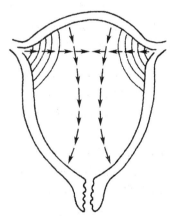

图6-1　子宫收缩对称性和极性

(二)腹肌及膈肌收缩力

腹肌及膈肌收缩力是第二产程时胎儿娩出的重要辅助力量。每当宫缩时,前羊水囊或胎先露部压迫骨盆底组织及直肠,反射性引起排便动作,产妇主动屏气,喉头紧闭向下用力,腹壁肌及膈肌收缩使腹压增高,促使胎儿娩出。腹压在第二产程,特别是第二产程末配合宫缩时运用最有效。过早使用腹压容易使产妇疲劳和造成宫颈水肿,致使产程延长。腹压在第三产程可促使胎盘娩出。

(三)肛提肌收缩力

肛提肌收缩力协助胎先露部在骨盆腔进行内旋

转,当胎头枕部位于耻骨弓下缘时,能协助胎头仰伸及娩出,当胎盘降至阴道时,有助于胎盘娩出。

二、产 道

产道是胎儿娩出的通道,分为骨产道与软产道两部分。

(一)骨产道

骨产道指真骨盆,其大小、形状与分娩关系密切,是产道的重要部分。为便于了解分娩时胎儿先露部通过骨产道的过程,将骨盆腔分3个假想平面:

1. **骨盆入口平面** 为骨盆腔上口,呈横椭圆形。前方为耻骨联合上缘,两侧为髂耻缘,后方为骶岬上缘。该平面共有4条径线(图6-2)。

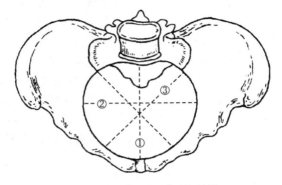

图 6-2 骨盆入口平面各径线
①前后径 11cm;②横径 13cm;③斜径 12.75cm

(1)入口前后径:即真结合径。耻骨联合上缘中点至骶岬前缘正中间的距离,平均值约11cm。

(2)入口横径:左右髂耻缘间的最大距离,平均值约13cm。

(3)入口斜径:左右各一。左骶髂关节至右髂耻隆突间的距离为左斜径;右骶髂关节至左髂耻隆突间距离为右斜径,平均值约12.75cm。

2. **中骨盆平面** 为骨盆最小平面,呈前后径长的纵椭圆形。前方为耻骨联合下缘,两侧为坐骨棘,后方为骶骨下端。该平面有2条径线(图6-3)。

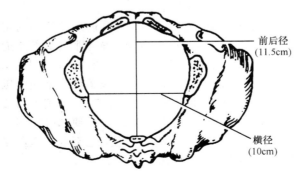

图 6-3 中骨盆平面各径线

(1)中骨盆前后径:耻骨联合下缘中点通过坐骨棘连线中点至骶骨下端间的距离,平均值约11.5cm。

(2)中骨盆横径:也称坐骨棘间径。两坐骨棘间的距离,平均值约10cm。

3. **骨盆出口平面** 即骨盆腔下口,由两个在不同平面的三角形组成。前三角平面顶端为耻骨联合下缘,两侧为耻骨降支,后三角平面顶端为骶尾关节,两侧为骶结节韧带。坐骨结节间径为两个三角形的共同的底边。该平面有4条径线(图6-4)。

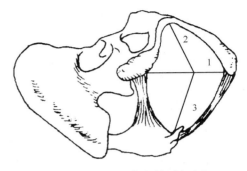

图 6-4 骨盆出口各径线(斜面观)
1. 出口横径;2. 出口前矢状径;3. 出口后矢状径

(1)出口前后径:耻骨联合下缘中点至骶、尾关节间距离,平均值约为11.5cm。

(2)出口横径:也称坐骨结节径。两坐骨结节内缘间的距离,平均值约为9cm。

(3)出口前矢状径:耻骨联合下缘中点至坐骨结节间径中点间的距离,平均值约为6cm。

(4)出口后矢状径:骶尾关节至坐骨结节间径中点间距离,平均值约为8.5cm。若出口横径短,而出口后矢状径较长,两径之和>15cm时,一般大小胎头可通过后三角区经阴道分娩。

4. **骨盆轴** 为连接骨盆各假想平面中点的曲线。此轴上段向下向后,中段向下,下段向下向前。阴道分娩时胎儿沿此轴娩出。

5. **骨盆倾斜度** 指妇女站立时,骨盆入口平面与地平面所成的角度,一般为60°。若角度过大,影响胎头衔接。

(二)软产道

软产道是由子宫下段、宫颈、阴道及骨盆底软组织构成的弯曲管道。

1. **子宫下段形成** 由非孕时长约1cm的子宫峡部形成(图6-5)。子宫峡部于妊娠12周后扩展成宫腔的一部分,至妊娠末期被拉长形成子宫下段。临产后规律宫缩使其进一步拉长达7～10cm,肌壁变薄成为软产道的一部分。由于子宫上下段的肌壁厚薄不同,在两者间的子宫内面形成一环状隆起,称生理性缩复环。正常情况下,此环不易自腹部见到。

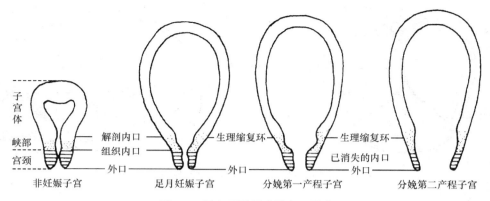

图 6-5　子宫下段形成及宫口扩张

2. 宫颈的变化

（1）宫颈管消失：临产前宫颈管长 2～3cm，初产妇较经产妇稍长。临产后的规律宫缩牵拉宫颈内口的子宫肌纤维及周围韧带，加之胎儿先露部支撑前羊水囊呈楔形，致使宫颈内口向上向外扩张，使宫颈形成漏斗形，然后宫颈管逐渐短缩直至消失。初产妇多是宫颈管先短缩消失，宫颈口后扩张；经产妇多是宫颈管缩短消失与宫口扩张同时进行。

（2）宫口扩张：临产前，初产妇的宫颈外口仅容一指尖，经产妇能容一指。临产后，宫口扩张主要是子宫收缩及缩复作用向上牵拉的结果。胎儿先露衔接使前羊水于宫缩时不能回流，加之子宫下段的蜕膜发育不良，胎膜易与该处蜕膜分离而向宫颈管突出，形成前羊水囊，协助扩张宫口。胎膜多在宫口近开全时自然破裂。破膜后，胎儿先露直接压迫宫颈，扩张宫口的作用更明显。随着产程进展，子宫颈口扩张至10cm，足月胎头方能通过。

3. 骨盆底、阴道及会阴的变化　胎先露部及前羊水囊先将阴道上部撑开，破膜后胎先露部直接压迫骨盆底，使软产道下段形成一个向前弯曲的长筒，前壁短，后壁长，阴道外口开口向前上方，阴道黏膜皱襞展平使腔道加宽。同时肛提肌向下及两侧扩展，肌纤维拉长，使会阴体变薄，以利胎儿娩出。阴道及骨盆底的结缔组织和肌纤维于妊娠期增生肥大，血管变粗，血运丰富。分娩时若保护会阴不当，易造成裂伤。

三、胎　　儿

胎儿能否顺利通过产道还取决于胎儿大小、胎位及有无畸形。

（一）胎儿大小

在分娩过程中，胎儿大小是决定分娩难易的重要因素之一。胎儿过大导致胎头径线大时，尽管骨盆为正常大小，也可引起相对性骨盆狭窄造成难产。

1. 胎头颅骨　由 2 块顶骨、额骨、颞骨及 1 块枕骨构成。颅骨间膜状缝隙称颅缝，两顶骨之间为矢状缝，顶骨与额骨之间为冠状缝，顶骨与枕骨之间为人字缝，颞骨与顶骨之间为颞缝，两额骨之间为额缝。两颅缝交界较大空隙处为囟门，胎头前部呈菱形的称前囟（大囟门），后部呈三角形的称后囟（小囟门）（图 6-6）。颅缝与囟门的存在，使骨板有一定活动余地和胎头有一定可塑性。在分娩过程中，通过颅骨轻度移位重叠使其变形，缩小头颅体积，有利于胎儿娩出。

2. 胎头径线　主要有 4 条。

（1）双顶径（BPD）：两顶骨隆突间的距离，足月胎儿平均值约为 9.3cm，是胎头最大横径，可通过 B 超检测此值判断胎儿大小。

（2）枕额径：为鼻根至枕骨隆突下方间的距离，足月胎儿平均值约为 11.3cm，胎头以此径衔接。

（3）枕下前囟径（小斜径）：为前囟中点至枕骨隆突下方的距离，足月胎儿平均值约为 9.5cm，胎头俯屈后以此径通过产道。

（4）枕颏径（大斜径）：为颏骨下方中央至后囟顶部的距离，足月胎儿平均值约为 13.3cm（图 6-6）。

（二）胎位

产道为一纵形管道，若为纵产式，胎儿容易通过产道。头先露时，在分娩过程中颅骨重叠，使胎头变形，周径变小，有利于胎头娩出。臀先露时，较胎头周径小且软的胎臀先娩出，阴道扩张不充分，当胎头娩出时头颅又无变形的机会，使胎头娩出困难。横位时，胎体纵轴与骨盆轴垂直，妊娠足月活胎不能通过产道，对母儿威胁极大。

（三）胎儿畸形

胎儿某一部分发育异常，如脑积水、联体儿等，由于胎头或胎体过大，通过产道常发生困难。

四、精神心理因素

分娩是一个正常生理过程，但分娩对于产妇是一种持久而强烈的应激源。分娩应激既产生生理上的

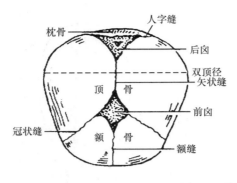
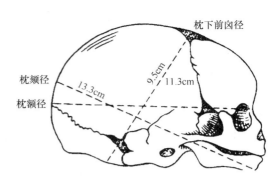

图 6-6 胎儿颅骨、颅缝、囟门及径线

应激,也可以产生心理上的应激。产妇精神心理因素会影响机体内部的平衡、适应力和健康。相当数量产妇听到负面诉说,害怕和恐惧分娩,怕疼痛、出血、发生难产、胎儿性别不理想、胎儿畸形及有生命危险等,致使临产后情绪紧张,处于焦虑、不安和恐惧的精神心理状态。

现已证实,产妇的这种情绪改变会使机体产生一系列变化并影响分娩的顺利进展。心率加快、呼吸急促、肺内气体交换不足,致使子宫缺氧收缩乏力、宫口扩张缓慢、胎先露部下降受阻,产程延长。同时也促使产妇神经内分泌发生变化,交感神经兴奋,释放儿茶酚胺,引起血压升高,导致胎儿缺血缺氧,出现胎儿窘迫。

☞考点:影响分娩的因素

第2节 枕先露分娩机制

分娩机制指胎儿先露部随骨盆各平面的不同形态,被动地进行一系列适应性转动,以其最小径线通过产道的全过程。临床上枕先露占 95.55% ～ 97.55%,以枕左前位最多见,故以枕左前位分娩机制为例说明。

1. 衔接 胎头双顶径进入骨盆入口平面,胎头颅骨最低点接近或达到坐骨棘水平,称为衔接(图 6-7)。胎头以半俯屈状进入骨盆入口,以枕额径衔接。由于枕额径大于骨盆入口前后径,胎头矢状缝坐落在骨盆入口右斜径上,胎头枕骨在骨盆的左前方。经产妇多在分娩开始后胎头衔接,部分初产妇在预产期前1～2周内胎头衔接。若初产妇临产后胎头仍未衔接,应警惕头盆不称。

2. 下降 胎头沿骨盆轴前进的动作称下降。下降贯穿于分娩的全过程,与其他动作相伴随。下降动作呈间歇性,子宫收缩时胎头下降,间隙时稍回缩。临床上观察胎头下降速度,作为判断产程进展的重要标志之一。

3. 俯屈 当胎头继续下降至骨盆底时,处于半

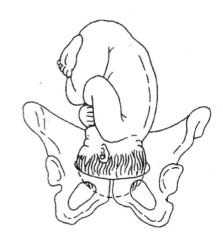

图 6-7 胎头衔接

俯屈状态的胎头枕部遇到肛提肌阻力借杠杆作用进一步俯屈,使下颏接近胸部,变胎头衔接时枕额径为枕下前囟径(图 6-8),以适应产道,有利于胎头继续下降。

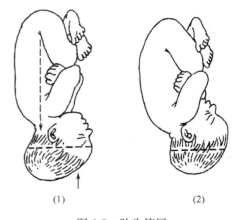

(1)   (2)

图 6-8 胎头俯屈

4. 内旋转 胎头围绕骨盆轴旋转,使其矢状缝与中骨盆及骨盆出口前后径相一致的动作称内旋转。内旋转从中骨盆开始至骨盆出口平面完成。胎头枕部到达骨盆底最低位置,肛提肌收缩力将胎头枕部推向阻力小、部位宽的前方,枕左前位的胎头向前旋转45°,后囟转至耻骨弓下(图 6-9)。胎头于第一产程末完成内旋转动作。

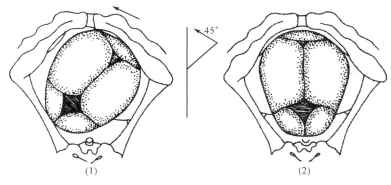

(1)   (2)

图 6-9　胎头内旋转图

5. 仰伸　胎头完成内旋转后继续下降,到达阴道外口时,宫缩和腹压继续迫使胎头下降,而肛提肌收缩力又将胎头向前推进,两者的共同作用使胎头沿骨盆轴下段向下向前的方向转向前,当枕骨到达耻骨联合下缘时,以耻骨弓为支点,使胎头逐渐仰伸,胎头顶、额、鼻、口、颏由会阴前缘相继娩出(图 6-10)。当胎头仰伸时,胎儿双肩径沿左斜径进入骨盆入口。

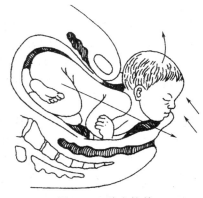

图 6-10　胎头仰伸

6. 复位及外旋转　胎头娩出后,为使胎头与胎肩恢复正常关系,胎头枕部向左转 45°,称复位。胎肩在盆腔内继续下降,前(右)肩向前向中线旋转 45°时,胎儿双肩径转成与骨盆出口前后径一致的方向,胎头枕部需在外继续向左旋转 45°,以保持胎头与胎肩的垂直关系,称外旋转(图 6-11,图 6-12)。

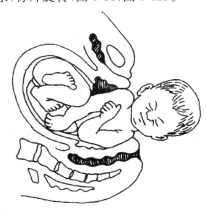

图 6-11　胎头外旋转

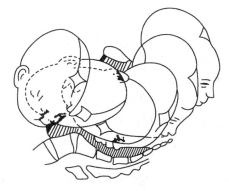

图 6-12　胎头娩出过程

7. 胎儿娩出　胎头完成外旋转后,胎儿前(右)肩在耻骨弓下娩出,随即后(左)肩从会阴前缘娩出。胎儿双肩娩出后,胎体及胎儿下肢随之顺利娩出。

必须指出:分娩机制各动作是连续进行的,下降动作始终贯穿整个分娩过程中。

☞考点:枕先露的分娩机制

第3节　先兆临产、临产诊断及产程分期

(一) 先兆临产

分娩发动之前,往往出现一些预示孕妇不久将临产的症状,称分娩先兆。

1. 假临产　分娩发动之前,孕妇常出现假临产。特点是宫缩持续时间短(不超过 30 秒)且不恒定,间歇时间长且不规律,宫缩强度不增加,常在夜间出现而于清晨消失,宫缩时不适感主要在下腹部,宫颈管不短缩,宫口不扩张,给予镇静剂能抑制假临产。

2. 胎儿下降感　多数初孕妇感到上腹部较前舒适,进食量增多,呼吸较前轻快,系胎先露部下降进入骨盆入口后子宫底下降的缘故。

3. 见红　分娩发动前 24～48 小时内,因宫颈内口附近的胎膜与该处的子宫壁分离,毛细血管破裂经阴道排出少量血液,与宫颈管内的黏液栓相混排出,称见红,

是分娩即将开始的比较可靠的征象。若阴道流血超出平时月经量,应考虑妊娠晚期出血如前置胎盘等。

（二）临产的诊断

临产开始的标志为有规律且逐渐增强的子宫收缩,持续时间为 30 秒或以上,间歇 5～6 分钟,同时伴随进行性宫颈管消失、宫口扩张和胎先露部下降。

（三）产程及产程分期

总产程即分娩全过程,指从有规律宫缩至胎儿胎盘娩出。通常分为 3 个产程:

1. 第一产程（宫口扩张期） 指从有规律宫缩开始至宫口开全。初产妇需 11～12 小时,经产妇需 6～8 小时。

2. 第二产程（胎儿娩出期） 指从宫口开全到胎儿娩出。初产妇需 1～2 小时,经产妇约需数分钟,但也有长达 1 小时者。

3. 第三产程（胎盘娩出期） 是从胎儿娩出至胎盘娩出。需 5～15 分钟,不超过 30 分钟。

☞考点:先兆临产证象、临产诊断及产程分期

第4节　正常分娩妇女的护理

一、第一产程妇女的护理

【临床表现】

1. 规律宫缩 产程开始时,宫缩持续时间较短（约 30 秒）且弱,间歇期较长（5～6 分钟）。随产程进展,持续时间渐长（50～60 秒）且强度逐渐增加,间歇期渐短（2～3 分钟）。当宫口近开全时,宫缩持续时间可达 1 分钟或更长,间歇期仅 1 分钟或稍长。

2. 宫口扩张 肛诊或阴道检查可以确定宫口扩张程度。当宫缩渐频且增强时,宫颈管逐渐短缩直至消失,宫口逐渐扩张,宫口扩张于潜伏期较慢,进入活跃期后加快。当宫口开全时,宫口边缘消失,子宫下段及阴道形成宽阔的管腔。

3. 胎头下降程度 是决定能否经阴道分娩的重要观察项目。定时肛查能明确胎头颅骨最低点的位置,并能协助判断胎方位。

4. 胎膜破裂 简称破膜。宫缩时,子宫羊膜腔内压力增高,胎先露部下降,将羊水阻断为前后两部分,胎先露部前面羊水约 100ml 称前羊水,形成前羊水囊,有助于扩张宫口。当羊膜腔压力增加到一定程度时自然破膜。自然破膜多发生在宫口近开全时。

5. 疼痛 分娩期疼痛是每个产妇都要经历的不适体验之一。产妇因对疼痛的敏感性和耐受性不同,可以有呻吟、哭泣、尖叫等不同的表现。分娩期疼痛的产生可能与下列因素有关:①宫颈生理性扩张刺激了盆壁神经,引起后背部疼痛;②宫缩时的子宫移动引起腹部肌肉张力增高;③宫缩时子宫血管收缩引起子宫缺氧;④胎头压迫引起会阴部被动伸展而致会阴部固定性疼痛;⑤会阴切开或裂伤及其修复;⑥分娩过程中膀胱、尿道、直肠受压;⑦产妇对分娩的应激和恐惧心理增加了对疼痛的敏感性。

【辅助检查】

1. 血、尿常规,心电图等检查 了解产妇的全身情况。

2. 胎儿监护仪 监测宫缩与胎儿情况,判断胎儿在宫内的安危状态。

3. 肛门、阴道检查 了解宫口开大和胎儿下降情况,以判断产程的进展。

【护理诊断/问题】

焦虑 与知识缺乏、未参加产前宣教课程有关

疼痛 与逐渐增强的子宫收缩有关

舒适改变 与子宫收缩、膀胱充盈、胎膜破裂、环境嘈杂有关

【护理措施】

1. 提供护理支持,促进有效适应 产妇入院时面对一系列的检查和询问,还要面对产房内陌生的人、事、物,常感到不知所措,护理人员要提供护理支持。应向产妇及家属做自我介绍,介绍产房环境,包括工作人员、产房常规、待产室、临产室及产房的设备、浴厕位置、可提供的物品如热水瓶,妇婴包（毛巾、盥洗用品、拖鞋、卫生巾）,以及待产可能遇到的情况。

护理人员应对产妇的行为表示赞同和尊重;为产妇提供信息支持,包括分娩过程、产程进展情况、每次检查的目的和结果、治疗和护理的目的等,在产妇和医生之间起桥梁作用。

2. 观察产程进展 细致观察产程,及时记录检查结果,发现异常尽早处理,目前多采用产程图(图 6-13)。产程图横坐标为临产时间(小时),左侧纵坐标为宫口扩张程度(cm),右侧纵坐标为先露部下降程度(cm),用红色"O"表示宫颈扩张,蓝色"X"表示胎先露部最低点所处的水平,并用红线连接"O",蓝线连接"X",所绘成的两条曲线分别为宫口扩张曲线和胎头下降曲线。画出宫口扩张曲线和胎头下降曲线,对产程进展一目了然。

(1)子宫收缩:最简单的方法是助产人员将手掌放于产妇腹壁上,感觉宫缩时宫体部隆起变硬,间歇期松弛变软。定时连续观察宫缩持续时间、强度、规律性及间歇时间,并予以记录。用胎儿监护仪描记的宫缩曲线,可以看到宫缩强度、频率和每次宫缩持续时间,是反应宫缩的客观指标。

(2)胎心:用听诊器于潜伏期在宫缩间歇期时,应每隔 1～2 小时听胎心 1 次。进入活跃期后,宫缩

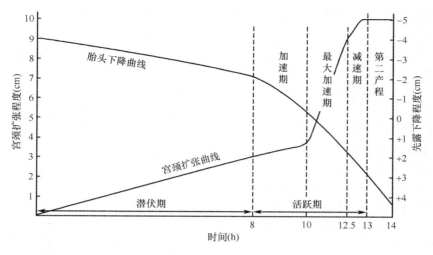

图 6-13 产程图

频繁时应每15～30分钟听胎心 1 次,每次听诊 1 分钟。此法仅能获得每分钟的胎心率,但不能识别胎心率的变异及其与宫缩、胎动的关系。用胎儿监护仪描记的胎心曲线,可观察胎心率的变异及其与宫缩、胎动的关系。此法能判断胎儿在宫内的状态。

(3)宫口扩张及先露部下降:描记宫口扩张曲线及胎头下降曲线,是产程图中重要的两项内容,表明产程进展情况,并指导产程处理。

宫口扩张曲线将第一产程分为潜伏期和活跃期。潜伏期指从临产出现规律宫缩至宫口扩张 3cm。此期扩张速度较慢,平均每 2～3 小时扩张 1cm,约需 8 小时,最大时限为 16 小时,超过 16 小时称潜伏期延长。活跃期指宫口扩张 3～10cm,此期扩张速度明显加快,约需 4 小时,最大时限为 8 小时,超过 8 小时称活跃期延长。

胎头下降曲线以胎头颅骨最低点与坐骨棘平面的关系标明。坐骨棘平面是判断胎头高低的标志。胎头颅骨最低点平坐骨棘时,以"0"表示;在坐骨棘平面上 1cm 时,以"－1"表示;在坐骨棘平面下 1cm 时,以"＋1"表示,其余依次类推(图 6-14)。胎头于潜伏期下降不明显,于活跃期下降加快,平均每小时下降 0.86cm,可作为评估分娩难易的有效指标。

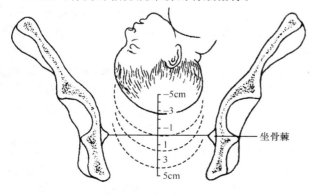

图 6-14 胎头高低判断

(4)胎膜破裂:胎膜多在宫口近开全时自然破裂,见羊水流出。一旦胎膜破裂,应立即听胎心,并观察羊水性状、颜色和流出量,记录破膜时间。

(5)血压:于第一产程期间宫缩时血压常升高5～10mmHg,间歇期恢复原状。每隔 4～6 小时测量 1 次血压,若有异常,酌情增加测量次数并予相应处理。

(6)肛门检查:应适时在宫缩时行肛查。可以了解宫颈软硬程度、厚薄、宫口扩张程度,是否破膜,骨盆腔大小,胎方位及胎头下降程度。检查次数不宜过多,宫口扩张＜3cm 时,每 2～4 小时肛查 1 次;宫口扩张＞3cm 时,每 1～2 小时肛查 1 次。

肛查方法:产妇仰卧,两腿屈曲分开,检查前用消毒纸覆盖阴道口,避免粪便污染阴道,检查者右手示指戴指套蘸肥皂水,轻轻伸入直肠内,拇指伸直,其余各指屈曲以利于示指深入。示指向后触及尾骨尖端,了解尾骨活动度,再触摸两侧坐骨棘是否突出并确定胎头高低,然后用指端掌侧探查宫口,摸清其四周边缘,估计宫口扩张厘米数。宫口近开全时,仅能摸到一窄边。当宫口开全时,摸不到宫口边缘。未破膜者,在胎头前方可触到有弹性的前羊膜囊。已破膜者能直接触到胎头,若无胎头水肿,还能扪清颅缝及囟门的位置,有助于确定胎方位。

(7)阴道检查:严格消毒后进行,能直接触清矢状缝及囟门,确定胎方位和宫口扩张程度。

3. 促进舒适

(1)提供休息与放松的环境:护理人员应尽量保持镇静、态度温和、声音平静,并且刻意安排一个可以休息和放松的环境。待产室的光线尽量采用自然光或使用桌上台灯,需要检查或处理之前告知产妇所需时间,让其有心理准备。

(2)补充液体和热量:临产后产妇胃肠功能减弱,加之宫缩引起不适,多不愿意进食,可能有的发生恶心、呕吐,加之分娩过程中产妇长时间的呼吸运动及流汗,致使产妇体力消耗并有口渴,因此,鼓励产妇在宫缩间歇期少量多次进食,以保证精力和体力充沛。

(3) 活动和休息:宫缩不强且未破膜者,产妇可在室内走动,有助于加速产程进展。初产妇宫口近开全或经产妇宫口扩张 4cm 时,应取左侧卧位。

(4) 排尿与排便:鼓励产妇每 2～4 小时排尿 1 次,以免膀胱充盈影响宫缩及胎头下降。因胎头压迫引起排尿困难者,必要时导尿。若初产妇宫口扩张<4cm,经产妇<2cm 时可以温肥皂水灌肠,既能清除粪便,避免分娩时排便造成污染,又能通过反射作用刺激宫缩,加速产程进展。但胎膜早破、阴道流血、胎头未衔接、胎位异常、有剖宫产史、宫缩强估计很快分娩及患严重心脏病等,不宜灌肠。灌肠溶液为 0.2% 肥皂水 500～1000ml,温度为 39～42℃。灌肠后,产妇在有便意上厕所时,需有陪伴。

(5) 更换床单,维持身体舒适:临产过程中,出汗、见红、羊水弄湿产妇的衣服和床单、产垫,护理人员应帮产妇擦汗,经常更换产垫和床单,大小便后行会阴冲洗,可保持会阴部的清洁和干燥,以促进舒适并预防感染。

(6) 减轻疼痛:鼓励产妇描述对疼痛的感受,帮助其采取有效的措施来缓解疼痛,如指导产妇深呼吸等。若产妇腰骶部胀痛时,用手拳压迫腰骶部,常能减轻不适感。宫缩间歇期指导产妇放松休息,恢复体力,也可通过音乐、谈话等方法转移产妇的注意力,减轻其疼痛的感觉。

☞考点:第一产程妇女的护理措施

链接 ▶▶▶

分娩镇痛

产痛的原因:①子宫肌缺血、缺氧;②子宫肌收缩压迫宫颈及子宫下段神经节;③宫颈扩张时肌肉过度紧张;④宫底部腹膜过度紧张;⑤产妇紧张、焦虑或惧怕可导致害怕-紧张-疼痛综合征。分娩镇痛的原则:①对产程无影响或加速产程;②安全、对产妇及胎儿不良作用小;③药物起效快,作用可靠,给药方法简便。

镇痛的方法有:

(1) 药物镇痛:①连续硬膜外镇痛,其优点为镇痛平面恒定,较少引起运动阻滞,被认为最令人满意的产时镇痛方法,常用药物为丁哌卡因、芬太尼;②产妇自控硬膜外镇痛,其优点为减少用药剂量,可以自行给药;③腰麻-硬膜外联合阻滞,优点有镇痛起效快,用药剂量少,运动阻滞较轻;④微导管连续蛛网膜下隙镇痛,用 28G 导管将舒芬太尼和丁哌卡因注入蛛网膜下隙镇痛;⑤吸入法,是氧化亚氮气流量挥发器给予,其浓度为 40%～50%,需与恩氟烷合用,应用时防止产妇缺氧,其优点为起效快,苏醒快,对胎儿影响轻,不影响宫缩、产程及生命体征平稳。

(2) 非药物镇痛:产痛很大程度是由于精神紧张引起的,因此产前要强调分娩是一个自然的生理过程,给予心理疗法,产时产妇才能主动配合。分娩过程可由丈夫及家属陪伴,增强信心,达到减轻疼痛的目的。

二、第二产程妇女的护理

【临床表现】

破膜后宫缩常暂时减弱,随后宫缩较第一产程增强,持续 1 分钟或更长,间歇期 1～2 分钟。宫口开全后,胎膜多已破裂。若仍未破膜,常影响胎头下降,应行人工破膜。破膜后,宫缩常暂时停止,产妇略感舒适,随后宫缩重现且较前增强。当胎头降至骨盆出口压迫骨盆底组织时,产妇有排便感,不自主地向下屏气。随着产程进展,会阴渐膨隆和变薄,肛门松弛。于宫缩时胎头露出阴道口,露出部分不断增大,在宫缩间歇期,胎头又缩回阴道内,称胎头拨露(head visible on vulval gapping)。直至胎头双顶径越过骨盆出口,宫缩间歇时胎头不再回缩,称胎头着冠(crowning of head)。此时会阴极度扩张,产程继续进展,胎头娩出。接着出现胎头复位及外旋转,随之前肩和后肩娩出,胎体很快娩出,后羊水随之涌出。经产妇的第二产程短,有时仅需几次宫缩即可完成胎头娩出。

【辅助检查】

用多普勒胎心仪、胎儿电子监护仪监测胎心率的变化,如有异常及时处理。

【护理诊断/问题】

有受伤的危险　与保护会阴不当,接生手法不当有关

焦虑　与缺乏顺利娩出胎儿的信心和担心胎儿健康有关

疼痛　与宫缩及会阴部伤口有关

【护理措施】

1. 心理护理　第二产程期间,助产士应陪伴在旁,及时提供产程进展信息,给予安慰、支持和鼓励,缓解其紧张和恐惧,同时协助其饮水、擦汗等生活护理。

2. 观察产程进展　密切监测胎心,此期宫缩频而强,需密切观察胎儿宫内情况,通常 5～10 分钟听 1 次,必要时用胎儿监护仪监测。若发现胎心异常,应立即行阴道检查,尽快结束分娩。

3. 指导产妇屏气　宫口开全后指导产妇运用腹压,方法是产妇双足蹬在产床上,两手握产床把手,宫缩时深吸气屏住,然后如解大便样向下用力屏气以增加腹压。宫缩间歇时,产妇全身肌肉放松,安静休息。

宫缩时再作屏气动作,以加速产程进展。若产妇做得好,应告诉她用力正确。

4. 接产准备　初产妇宫口开全,经产妇宫口扩张 4cm 且宫缩有力时,应将产妇送至产室做好接产准备工作。让产妇仰卧于产床上,两腿屈曲分开,用消毒肥皂水纱球擦洗外阴部,顺序是大阴唇、小阴唇、阴阜、大腿内上 1/3、会阴及肛门周围(图 6-15)。然后用温开水冲掉肥皂水,最后以 0.1% 苯扎溴铵溶液冲洗。冲洗时,用消毒纱球盖住阴道口,以防冲洗液流入阴道。取出便盆和湿巾,臀下再铺上消毒巾。

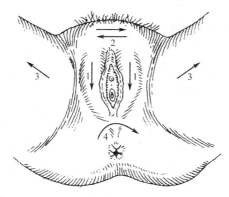

图 6-15　外阴部擦洗顺序

5. 接产

(1) 接产要领:保护会阴的同时,协助胎头俯屈,让胎头以最小径线(枕下前囟径)在宫缩间歇时缓慢通过阴道口娩出。胎肩娩出时应继续保护会阴。

(2) 接产步骤:①接产者站在产妇右侧,当胎头拨露使阴唇后联合紧张时,开始保护会阴。方法是:在会阴部盖消毒巾,接产者右肘支在产床上,右手拇指与其余四指分开,利用手掌大鱼肌顶住会阴部。每当宫缩时,应向上内方托压,同时左手应轻轻下压胎头枕部,协助胎头俯屈和使胎头缓慢下降。宫缩间歇时,保护会阴的右手稍放松,以免压迫过久引起会阴水肿;②当胎头枕部在耻骨弓下露出时,左手应按分娩机制协助胎头仰伸。若宫缩强时,嘱产妇哈气解除腹压,让产妇在宫缩间歇期稍向下屏气,使胎头缓慢娩出,仍应注意保护会阴;③胎头娩出后,以左手自鼻根向下颏挤压,挤出口鼻内的黏液和羊水,然后协助胎头复位及外旋转,使胎儿双肩径与骨盆出口前后径相一致。接产者的左手将胎儿颈部向下轻压,使前肩自耻骨弓下娩出,继之再托胎颈向上,使后肩从会阴前缘缓慢娩出。双肩娩出后,保护会阴的右手方可放松,然后双手协助胎体及下肢相继以侧位娩出;④胎儿娩出后 1～2 分钟断扎脐带,在距离根部 15～20cm 处,用两把止血钳夹住脐带,在两钳之间剪断脐带。

考点:第二产程妇女的护理措施

三、第三产程妇女的护理

【临床表现】

胎儿娩出后,子宫底降至脐平,产妇感到轻松,宫缩暂停数分钟后重又出现。由于宫腔容积突然缩小,胎盘不能相应缩小而与子宫壁发生错位剥离。剥离面有出血,形成胎盘后血肿。由于子宫继续收缩,增加剥离面积,直至胎盘完全剥离而排出。

1. 胎盘剥离征象　①子宫体变硬呈球形,胎盘剥离后降至子宫下段,下段被扩张,子宫体呈狭长形被推向上,宫底升高达脐上;②剥离的胎盘降至子宫下段,阴道口外露的一段脐带自行延长;③阴道少量流血;④在产妇耻骨联合上缘向下深压子宫下段时,子宫底上升而脐带不回缩。

2. 胎盘剥离及娩出方式　①胎儿面娩出式:即由胎盘中央先剥离,而后向周围剥离,其特点是胎盘娩出后才有少量血液流出,此方式临床多见;②母体面娩出式:即胎盘边缘先剥离,血液沿剥离面流出,其特点是先有较多量血液流出后胎盘娩出,此方式临床少见。

【辅助检查】

根据病情需要选择检查项目,如血、尿常规,出、凝血时间,肝肾功能及心电图检查,以协助判断母儿情况。

【护理诊断/问题】

组织灌注量不足　与产后出血有关

有亲子依恋的改变　与产后疲惫、会阴伤口疼痛或新生儿性别不理想有关

【护理措施】

1. 产妇护理

(1) 协助胎盘娩出:及时掌握胎盘剥离征象,在宫缩时以左手握住宫底并按压,同时右手轻拉脐带,协助胎盘娩出。当胎盘娩出至阴道口时,接生者用双手捧住胎盘,向同一方向旋转并缓慢向外牵拉,使胎膜完全娩出。若胎膜部分断裂,则用血管钳夹住断裂上段胎膜,继续向同方向旋转,直至胎膜完全娩出。

(2) 检查胎盘胎膜:先检查胎盘母体面,有无胎盘小叶缺损;提起胎盘,检查胎膜是否完整;再检查胎盘胎儿面边缘有无血管断裂,及时发现副胎盘,若副胎盘、部分胎盘残留或大部分胎膜残留时,应在无菌操作下伸手入宫腔取出残留组织。

(3) 检查软产道:胎盘娩出后,仔细检查会阴、小阴唇内侧、尿道口周围、阴道及宫颈有无裂伤,若有裂伤立即缝合。

(4) 预防产后出血:正常分娩出血量多数不足 300ml,常规在胎儿娩出前肩后给予缩宫素 20U 静脉

滴注或肌内注射。若胎盘未全剥离而出血多时,应行手取胎盘术。若胎儿已娩出30分钟胎盘仍未排出、出血不多时,应注意排空膀胱,再轻轻按压宫底,仍不能使胎盘排出时,再行手取胎盘术。

(5)产后观察:在产房观察2小时,注意子宫收缩、子宫底高度、膀胱充盈情况、阴道流血量、会阴及阴道有无血肿等;每半小时测量血压、脉搏1次。若有异常,立即通知医生处理。观察2小时无异常者,将产妇及新生儿送至休养室。

(6)促进亲子互动:产后初期,产妇感到全身乏力,但情绪上显得很兴奋,若新生儿出生后情况稳定,护理人员应鼓励和协助产妇尽早与新生儿皮肤接触、目光交流、触摸和拥抱新生儿,帮助产妇和新生儿在产后半小时内进行早吸吮。若新生儿出生后因生理状况需行其他措施时,护理人员应向产妇解释,待情况稳定后再协助产妇与新生儿互动。

2. 新生儿护理

(1)清理呼吸道:断脐后继续清除呼吸道的黏液和羊水,用新生儿吸痰器轻轻吸除咽部及鼻腔的黏液和羊水,防止发生吸入性肺炎。当确认已吸净而仍未啼哭时,可用手轻轻拍新生儿足底,使其啼哭。若新生儿大声啼哭,表示呼吸道已通畅。

(2)阿普加评分(Apgar score)及其意义:新生儿Apgar评分用以判断有无新生儿窒息及窒息严重程度,以出生后1分钟内的心率、呼吸、肌张力、喉反射及皮肤颜色5项体征为依据,每项为0～2分(表6-1),满分为10分。8～10分属正常新生儿;4～7分为轻度窒息,需清理呼吸道、人工呼吸、吸氧、用药等措施才能恢复;0～3分为重度窒息,需紧急抢救,喉镜直视下气管内插管给氧。缺氧严重的新生儿,出生后5分钟、10分钟时再次评分,直至连续两次评分均≥8分。

表6-1　新生儿 Apgar 评分法

体征	0分	1分	2分
每分钟心率	0	<100次	≥100次
呼吸	0	浅慢,不规则	佳
肌张力	松弛	四肢稍屈曲	四肢屈曲活动好
喉反射	无反射	有些动作	咳嗽、恶心
皮肤颜色	全身苍白	躯干红、四肢青紫	全身粉红

(3)脐带处理:用两把血管钳钳夹脐带并在中间剪断。然后用75%乙醇溶液消毒脐带根部周围,在距脐根0.5cm处用无菌丝线结扎第一道,再在结扎线外0.5cm处结扎第二道。在第二道结扎线外0.5cm处剪断脐带,挤出残余血液。用20%高锰酸钾液消毒脐带断面,药液不可接触新生儿皮肤,以免皮肤灼伤。

待脐带断面干后,以无菌纱布包盖好,再用脐带布包扎。目前多用气门芯、脐带夹、血管钳等方法取代双重结扎脐带法。

(4)新生儿身体外观的评估:脐带处理完毕后,护理人员检查身体外观各部位是否正常,是否有唇裂、腭裂、尿道下裂、外生殖器畸形,肛门是否正常等,若有异常,须记录在新生儿病历上,并告知产妇及其家属。

(5)保暖:因产房温度和母体内温度差异、新生儿出生时全身潮湿及新生儿体温调节中枢未趋完善,在新生儿出生后,应立即采取保暖措施,尤其是早产儿,以防机体散热过快。产妇进入第二产程时,护理人员预先将新生儿保暖处理台预热,让新生儿出生后有一个舒适的环境,并在保暖处理台上进行常规处理。新生儿娩出后,用无菌巾擦干其全身羊水、胎脂和血迹,在快速完成常规处理后,给予包裹保暖。

(6)其他:擦净新生儿足底胎脂,按足印及母亲的拇指印于新生儿病历上,将表明新生儿性别、体重、出生时间、母亲姓名和床号的手腕带系于新生儿右手腕。将新生儿抱给母亲,让母亲将新生儿抱在怀中进行首次吸吮乳头,用抗生素眼药水给新生儿滴眼。

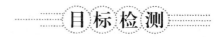
考点:第三产程妇女的护理措施

目标检测

选择题

A₁型题

1. 正确概念是(　　)
   A. 妊娠38周至42周分娩称足月产
   B. 妊娠42周之后分娩称过期产
   C. 妊娠28周至37周分娩称早产
   D. 出生时具有生命征象两项者称活产
   E. 临产后证实胎儿存活,在分娩过程中胎儿死亡且出生后无生命征象者称死产

2. 临产后起主要作用的产力是(　　)
   A. 子宫收缩力　　　　B. 腹肌收缩力
   C. 肛提肌收缩力　　　D. 圆韧带收缩作用
   E. 膈肌收缩力

3. 临产的可靠标志是(　　)
   A. 不规律宫缩　　　　B. 见红
   C. 胎儿下降感　　　　D. 规律宫缩
   E. 尿频

4. 临产后宫颈的变化正确的是(　　)
   A. 宫颈消失过程先形成漏斗状,渐变短直至消失
   B. 初产妇多是宫颈管消失与宫口扩张同时进行
   C. 经产妇多是宫颈管先消失,然后宫口扩张
   D. 形成前羊水囊后,宫口不易扩张
   E. 破膜后胎先露直接压迫宫颈,影响宫口扩张

5. 正常分娩机制俯屈是胎头遇到阻力以枕额径转为（　　）
   A. 枕下前囟径　　B. 双肩径
   C. 枕颏径　　D. 双顶径
   E. 双颞径

6. 胎头矢状缝与骨盆入口右斜径相一致的胎位是（　　）
   A. 枕右前位　　B. 枕右横位
   C. 枕左前位　　D. 枕左横位
   E. 枕右后位

7. 正常分娩胎膜自然破裂多在（　　）
   A. 第一产程　　B. 不规律宫缩开始后
   C. 有规律宫缩开始　　D. 宫口近开全
   E. 宫口开大 5cm 时

8. 临产后胎先露下降程度以以下述哪项为标志？（　　）
   A. 骶尾关节　　B. 坐骨棘
   C. 坐骨结节　　D. 坐骨切迹
   E. 骶岬

9. 宫口扩张潜伏期需要的时间为（　　）
   A. 4 小时　　B. 6 小时
   C. 8 小时　　D. 10 小时
   E. 12 小时

10. 从胎儿娩出至胎盘娩出所需的时间不超过（　　）
    A. 15 分钟　　B. 30 分钟
    C. 1 小时　　D. 2 小时
    E. 3 小时

11. 临产后，每隔多长时间应鼓励产妇排尿一次？（　　）
    A. 4～6 小时　　B. 2～4 小时
    C. 1～2 小时　　D. 1 小时
    E. 0.5 小时

12. 进入第二产程的主要标志是（　　）
    A. 破膜　　B. 产妇用腹压
    C. 拨露　　D. 阴道口见先露
    E. 宫口开全

13. 胎方位指（　　）
    A. 最先进入骨盆入口的胎儿部分
    B. 胎儿先露部的指示点与母体骨盆的关系
    C. 胎体纵轴与母体纵轴的关系
    D. 胎儿身体各部的相互关系
    E. 以上都不是

14. 胎产式指（　　）
    A. 最先进入骨盆入口的胎儿部分
    B. 胎儿先露部的指示点与母体骨盆的关系
    C. 胎体纵轴与母体纵轴的关系
    D. 胎儿身体各部的相互关系
    E. 以上都不是

15. 妇女骨盆倾斜度的正常值是（　　）
    A. 50°　　B. 55°
    C. 60°　　D. 65°
    E. 70°

16. 枕左前位胎头进入骨盆入口时，以下列哪条径线衔接（　　）

A. 双顶径　　B. 双颞径
C. 枕下前囟径　　D. 枕额径
E. 枕颏径

A₂ 型题

17. 初产妇，足月临产入院，检查：宫口已开大 6cm，枕右前位，胎心正常，其他无异常，以下护理措施中错误的是（　　）
    A. 卧床休息
    B. 鼓励进食
    C. 外阴清洁，备皮
    D. 不能自解小便者给予导尿
    E. 给予温肥皂水灌肠

18. 张女士，26 岁，妊娠 40 周，规律宫缩 8 小时，宫口开大 3cm，胎心 136 次 / 分，宫缩每 3～4 分钟 1 次，每次持续 30 秒，产妇精神非常紧张，不断叫嚷"活不成了"，该产妇首先的护理是（　　）
    A. 严密观察产程　　B. 按时听胎心
    C. 做好心理测试　　D. 按时做肛查
    E. 鼓励进食

19. 26 岁初产妇，妊娠 38 周，规律宫缩 8 小时。血压 110/70mmHg，骨盆不小，预测胎儿体重为 2.7kg，枕左前位，胎心良。肛查宫口开大 3 cm，S＝0。本例正确处置应是（　　）
    A. 不予干涉，等待自然分娩
    B. 静脉推注地西泮 10mg
    C. 静脉缓慢推注 25％硫酸镁溶液 16ml
    D. 静脉滴注缩宫素
    E. 人工破膜

20. 某产妇，26 岁，第一胎，足月临产 14 小时，肛查：宫口开全，胎膜已破，胎方位正常，先露头，双顶径达坐骨棘水平，胎心音正常，在处理中首先考虑是（　　）
    A. 陪伴在产妇身边，指导使用腹压
    B. 观察胎头是否已达到阴道口
    C. 准备产包
    D. 消毒外阴
    E. 洗手准备接生

21. 产妇王女士，第二胎，孕 40 周，第一胎因前置胎盘行剖宫产术，检查宫口开大 2cm，胎位为枕左前，胎心音 132 次 / 分，指定的护理措施中哪项是错误的？（　　）
    A. 备皮
    B. 灌肠
    C. 鼓励少量多次进食
    D. 严密观察产程
    E. 勤听胎心音

22. 初产妇王女士，妊娠 39 周住院待产，检查：规律宫缩，枕左前位，胎心 146 次 / 分，宫口开大 3cm，在产妇护理措施中错误的是（　　）
    A. 指导合理进食
    B. 休息时取左侧卧位
    C. 宫缩时嘱正确用腹压

D. 每隔 1～2 小时听一次胎心

E. 鼓励 2～4 小时排尿一次

A₃/A₄ 型题

（23、24 题共用题干）

某产妇宫口已开全，阴道检查胎头矢状缝与骨盆横径一致，小囟门在 3 点，大囟门在 9 点。

23. 该产妇为何胎方位？（   ）

A. LOT   B. ROT

C. LOA   D. ROA

E. LOP

24. 胎头方位应向哪个方向转动才能娩出？（   ）

A. 逆时针转 90°   B. 顺时针转 90°

C. 逆时针转 45°   D. 顺时针转 45°

E. 不需转动

（25、26 题共用题干）

王某，孕 1 产 0，孕 39 周，不规则宫缩 2 天，阴道少许血性分泌物，查体：血压 120/80mmHg，宫高 35cm，腹围 100cm，胎心音 158 次/分，宫缩 20 秒/10～15 分钟，肛查：宫口开指尖，NST 呈反应型。

25. 下述诊断哪项不正确？（   ）

A. 宫内足月妊娠

B. 胎方位 LOA

C. 活胎巨大儿

D. 先兆临产

E. 胎儿宫内窘迫

26. 下述处理哪项不恰当？（   ）

A. 入待产室待产

B. 肥皂水灌肠

C. 每隔 1～2 小时听一次胎心音

D. 每 4 小时作一次肛查

E. 静脉滴注缩宫素加速产程

（富晓敏）

第7章 产褥期妇女的护理

学习目标

学习目标

1. 记住产褥期的定义。
2. 描述产褥期妇女的生理变化及心理调适。
3. 说出产褥期妇女的护理诊断、护理评估、护理措施及健康教育。
4. 说出母乳喂养的益处及母乳喂养方法。

第1节 产褥期妇女的身心健康

案例 7-1

范某,26岁,于今晨3点行会阴侧切分娩一女婴,其婆婆不高兴(喜欢孙子)。产妇食欲较差,食量少,产后6小时未排尿,自觉下腹胀痛。查体:体温36.8℃,心率90次/分,血压100/70mmHg,宫底偏左达脐上3指,子宫较软,按压宫底流出血块约150ml,膀胱脐上2指。

问题:

1. 该患者存在哪些护理问题?
2. 针对产妇情况,应给予哪些护理措施?

产妇全身各器官除乳腺外从胎盘娩出至恢复或接近正常未孕状态所需的时期称为产褥期(puerperium),一般为6周。

☞考点:产褥期的定义

一、产褥期妇女的生理调适

1. 生殖系统

(1)子宫:是产褥期变化最大的器官。子宫在胎盘娩出后逐渐恢复至未孕状态的过程,称子宫复旧。子宫复旧包括子宫体肌纤维的缩复、子宫内膜再生、子宫颈复原和子宫血管的变化。

1)子宫体肌纤维的缩复:宫体的缩复过程不是肌细胞数目的减少,而是肌细胞体积的缩小,表现为肌细胞胞浆蛋白被分解排除、胞浆减少。随着肌纤维的不断缩复,子宫体逐渐缩小,产后1周缩小至约妊娠12周大小;产后10日,在腹部摸不到子宫底;产后6周恢复至非妊娠期大小。产后子宫重量也逐渐减少,分娩结束时为1000g,产后1周约为500g,产后2周约为300g,产后6周约为50g。

2)子宫内膜的修复:分娩后,残留的蜕膜厚薄不一,特别是胎盘附着部高低不平。残留的蜕膜分为两层:外层细胞发生变性、坏死、脱落,随恶露自阴道排出;深层即子宫内膜基底层逐渐再生新的功能层,形成新的子宫内膜,这一过程约需3周,但胎盘附着处全部修复的时间约需6周。

3)子宫颈的复原:产后1周,子宫颈外形及子宫颈内口恢复至未孕状态;产后4周子宫颈完全恢复至正常形态。由于子宫颈两侧分娩时发生轻度裂伤,使初产妇的子宫颈外口由产前的圆形(未产型)变为产后的"一"字形横裂(已产型)。

4)子宫血管的变化:产后子宫血供减少,子宫壁间的血管与静脉窦随子宫肌肉的缩复而被压缩变窄,最终闭塞,胎盘附着部位得以有效止血并形成血栓,最后机化。

☞考点:子宫复旧的定义及过程

(2)阴道:分娩后阴道壁松弛,黏膜皱襞消失,肌张力低下,阴道腔扩大。随后阴道腔逐渐缩小,阴道壁肌张力逐渐恢复,黏膜皱襞约于产后3周重新出现。产后的阴道不能完全恢复至未孕状态,较未孕前宽阔、皱襞减少。

(3)外阴:分娩后的外阴轻度水肿,2～3天自行消退。会阴部如有轻度撕裂或会阴切口缝合术后一般在3～5日愈合,处女膜因在分娩时撕裂形成痕迹,称处女膜痕,是经产妇的重要标志。

(4)盆底组织:盆底肌及其筋膜在分娩时过度扩张,弹性减弱,常伴肌纤维部分断裂。若产后能坚持康复运动,盆底肌有可能恢复至接近未孕状态。若盆底肌及其筋膜发生严重断裂又未能及时修复,或于产褥期过早参加体力劳动可导致阴道壁膨出,甚至子宫脱垂。

2. 乳房 主要变化是泌乳。胎盘剥离排出后,胎盘生乳素、雌激素水平急剧下降,体内呈低雌激素、高泌乳素水平,乳汁开始分泌。同时,垂体生成素、胎盘生乳素、甲状腺素、皮质醇和胰岛素参与或促进乳腺生长发育及乳汁的产生和泌乳。吸吮刺激是保持乳腺不断泌乳的关键。乳汁分泌还与产妇营养、睡眠、情绪和健康状况密切相关。

3. 血液循环系统 产后红细胞计数和血红蛋白值增高,白细胞总数增加可达 20×10^9/L。中性粒细胞和血小板数也增多,淋巴细胞的比例下降,一般于产后1～2周恢复至正常水平。红细胞沉降率于产后3～4周降至正常。

血容量于产后2～3周恢复至未孕状态。在产后3天内,因子宫收缩及胎盘循环停止,大量血液从子宫流到体循环,同时产后大量的组织间液回吸收,使体循环血容量增加15%～25%,特别是产后24小时,心脏的负担最重,有心脏病的产妇易发生心力衰竭。

产妇的血液在产后一段时间内仍处于高凝状态,有利于胎盘剥离面迅速形成血栓,减少产后出血。纤维蛋白原、凝血活酶、凝血酶原于产后2～4周内降至正常。

☞考点:产褥期妇女的血液循环变化

4. 消化系统 妊娠期胃液分泌减少,尤其是胃液中盐酸分泌减少,使胃肠肌张力及蠕动减弱。产后由于黄体酮水平上升,促使消化功能逐渐恢复。胃酸分泌一般在产后1～2周恢复正常。

5. 泌尿系统 妊娠期体内潴留的过多水分在产后主要由肾脏排出,故产后数日尿量增多。妊娠期肾盂及输尿管生理性的扩张一般在产后4～6周恢复。分娩过程中膀胱受压造成黏膜水肿、充血,肌张力降低,以及会阴伤口疼痛、不习惯卧床排尿等,容易出现尿潴留。

6. 内分泌系统 妊娠期腺垂体、甲状腺及肾上腺增大,功能增强,在产褥期逐渐恢复正常。雌激素和孕激素水平在产后急剧下降,至产后1周降至未孕水平。胎盘生乳素于产后3～6小时已不能测出,催乳素水平因是否哺乳而异。产褥期恢复排卵的时间与月经复潮的时间因人而异。

7. 腹壁 妊娠期出现的下腹正中线色素沉着在产褥期逐渐消退。紫红色的妊娠纹变为银白色,一般不能消退。腹壁皮肤受妊娠子宫膨胀的影响,弹力纤维断裂,腹直肌呈不同程度分离,使产后腹壁明显松弛,需6～8周恢复。

二、产褥期妇女的心理调适

产褥期妇女的心理处于脆弱和不稳定的状态,产后需要从妊娠期及分娩期的不适、疼痛、焦虑中恢复,需要接纳家庭新成员及新家庭,这一过程称为心理调适。产褥期产妇的心理状态与环境、社会因素、产妇的性格及生活经历等多种因素有关。

心理调适主要表现在两个方面:确立家长与孩子的关系及承担母亲角色的责任。确立家长与孩子的关系,指母亲接纳新生儿,视其为家庭中的一员,认识及重视其作为家庭中一员的特殊需要,同时接纳一个新的家庭,调节好从夫妇两人的生活方式到夫妇与孩子3人的生活方式。承担母亲角色的责任指母亲逐渐表现出情感性和动作性护理孩子的技能,情感性的技能包括用积极的态度去认识孩子的需求,动作性的技能包括具体的护理孩子的行为。

美国心理学家 Rubin 将产褥期妇女的心理调适分为3期:

依赖期 为产后第1～3天。在这一时期,产妇的很多需要是通过别人来满足的,如对孩子的关心、喂奶、沐浴等。产妇多表现为用言语来表达对孩子的关心,较多地谈论自己的妊娠和分娩感受。在依赖期,丈夫及家人的关心帮助、医务人员的关心指导都极为重要。

依赖-独立期 为产后第3～14天。在这一时期,产妇表现出较为独立的行为,改变依赖期中接受特别照顾和关心的状态,学习护理自己的孩子。但这一时期也容易产生压抑,可能与分娩后产妇感情脆弱、太多的母亲责任、痛苦的妊娠和分娩过程及糖皮质激素和甲状腺素处于低水平等因素有关。由于这一压抑的感情和参与新生儿的护理使得产妇极为疲劳,这种疲劳又可加重压抑。及时地护理、指导和帮助能纠正这种压抑。

独立期 为产后两周～1个月。在这一时期,新家庭形成并运作。产妇和她的家庭逐渐成为一个系统,形成新的生活形态。家庭成员共同分享欢乐和责任,开始恢复分娩前的家庭日常活动。在这一期,产妇及其丈夫往往会承受许多压力,如兴趣与需要的背离、哺育孩子、承担家务及维持夫妻关系中各自角色扮演的矛盾等。

第2节 产褥期妇女的护理

【临床表现及常见问题】

1. 生命体征 体温大多在正常范围内。如产程中过度疲劳、产程延长或产伤较重者,其体温在产后24小时内可稍升高,但不超过38℃。如乳房极度充盈可有低热,一般在12小时内自行恢复。脉搏略缓慢,为50～60次/分,于产后1周恢复正常,与副交感神经兴奋有关。由于产后腹压降低,膈肌下降,产妇以腹式呼吸为主,产妇的呼吸深慢,为14～16次/分。血压在产褥期无明显变化,如为妊娠期高血压疾病产妇,其血压在产后变化较大。

2. 产后宫缩痛 指产褥早期,因宫缩引起下腹部阵发性疼痛。一般在产后1～2日出现,持续2～3日后自然消失。经产妇比初产妇多见。哺乳时反射性的子宫收缩可使疼痛加重。

3. 恶露 产后随子宫蜕膜的脱落,血液、坏死蜕膜组织等经阴道排出称恶露(lochia)。恶露分为

3 种:

(1) 血性恶露:色鲜红,含大量血液,有时有小血块,有少量胎膜及坏死蜕膜组织。出现在产后最初 3～4 天。

(2) 浆液恶露:色淡红、含少量血液,有较多的坏死蜕膜组织、子宫颈黏液、阴道排液并含有细菌。出现于产后 4 天,约持续 10 天。

(3) 白色恶露:色较白,黏稠,含大量白细胞、坏死蜕膜组织、表皮细胞及细菌等,约持续 3 周。

4. 会阴伤口 初产妇多见。分娩时因会阴部撕裂或侧切缝合后,于产后 3 日内可见切口处水肿,活动时有疼痛,切口拆线后症状自然消失。

5. 胃纳 由于妊娠后期胃液分泌减少,胃肠肌张力降低,蠕动减弱,加之产时疲劳,产妇多食欲不佳,喜进流质、半流质等清淡饮食,一般 10 日左右恢复,也有产妇因产程中进食少,产后腹腔压力降低,产后有饥饿感,食欲增加。

6. 排泄

(1) 褥汗:产褥早期,大量多余的组织间液需要排泄,使皮肤排泄功能旺盛,大量出汗。尤其是睡眠和初醒时明显,产后 1 周好转。

(2) 泌尿增多和排尿困难:产后 2～3 日内,由于机体排除妊娠时贮留的水分,产妇往往多尿,但因分娩过程中膀胱受压使其黏膜水肿、充血,肌张力降低,加之会阴切口疼痛,使产后产妇容易发生排尿困难,容易发生尿潴留及尿路感染。

(3) 便秘:产褥期容易发生便秘,与产妇卧床较多、活动少、肠蠕动减弱、腹直肌及盆底肌松弛有关。

7. 乳头皲裂 哺乳产妇尤其是初产妇在最初几日哺乳后容易产生乳头皲裂。大多是产前乳头准备不足或产后哺乳姿势不当引起。乳头皲裂时,表现为乳头红、裂开,有时出血,哺乳时疼痛。

8. 乳房胀痛 产后哺乳延迟或没有及时排空乳房,产妇可有乳房胀痛,触及时加重,触摸乳房时有坚硬感。

9. 体重减轻 由于胎儿及胎盘的娩出、羊水排泄及产时失血,产后即刻体重约减轻 6kg。产后第 1 周,由于子宫复旧、恶露及汗液、尿液的大量排出,体重又下降 4kg 左右。

10. 下肢静脉血栓形成 少见。由于产后产妇的血液处于高凝状态,加之产后疲惫虚弱,切口疼痛致卧床较多,使下肢静脉血液循环缓慢,血液易淤积于静脉内,形成血栓。表现为下肢体表温度下降或感觉麻木,患侧肢体有胀痛感。

11. 疲乏 由于产程中不适及用力、产后接受医务人员的频繁观察、哺乳及新生儿护理活动导致睡眠不足,使得产妇在产后的最初几日感到疲乏,表现为

精神不振、自理能力降低及不愿亲近新生儿。

12. 产后压抑 指产妇在产后 2～3 日内发生的轻度或中度的情绪反应。表现为易哭、易激惹、忧虑、不安,有时喜怒无常,一般在几日后自然消失。产后压抑的发生与产妇体内的雌孕激素水平急剧下降、产后心理压力及疲劳有关。

【处理原则】

以护理为主,治疗为辅。提供咨询、信息和知识,提供支持和帮助、促进舒适、促进正常的适应过程,预防并发症。

【护理评估】

1. 病史 认真阅读产前记录、分娩记录、用药史,特别注意异常情况及其处理经过,如产程延长、产时出血多、会阴裂伤、新生儿窒息等。

2. 身心状况

(1) 一般情况

1) 体温:多在正常范围,偶尔产后一日内稍有体温升高,一般不超过 38℃,多在 24 小时后降至正常。体温超过 38℃要考虑感染。

2) 脉搏:缓慢,50～60 次/分。脉搏过快要考虑发热、产后出血引起的休克早期症状。

3) 呼吸:深慢,14～16 次/分。当产妇有疼痛、焦虑时,呼吸频率可加快。

4) 血压:平稳,妊娠期高血压孕妇产后血压恢复正常或明显减低。

5) 产后宫缩痛:注意产妇对疼痛的反应,判断是否可以忍受。

6) 口渴、疲劳:表现为口唇干裂、言语无力等。

(2) 生殖系统

1) 子宫:评估前嘱产妇排空膀胱。产妇平卧,双膝稍屈曲,腹部放松,解开会阴垫,注意用屏风遮挡及保暖。评估者一手放在耻骨联合上方托住子宫下缘,另一手轻轻按压子宫底。正常产后子宫圆而硬,位于腹部的中央。子宫质地软要考虑是否有产后宫缩乏力;子宫偏向一侧要考虑是否有膀胱充盈。产后当日,宫底在脐平或脐下一横指,以后每日下降 1～2cm(一横指),至产后 10 日降入骨盆腔内,在耻骨联合上方扪不到宫底。子宫不能如期复原常提示异常。

2) 会阴:产后(阴道分娩者)会阴有轻度水肿,多在产后 2～3 日自行消退,如有会阴切口或撕裂修补,会阴部有疼痛。疼痛严重、局部有肿胀、发红、皮肤温度高者考虑为会阴切口感染。

3) 恶露:注意色、量、味。一般在按压子宫底的同时观察恶露情况。正常恶露有血腥味但无臭味,持续 4～6 周,总量约 500ml。产后第 1～2 天可有小血块,血性恶露持续 3 天后转为浆液恶露,约 2 周后变为白色恶露,再持续 2～3 周后干净。如血块＞1cm

或会阴垫湿透过快,应怀疑宫缩乏力或胎盘残留引起的产后出血;恶露有臭味提示有宫腔感染的可能;持续性深红色恶露提示宫缩乏力;子宫软、恶露多提示胎盘残留可能;子宫收缩好又有鲜红色恶露且量多提示有会阴软组织裂伤。

4)排泄:产后应重视评估膀胱充盈程度及第一次排尿情况,因膀胱充盈妨碍有效的子宫收缩。第一次排尿后需评估尿量,如尿量少应再次评估膀胱充盈情况,预防尿潴留。由于产前接受灌肠,产后卧床多,产妇在产后1~2天内多不排大便,但也要评估产后是否有便秘。

(3)乳房

1)乳房的类型:确定有无乳头平坦、内陷。

2)乳汁的质和量:产后7天内所分泌的乳汁称初乳,质稠、半透明。产后3天每次哺乳可吸出初乳2~20ml,其中含有β-胡萝卜素等有形物质、较高的蛋白质及IgA,脂肪和乳糖相对较少。产后7~14天所分泌的乳汁为过渡乳,蛋白质量逐渐减少,脂肪、乳糖含量逐渐增加。产后14天以后所分泌的乳汁为成熟乳,呈白色,含蛋白质2%~3%、脂肪4%、糖类8%~9%、无机盐0.4%~0.5%及维生素等。

3)乳房胀痛及乳头皲裂:产后1~3天如没有及时哺乳或排空乳房,产妇可有乳房肿胀。哺乳产妇尤其是初产妇在最初几天哺乳后容易产生乳头皲裂。

(4)心理社会状况

1)产妇对分娩经验的感受:舒适或是痛苦,这对产妇的产后心理适应关系重大,直接影响到产后母亲角色的获得。

2)产妇的自我形象:了解产妇对自己及孩子的感受,如对体型变化的看法等,这将关系到是否接纳孩子。

3)母亲的行为:属于适应性的还是不适应性的行为。母亲能满足孩子的需要并表现出喜悦、积极有效地学习护理孩子的知识和技能,为适应性行为;相反,母亲不愿接触孩子、喂养孩子、护理孩子或表现出不悦、不愿交流、食欲差等,为不适应性行为。

4)对孩子行为的看法:产妇是否觉得孩子吃得好、睡得好又少哭就是好孩子,因而自己也是一个好母亲;而经常啼哭、哺乳困难、常常需要换尿布的孩子是坏孩子,因而自己是一个坏母亲。不能正确解释孩子行为,将有碍于日后建立良好的母子关系。

5)影响因素的评估:一些生理及社会因素往往能够影响产妇的产后心理适应,如产妇的年龄、健康状况,社会支持系统、经济状况、性格特征、文化背景等。特别是家庭氛围,良好的家庭氛围有利于家庭各成员角色的获得,有利于建立多种亲情关系;相反,各种冲突将不利于亲情的发展。

3. 辅助检查 必要时进行血尿常规、药物敏感试验等检查,但一定要注意各种检查和药物给母体及新生儿带来的不良反应。

☞考点:产褥期妇女身体状况的评估

【护理诊断/问题】

有体液不足的危险 与产后失血及分娩时体液摄取减少有关

便秘或尿潴留 与产时损伤及活动减少有关

舒适的改变 与产后宫缩、会阴部切口、褥汗及多尿等有关

母乳喂养无效 与母亲焦虑、知识缺乏及技能不熟练有关

【护理措施】

1. 一般护理 认真评估产妇的身心状况,提供良好的环境,保持床单的清洁整齐,及时更换会阴垫及被服。保证产妇有足够的营养和睡眠。

(1)生命体征:每天2次测体温、脉搏及呼吸,如体温超过38℃应加强观察。

(2)大小便:保持大小便通畅,鼓励产妇产后4~6小时及时排尿。如不能自行排尿,用热敷、暗示、针灸等方法,必要时导尿。鼓励产妇早下床活动,多饮水。

(3)饮食:产后1小时可进清淡的流质或半流质饮食,再进普食。保证食物富有营养并有足够热量和水分,多进蛋白质和汤类食物,适当补充维生素及铁剂。

(4)活动:正常分娩者,产后24小时可下床活动,以增强食欲、预防下肢静脉血栓形成、促进康复。分娩后,产妇盆底肌肉松弛,应避免负重劳动或蹲位活动,以防止子宫脱垂。

2. 会阴护理

(1)仔细观察会阴切口有无渗血、血肿、水肿等,若有异常及时报告医师。

(2)每天2次用1:5000络合碘溶液或苯扎溴铵溶液冲洗或擦洗,擦洗原则为由上至下,由内向外,会阴切口单独擦洗。

(3)水肿者,用50%硫酸镁溶液湿热敷;血肿小者可用湿敷或远红外灯照射,血肿较大者需配合医生切开处理;有硬结者用大黄、芒硝外敷。

(4)会阴切开者,嘱产妇向会阴切口对侧侧卧。如切口疼痛剧烈或产妇有肛门坠胀感,及时报告医生。

3. 子宫复旧护理

(1)产后2小时极易发生因子宫复旧不良导致的产后出血,应在入休养室后即刻、30分钟、1小时、2小时各观察一次,每次需观察宫底位置、子宫软硬度,同

时按压宫底以免血块积压影响子宫收缩，更换会阴垫。

（2）每天评估子宫复旧及恶露情况，记录宫底高度、恶露的质和量。发现异常及时排空膀胱、按摩子宫，按医嘱给予宫缩剂。恶露有异味提示有感染的可能，配合做好血及组织培养标本的收集，遵医嘱合理应用抗生素。

（3）产后当天禁用热水袋外敷止痛，以免子宫肌肉松弛造成出血过多。

4. 乳房护理

（1）一般护理：保持乳房清洁干燥，经常擦洗。分娩后第 1 次哺乳前用温水毛巾清洁乳头和乳晕，切忌用肥皂或乙醇之类擦洗，以免引起局部皮肤干燥、皲裂。乳头处如有痂垢，应先用油脂浸软后再用温水洗净。每次哺乳前后用温水毛巾擦洗干净，柔和地按摩乳房，刺激泌乳反射。每次哺乳时应让新生儿吸空乳汁；如乳汁充足，孩子吸不完，可用吸乳器将剩乳吸出，以免乳汁淤积影响乳汁分泌，同时可预防乳腺管阻塞及两侧乳房大小不一等情况。如吸吮不成功则指导母亲挤出乳汁喂养。哺乳期使用适当的乳罩，避免过松或过紧。

（2）平坦及凹陷乳头的护理：①乳头伸展练习：将两拇指平行地放在乳头两侧，慢慢地由乳头向两侧外方拉开，牵拉乳晕皮肤及皮下组织，使乳头向外突出。随后将两拇指分别放在乳头上下侧，由乳头向上下纵形拉开。此练习重复多次，做满 15 分钟，每天 2 次。②乳头牵拉练习：用一手托乳房，另一手的拇指和中、示指抓住乳头向外牵拉，重复 10～20 次，每天 2 次。③配置乳头罩：从妊娠 7 个月起佩戴，对乳头周围组织起稳定作用，柔和的压力致使内陷乳头外翻，乳头经中央小孔持续突起。④在婴儿饥饿时，先吸吮平坦的一侧，因为此时婴儿的吸吮力强，易吸住乳头和大部分乳晕。

（3）乳房胀痛及乳腺炎护理：产后 3 天内，因淋巴和静脉充盈，乳腺管不畅，乳房可胀实并有硬结，触之疼痛，还可有轻度发热，一般于产后 1 周乳腺管通畅后自然消失，也可用下列方法缓解：①尽早哺乳，促进乳汁畅流。一般产后半小时开始哺乳。②哺乳前热敷乳房，使乳腺管通畅，但在两次哺乳间冷敷乳房以减少局部充血、肿胀。③按摩乳房，从乳房边缘向乳头中心按摩，使乳腺管通畅，减少疼痛。④配戴乳罩，托扶乳房，减少胀痛。⑤用生面饼外敷乳房，可促进乳腺管通畅，减少疼痛。如产妇乳房局部红肿热痛症状或有硬结，提示患有乳腺炎。轻度时，在哺乳前湿热敷乳房 3～5 分钟并按摩乳房，轻轻拍打和抖动乳房，哺乳时先哺患侧乳，因饥饿的婴儿吸吮力强，有利于吸通乳腺管。每次哺乳应充分地吸空乳汁，在哺乳的同时按摩患侧乳房。增加喂哺的次数，每次喂哺至

少 20 分钟，哺乳后充分休息，清淡饮食。

（4）乳头皲裂护理：产妇取正确、舒适且松弛的喂哺姿势，哺前湿热敷乳房和乳头 3～5 分钟，同时按摩乳房，挤出少量乳汁使乳晕变软易被婴儿含吮。先在损伤轻的乳房哺乳，以减轻对另一侧乳房的吸吮力。让乳头和大部分乳晕含吮在婴儿口内。增加喂哺的次数，缩短每次哺喂的时间。喂哺后，挤出少许乳汁涂在乳头和乳晕上，短暂暴露并使乳头干燥，因乳汁具有抑菌作用且含丰富蛋白质，能起修复表皮的作用。疼痛严重时可用乳头罩间接哺乳或用吸乳器将乳汁吸出，以免影响乳汁分泌。

（5）退乳护理：因疾病或其他原因不哺乳者或终止哺乳者尽早退乳。产妇限进汤类食物，停止吸吮及挤奶。如已泌乳，用芒硝退乳，芒硝 250g 碾碎装布袋分敷于两乳房并固定。芒硝受湿后应更换再敷，直至乳房不胀。同时用生麦芽 50g 泡茶饮，每天 3 次，连服 3 天，配合退乳。

☞考点：产褥期妇女的子宫复旧、会阴及乳房的护理

【健康教育】

1. 休息和睡眠　产褥期妇女充分的休息和睡眠可以消除疲劳、促进组织修复、增强体力。因此，产褥期妇女尤其是有合并症的产妇，生活应规律，注意劳逸结合，每晚应有 8 小时睡眠，中午应有 1～2 小时休息，使体力尽快恢复，为今后生活和工作打下好基础。

2. 营养与饮食　母亲在哺乳期间，乳汁分泌量持续增加，每日分泌量从 500ml 可增至 2000ml，所以母亲在哺乳期的营养需要大于妊娠期的需要，乳母的营养供给是保证乳汁质与量的物质基础。我国推荐膳食营养素供给量为：补充增加能量 600kcal/日、蛋白质 25g/日；钙摄入量为 1500mg/日。钙的最好来源是牛奶，乳母每日若能饮用牛奶 500ml，则可从中得到 570mg 钙。乳母可多吃些动物性食物和大豆制品以供给优质蛋白质，同时多吃些海产品。海产品对婴儿的生长发育有益。

3. 会阴清洁　每日冲洗或擦洗会阴 2 次，7～10 天后用 1∶5000 高锰酸钾溶液坐浴；勤换会阴垫及内衣裤；每次排便后用水冲洗，保持会阴清洁舒适。

4. 安全　产妇不可突然起立，以防发生直立性低血压及晕厥。产妇应保证生活环境、空气的安全性和免受噪声的危害。不要接触传染病患者，以防止交叉感染。

///／案例 7－2
　　产妇张某排尿后听到孩子啼哭，站起较快，诉说头晕、眼花，晕靠在床边，遇到此种情况该如何护理？

5. 活动与锻炼　经阴道自然分娩的产妇，产后 6～12 小时内即可起床轻微活动，产后第 2 日可在室

内随意走动,行会阴切开或剖宫产的产妇,可适当推迟活动时间。产褥期运动锻炼(图7-1)有利于促进腹壁、盆底肌肉张力的恢复,防止尿失禁、膀胱直肠壁膨出及子宫脱垂;促使产妇机体复原,保持健康体形;促进血液循环,预防血栓性静脉炎;促进肠胃蠕动,增进食欲和预防便秘。产后锻炼应由弱到强、循序渐进地进行。一般在产后第2天开始,每1~2天增加1节,每节做8~16次。出院后继续做好保健操直至产后6周。6周后选择新的锻炼方式。

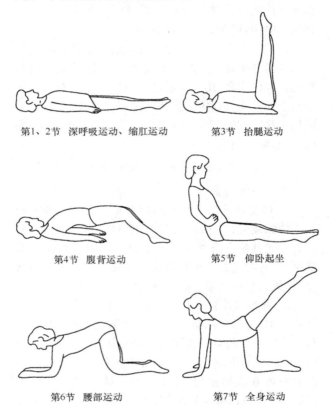

第1、2节　深呼吸运动、缩肛运动　　　　第3节　抬腿运动

第4节　腹背运动　　　　　　第5节　仰卧起坐

第6节　腰部运动　　　　　　第7节　全身运动

图7-1　产褥期保健操

第1节　深呼吸运动:仰卧,深吸气,收腹部,然后呼气。

第2节　缩肛运动:仰卧,两臂直放于身旁,进行缩肛与放松动作。

第3节　抬腿运动:仰卧,两臂直放于身旁,双腿轮流上举和并举,与身体呈直角。

第4节　腹背运动:仰卧,髋与腿放松,分开稍屈,脚底放在床上,尽力抬高臀部及背部。

第5节　仰卧起坐。

第6节　腰部运动:跪姿,双膝分开,肩肘垂直。双手平放床上,腰部进行左右旋转动作。

第7节　全身运动:跪姿,双臂支撑在床上,左右腿交替向背后高举。

6. 母乳喂养指导　向产妇讲解母乳喂养的好处、方法及注意事项。

7. 计划生育指导　产褥期间不能性交,因此时子宫创面、阴道黏膜和会阴的损伤尚未完全愈合,容易导致感染。应待产后42天检查显示生殖器官已复原后,可恢复性生活。视产妇具体情况而选择合适的避孕措施:哺喂母乳者不宜服避孕药,以选择工具法避孕为宜,可用阴茎套或子宫帽;不哺喂母乳者,可采取工具法或口服避孕药。

8. 产后复查　产妇出院后3日、14日、28日分别作产后访视,了解产妇及新生儿健康状况。产后42天(6周)左右携孩子一起去医院常规随诊,包括全身检查及妇科检查。

第3节　母乳喂养的护理

【母乳喂养的优势】

1. 母乳营养丰富,含有优质蛋白质、不饱和脂肪酸、糖类及适当比例的钙、磷,易于消化吸收。

2. 初乳(产后7日内的母乳)中还含有分泌型IgA、补体、溶菌酶等,能增强新生儿抗病能力。

3. 婴儿在母亲怀中吸吮乳头的过程,有利于联络母子间的感情。

4. 婴儿与母亲皮肤的频繁接触、母亲的爱抚与照顾,可以促进婴儿的心理和智力发育。

5. 婴儿的吸吮动作通过神经反射,能促进子宫收缩,减少产后出血,促使子宫尽快恢复正常。

6. 母乳喂养还可抑制排卵,推迟月经复潮,并且能降低母亲乳腺癌和卵巢癌的发病率。

7. 母乳无菌,温度适宜,喂养方便,经济省时,对家庭和社会都有好处。

【影响母乳喂养的因素】

1. 生理因素:①严重的心脏病、子痫、肝炎发病期、艾滋病;②营养不良;③失眠或睡眠欠佳;④乳头疼痛及损伤、乳头凹陷、乳胀及乳腺炎;⑤使用某些药物如麦角新碱、可待因、安乃近、地西泮、巴比妥类等。

2. 心理因素:①不良的分娩体验;②分娩及产后疲劳;③会阴及腹部切口的疼痛;④自尊紊乱;⑤缺乏信心;⑥焦虑;⑦压抑。

3. 社会因素:①得不到支持;②工作负担过重;③婚姻问题;④青少年母亲;⑤单身母亲;⑥多胎;⑦母婴分离;⑧知识缺乏;⑨离家工作。

【母乳喂养评估】

1. 评估产妇的血压、心率、有无急性传染病,发育营养状况等。评估乳房的类型、有无乳房胀痛及乳头皲裂。评估乳汁的质和量。

2. 评估产妇妊娠经过、分娩经过,有无焦虑、压抑的表现:如易哭、对周围事物不感兴趣、不愿接触孩子。

3. 评估产妇的支持系统如医务人员、丈夫、家人等的关心、帮助,了解母亲对母乳喂养的看法,评估产妇的喂养知识及技能,观察其喂养动作,判断是否喂养得当。

【母乳喂养指导】

1. 一般护理指导

(1)营养:为促进乳汁分泌,满足泌乳活动所消耗的热量及新生儿生长发育的需要,必须重视产妇的营养。产妇营养供给原则:每天摄入的总热量不低于1255kJ;饮食中有足够的蔬菜、水果及谷类;控制食物中的脂肪摄入,合理的脂肪摄入量为脂肪提供的热量占总热量的 25%,每天胆固醇摄入量低于 300mg;补充足够的钙、铁、硒、碘等必需的无机盐类;配以适当的锻炼以维持正常合理的体重,以避免摄入过多而导致肥胖。

(2)休息与活动:产妇应保证充分的休息,适当活动,做到劳逸结合,教会产妇与婴儿同步休息,生活有规律,产妇保持心情愉快。

2. 喂养方法指导

(1)喂奶时间:一般于产后半小时内开始哺乳。此时乳房内的乳量虽少,但通过新生儿吸吮动作可刺激泌乳。产后 1 周内,哺乳次数应频繁些,每1~3小时哺乳 1 次,最初哺乳时间只需 3~5 分钟,以后逐渐延长至 15~20 分钟,原则是按需哺乳不定时。

(2)喂奶姿势:每次哺乳时,母亲及新生儿均应选择舒适位置,采取正确的姿势,使母婴紧密相贴。哺乳时,乳头应放在新生儿舌头上方,用一手扶托并挤压乳房,协助乳汁外溢。哺乳时注意使婴儿将大部分乳晕吸吮住,并防止婴儿鼻部被乳房压迫及头部与颈部过度伸展而造成吞咽困难。哺乳结束时,用示指轻轻向下按压婴儿下颌,避免在口腔负压情况下拉出乳头而引起局部疼痛或皮肤损伤。每次哺乳后,应将新生儿抱起轻拍背部1~2分钟,排出胃内空气,以防吐奶。

(3)成功哺喂母乳的征象:婴儿在吸吮母乳时喉咙处有吞咽动作;喂奶完毕后测试婴儿无觅乳反射;每日的尿片至少有 6~8 次尿湿的记录;体重有增加的情形。

链 接 >>>

正确的哺乳姿势和婴儿含吮姿势

正确的哺乳姿势和婴儿含吮姿势是:①母亲全身放松,心情愉快,采取坐位或侧卧位,一手抱着婴儿,头部稍抬高,另一手拇指和示指分别放在乳房上下方,托起乳房,以利于乳汁排出;②婴儿面对母亲,胸贴胸、腹贴腹、下颌对乳房,婴儿头和躯干成一直线;③当乳头触及婴儿口时,引起其觅食反射,婴儿口张大,嘴唇突起,将乳头含入口内,并吸入大部分乳晕;④婴儿吸吮时面颊鼓起,有节奏地吸吮和吞咽,婴儿情绪愉快,母亲不感到吸吮时乳头疼痛。

3. 出院后喂养指导 继续保持合理的饮食和休息,保持精神愉快及乳房卫生。强调母乳喂养的重要性,并对产妇进行母乳喂养知识和技能的评估,如母亲对有关知识了解不足需及时进行宣教;上班的母亲可于上班前将乳汁挤出存放于冰箱内,婴儿需要时由他人哺喂,下班后及节假日仍坚持自己喂养;哺乳母亲于上班期间应特别注意摄取足够的水分和营养,合理安排休息和睡眠;让产妇及其家属了解遇到喂养问题时可选用的咨询方法(医院的热线电话、门诊、保健人员、社区支持组织的具体联系方法和人员)。

案例 7-1 分析

1. 根据产妇的情况,可以作出以下护理诊断:①有体液不足的危险;②尿潴留;③舒适的改变;④母亲有焦虑的可能。

2. 根据产妇上述情况,应对患者采取以下护理措施:①该产妇行会阴侧切,为了保持伤口的清洁与干燥,避免伤口感染,嘱产妇向会阴切口对侧侧卧,为患者提供良好的环境,保持床单的清洁整齐,及时更换会阴垫及被服。每天测体温、脉搏及呼吸 2 次。②该产妇食欲较差,食量少,为了保证产妇的营养供应,应鼓励产妇多进流质或半流质饮食,特别是蛋白质和汤类食物,可少食多餐。③该患者产后 6 小时未排尿,自觉下腹胀痛,膀胱脐上 2 指,存在尿潴留,可鼓励产妇及时下床活动,并用热敷、暗示、针灸等方法,促进排尿,必要时导尿。④该产妇因膀胱充盈妨碍有效的子宫收缩,产后应仔细观察宫底位置、子宫软硬度,同时按压宫底以免血块积压影响子宫收缩,更换会阴垫,及时排空膀胱、按摩子宫,按医嘱给予宫缩剂。⑤该产妇因生的是女孩,不讨婆婆喜欢,存在焦虑的可能,应做好婆婆的思想工作,减轻产妇焦虑。

案例 7-2 分析

该产妇因排尿后盆腔血管扩张,站起较快时致回心血量减少,加上产后比较虚弱,出现了头晕眼花症状,发生了直立性低血压。此时应迅速将其扶到床上,平卧并抬高下肢以增加回心血量,吸氧,测血压,询问产妇症状有无好转和安慰产妇,同时进行安全方面的健康教育。

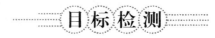

目 标 检 测

选择题

A_1型题

1. 产妇全身各器官除乳腺外恢复至正常未孕状态约需( )

   A. 3 周　　　　　　　　B. 4 周

   C. 5 周　　　　　　　　D. 6 周

   E. 7 周

2. 关于子宫复旧,下列描述正确的是( )

   A. 宫体恢复到非妊娠期大小需 6 周

   B. 产后 2 周,子宫重约 500g

   C. 宫颈内口于产后 3 天恢复到未孕状态

D. 胎盘附着处全部修复的时间为产后 4 周。

E. 产后 2 周宫颈完全恢复至正常未孕状态

3. 关于子宫体肌纤维的缩复,描述错误的是( )

　　A. 子宫肌细胞体积缩小

　　B. 子宫肌细胞数目减少

　　C. 子宫肌细胞胞浆减少

　　D. 产后 10 日,腹部扪不到宫底

　　E. 产后 6 周,子宫重约 50g

4. 产后血液循环系统变化正确的是( )

　　A. 产后 4 周血容量恢复正常

　　B. 产褥早期血液处于高凝状态

　　C. 产后血沉 6 周降至正常

　　D. 产后白细胞总数下降

　　E. 以上都不是

5. 下列护理措施哪项正确?( )

　　A. 产后 1 小时在产房观察,如正常送回病房

　　B. 产后 1 小时可进普通饮食

　　C. 产后 2 小时严密观察阴道流血情况

　　D. 分娩后产妇虚弱要留置导尿管

　　E. 产后当天出现腹痛,可进行热敷

6. 有促进乳汁分泌作用的是( )

　　A. 大量雌激素　　　B. 吸吮动作

　　C. 大量孕激素　　　D. HCG

　　E. 前列腺素

7. 产后的异常表现是( )

　　A. 产后 12 小时体温 37.7℃

　　B. 产后第 2 天下腹阵痛

　　C. 产后 4 天双侧腋下胀痛

　　D. 产后 1 周子宫约 12 周妊娠大小

　　E. 产后 7 天仍为血性恶露

8. 产褥期的临床表现哪项错误?( )

　　A. 产后体温 24 小时内可稍升高,一般不超过 38℃

　　B. 产后腹压降低使呼吸深慢,为 14～16 次/分

　　C. 妊娠期高血压疾病的产妇产后血压明显降低

　　D. 产褥早期,因宫缩引起下腹部阵发性疼痛

　　E. 产褥期脉搏略快,产后 1 周恢复正常

9. 浆液恶露一般持续( )

　　A. 7 天　　　　　　B. 3 天

　　C. 10 天　　　　　D. 15 天

　　E. 20 天

10. 产后乳房护理不正确的是( )

　　A. 乳房应保持清洁、干燥,经常擦洗

　　B. 忌用肥皂或乙醇类擦洗

　　C. 可用肥皂或乙醇类擦洗

　　D. 每次哺乳时应吸空乳汁

　　E. 哺乳期适当使用乳罩

A₂ 型题

11. 张某,自然分娩后第 5 天,体温连续 3 天 38.1℃ 以上,查体:子宫复旧良好,无压痛,恶露呈淡红色,无臭味,会阴切口红肿、疼痛,有少许脓性分泌物,双乳软,无硬

结,发热的原因最可能是( )

　　A. 乳腺炎　　　　　B. 泌尿系统感染

　　C. 急性盆腔炎　　　D. 会阴伤口感染

　　E. 上呼吸道感染

12. 李某,剖宫产术后第 3 天,乳房胀痛,无红肿,乳汁排流不畅,体温 38.1℃,正确的处理方法是( )

　　A. 产妇禁食汤类食物

　　B. 应用抗生素治疗

　　C. 生麦芽煎服

　　D. 多喝水

　　E. 让新生儿多吸母乳

13. 李某,产后 2 小时,宫底脐上 2 指,质软,无压痛,阴道流血不多,膀胱不充盈,处理方法是( )

　　A. 按摩子宫　　　　B. 热水袋热敷腹部

　　C. 给予止痛药物　　D. 给予抗菌药物

　　E. 一般不需处理

14. 唐某,自然分娩后第 5 天,今天会阴切口拆线,准备出院,下列出院指导错误的是( )

　　A. 产后检查至少 3 次

　　B. 产后 42 天回院进行体格检查

　　C. 产后 5 周内禁止性生活

　　D. 产后 42 天可落实避孕措施

　　E. 合理营养,适当活动与休息

15. 黄某,自然分娩后 6 小时,自诉腹部胀痛,想解小便,但排尿不畅。查体:宫底脐上一指,质硬,阴道出血不多,对该产妇处理哪项错误?( )

　　A. 热水袋热敷腹部

　　B. 打开水龙头让产妇听流水声

　　C. 鼓励产妇下床小便

　　D. 导尿

　　E. 让产妇少饮水

A₃/A₄ 型题

(16、17 题共用题干)

　　冯某,剖宫产后第 7 天,体温 38.5℃,持续 3 天,自诉乳房胀痛,查体:产妇乳房红肿,局部可触及小硬结,子宫复旧良好,阴道出血不多,腹部切口愈合良好。

16. 该产妇可能是( )

　　A. 产褥感染　　　　B. 乳腺炎

　　C. 乳头皲裂　　　　D. 上呼吸道感染

　　E. 泌尿系感染

17. 对于该产妇,护理措施错误的是( )

　　A. 哺乳前按摩乳房

　　B. 哺乳前湿热敷乳房 3～5 分钟

　　C. 哺乳时先哺健侧乳

　　D. 哺乳时先哺患侧乳

　　E. 增加哺喂次数,每次哺喂至少 20 分钟

(陈　军)

第8章　妊娠期并发症妇女的护理

学习目标

1. 记住流产的定义、临床类型及护理措施,说出其处理原则。

2. 记住异位妊娠的临床表现、处理原则及护理措施。

3. 记住妊娠期高血压疾病的病理变化、处理原则及护理措施,描述其分类及临床表现。

4. 记住前置胎盘、胎盘早剥的定义、临床表现及护理措施,说出其分类及处理原则。

5. 说出早产、过期妊娠、羊水量异常的定义及护理措施。

6. 记住多胎妊娠的护理措施,描述巨大儿的定义及护理措施。

第1节　流　　产

案例8-1

李某,女,27岁,停经45天,阴道少量流血、腹部轻微疼痛3天。今晨阴道流血量增多,腹部疼痛加重。平素月经规律,孕2产0,流产1次。查体:体温36.3℃,脉搏74次/分,血压120/75mmHg。发育正常,营养中等,查体合作,心肺(一)。妇科检查:宫口松,可容1指,宫颈口内触及组织物。子宫与停经月份相符,妊娠试验阳性。患者及家属迫切希望胎儿存活,有焦虑情绪。

问题:

1. 该患者的初步医疗诊断是什么?

2. 自然流产分为几种类型?各种类型间的鉴别要点是什么?

3. 针对该患者目前情况,应给予哪些护理措施?

妊娠不足28周、胎儿体重不足1000g而终止者称为流产(abortion)。妊娠于12周前终止称早期流产,妊娠12周至不足28周终止称晚期流产。流产可分为自然流产和人工流产,自然流产的发生率占妊娠总数的10%～15%,其中早期流产约占80%以上。本节主要阐述自然流产。

【病因】

导致流产的病因有胚胎因素、母体因素、免疫因素和环境因素等。

1. 胚胎因素　染色体异常是早期自然流产的主要原因,50%～60%是遗传基因缺陷造成的。染色体异常包括染色体数目异常和结构异常。数目异常以三体最常见,其次为三倍体、X单体等。结构异常主要为染色体易位、断裂、倒置、缺失。染色体异常的胚胎极少数继续发育成胎儿,出生后常合并畸形或发生某些功能异常。

2. 母体因素　孕妇合并全身性疾病如高热、感染、严重贫血、心力衰竭、慢性肾炎等;生殖器官疾病如子宫畸形、宫颈内口松弛或宫颈重度裂伤、盆腔肿瘤;内分泌异常如甲状腺功能减退症、黄体功能不足;妊娠期创伤如妊娠早期行腹部手术、妊娠中期外伤或心理的不良刺激;孕妇过量吸烟、酗酒等均可引起流产。

3. 免疫因素　对于母体来说,胚胎及胎儿为同种异体移植物,若妊娠期间母体对胎儿的免疫耐受降低,可引起母体对胚胎排斥而发生流产。

4. 环境因素　外界不良因素可以直接或间接对胚胎或胎儿造成损害。妊娠期过多接触放射线和砷、铅、苯、甲醛、氯丁二烯、氧化乙烯等化学物质,均可能引起流产。

【病理】

流产发生在妊娠8周前,胚胎多先死亡,随后底蜕膜出血,造成胚胎绒毛与底蜕膜层分离、出血,已分离的胚胎组织犹如异物,引起子宫收缩而被排出。由于此时胎盘绒毛发育尚不成熟,与子宫蜕膜联系不牢固,胚胎绒毛易完全从子宫壁剥离,故出血不多。在妊娠8～12周时,胎盘尚未形成,但胎盘绒毛发育茂盛,与子宫蜕膜紧密连接,流产的妊娠产物不易完整排出,影响子宫收缩,故出血较多。妊娠12周后,胎盘已完全形成,流产时先出现腹痛,继之排出胎儿及胎盘,过程与足月分娩相似。其他还可见血样胎块、肉样胎块、纸样胎儿、石胎等病理表现。

【临床类型及临床表现】

流产的主要临床表现为停经、阴道流血和腹痛。根据自然流产发展的不同阶段,症状发生的时间、程度不同。

1. 先兆流产(threatened abortion)　停经后出现少量阴道流血,多为暗红色或血性白带,无或伴有轻微下腹痛、腰坠痛。妇科检查:子宫大小与停经周数相符,宫颈口未开,胎膜未破,妊娠产物未排出。尿妊娠试验阳性。经休息与治疗后症状消失,可继续妊娠;若阴道流血量增多或腹痛加剧,则可能发展为难免流产。

2. 难免流产(inevitable abortion)　　由先兆流产发展而来,流产已不可避免。阴道流血量增多,阵发性下腹痛加剧,或出现阴道流液。妇科检查:子宫与停经周数相符或略小,宫颈口已扩张,有时可见胚胎组织或胎囊堵塞在宫颈口。

3. 不全流产(incomplete abortion)　　难免流产继续发展,妊娠产物部分排出,部分残留在宫腔内或嵌顿于宫颈口处,影响子宫收缩,导致大量出血,可引起失血性休克。妇科检查:子宫小于停经周数,宫颈口扩张,妊娠产物堵塞于宫颈口,宫口有持续性血液流出。

4. 完全流产(complete abortion)　　妊娠产物已全部排出,阴道流血逐渐停止,腹痛随之消失。妇科检查:子宫接近正常大小,宫颈口已关闭。

此外,流产有三种特殊情况:

1. 稽留流产(missed abortion)　　又称过期流产。指胚胎或胎儿死亡滞留宫腔内,尚未自然排出者。表现为子宫不再增大反而缩小,早孕反应消失,若已到中期妊娠表现为孕妇腹部不见增大,胎动消失。妇科检查宫颈口未开,子宫小于停经周数,宫颈口关闭,未闻及胎心音。

自然流产的临床发展转归过程简示如下:

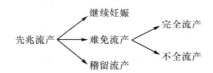

2. 习惯性流产(habitual abortion)　　指自然流产连续发生 3 次或 3 次以上者。近年来国际上常用复发性流产(recurrent abortion)取代习惯性流产,改为连续 2 次及 2 次以上的自然流产。每次流产多发生在同一妊娠月份,早期习惯性流产常见原因为胚胎染色体异常、黄体功能不足、甲状腺功能低下、免疫因素等;晚期习惯性流产常见原因为子宫畸形、宫颈内口松弛、子宫肌瘤等。

3. 流产合并感染　　流产过程中,若阴道流血时间过长、有组织残留于宫腔内等,可能引起宫腔感染,尤以不全流产多见。

☞考点:流产的定义、临床类型

【体格检查及辅助检查】

1. 妇科检查　　消毒后进行妇科检查,了解宫颈口是否开大,子宫大小是否与妊娠月份相符,宫口有无妊娠产物堵塞;同时了解双侧附件有无肿块、压痛等。

2. B型超声检查　　显示有无胎囊、胎心搏动,确定胚胎或胎儿是否存活。可协助确诊不全流产和稽留流产。

3. 妊娠试验　　HCG 检查对诊断有价值,连续进行 β-HCG 定量检测,可进一步了解流产的预后。

【处理原则】

1. 先兆流产　　确诊后,应卧床休息,禁止性生活,减少刺激。必要时给予对胎儿危害小的镇静剂。黄体功能不全者,每日或隔日肌内注射黄体酮 20mg,也可口服维生素 E 保胎治疗。经治疗 2 周,若阴道流血停止,B超提示胚胎存活者可继续妊娠。

2. 难免流产　　一经确诊,应尽早促使胚胎及胎盘组织完全排出,防止大出血及感染。早期流产应及早行刮宫术,晚期流产时子宫较大,出血较多,应促进子宫收缩。给予抗生素预防感染。

3. 不全流产　　一经确诊,立即清除宫腔内残留组织。如出血伴有休克者,应输血输液,积极纠正休克,并给予抗生素预防感染。

4. 完全流产　　如无感染征象,一般不需要特殊处理。

5. 稽留流产　　因胚胎或胎儿死亡时间过长,可能造成母体凝血功能障碍,引起严重出血。因此处理前应做凝血功能检查,并做好输血准备。若凝血功能正常,可先口服雌激素制剂提高子宫肌对缩宫素的敏感性,再促使胎儿和胎盘排出。

6. 习惯性流产　　以预防为主,考虑染色体异常的夫妇应于孕前进行遗传咨询,夫妇双方进行必要的检查,查明原因,进行针对性治疗。

7. 流产合并感染　　如出血不多,应首选控制感染,待感染控制后再行刮宫,如出血多,应在输血和抗感染同时,钳夹残留组织,待感染控制后,再行彻底刮宫。

▰▰▰ 案例8-2

刘某,女,25 岁,平素月经规律,停经 42 天,阴道出血 1 天,量少许,腹部轻微疼痛,妊娠试验阳性。妇科检查:宫口未开,子宫与停经月份相符。

问题:

1. 该患者为何种类型的流产?

2. 该患者存在哪些护理问题?

3. 此时应给予哪些护理措施?

【护理诊断/问题】

组织灌注量改变　与出血有关

有感染的危险　与出血致机体抵抗力下降、宫腔内容物残留及宫腔手术操作有关

预感性悲哀　与可能失去胎儿及担心再次妊娠受影响有关

【护理措施】

1. 一般护理　　建议合理饮食,加强营养,防止发生贫血,增强机体抵抗力;观察阴道流血量及腹痛情

况;监测体温,定期检查血常规,若体温异常或白细胞异常,提示有感染的可能。加强会阴护理,嘱患者于每次大小便后及时清洗,保持外阴部清洁。

2. 先兆流产患者的护理　嘱患者卧床休息,减少不必要的刺激,提供生活护理;遵医嘱给予镇静剂、孕激素等;随时评估病情变化,如阴道流血增多、腹痛加重等。孕妇因担心妊娠是否能继续,常有焦虑情绪,护士应向其说明目前病情进展情况、护理经过及可能的预后,使孕妇能主动配合治疗和护理。护士应注意观察孕妇的情绪变化,使孕妇情绪安定,增强保胎的信心。

3. 妊娠不能继续患者的护理　应及时做好终止妊娠的准备,协助医生完成手术,如器械准备,输液、输血准备;术中、术后严密监测患者的生命体征、腹痛、阴道流血等情况;妊娠不能继续的患者因失去胎儿往往出现伤心、愤怒、否认等情绪变化,应给予精神上的支持,鼓励孕妇表达内心的感受,让孕妇了解确定无保胎意义时,应顺其自然,鼓励其面对现实。

4. 预防感染　护士应定期监测患者的体温、血象,观察阴道流血及分泌物的性质、颜色、气味和腹痛情况等,并严格执行无菌操作规程,加强会阴护理。建议合理饮食,加强营养,提高机体抵抗力。

☞考点:流产的护理措施

【健康教育】

1. 提供流产的相关知识,使孕妇及家属对流产有正确的认识,指导下一次妊娠。

2. 有习惯性流产史的患者,应在早期采取积极措施,如在妊娠确定后卧床休息,加强营养,禁止性生活,并补充维生素 E、维生素 C 等;对宫颈口松弛者应在妊娠前行宫颈内口修补术,或于妊娠 12～18 周行宫颈内口环扎术,于分娩发动前拆除缝线。

3. 妊娠后出现阴道出血或腹痛等症状,应及时就诊,避免发生稽留流产。

第 2 节　异 位 妊 娠

/// 案例8-3

王某,女,34 岁,停经 46 天,右下腹隐痛 5 天,阴道少量流血 1 天。今日下午突然腹痛加剧,呈撕裂样疼痛,伴恶心,有肛门坠胀感。查体:体温 36.5℃,脉搏 100 次/分,血压 70/40mmHg。一般状况差,表情淡漠,面色苍白,心肺(一)。妇科检查:阴道流血,宫口闭,宫颈举痛,摇摆痛(+);后穹隆较饱满、有触痛;宫体稍大、软,子宫右侧可触及明显压痛区,左侧未见异常;尿 HCG(±)。实验室检查:白细胞 10×10^9/L,中性粒细胞 0.8,血红蛋白 75g/L。初步诊断:异位妊娠。

问题:

1. 此时应配合医师进行哪项辅助检查?

2. 该患者的治疗原则是什么?

3. 针对该患者目前情况,为其制订规范的护理措施。

受精卵在子宫腔以外的部位着床、发育,称异位妊娠(ectopic pregnancy),习称宫外孕。异位妊娠包括输卵管妊娠、卵巢妊娠、腹腔妊娠、宫颈妊娠及阔韧带妊娠等,其中以输卵管妊娠最常见。输卵管妊娠是妇产科常见的急腹症之一,因发生部位的不同,输卵管妊娠可分为间质部妊娠、峡部妊娠、壶腹部妊娠和伞部妊娠,以壶腹部妊娠最多见,其次为峡部妊娠和伞部妊娠,间质部妊娠最少见(图 8-1)。

【病因】

1. 输卵管炎症　慢性输卵管炎是异位妊娠的主要病因。慢性输卵管炎、输卵管内膜纤毛缺损等导致受精卵在输卵管内运行受阻,影响孕卵移行;输卵管周围炎症粘连、输卵管扭曲、管腔狭窄、蠕动异常等影响受精卵运行。

2. 输卵管发育不良或功能异常　输卵管过长、肌层发育差、黏膜纤毛缺乏、输卵管憩室等,可造成输卵管妊娠。

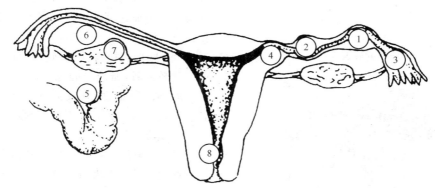

图 8-1　异位妊娠的发生部位
①输卵管壶腹部妊娠;②输卵管峡部妊娠;③ 输卵管伞部妊娠;④输卵管间质部妊娠;⑤腹腔妊娠;⑥阔韧带妊娠;⑦卵巢妊娠;⑧宫颈妊娠

3. 输卵管手术史 输卵管绝育术后复通者,曾接受输卵管黏连分离术、输卵管成形术后,输卵管妊娠的几率增加。

4. 其他 如内分泌失调、受精卵游走、子宫内膜异位症、精神因素等。宫内节育器避孕失败而受孕时易发生异位妊娠。

【病理】

输卵管管腔狭窄,管壁薄缺乏黏膜下组织,受精卵在输卵管着床后,不能形成良好的蜕膜,当输卵管妊娠发展到一定程度时,可出现以下结局:

1. 输卵管妊娠流产 多见于妊娠 8～12 周发生在输卵管壶腹部的妊娠。由于蜕膜形成不完整,发育中的囊胚多向管腔膨出,最终突破包膜而出血。若整个囊胚与管壁分离落入管腔,刺激输卵管反向蠕动经伞端排入腹腔,即形成输卵管完全流产,出血一般不多(图 8-2)。若囊胚剥离不完整,形成输卵管妊娠不全流产,导致反复出血,形成输卵管血肿或输卵管周围血肿,血液聚集于子宫直肠陷凹,形成盆腔血肿。

2. 输卵管妊娠破裂 多见于妊娠 6 周左右发生在输卵管峡部的妊娠。囊胚生长发育时绒毛向管壁方向侵蚀肌层及浆膜,以至穿破浆膜,形成输卵管妊娠破裂(图 8-3)。由于输卵管肌层血管丰富,短时间内可发生大量腹腔内出血,使患者出现休克,出血量远较输卵管妊娠流产多。输卵管间质部妊娠少见,但后果极严重,其结局几乎均为输卵管妊娠破裂,破裂常发生于孕 12～16 周。

3. 陈旧性宫外孕 指输卵管妊娠流产或破裂,长期反复内出血形成盆腔血肿不消散,血肿机化变硬并与周围组织粘连,形成陈旧性宫外孕。

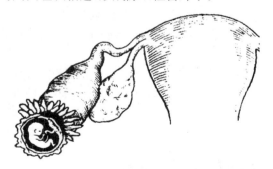

图 8-2 输卵管妊娠流产

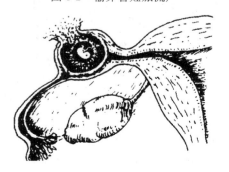

图 8-3 输卵管妊娠破裂

4. 继发性腹腔妊娠 输卵管妊娠流产或破裂后,如胚胎存活,其绒毛组织附着于原位或排至腹腔后重新种植而获得营养,可继续生长发育,形成继发性腹腔妊娠。

>>> 链 接 >>>

输卵管妊娠时子宫的变化

输卵管妊娠和正常妊娠一样,滋养细胞产生 HCG 维持黄体生长,使甾体激素分泌增加,致使月经停止来潮。子宫增大变软,子宫内膜出现蜕膜反应。若胚胎受损或死亡,蜕膜即坏死脱落,自宫壁剥离而发生阴道流血。有时蜕膜可完整剥离,随阴道流血排出三角形蜕膜管型,有时呈碎片排出,排出组织见不到绒毛。

【临床表现】

输卵管妊娠的临床表现与囊胚的着床部位、病理结局、出血量多少及出血时间长短有关。

1. 症状 典型症状为停经后腹痛及阴道流血。

(1)停经:除输卵管间质部妊娠停经时间较长外,多有 6～8 周停经史。20%～30%患者将不规则的阴道流血误认为月经,可无停经史。

(2)腹痛:是输卵管妊娠患者就诊的主要症状。在输卵管妊娠发生流产或破裂之前,由于胚胎在输卵管内生长发育,表现为一侧下腹部隐痛或酸胀感。当输卵管妊娠流产或破裂时,表现为突感一侧下腹部撕裂样疼痛,常伴有恶心、呕吐,当血液积聚于直肠子宫陷凹时,可出现肛门坠胀感。血液流向全腹,疼痛可向全腹部扩散,引起肩胛部放射性疼痛及胸部疼痛。

(3)阴道流血:胚胎死亡后,常有不规则阴道流血,色暗红或深褐,量少呈点滴状,一般不超过月经量,常伴有蜕膜管型或蜕膜碎片排出,系子宫蜕膜剥离所致。

(4)晕厥与休克:由于腹腔内出血及剧烈腹痛,轻者出现晕厥,重者出现失血性休克。症状严重程度与腹腔内出血速度和出血量有关,与阴道流血量不成正比。

(5)腹部包块:输卵管妊娠流产或破裂时形成血肿时间较久者,血液凝固并与周围组织或器官(如子宫、输卵管、卵巢、肠管或大网膜等)粘连形成包块。若包块较大或位置较高者,可于腹部扪及。

2. 体征

(1)一般情况:内出血较多时,患者呈贫血貌,可出现面色苍白、脉快而细弱、血压下降等休克表现。休克时体温略低,腹腔内血液吸收时体温略升高。

(2)腹部检查:有明显内出血时,下腹有压痛及反跳痛,尤以患侧为著,下腹部可触及包块,出血较多时,叩诊有移动性浊音。

（3）盆腔检查:未发生流产或破裂者,可触及肿大的输卵管并有轻度压痛。输卵管妊娠流产或破裂者,阴道后穹隆饱满有触痛,宫颈举痛或摇摆痛明显,子宫稍大而软,内出血多时,子宫有漂浮感。

☞考点:输卵管妊娠的临床表现

【辅助检查】

1. 血 β-HCG 测定 异位妊娠时患者体内 β-HCG 值显著低于宫内妊娠,是早期诊断异位妊娠的重要方法。β-HCG 定量检测、多次测定,对评价保守治疗的效果有重要意义。

2. 超声诊断 B 超检查有助于异位妊娠的诊断,阴道 B 超对异位妊娠诊断的准确性更高。超声显示:宫腔内空虚,宫旁可见低回声区,囊胚未流产或破裂时,可探及胚芽及原始心管搏动。

3. 阴道后穹隆穿刺 是一种较简单可靠的辅助检查方法,适用于疑有腹腔内出血的患者。由于腹腔内出血易积聚于子宫直肠陷凹,即使出血量不多,也可经阴道后穹隆穿刺抽出。若抽出暗红色不凝血为阳性,说明有血腹症存在。若未抽出液体,可能为内出血量少、血肿位置较高或子宫直肠陷凹有粘连,并不能排除异位妊娠的诊断。

4. 腹腔镜检查 适用于早期异位妊娠患者、输卵管妊娠尚未发生流产或破裂者、诊断有困难者,腹腔镜下可见一侧输卵管肿大,表面紫蓝色。

5. 子宫内膜病理检查 对阴道流血量较多、不能排除异位妊娠的患者可行诊断性刮宫术,如宫腔刮出物病理检查为蜕膜,未见绒毛有助于诊断异位妊娠。

链 接 »»»

腹腔镜手术在异位妊娠中的应用

近年来,腹腔镜手术以其手术效果好,病人痛苦少在妇科临床的应用越来越普及。腹腔镜在异位妊娠的诊断治疗价值也逐渐得到公认。腹腔镜手术具有对全身创伤小、腹腔脏器干扰小、术后恢复快、无肠粘连等不良并发症等优点。对于异位妊娠诊断具有明显的优势。异位妊娠在下列情况下,建议施行腹腔镜检查:①血 β-HCG > 2000U/ml,超声波未发现宫腔内胎囊;②血 β-HCG < 2000 U /ml,诊刮未见绒毛,而诊刮术后血 β-HCG 不下降或者继续升高者,通过腹腔镜检查,不仅可以明确诊断,同时可进行手术治疗。多数输卵管妊娠可在腹腔镜直视下穿刺妊娠囊,吸出部分囊液,注入药物,也可在腹腔镜下行输卵管切除术。

【处理原则】

1. 手术治疗 适用于异位妊娠流产或破裂内出血多、伴休克的患者,应在积极纠正休克的同时,进行剖腹探查手术抢救。根据输卵管妊娠发生的部位及是否破裂,可行输卵管切除术和保守性手术。

2. 保守治疗 包括期待疗法和药物治疗。期待疗法是基于少数输卵管妊娠流产后症状轻、可被吸收,而无需手术。适用于疼痛轻、随诊可靠、无输卵管妊娠破裂迹象、血 β-HCG 值 <1000U/L 且继续下降、输卵管妊娠包块直径 <3cm 以下者。

早期输卵管妊娠可用中药或用中西医结合的方法治疗,原则为活血化瘀,止血消症,既可免除手术创伤,又可治疗局部炎症和粘连,保留患侧输卵管。近年来,对输卵管妊娠未破裂及流产者,化疗药物(如甲氨蝶呤等)进行保守治疗也取得了较好的效果。

【护理诊断/问题】

潜在并发症:出血性休克

疼痛 与内出血刺激腹膜有关

恐惧 与担心生命安危有关

自尊紊乱 与担心未来受孕有关

【护理措施】

1. 心理护理 配合医生做好患者及其家属的思想工作,以亲切的态度和切实的行动赢得患者及家属的信任,提供异位妊娠的有关知识,帮助患者及家属以正常的心态接受妊娠失败的现实;简明地向患者及家属讲明手术的必要性或药物治疗需注意的事项。保持周围环境安静、有序,减少和消除患者的紧张、恐惧心理,协助患者接受治疗方案。

2. 手术治疗患者的护理 护士在严密监测患者生命体征的同时,配合医生积极纠正患者休克症状,做好术前准备。手术治疗是输卵管妊娠的主要处理方法。对于严重内出血并发休克的患者,护士应立即建立静脉输液通路,交叉配血,做好输血、输液的准备,补充血容量,并按急诊手术要求迅速做好术前准备。

//// 案例8-4

李某,女,26岁,因停经47天,左下腹隐痛2天,少量阴道流血1天就诊。

妇科检查:阴道少量流血,宫口闭,宫体稍大、软,子宫左侧可触及压痛区;尿 HCG 弱阳性。B超检查:宫内无孕囊,左侧附件区有混合性包块,3.0 cm× 1.8cm×2.0cm。

问题:

1. 该患者的初步诊断及处理原则是什么?

2. 该患者的护理要点有哪些?

3. 保守治疗患者的护理

（1）密切观察患者的一般情况、生命体征,重视患者的主诉,注意腹痛和阴道流血的变化,尤应注意阴道流血量与腹腔内出血量不成比例。

（2）应告诉患者病情发展的一些特征，如有无腹痛加剧、肛门坠胀感、阴道流血量增多等，以便当患者病情发展时能及时发现。

（3）嘱患者绝对卧位休息，避免增加腹压，尽量减少输卵管妊娠破裂的几率。患者卧床休息期间，应提供相应的生活护理。

（4）应用化疗药物时，严格掌握药物剂量及给药方法，注意观察药物毒副作用。

4. 急性内出血患者的护理　严密观察生命体征，做交叉配血试验及输血准备；建立静脉通道，按医嘱输液、输血，补充血容量；吸氧，保暖；注意患者的尿量，以协助判断组织灌注量；复查血常规，了解贫血程度及治疗后的改善情况；做好急诊手术的术前准备。

☞考点：输卵管妊娠的护理措施

【健康教育】

1. 嘱患者注意休息，指导患者摄取足够的营养物质，尤其是富含铁蛋白的食物，提高机体抵抗力。

2. 指导患者保持良好的卫生习惯，尤其是外阴部清洁，禁止性生活1个月，防止感染。

3. 采取有效的避孕措施，制订家庭护理计划。

4. 输卵管妊娠治疗后约有10%的再发生率和50%～60%的不孕症发生率。因此，护士需告诫患者，下次妊娠时要及时就医，并且不宜轻易终止妊娠。

第3节　　妊娠期高血压疾病

///案例8-5

　　孕妇李某，34岁，孕2产0，停经35周。下肢水肿5天，头痛、视物模糊3天，今晨头痛加剧，恶性呕吐3次。无阴道流液及流血，无腹痛。入院查体：体温36.4℃，脉搏80次/分，呼吸21次/分，血压170/110mmHg，神志清楚，语言流利，查体合作，心肺（一）。产科检查：宫高、腹围与孕周相符，胎心144次/分，骨盆外测量正常。

问题：

　　1. 请考虑该患者的初步诊断，此时应配合医师进行哪些辅助检查？

　　2. 针对该患者的情况，如何进行病情观察？用药护理的注意事项有哪些？

妊娠期高血压疾病（hypertensive disorders in pregnancy）是妊娠期特有的疾病，以高血压、蛋白尿为主要症状，严重时出现抽搐、昏迷、心肾衰竭。我国发病率9.4%～10.4%，国外报道7%～12%，是孕产妇和围生儿死亡的主要原因之一。

【病因】

妊娠期高血压疾病的发病原因，至今尚未阐明。其高危因素及主要的几种病因学说如下：

1. 高危因素　流行病学资料显示以下因素与妊娠期高血压疾病的发病风险增加密切相关：初孕妇、孕妇年龄过小或大于35岁；精神过度紧张或中枢神经系统功能紊乱者；寒冷季节或气温变化过大时；有妊娠期高血压病史及家族史、慢性高血压、肾炎、糖尿病等病史的孕妇；肥胖，尤其是体型矮胖、营养不良者；子宫张力过高，如羊水过多、双胎、糖尿病、巨大儿及葡萄胎等；低社会经济状况。

2. 病因学说　确切的病因不清楚，随着免疫学和分子生物学等基础医学研究进展，研究发现可能与免疫学说、异常滋养细胞侵入子宫肌层、血管内皮细胞损伤学说、遗传因素、营养缺乏及胰岛素抵抗学说等有关。

【病理生理】

妊娠期高血压疾病的基本病理生理变化是全身小血管痉挛。全身各脏器灌流量减少，对母儿造成危害，严重时导致母儿死亡。

1. 脑　脑血管痉挛，通透性增加，脑组织缺血、缺氧、水肿，血栓形成及出血等。若痉挛时间过长，还可发生微血管内血栓形成和局部脑实质组织软化。血管明显破裂时，则发生大面积脑出血。

2. 心血管　由于小血管痉挛，血管管腔狭窄，导致周围血管阻力增加，血压上升。冠状小动脉痉挛引起心肌缺血、间质水肿及心肌点状出血与坏死，严重时发生心力衰竭。

3. 肾　重症患者肾小球扩张，血管壁内皮细胞肿胀、体积增大，使管腔狭窄，血流阻滞，肾血流量及肾小球滤过率下降；血浆蛋白自肾小球漏出形成蛋白尿，临床上蛋白尿的多少标志着妊娠期高血压疾病的严重程度。

4. 肝　子痫前期可出现肝功能异常。重症者门静脉周围发生局限性出血。若小动脉痉挛时间持续过久，肝细胞可因缺血缺氧而发生不同程度的坏死。

5. 血液系统　全身小血管痉挛，血管壁通透性增加，血液浓缩，血细胞比容上升；妊娠期高血压疾病患者常伴有一定量的凝血因子缺乏或变异，导致血液呈高凝状态，影响微循环灌注，导致弥散性血管内凝血。重症患者可发生微血管病性溶血。

☞考点：妊娠期高血压疾病的基本病生理变化

链接 >>>

HELLP 综合征

HELLP 综合征(hemolysis, elevated liver enzymes, and low platelets syndrome, HELLP syndrome)是妊娠期高血压疾病的严重并发症,以溶血、肝酶升高及血小板减少为特征,常危及母儿生命。本症是由于血小板被激活和微血管内皮细胞受损害所致。HELLP综合征主要临床表现为右上腹或上腹部疼痛、恶心、呕吐、全身不适等非特异性症状,凝血功能障碍严重时可出现血尿、消化道出血。治疗原则包括积极治疗妊娠期高血压疾病;应用肾上腺皮质激素改善血小板计数、肝功能等参数,并可促使胎儿肺成熟;输注血小板控制出血;采用血浆析出疗法降低血液黏稠度;适时终止妊娠。

6. 子宫胎盘血流灌注 血管痉挛使胎盘灌流下降,加之伴有血管内皮损伤及胎盘血管发生的急性动脉粥样硬化,影响胎盘功能,导致胎儿宫内生长受限、胎儿窘迫等。严重时发生螺旋动脉栓塞,蜕膜坏死出血,导致胎盘早剥。

【分类及临床表现】

1. 妊娠期高血压 血压≥140/90mmHg,妊娠期首次出现,并于产后12周恢复正常;尿蛋白(一);患者可伴有上腹部不适或血小板减少,产后方可确诊。

2. 子痫前期

(1)轻度:血压≥140/90mmHg,孕20周以后出现;尿蛋白≥300mg/24h或尿蛋白(+);可伴有上腹不适、头痛等症状。

(2)重度:血压≥160/110mmHg;尿蛋白≥2.0g/24h或尿蛋白(++);持续性头痛或其他脑神经或视觉障碍;持续性上腹不适。

3. 子痫 子痫前期孕妇出现抽搐,且不能用其他原因解释者。子痫抽搐进展迅速,前驱症状短暂,表现为抽搐、面部充血、口吐白沫、深昏迷;数秒钟后发展为全身及四肢肌肉强直,双手紧握,双臂屈曲,迅速发生强烈抽动,持续1分钟左右抽搐强度减弱。抽搐时无呼吸动作,此后抽搐停止,呼吸恢复,但患者仍昏迷,最后意识恢复,但困惑、易激惹、烦躁不安。子痫多发生在妊娠晚期和临产前,称产前子痫;少数发生在分娩过程中,称产时子痫;还可能发生在产后48小时内,称产后子痫。

4. 慢性高血压并发子痫前期 高血压孕妇无尿蛋白,妊娠20周后出现蛋白尿≥300mg/24h;慢性高血压孕妇孕20周前有蛋白尿,20周后尿蛋白突然增多或血压进一步升高或血小板<100×10⁹/L。

5. 妊娠合并慢性高血压 妊娠前或妊娠20周前舒张压≥90mmHg,妊娠期无明显加重;或妊娠20周后首次诊断高血压并持续到产后12周后。

☞考点:妊娠期高血压疾病的分类及临床表现

【辅助检查】

1. 血液检查 包括全血细胞计数、血红蛋白、血细胞比容、血黏度、凝血功能,根据病情轻重可反复检查。

2. 肝肾功能测定 进行谷丙转氨酶、血尿素氮、肌酐及尿酸测定。

3. 尿液检查 应测尿比重、尿常规,当尿比重≥1.020时说明尿液浓缩,尿蛋白(+)时尿蛋白含量300mg/24h;当尿蛋白(卌)时尿蛋白含量5g/24h。

4. 眼底检查 可见视网膜小动脉痉挛,视网膜水肿、渗出或出血,严重时发生视网膜脱离,可出现视物模糊或失明。视网膜小动脉的痉挛程度反映全身小血管的痉挛程度,可反映妊娠期高血压疾病的严重程度。

5. 其他 心电图、超声心动图、胎盘功能、胎儿成熟度检查及脑血流图检查等,视病情而定。

【处理原则】

1. 妊娠期高血压 孕妇可住院也可在家治疗。增加产前检查次数,密切监测母儿情况,注意孕妇有无头痛眼花、上腹部不适等主诉。保证充足的睡眠,对于精神紧张、焦虑者给予镇静药,应保证充足的蛋白质、热量,除全身水肿者外,不必限制盐的摄入。间断吸氧,提高血氧含量,改善全身主要脏器和胎盘的血氧供应。

2. 子痫前期 应住院治疗,防止子痫及并发症发生。治疗原则为休息、解痉、镇静、降压、合理扩容和必要时利尿,适时终止妊娠。

(1)镇静:适当镇静可消除患者的焦虑和精神紧张,达到降低血压、缓解症状及预防子痫发作的作用。主要用药有地西泮、冬眠药物等。

(2)解痉:首选药物为硫酸镁,镁离子能抑制运动神经末梢释放乙酰胆碱,阻断神经和肌肉间的信息传导,使骨骼肌松弛;此外,镁离子可降低机体对血管紧张素Ⅱ的反应,缓解血管痉挛状态、减少血管内皮细胞损伤;镁离子提高孕妇和胎儿血红蛋白的亲和力,改善氧代谢。

(3)降压:适用于血压≥160/110mmHg,或舒张压≥110mmHg或平均动脉压≥140mmHg者;原发性高血压、妊娠前高血压已用降压药者,须应用降压药物。选用药物的原则为对胎儿无毒副作用,不影响心搏出量、肾血流量及子宫胎盘灌注量。常用药物有肼屈嗪、拉贝洛尔、硝苯地平等。

(4)扩容:一般不主张应用扩容剂,仅用于严重的低蛋白血症、贫血,可选用人血清蛋白、血浆、全血等。

(5)利尿:一般不主张应用,仅用于全身性水肿、急性心力衰竭、肺水肿、血容量过多且伴有潜在性肺水肿者。常用利尿剂有呋塞米、甘露醇等。

（6）适时终止妊娠：终止妊娠是治疗妊娠期高血压疾病的有效措施。终止妊娠的指征：①经积极治疗24～48小时仍无明显好转者；②孕周已超过34周；③孕龄不足34周，胎盘功能减退，胎儿已成熟者；④孕龄不足34周，胎盘功能减退，胎儿尚未成熟者，可用地塞米松促胎肺成熟后终止妊娠；⑤子痫控制后2小时可考虑终止妊娠。

3. 子痫的处理　是妊娠期高血压疾病所致母儿死亡的最主要原因，应争取时间积极处理。处理原则为控制抽搐，纠正缺氧和酸中毒，控制血压，抽搐控制后终止妊娠。

【护理诊断/问题】

组织灌流量改变　与全身小血管痉挛有关

体液过多　与各种原因引起的水、钠潴留有关

有受伤的危险（母亲）　与子痫抽搐或硫酸镁治疗有关

有受伤的危险（胎儿）　与胎盘血流量减少致胎儿宫内缺氧有关

潜在并发症：肾衰竭、胎盘早期剥离

焦虑　与担心病变对母儿的影响有关

【护理措施】

1. 一般护理　取左侧卧位休息，减轻增大的右旋子宫对腹主动脉、下腔静脉的压迫，增加回心血量，有利于改善肾和胎盘的血液循环；指导孕妇进食富含蛋白质、维生素、铁、钙及含锌等微量元素的食物，全身水肿者应限制食盐；妊娠期高血压应增加门诊产前检查次数，子痫前期孕妇应住院治疗，保持病室安静、整洁；间断吸氧，每日2～3次，可增加血氧含量，改善全身主要脏器和胎盘的氧供；若为重度子痫前期患者，还应准备床挡、急救车、吸引器、氧气、开口器、产包，以及硫酸镁、葡萄糖酸钙等急救药品。

2. 心理护理　孕妇的心理状况直接影响其血压及治疗效果。妊娠期指导孕妇保持心情愉快，有助于抑制妊娠高血压疾病的发展。消除孕妇焦虑的情绪，对于所出现的心理状况予以相应的理解和支持。与孕妇一起听胎心音，告知目前胎儿的状况。鼓励家属陪伴，为孕妇提供倾诉的环境和机会，稳定孕妇情绪，使其保持身心平静，精神愉快乐观，能够积极配合治疗及护理过程。

3. 病情护理　观察血压变化尤其是舒张压的变化，每4小时测一次血压，及时判断病情的变化；定时送检尿常规及24小时尿蛋白定量检查；每日或隔日测体重；定时检查眼底，了解小动脉痉挛程度；注意胎动、胎心以及子宫敏感性（肌张力）有无改变。告知孕妇关注自觉症状如头痛眼花、恶心呕吐等，一旦出现

表明病情进展到子痫前期重度，要及时报告医师，给予处理。

4. 用药护理　在给予患者解痉、降压、扩容、镇静、利尿等药物时，应注意药物的作用、剂量、用法及副作用，在执行护理措施的过程中应做到准时给药，观察用药的效果，要熟悉药物的毒性反应的表现及急救措施。硫酸镁是解痉的首选药物，应用硫酸镁时应注意给药途径的选择，间隔时间和用药的剂量。硫酸镁用药过量会引起毒性反应，甚至死亡。因此，用药时要注意监护。

（1）用药方法：硫酸镁可采用肌内注射或静脉用药。①肌内注射，用药2小时后血液浓度达高峰，作用时间长，但局部刺激性强。注射时应注意使用长针头行深部肌内注射，也可加2%利多卡因2ml缓解疼痛刺激，注射后用无菌棉球或创可贴覆盖针孔，防止注射部位感染。②静脉用药，用药后约1小时血浓度可达高峰，停药后血浓度下降较快。硫酸镁每日总量为25～30g。

（2）毒性反应：正常孕妇血清镁离子浓度为0.75～1mmol/L，治疗有效浓度为2～3.5 mmol/L，若血清镁离子浓度超过5mmol/L即可发生硫酸镁中毒。首先表现为膝反射消失，随之出现全身肌张力减退、呼吸困难、复视、语言不清、严重者可出现呼吸肌麻痹，甚至呼吸停止、心脏停搏，危及生命。

（3）注意事项：护士在用药前及用药过程中应观测以下指标：①膝腱反射必须存在；②呼吸不少于16次/分；③尿量不少于600ml/24h，或不少于25ml/h。硫酸镁治疗时需备好钙剂，一旦出现中毒反应，立即停止硫酸镁滴注，静脉推注10%的葡萄糖酸钙注射液。

☞考点：硫酸镁应用过程中的注意事项

/// 案例8-6

范某，32岁，孕1产0，停经36周，头痛、视物模糊，下肢水肿3天，今晨突然出现牙关紧闭，双眼上吊，面部肌肉抽动，四肢肌肉强直，随后剧烈抽搐约1分钟，渐清醒。否认高血压史、抽搐史。即刻测血压195/120mmHg，胎心120次/分，有不规律宫缩。

问题：

1. 患者出现了什么情况？

2. 护士应立即进行哪些紧急护理措施？

5. 子痫患者的护理　子痫为妊娠期高血压疾病最严重的阶段，直接关系到母儿安危，因此，子痫患者的护理极为重要。

（1）协助医师控制抽搐：应尽快控制抽搐。首选硫酸镁，必要时可使用强有力的镇静药物。

（2）专人护理，防止受伤：首先应保持患者的呼

吸道通畅,并立即给氧,用开口器置于上、下磨牙间放置一缠好纱布的压舌板,用舌钳固定舌头以防咬伤唇舌或发生舌后坠。使患者取头低侧卧位,防止黏液吸入呼吸道或舌头阻塞呼吸道,用吸引器吸出喉部黏液或呕吐物,以免窒息。在患者昏迷或未完全清醒时,禁止给予一切饮食和口服药,防止误入呼吸道而致吸入性肺炎。

(3)减少刺激:保持绝对安静,患者应安置于单人暗室以避免声、光刺激;一切治疗活动和护理操作尽量轻柔且相对集中,避免干扰患者。

(4)严密监护:密切监测血压、脉搏、呼吸、体温,并留置导尿管监测尿量。进行必要的血、尿化验和特殊检查,及早发现脑出血、肺水肿、急性肾衰竭等并发症。

(5)做好终止妊娠准备:子病发作者常在抽搐时自然临产,应严密观察,及时发现产兆,并做好母子抢救准备。如经治疗病情得以控制仍未临产者,应在子痫患者经药物控制后 2 小时,考虑终止妊娠。

☞考点:子痫的护理措施

6. 产时及产后护理　妊娠期高血压疾病孕妇应适时终止妊娠,分娩方式应根据母儿的情形而定。若决定经阴道分娩,在第一产程中,密切观察产程进展,保持安静和充分休息。在第二产程中,应尽量缩短产程,避免产妇用力,初产妇可行会阴侧切并用产钳或胎吸助产。在第三产程中,须预防产后出血,在胎儿娩出前肩后立即肌内注射缩宫素,及时娩出胎盘并按摩宫底,观察血压变化。

重症患者产后 24 小时至 10 日内仍有发生子痫的可能,故产后 48 小时内应至少每 4 小时观察一次血压,仍应继续硫酸镁的治疗和护理。使用大量硫酸镁的孕妇,产后易发生子宫收缩乏力,因此,应严密观察子宫复旧情况,必要时按医嘱使用宫缩剂。

【健康教育】

1. 孕妇及家属应了解妊娠期高血压疾病的知识及对母儿的危害,自觉于妊娠早期接受产前检查,坚持定期检查。

2. 未分娩的病情缓解患者出院后,嘱仍要注意休息和营养,应按时服药,增加产前检查次数,注意血压、蛋白尿的变化,防止病情进一步发展。

3. 妊娠期高血压患者产后出院,每周应复测血压,直至血压稳定于正常范围,防止发展为慢性高血压。

4. 做好计划生育的指导,告知采取有效的避孕措施,防止短时间内再次怀孕而加重病情。

第 4 节　前 置 胎 盘

///▶ 案例 8-7

张某,女,31 岁。停经 34 周,今晨突然出现无明显诱因的阴道流血,血量较平时月经量多,无腹痛。平素月经规律,孕 3 产 0,人工流产 2 次。查体:体温 36.1℃,脉搏 88 次/分,血压 105/60mmHg。发育正常,营养中等,无贫血貌,查体合作,心肺(一)。产科检查:宫高、腹围与孕周相符,胎心 134 次/分,骨盆外测量正常。B 超检查:胎儿大小与孕周相符,胎心搏动良好,胎盘附着于子宫后壁下段,部分覆盖宫颈内口。

问题:

1. 该患者的初步诊断是什么?

2. 针对该患者的情况,主要病情观察及护理要点是什么?

3. 简述前置胎盘时接受期待疗法孕妇的护理措施。

正常胎盘附着于子宫体部的前壁、后壁或侧壁。妊娠 28 周后,若胎盘附着于子宫下段,甚至胎盘下缘达到或覆盖宫颈内口,其位置低于胎儿先露部,称前置胎盘(placenta previa)。前置胎盘是妊娠晚期出血的主要原因之一,也是危及母儿生命的严重并发症。

【病因】

目前尚不明确,高龄产妇、经产妇及多产妇、吸烟或吸毒的妇女为高危人群,可能与以下因素相关。

1. 子宫内膜病变或损伤　多产、多次刮宫、子宫手术史等可损伤子宫内膜,引起子宫内膜炎或萎缩性病变,子宫内膜血液供应不足,受孕时子宫蜕膜血管形成不良,致使胎盘为了摄取足够营养代偿性扩大面积,伸展到子宫下段。

2. 胎盘异常　多胎妊娠胎盘面积过大或有副胎盘延伸至子宫下段。

3. 受精卵滋养层发育迟缓　受精卵到达宫腔时尚未发育到能着床阶段,继续下移植入子宫下段。

【分类】

根据胎盘下缘与宫颈内口的关系,将前置胎盘分为 3 种类型(图 8-4)。

1. 完全性前置胎盘　又称中央性前置胎盘,宫颈内口全部为胎盘组织所覆盖。

2. 部分性前置胎盘　胎盘组织覆盖部分宫颈内口。

3. 边缘性前置胎盘　胎盘附着于子宫下段,胎盘边缘达到宫颈内口,但未覆盖宫颈内口。

胎盘下缘与宫颈内口的关系可随宫颈管消失、宫口扩张而改变,前置胎盘类型可随妊娠不同时期而改变,目前临床上均依据处理前最后一次检查结果来确定其分类。

☞考点:前置胎盘的分类

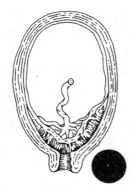

(1) 完全性前置胎盘

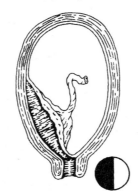

(2) 部分性前置胎盘

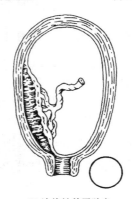

(3) 边缘性前置胎盘

图 8-4 前置胎盘类型

链接 >>>
低置胎盘及胎盘前置状态

　　胎盘位于子宫下段,胎盘边缘极为接近但未达到宫颈内口,称低置胎盘。当孕妇出现胎盘低置现象时,要进行适度的自我保健,杜绝一切剧烈运动,如跑、跳等。目前,多数学者认为,若在妊娠中期 B 超检查发现胎盘前置者,一般不宜诊断为"前置胎盘",应该称为"胎盘前置状态"。

【临床表现】

1. 症状　前置胎盘的典型症状是妊娠晚期或临产时,发生无诱因、无痛性反复阴道流血。阴道流血时间的早晚、反复发作的次数、流血量的多少与前置胎盘的类型有关。引起出血的原因是妊娠晚期或临产后子宫下段逐渐伸展,牵拉宫颈内口,宫颈管缩短,附着于子宫下段或宫颈内口的胎盘不能相应地伸展而与其附着处分离,血窦破裂引起出血。

(1) 完全性前置胎盘:出血时间早,多在妊娠 28 周左右,称为"警戒性出血"。

(2) 边缘性前置胎盘:往往出血时间较晚,多在

妊娠 37～40 周,出血量少。

(3) 部分性前置胎盘:初次出血时间、出血量介于上述两者之间。

☞考点:前置胎盘的典型症状

2. 体征　前置胎盘的体征与出血量多少有关,由于反复阴道流血,患者可出现贫血,贫血程度与出血量成正比。大量出血孕妇会出现休克征象。腹部检查:子宫软、无压痛,子宫大小与妊娠周数相符,胎位异常多见,先露高浮,胎心可正常或异常或消失。有时在耻骨联合上方听到胎盘血流音。胎盘剥离面靠近子宫颈口,容易发生产褥感染。

【辅助检查】

1. 超声检查　B 超可清楚看到子宫壁、胎头、宫颈和胎盘的位置,阴道 B 型超声能更准确地确定胎盘边缘与宫颈内口的关系。

2. 产后检查胎盘及胎膜　对产前出血的孕妇,分娩后应仔细检查胎盘胎儿面边缘有无血管断裂,可提示副胎盘的存在。胎盘前置部分可见陈旧性血块附着呈黑紫色或暗红色,胎膜破口处距胎盘边缘小于 7 cm 为部分性或边缘性前置胎盘。

【对母儿的影响】

1. 产后出血　前置胎盘附着的子宫下段肌肉菲薄、组织疏松而充血,产后收缩力差,血窦不易闭合,容易发生产后出血。

2. 产褥感染　反复多次阴道出血,产妇贫血,抵抗力下降,且胎盘剥离面距离阴道较近,细菌易于侵入,故易发生产褥感染。

3. 植入性胎盘　子宫蜕膜发育不良,胎盘绒毛可穿透底蜕膜植入子宫肌层,使胎盘剥离不全而发生产后大出血。

4. 羊水栓塞　胎盘附着于或接近子宫颈内口处,胎膜破裂时,如羊膜腔内压力大,羊水可经血窦进入母体血循环,造成羊水栓塞。

5. 早产儿及围生儿病率、死亡率高　前置胎盘因母体出血、休克发生胎儿窘迫,甚至胎死宫内,为挽救孕妇或胎儿生命而提前终止妊娠,早产率增加,围生儿病率、死亡率高。

【处理原则】

处理原则为抑制宫缩、止血、纠正贫血和预防感染。

1. 期待疗法　在保证孕妇安全的前提下尽可能延长孕周,提高围生儿存活率。适用于妊娠<34 周、胎儿体重<2000g、阴道流血量不多、孕妇一般情况良好、胎儿存活者。

2. 终止妊娠　适用于:孕妇反复发生多量出血甚至休克者;期待疗法中发生大出血或出血量少但妊

娠已近足月或已临产者;胎龄达 36 周以上者或胎龄未达 36 周出现胎儿窘迫征象者。剖宫产可在短时间内娩出胎儿,迅速结束分娩是处理前置胎盘的主要手段。阴道分娩仅适用于边缘性前置胎盘,枕先露、估计能在短时间内结束分娩者。

【护理诊断/问题】

焦虑 与反复阴道出血,担心自身及胎儿安危有关

有感染的危险 与孕妇失血致贫血,机体抵抗力下降有关;也与宫腔内胎盘剥离面靠近宫颈口,病原体易上行致感染

自理能力缺陷 与前置胎盘期待疗法需绝对卧床休息有关

潜在并发症:出血性休克、羊水栓塞

【护理措施】

1. 监测生命体征,及时发现病情变化 严密观察并记录孕妇生命体征,阴道流血的量、色、流血时间及一般状况,监测胎儿宫内状态;并按医嘱及时完成实验室检查项目;发现异常及时报告医师并配合处理。

2. 因失血性休克需要立即终止妊娠孕妇的护理 协助孕妇去枕取左侧卧位;开放静脉,配血,做好输血准备;积极救治休克;做好术前准备;监测孕妇生命体征,做好抢救准备工作。

3. 期待疗法孕妇的护理

(1) 监测生命体征,及时发现病情变化:严密监测患者的生命体征,阴道流血的时间、量、性状,及时发现休克前期表现;监测胎心,及时发现胎儿异常。

(2) 保证休息,减少刺激:活动性出血期间应嘱孕妇绝对卧床休息,多取左侧卧位,血止后可轻微活动;避免各种刺激,减少出血机会,禁作阴道检查及肛查。

(3) 定时间断吸氧:每日 3 次,每次 1 小时,以提高胎儿血氧供应。

(4) 纠正贫血:除口服硫酸亚铁、输血等措施外,应加强饮食营养指导,建议孕妇多食高蛋白以及含铁丰富的食物,如动物肝脏、绿叶蔬菜。

(5) 遵医嘱用药:如地西泮等镇静剂;宫缩抑制剂(硫酸镁、沙丁胺醇等)争取时间,延长胎龄;胎龄<34 周,孕妇需终止妊娠者给予地塞米松促胎肺成熟。关注用药注意事项及不良反应。

(6) 心理护理:消除患者的紧张、恐惧心理,以亲切的态度赢得患者及家属的信任;将病情、处理方案及护理措施告知患者和家属,予以必要解释,提供心理支持,使患者以良好的心态积极配合治疗及护理。

4. 预防产后出血及产褥期感染 注意观察宫缩及阴道出血情况,胎儿娩出后,及早使用宫缩剂以防

止或减少产后出血。及时更换会阴垫,以保持会阴部清洁、干燥。

☞考点:前置胎盘的护理措施

【健康教育】

1. 加强对孕妇的宣教,指导围孕期妇女避免吸烟、酗酒等不良行为。

2. 避免多次刮宫、多产,防止子宫内膜损伤及感染。

3. 注意加强营养,纠正贫血。保持会阴部清洁、干燥,防止感染。

4. 产后根据身体情况给予母乳喂养指导,指导避孕措施,剖宫产术后需避孕 2 年方能再次受孕。

第 5 节 胎 盘 早 剥

///案例8-8

刘某,29 岁,停经 35 周,头痛 5 天,突发持续性剧烈腹痛 2 小时入院。平素月经规律,孕 1 产 0。孕 27 周出现双下肢水肿,休息后无缓解,并逐渐加重。查体:体温 36.8℃,脉搏 120 次/分,血压 90/50mmHg。营养中等,表情淡漠。皮肤湿冷、苍白。产科检查:腹围 102cm,宫高 33cm,胎位不清,未闻及胎心,骨盆外测量正常。

问题:

1. 该患者可能的初步诊断是什么?应进一步做哪些检查?处理原则是什么?

2. 该患者的护理诊断是什么?

3. 针对该患者的紧急护理有哪些?

妊娠 20 周后或分娩期,正常位置的胎盘在胎儿娩出前,部分或全部从子宫壁剥离,称为胎盘早剥 (placental abruption)。胎盘早剥是妊娠晚期严重并发症,发病急,进展快,如处理不及时,可危及母儿生命。国内报道胎盘早剥发病率为 0.46%～2.10%。

【病因】

胎盘早剥的发病机制尚不清楚,可能与以下因素有关。

1. 孕妇血管病变 孕妇患妊娠期高血压疾病、慢性高血压和慢性肾病等可引起底蜕膜小动脉痉挛、硬化、梗死,远端毛细血管缺血、变性坏死,甚至破裂出血,血液流至底蜕膜层与胎盘之间形成胎盘后血肿,致使胎盘与子宫壁分离。

2. 机械性因素 孕妇腹部受到撞击、挤压,双胎妊娠时第一个胎儿娩出过快、羊水过多时破膜后羊水流出过快使宫腔内压力骤降,脐带过短或脐带绕颈、绕体相对过短时均可导致胎盘早剥。

3. 子宫静脉压突然升高 妊娠晚期或临产后,

孕产妇长时间取仰卧位,增大的子宫压迫下腔静脉,造成静脉回流受阻,盆腔静脉和子宫静脉淤血,静脉压持续升高,造成蜕膜静脉破裂出血导致胎盘早剥。

4. 其他　某些高危因素如高龄孕妇、孕妇吸烟、滥用可卡因等也与胎盘早剥的发生有关。

【病理】

胎盘早剥的主要病理变化是底蜕膜出血,形成血肿,使胎盘自附着处剥离。若剥离面小,出血量少,血液很快凝固,在胎盘母体面上遗留凝血块压迹;若剥离部分不断扩大,出血量则不断增加,按出血的病理类型,胎盘早剥可以分为显性、隐性及混合性3种(图8-5)。

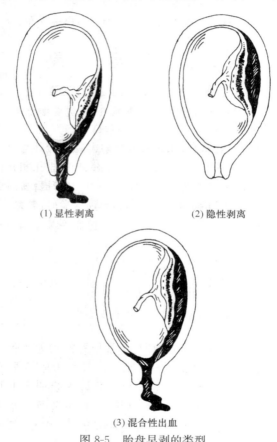

(1) 显性剥离　　　(2) 隐性剥离

(3) 混合性出血

图 8-5　胎盘早剥的类型

1. 显性剥离或外出血　若胎盘剥离部分继续扩大,当血液冲破胎盘边缘,经宫颈管向外流出,为显性剥离或外出血。

2. 隐性剥离或内出血　若胎盘边缘仍附着于子宫壁上,或胎膜与子宫壁未分离,或胎头固定于骨盆入口,使胎盘后血液不能流出,而积聚于胎盘与子宫壁之间,即为隐性剥离或内出血。

3. 混合性出血　当隐性出血积聚过多时,血液仍可冲开胎盘边缘与胎膜而外流,形成混合性出血。偶有出血穿破胎膜进入羊水中成为血性羊水。

胎盘早剥发生内出血时,血液积聚于胎盘与子宫壁之间,随着胎盘后血肿压力的增加,血液浸入子宫

肌层,当血液渗透至浆膜层时,子宫表面呈现紫蓝色瘀斑,尤以胎盘附着处为著,称子宫胎盘卒中(utero-placental apoplexy),又称库弗莱尔子宫(Couvelaire uterus)。子宫肌层由于血液浸润,引起肌纤维分离、断裂甚至变性,收缩力减弱甚至无收缩力,引起产后出血。

☞考点:胎盘早剥的病理类型

【临床表现】

胎盘早剥的临床特点是妊娠晚期突然发生腹部持续性疼痛,伴或不伴有阴道流血。病情的严重程度取决于胎盘剥离面积的大小和出血量的多少,胎盘早剥分为3度。

Ⅰ度:多见于分娩期,胎盘剥离面积小,患者无腹痛或者腹痛轻微,贫血体征不明显。腹部检查见子宫软,大小与妊娠周数相符,胎位清楚,胎心率正常。产后检查见胎盘母体面有凝血块及压迹即可诊断。

Ⅱ度:胎盘剥离面为胎盘面积1/3左右。表现为突然发生持续性腹痛、腰酸或腰背痛,疼痛程度与胎盘后积血量成正比。无阴道流血或流血量不多,贫血程度与阴道流血量不相符。腹部检查见子宫大于妊娠周数,宫底随胎盘后血肿增大而升高。胎盘附着处压痛明显(若胎盘位于后壁则不明显),宫缩有间歇,胎位可扪及,胎儿存活。

Ⅲ度:胎盘剥离面超过胎盘面积1/2。患者出现恶心、呕吐、面色苍白、四肢湿冷、脉搏细数、血压下降等休克症状。腹部检查见子宫板状硬,于宫缩间歇时不能松弛,胎位扪不清,胎心消失。若患者无凝血功能障碍属Ⅲa,有凝血功能障碍属Ⅲb。

☞考点:胎盘早剥的临床表现

【辅助检查】

1. B超检查　显示胎盘与子宫壁之间出现边缘不清楚的液性低回声区,胎盘异常增厚或胎盘边缘"圆形"裂开。

2. 实验室检查　血常规、尿常规、肾功能、血生化、DIC筛选实验、纤溶确诊试验、全血凝块观察及溶解试验等,以了解凝血功能。情况紧急时,可抽取肘静脉血2ml于易干燥试管中,轻叩管壁,7分钟后若无血块形成或形成易碎的软凝血块,表明凝血功能障碍。

【对母儿的影响】

1. 弥散性血管内凝血(DIC)　胎盘早剥处的绒毛和蜕膜中释放大量组织凝血活酶,激活凝血系统,引发DIC,表现为皮肤黏膜、注射部位出血,子宫出血不凝等。

2. 贫血、产后出血　因大量出血、子宫胎盘卒中、DIC而致。

3. 急性肾衰竭　大量出血使肾脏灌注量严重受

损而致。

4. 羊水栓塞 羊水可能经剥离面开放的子宫血管进入母体血循环,栓塞肺血管所致。

5. 胎儿急性缺氧、早产率、新生儿窒息率、围生儿死亡率明显升高。

【处理原则】

胎盘早剥处理不及时,严重威胁母儿生命,应及时诊断,积极治疗。

1. 纠正休克 病情严重,处于休克状态时,应积极抗休克治疗,尽快改善患者状况。补充血容量,及时输入新鲜血液,补充凝血因子。

2. 及时终止妊娠 胎儿娩出前,胎盘剥离有可能不断加重,因此一旦确诊胎盘早剥,应及时终止妊娠。根据孕妇病情轻重、胎儿宫内状况、产程进展、胎产式等决定终止妊娠的方式。对以外出血为主、Ⅰ度胎盘早剥、产妇一般状况良好者,考虑经阴道分娩;Ⅱ度胎盘早剥、不能在短时间内结束分娩者;Ⅲ度胎盘早剥、胎儿已死、产妇病情恶化、短时间内不能结束分娩者应立即选择剖宫产术终止妊娠。

3. 并发症处理 迅速终止妊娠,阻断促凝物质释入母血,补充凝血因子,纠正凝血功能障碍;及时补充血容量,必要时给予利尿剂呋塞米或甘露醇纠正肾衰竭;给予子宫收缩剂、持续子宫按摩、输注新鲜血等处理产后出血。

【护理诊断/问题】

潜在并发症:失血性休克、产后出血、凝血功能障碍、急性肾衰竭、羊水栓塞、胎儿窘迫

组织灌注量不足 与胎盘早剥引起的大出血有关

恐惧 与胎盘早剥起病急、进展快,危及母儿生命有关

预感性悲哀 与死产、切除子宫有关

【护理措施】

1. 纠正休克,改善患者一般情况 护士应协助孕妇去枕左侧卧位;吸氧;迅速开放静脉通道,输血、输液以补充血容量及凝血因子。

2. 心理护理 Ⅱ度及Ⅲ度胎盘早剥患者多数起病急、进展快,对母儿危害大。抢救时须沉着镇定,与家属做好沟通,讲解有关胎盘早剥的知识,鼓励提问并给予解释,缓解患者的恐惧心理。

3. 密切观察病情变化,及时发现并发症 对出现皮下、黏膜或注射部位出血,子宫出血不凝,血尿、咯血及呕血等凝血功能障碍表现,或出现少尿或无尿等急性肾衰竭现象,应遵医嘱补充血容量和使用利尿剂,同时密切监测胎儿状态。及时发现并发症并报告医师配合处理。

4. 做好终止妊娠的准备 一旦确诊胎盘早剥,应及时终止妊娠,依据孕妇病情轻重、胎儿宫内状况、产程进展、胎产式等决定分娩方式,护士需做好阴道分娩或即刻手术的准备工作。做好抢救新生儿的准备。

5. 防治产后出血 胎盘早剥的产妇易发生产后出血,应遵医嘱在胎儿前肩娩出后立即给予宫缩剂,并配合按摩子宫。如出现不能控制的子宫出血或出血不凝时,应快速输注新鲜血补充凝血因子,必要时做好切除子宫的准备工作。

6. 产褥期护理 嘱产妇加强营养,纠正贫血。及时更换会阴垫,保持会阴部清洁、干燥。

☞考点:胎盘早剥的护理措施

【健康教育】

1. 加强对孕妇的宣教,为预防胎盘早剥,应使孕妇接受规律产前检查,及时治疗妊娠期高血压疾病、慢性肾病等。

2. 妊娠晚期避免长时间仰卧位及腹部外伤;处理羊水过多和双胎妊娠时,避免子宫压力骤降。

3. 产褥期应注意加强营养,纠正贫血。勤更换会阴垫,保持会阴部清洁,防止感染。

4. 根据产妇身体状况给予母乳喂养指导。死产者及时给予退乳措施。指导避孕,剖宫产术后需避孕2年方能再次受孕。

5. 有胎盘早剥史者再次妊娠发生胎盘早剥的危险性比无胎盘早剥史的孕妇高 10 倍,应嘱胎盘早剥史的经产妇加强孕期监护。

第 6 节 早 产

///案例8-9

赵某,25 岁,停经 34 周,下腹痛、腹坠、腰酸 16 小时入院。平素月经规律,孕 2 产 0。2 天前有一次性生活,之后出现下腹坠痛、腰酸,并逐渐加重。查体:体温 36.5℃,脉搏 76 次/分,血压 120/80mmHg。产科检查:腹围 94cm,宫高 30cm。胎位 ROA,胎心率 142 次/分。宫口开大 2cm,胎先露-2,胎膜未破。宫缩间隔 6～7 分钟,持续 30～40 秒。骨盆外测量无异常。B 超检查:胎儿未见异常,双顶径 8.5cm,胎盘Ⅱ级,羊水量适中。

问题:

1. 请给出此病例的初步诊断及处理原则。

2. 针对该孕妇情况,应给予哪些护理措施?

3. 如何预防早产的发生?

早产(preterm delivery)指妊娠满 28 周至不足 37 周间分娩者,此时娩出的新生儿体重低于 2500g,称早产儿。早产是围生儿死亡的重要因素之一。

【原因】

1. 母体因素　孕妇下生殖道及泌尿道感染;妊娠并发症与合并症,如妊娠期高血压疾病,妊娠合并病毒性肝炎、急性肾盂肾炎、严重贫血、子宫畸形、宫颈内口松弛、子宫肌瘤等;创伤、手术、妊娠晚期性生活等。

2. 胎儿胎盘因素　双胎、羊水过多、胎膜早破、宫内感染、母儿血型不合、胎盘功能不全、前置胎盘、胎盘早剥。

3. 感染因素　绒毛膜羊膜炎、羊水感染是许多无诱因早产的原因。

【临床表现】

早产的临床表现是子宫收缩,最初为不规律子宫收缩,常伴少许阴道流血,逐渐发展为规律宫缩,使宫颈管消失和宫口扩张,可伴胎膜早破。妊娠满 28 周至不足 37 周出现至少 10 分钟一次的规律宫缩,伴宫颈管缩短,可诊断先兆早产。若规律宫缩逐渐增加,20 分钟出现 4 次以上,持续 30 秒以上,伴宫颈管缩短≥75%,宫颈口扩张 2cm 以上,诊断为早产临产。早产应区别于妊娠晚期出现的生理性子宫收缩,生理性子宫收缩一般无痛感,不规律,不伴有宫颈管消退和宫口扩张等改变。

【处理原则】

若胎儿存活,无宫内窘迫、胎膜未破,无严重产科并发症及合并症者,应通过休息和药物抑制宫缩,尽可能维持妊娠至足月;如胎膜已破,早产已不可避免时,尽可能预防新生儿合并症,促胎肺成熟,提高早产儿的存活率。

【护理诊断/问题】

有新生儿受伤的危险:与早产儿发育不成熟有关

新生儿低体温:与体温调节中枢功能不健全、体内产热不足有关

焦虑:与担心早产儿预后有关

【护理措施】

1. 预防早产　从孕前开始预防早产,进行孕前咨询,注意治疗慢性疾病,改变不良生活习惯;重视孕期保健,指导孕妇加强营养,保持心情平和;孕期避免诱发宫缩的活动,如性生活、劳累等;高危孕妇应多卧床休息,取左侧卧位,改善胎儿血氧供应;慎做肛查和阴道检查;积极治疗合并症,宫颈内口松弛者应于孕 14～18 周作子宫颈内口缝合术,防止早产的发生。

2. 心理护理　帮助孕妇和家属了解早产的发生原因,告知早产发生并非孕妇本人的过错,减轻孕妇的负疚感;但也要避免给孕妇过于乐观的保证;鼓励家属陪护提供心理支持,减轻孕妇的孤独感、无助感。

3. 对症护理

(1) 用药护理:先兆早产的治疗主要为抑制宫缩,护士应明确药物的作用和用法,能识别药物的毒副作用。常用的抑制宫缩药物有:β-肾上腺受体阻滞剂、硫酸镁、钙拮抗剂、前列腺素合成酶抑制剂。β-肾上腺受体阻滞剂的不良反应为心跳加快、血压下降、血糖增高、血钾降低、恶心、出汗、头痛等。硫酸镁用药过程中应注意早期识别毒性反应(详见妊娠期高血压疾病)。

(2) 协助控制感染:感染是早产的重要诱因,遵医嘱给予抗生素控制感染。

(3) 预防新生儿呼吸窘迫综合征的发生:对妊娠 34 周前的早产,应争取时间遵医嘱给予孕妇肾上腺糖皮质激素如地塞米松,促胎肺成熟,可明显降低新生儿呼吸窘迫综合征的发生率。

(4) 为分娩做准备:如早产已不可避免,应尽早做好分娩的准备;大多数早产儿可经阴道分娩;临产后慎用抑制新生儿呼吸中枢的药物;停用一切宫缩抑制剂;产程中给予产妇吸氧;第二产程考虑使用会阴切开术缩短产程,减少分娩过程中对胎头的压迫,预防新生儿颅内出血。

☞考点:早产的护理措施

【健康教育】

1. 减少非计划性怀孕,保持生殖器官卫生及性卫生。

2. 做好孕期保健工作,指导孕妇加强营养,保持心态平和;积极治疗妊娠并发症及合并症。

3. 鼓励父母尽早探视并参与照顾早产儿,与早产儿接触、拥抱、交流;向家长阐明保暖、喂养及预防感染等护理措施的重要性及注意事项。

4. 建议母亲照顾早产儿要勤洗手,减少他人探视,家中有感染性疾病者避免接触早产儿。

5. 早产儿出院后,应定期带其到医院检查;早产

儿出生后 2 周开始使用维生素 D 制剂,出生后两个月补充铁剂,预防佝偻病和贫血;按期预防接种。

第 7 节　过 期 妊 娠

案例 8-10

张某,26 岁,停经 42^{+5}周,未临产,自觉胎动减少 2 天。平素月经规律,孕 2 产 0。停经 40 余天出现恶心、呕吐、乏力,孕 4 个多月自觉胎动,孕期平顺。查体:体温 36℃,脉搏 72 次/分,血压 130/70mmHg。产科检查:腹围 97cm,宫高 35cm。胎位 ROA,胎心率 136 次/分。无宫缩,宫口未开,胎先露-3,骨盆外测量无异常。B 超检查:胎儿未见异常,双顶径 9.5cm,胎盘Ⅲ级,羊水量少。

问题:
1. 请给出该病例的初步诊断。
2. 针对该孕妇情况,应给予哪些护理措施?

平时月经周期规则,妊娠达到或超过 42 周(≥294 日)尚未分娩者,称为过期妊娠(postterm pregnancy)。发生率占妊娠总数的 3%～15%。过期妊娠是胎儿窘迫、胎粪吸入综合征、过熟综合征、新生儿窒息、围生儿死亡及巨大儿、难产等发生的重要原因。

【原因】

过期妊娠的病因可能有:妊娠末期雌、孕激素比例失调,如雌二醇分泌不足而黄体酮水平增高,影响前列腺素和缩宫素的作用,使分娩发动延迟;胎儿畸形如无脑儿,促肾上腺皮质激素产生不足,使雌激素分泌减少,影响分娩发动;头盆不称以及遗传等因素等。

【病理】

1. 胎盘　过期妊娠胎盘有以下两种表现:

(1)胎盘功能正常:胎盘外观与镜检同正常足月妊娠胎盘相似,仅体积、重量略有增加。

(2)胎盘功能减退:胎盘肉眼观察,母体面呈片状或多灶性梗死及钙化,胎儿面及胎膜被胎粪污染呈黄绿色;镜检发现绒毛内血管床减少,间质内纤维化增加等胎盘老化现象,这些变化使胎盘的物质交换与转运能力下降。

2. 羊水　妊娠 42 周后羊水量减少迅速,可减少至 300 ml 以下。羊水胎粪污染率明显增高,是足月妊娠的 2～3 倍。

3. 胎儿　有以下两种生长类型:

(1)正常生长或巨大儿:过期妊娠胎盘形态与功能基本正常者,能维持胎儿在宫内继续生长,使出生体重增加,约 25% 成为巨大儿。

(2)胎儿成熟障碍:10%～20% 过期妊娠并发儿成熟障碍综合征,与慢性胎盘功能不良引起胎儿缺

氧、营养缺乏有关。临床可分为 3 期:

Ⅰ期:胎儿为过度成熟,表现为胎脂明显减少,皮肤干燥松弛有皱褶,形似"小老人"。

Ⅱ期:胎儿缺氧,肛门括约肌松弛,胎粪排出,羊水及胎儿皮肤粪染,围生儿病率及死亡率最高。

Ⅲ期:胎儿全身因粪染历时较长广泛着色,此期胎儿已渡过Ⅱ期危险阶段,其预后反较Ⅱ期好。

【对母儿的影响】

过期妊娠时,巨大儿的发生率增加;由于胎盘功能减退的病理改变致使胎儿宫内窘迫、胎粪吸入综合征、新生儿窒息等围生儿发病率及病死率均明显增高。母体因胎儿窘迫、头盆不称、产程延长、颅骨钙化不易变形、巨大儿等使手术产率及产伤率明显增加。

【辅助检查】

1. 胎动计数　对妊娠 40 周后未分娩的孕妇,通过计数胎动进行自我监护,12 小时胎动应在 30 次以上,如胎动＜10 次/12 小时或逐日下降超过 50%,提示胎儿缺氧。

2. 胎儿电子监护仪监测　包括无应激试验(NST)、缩宫素激惹试验(OCT)。NST 有反应型,配合 B 型超声检查可估计胎儿宫内安危,一般每周 1～2 次;或进行 OCT,如在良好宫缩下,无频繁晚期减速,提示胎儿储备能力好。

3.B 超检查　观察羊水量、胎盘成熟度、胎动、胎儿呼吸运动、胎儿肌张力,测定胎儿双顶径、股骨长度、腹围值以推算胎龄。

【处理原则】

尽量避免过期妊娠的发生,争取在妊娠足月时终止妊娠。一旦确定为妊娠过期,即根据胎儿情况及胎盘功能及宫颈成熟度决定处理方案。

1. 胎盘功能尚好,宫颈成熟度差者可选用缩宫素促宫颈成熟。

2. 过期妊娠胎儿易发生宫内窘迫,若发生胎心异常时宫口已开全,可行阴道助产术,如宫口未开全,应行剖宫产术。

【护理诊断/问题】

有新生儿受伤的危险　与过期儿胎盘功能减退,易发生胎儿窘迫有关

焦虑　与担心围生儿安危有关

【护理措施】

1. 一般护理　指导孕妇充分休息,取左侧卧位,鼓励营养摄入;同时帮助孕妇核实预产期,并积极配合判断胎盘功能的检查和操作。

2. 心理护理　帮助孕妇和家属了解过期妊娠对母儿的影响,告知目前胎儿的情况,鼓励其以良好的心态接受、配合阴道分娩或剖宫产。对于不愿意接受人

工终止妊娠者,护士应耐心解释,让孕妇和家属了解继续妊娠可能出现胎儿窘迫或巨大儿、难产等情况。

3. 对症护理 进入产程后,严密监护胎心变化,注意破膜时间和羊水的性状;羊水Ⅲ度污染者要求在胎肩娩出前尽量吸净胎儿鼻、咽部黏液;对于宫颈条件成熟引产者,可在人工破膜后,采取密切监护下的经阴道分娩;若宫颈条件不成熟则促使宫颈成熟;若出现了胎盘功能减退征象或胎儿窘迫现象,应立即做好剖宫产手术准备。积极做好各种手术操作的准备和抢救新生儿的准备工作。

【健康教育】

1. 育龄期女性要明确末次月经的日期,以便正确推算预产期。

2. 加强宣教,使孕妇及家属认识过期妊娠的危害性。

3. 定期进行产前检查,尽早识别过期妊娠,妊娠超过40周尚未临产,应去医院检查,适时终止妊娠。

第8节 羊水量异常

一、羊 水 过 多

/// 案例8-11

刘某,31岁,停经 32^{+2} 周,自觉腹部胀痛5天。产科检查:腹围103cm,宫高35cm。胎心率136次/分。B超检查:羊水最大暗区垂直深度9.4cm,胎儿大小与孕周相符,未发现消化道、泌尿道及神经管缺陷等畸形,胎儿轻度水肿,胎位LOT,双顶径8.3cm。

问题:

1. 如何确定羊水过多?请给出该病例的初步诊断及可能的致病因素。

2. 该患者的护理诊断有哪些?

凡在妊娠任何时期羊水量超过2000ml者称羊水过多(polyhydramnios)。正常妊娠时,羊水量随孕周增加而逐渐增多,妊娠38周时约1000ml,此后逐渐减少,妊娠40周时平均为800ml。羊水过多发生率为0.5%～1%。羊水量在数日内急剧增多称急性羊水过多。羊水量在较长时间内缓慢增多,称慢性羊水过多。

【病因】

羊水在母体和胎儿之间不断进行交换,维持着动态平衡。羊水交换一旦失去平衡,可发生羊水量异常。羊水过多可能与以下因素有关:

1. 胎儿畸形 为最常见的原因,约占25%。多见于中枢神经系统和上消化道畸形,如无脑儿、脊柱裂、脑膜膨出、胎儿有食管闭锁或幽门梗阻等。

2. 孕妇患病 孕妇患糖尿病、贫血、妊娠期高血压疾病等常伴有羊水过多。母儿血型不合时,胎盘绒

毛水肿影响液体交换,导致羊水过多。

3. 多胎妊娠 多胎妊娠并发羊水过多是单胎妊娠的10倍,多发生于单卵双胎中占优势的胎儿,由于胎盘有血管吻合,受血胎儿血容量多,多尿,使羊水生成过多。

4. 胎盘脐带病变 如巨大胎盘及胎盘血管瘤等,脐带帆状附着也可引起羊水过多。

5. 特发性羊水过多 约占30%,未发现孕妇、胎儿或胎盘有任何异常,原因不明。

【临床表现】

1. 急性羊水过多 较少见,多发生在妊娠20～24周。由于羊水急剧增多,子宫于数日内急剧增大,孕妇自觉腹部迅速增大,腹部胀痛,行动不便,气促、心悸、发绀、平卧困难、消化不良、呕吐、便秘等。检查见腹壁紧张、皮肤发亮,下肢、外阴或腹壁水肿;子宫大于妊娠月份,触之有液体波动感,胎位不清,胎体有漂浮感,胎心音遥远或听不清。

2. 慢性羊水过多 多发生于妊娠晚期,病程进展缓慢,孕妇多能适应,表现较轻。易发生胎位不正、早产。腹部检查:子宫较正常妊娠月份大,腹壁紧张,有明显的液体波动感,胎体常扪不清或胎儿有浮沉胎动感,胎心音遥远、微弱或听不清。

【辅助检查】

1. B超检查 为羊水过多的主要辅助检查方法。最大羊水暗区垂直深度(AFV)＞7cm,羊水指数(AFI)＞18cm可考虑羊水过多。此外,还可见胎儿漂浮于羊水中,若合并胎儿异常如无脑儿、显性脊柱裂、胎儿水肿及双胎等可同时被发现。

链接 »»

羊 水 指 数

近年来提倡应用羊水指数法进行羊水量异常的判断。将孕妇腹部经脐横线与腹白线作为标志,分为4个象限,测量各象限最大羊水池的垂直径线,即4个区羊水最大暗区垂直深度之和,即为羊水指数,正常值为8～18cm。羊水指数＞18cm,可诊断羊水过多。测量时如羊水池居标志线两侧,只测量一侧的径线。

2. 甲胎蛋白(AFP)测定 行羊膜腔穿刺,若羊水AFP值超过同期正常妊娠平均值3个标准差以上,或母血清AFP值超过同期正常妊娠平均值2个标准差以上,提示胎儿有严重神经管缺陷、上消化道闭锁等畸形。

3. 孕妇血型检查 胎儿水肿应检查孕妇Rh、ABO血型,排除母儿血型不合。

【处理原则】

1. 羊水过多合并正常胎儿 根据羊水过多的程

度与胎龄决定处理原则。孕周<37 周,胎肺不成熟者,应尽量延长孕周;应用前列腺素合成酶抑制剂减少胎儿排尿;积极治疗糖尿病、妊娠期高血压疾病等妊娠合并症及并发症。

2. 羊水过多合并胎儿畸形　应及时终止妊娠。

【护理诊断/问题】

有胎儿受伤的危险　与羊水过多易致胎膜早破、脐带脱垂有关

舒适改变　与腹部胀满、呼吸困难、不能平卧等有关

焦虑　与胎膜早破致早产、新生儿可能畸形有关

【护理措施】

1. 一般护理　注意休息,建议左侧卧位,改善胎盘血液供应。做好生活护理,有呼吸困难、心悸、腹胀等压迫症状的孕妇应协助取半卧位;抬高水肿的下肢,增加静脉回流,减轻压迫;指导孕妇摄取低盐饮食;防止便秘;减少增加腹压的活动以防胎膜早破;如发生自然破膜,应嘱孕妇立即平卧,抬高臀部,防止脐带脱垂。

2. 心理护理　向孕妇及家属介绍羊水过多的原因及注意事项,提供精神上的支持。保持积极良好的心态配合治疗和护理。孕妇由于诊断畸形胎儿引产后会极度悲哀、伤心,对下次妊娠产生恐惧,担心再次出现胎儿畸形。护士应耐心向孕妇及家属讲解胎儿畸形出现的相关高危因素及预防措施,帮助其正确看待此次妊娠失败,减轻孕妇对下次妊娠的恐惧。

3. 对症护理

(1) 病情观察:定期测量宫高、腹围和体重,判断病情进展;观察孕妇的生命体征,及时发现并发症;症状严重需破膜放羊水时,注意观察血压、脉搏、阴道流血、胎心及宫缩情况,及时发现胎盘早剥和脐带脱垂的征象;产后应密切观察子宫收缩及阴道流血情况,及时给予缩宫素,按摩子宫防止产后出血。

(2) 配合治疗:产前检查明确胎儿有畸形时,应及早终止妊娠;腹腔穿刺放羊水时应注意放羊水的速度和量,不宜过多、过快,一次放羊水量不超过 1500ml,每小时约 500ml;放羊水时应固定胎儿为纵产式,放羊水后,腹部放置砂袋或腹带包裹,以防血压骤降发生休克。

【健康教育】

1. 加强宣教,做好育龄妇女的优生优育指导。

2. 强调产前检查的重要性,做好产前筛查工作,及时发现羊水过多。

3. 指导孕妇出现呼吸困难、心悸、腹胀等压迫症状时,应及时就诊。

4. 指导下次妊娠的注意事项,如有遗传病者做遗传咨询等。

二、羊 水 过 少

///　案例 8-12

李某,29 岁,停经 41⁺⁴ 周,未临产,B 超提示羊水量少入院。平素月经规律,孕 1 产 0。产科检查:腹围 91cm,宫高 32cm。胎位 ROA,胎心率 142 次/分。无宫缩,宫口未开,骨盆外测量无异常。B 超检查:羊水指数 3.0cm,双顶径 9.2cm,未见胎儿异常。

问题:

1. 如何确定羊水过少?

2. 针对该孕妇情况,应给予哪些处理及护理措施?

妊娠足月时羊水量少于 300ml 者,称为羊水过少 (oligohydramnios)。羊水过少的发病率为 0.4%~4%,羊水过少严重影响围生儿的预后,若羊水量少于 50ml,胎儿窘迫发生率达 50% 以上,围生儿死亡率可达 88%,应受到重视。

【病因】

主要与羊水产生减少或吸收、外漏增加有关,多见于以下情况。

1. 胎儿畸形　以胎儿泌尿系统畸形为主,如胎儿先天肾缺如、肾脏发育不全、输尿管或尿道狭窄等畸形致尿少或无尿,以致羊水减少。

2. 胎盘功能不良　如过期妊娠时胎盘功能减退,灌注量不足,胎儿脱水,导致羊水过少。

3. 胎儿宫内发育迟缓　羊水过少是胎儿宫内发育迟缓的特征之一,慢性缺氧引起胎儿血液循环重新分配,主要供应脑和心脏,而肾血流量下降,致使胎尿生成减少导致羊水过少。

4. 羊膜病变　羊水过少时用电镜观察发现羊膜上皮层变薄,上皮细胞萎缩,微绒毛短粗、数目少等。认为可能与羊膜本身病变有关。

5. 其他　如孕妇脱水、血容量不足;孕妇应用某些药物(如利尿剂等)亦可引起羊水过少。部分羊水过少原因不明。

【临床表现】

孕妇于胎动时感觉腹痛,检查见腹围、宫高比同期正常妊娠者小,尤以胎儿生长受限者明显,有子宫紧裹胎儿感。子宫敏感性高,临产后宫缩多不协调,阵痛剧烈,宫口扩张缓慢,产程延长。若发生在妊娠早期,胎膜可与胎体粘连,造成胎儿畸形,甚至肢体短缺。若发生在妊娠中、晚期,子宫四周的压力直接作用于胎儿,容易引起肌肉骨骼畸形,如斜颈、曲背、手足畸形。15% 的胎儿还会出现肺发育不全。

羊水过少有时因临床表现不典型,容易被忽略,

只有在人工破膜或自然破膜后发现无羊水或流出少量黏稠、浑浊、暗绿色液体,才诊断羊水过少。

【辅助检查】

1. B型超声检查　单一最大羊水暗区垂直深度≤2cm考虑羊水过少,≤1cm为严重羊水过少;羊水指数≤8.0cm为羊水过少的临界值;羊水指数≤5cm为羊水过少的绝对值。此外,B超还可判定胎儿有无畸形。

2. 羊水直接测量　以破膜后羊水少于300 ml作为诊断羊水过少的标准。羊水多黏稠、浑浊、呈暗绿色。但羊水直接测量法不能早期发现。

3. 胎儿电子监护仪检查　羊水过少的主要威胁是脐带及胎盘受压,使胎儿储备力减低,NST呈无反应型,一旦子宫收缩脐带受压加重,则出现胎心变异减速和晚期减速。

【处理原则】

根据胎儿有无畸形及孕周决定处理原则。羊水过少是胎儿危险的重要信号。对胎儿畸形或胎儿已成熟、胎盘功能严重不良者,应立即终止妊娠。胎儿畸形者,常采用引产;妊娠足月合并严重胎盘功能不良或胎儿窘迫,估计短时间内不能经阴道分娩者,应行剖宫产术;如胎肺不成熟,无明显胎儿畸形,可经羊膜腔灌注液体缓解脐带受压及羊水胎粪污染程度,提高阴道安全分娩的可能性,提高围生儿存活率。

链接 ▶▶▶

羊膜腔输液

近年来,临床应用羊膜腔输液取得良好效果。方法是:产时羊膜腔安放测压导管及头皮电极监护胎儿,将37℃的0.9%氯化钠水溶液,以15～20ml/min的速度灌入羊膜腔,一直滴至胎心率变异减速消失,或羊水指数达到8cm。通常约需输注生理盐水250ml,如果输注800ml后胎心变异减速不消失,则为治疗失败。多次羊膜腔输液易发生绒毛膜羊膜炎等并发症。

【护理诊断/问题】

有胎儿受伤的危险　与羊水过少有关

预感性悲哀　与羊水过少致胎儿宫内窘迫有关

焦虑　与担心胎儿畸形、安危有关

【护理措施】

1. 一般护理　指导孕妇休息时取左侧卧位,改善胎盘血液供应;教会孕妇自我监测胎动,给予吸氧;多饮水;积极预防胎膜早破的发生。

2. 心理护理　向孕妇及家属介绍羊水过少的有关知识,加强与孕妇交流,鼓励其与他人交流心理感受,并给予心理指导,缓解其焦虑、恐惧心理。

3. 对症护理　严密观察胎动、胎心的变化,并做

好羊膜腔输液准备,协助医生具体实施,每周测宫高、腹围或B型超声检查以了解羊水变化;明确胎儿有畸形时,应终止妊娠;足月者做好引产准备,严密观察宫缩及胎心,同时做好剖宫产与抢救新生儿的准备。

【健康指导】

1. 加强宣教,做好育龄妇女的优生优育指导。

2. 强调产前检查的重要性,做好产前筛查工作,及时发现羊水过少。

3. 嘱孕妇妊娠期有胎动时腹痛明显或宫高小于孕周时及时到医院检查。

4. 产后注意休息,保持情绪稳定;合并畸形者应到优生门诊进一步咨询。

第9节　多胎妊娠及巨大儿

一、多胎妊娠

一次妊娠宫腔内同时有两个或两个以上胎儿时称多胎妊娠(multiple pregnancy)。多胎妊娠的发生率与家族史、促排卵药物及近年来辅助生育技术的广泛开展等有关。多胎妊娠易引起妊娠期高血压疾病等并发症,孕产妇及围生儿死亡率均较单胎妊娠明显增加,属于高危妊娠的范畴。本节主要讨论双胎妊娠(twin pregnancy)。

【双胎的类型及特点】

1. 双卵双胎(dizygotic twin)　两个卵子分别受精形成的双胎妊娠,约占双胎妊娠的70%,其发生率与种族、遗传、胎次、年龄、促排卵药的应用及多胚胎宫腔内移植有关。两个胎儿的性别血型可相同或不同,其容貌相似程度同一般兄弟姐妹。两受精卵着床后形成各自的胎盘、羊膜和绒毛膜,有时两个胎盘发育时紧靠并融合在一起,但两个胎盘的血循环互不相通,胎儿分别位于自己的胎囊中,两胎囊之间的中隔由两层羊膜和两层绒毛膜组成,有时两层绒毛膜可以融合为一层(图8-6)。

2. 单卵双胎(monozygotic twin)　由一个受精卵分裂而成的双胎,约占双胎妊娠的30%,形成原因不明,不受种族、遗传、年龄、胎次、医源的影响。由于胎儿的基因相同,故其性别、血型相同、容貌相似。由于受精卵在早期发育阶段发生分裂的时间不同,单卵双胎的胎盘和胎膜形成以下4种类型(图8-7):

(1) 双羊膜囊双绒毛膜单卵双胎:占单卵双胎的30%左右。分裂发生在受精后3日内,即桑葚胚期前,形成两个独立的受精卵、两个羊膜囊,羊膜囊间隔有两层绒毛膜、两层羊膜,胎盘为两个。

(2) 双羊膜囊单绒毛膜单卵双胎:占单卵双胎的68%。分裂发生在受精后4～8日,胚胎发育处于囊

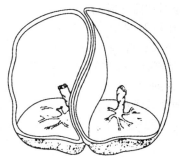

(1) 两个胎盘分开，两层绒毛膜，两层羊膜

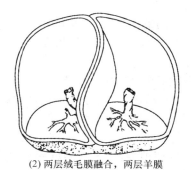

(2) 两层绒毛膜融合，两层羊膜

图 8-6　双卵双胎的胎盘及胎膜示意图

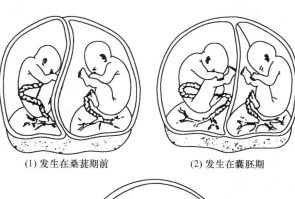

(1) 发生在桑葚期前　　(2) 发生在囊胚期

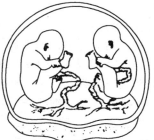

(3) 发生在羊膜囊已形成

图 8-7　受精卵在发育不同阶段形成单卵双胎的胎膜类型

胚期，即内细胞团与滋养细胞明显分化之后，羊膜囊尚未形成。两个胎儿具有共同的胎盘及绒毛膜，两个胎囊的中隔为两层羊膜。

（3）单羊膜囊单绒毛膜单卵双胎：占单卵双胎的1%～2%。分裂发生在受精后9～13日内，此时羊膜囊已形成，两个胎儿共存于一个羊膜腔内，共有一个胎盘。

（4）联体双胎：极罕见，发生率为单卵双胎的1/5000。分裂发生在受精后的13日后，此时原始胚盘已形成，不能完全分裂成两部分，导致不同形式的联体双胎。

【临床表现】

1. 症状　早孕反应较重；中期妊娠后体重增加迅速，腹部增大明显；妊娠晚期出现压迫症状，如呼吸困难、心悸、下肢水肿、静脉曲张，活动不便等。

2. 产科检查　孕10周后子宫增大较同期单胎妊娠明显，孕晚期腹围常超过100cm。妊娠中晚期腹部可触及到较多小肢体，以及3个以上的胎极（即胎头或胎臀）。听诊时不同部位可听到两个距离较远、不同节律的胎心音，或同时听诊1分钟，两个胎心率相差10次以上。

【辅助检查】

B超检查　对双胎的诊断和监护有较大帮助。妊娠6～7周时可见到两个妊娠囊，妊娠9周时可见到两个原始心管搏动，13周以后可见到两个胎头和躯干。用多普勒胎心仪检查，孕12周后可听到两个不同节律的胎心音。可筛查胎儿结构畸形，如联体双胎、开放性神经管畸形等。判断双胎类型，还可确定胎位。

【对母儿的影响】

1. 对母体的影响

（1）妊娠期高血压疾病：双胎妊娠并发妊娠期高血压疾病比单胎多3～4倍，可高达40%，且一般发病早，程度重。

（2）妊娠期肝内胆汁淤积症（intrahepatic chole-stasis of pregnancy，ICP）：发生率为单胎妊娠的2倍。临床上以皮肤瘙痒和黄疸为特征，主要危害胎儿。胆酸可高出正常值10～100倍，易引起早产、胎儿宫内缺氧、死胎及死产，围生儿死亡率增高。

（3）贫血：因两个胎儿同时发育，对铁、叶酸的需要量较大，缺铁性贫血多见。

（4）羊水过多及胎膜早破：双胎妊娠羊水过多发生率为12%，单卵双胎常在妊娠中期发生急性羊水过多，与双胎输血综合征及胎儿畸形有关。约14%双胎并发胎膜早破，与宫腔压力增高有关。

（5）宫缩乏力及产后出血：双胎子宫肌纤维过度伸展，常发生原发性宫缩乏力，致产程延长。经阴道分娩的双胎，其平均产后出血量≥500ml，与子宫过度膨胀、产后宫缩乏力及双胎时胎盘附着面积大有关。

（6）胎盘早剥：可能与妊娠期高血压疾病发病率增加、第一胎儿娩出后宫腔容积突然缩小有关。

2. 对围生儿的影响

（1）早产：约50%双胎并发早产，多因胎膜早破或宫腔内压力过高及严重母儿并发症所致。

(2) 胎儿生长受限:可能与胎儿拥挤、胎盘占蜕膜面积相对小有关。两个胎儿间生长不协调,与双胎输血综合征、一胎畸形或一胎胎盘功能严重不良有关。有时妊娠早中期双胎的一个胎儿死亡,可被另一个胎儿压成薄片,成纸样胎儿。

(3) 双胎输血综合征(TTTS):是单卵双胎严重的并发症。

(4) 脐带异常:单羊膜囊双胎易发生脐带互相缠绕、扭转,可致胎儿死亡。双胎胎位异常或胎先露未衔接出现胎膜早破时,易发生脐带脱垂。

☞考点:双胎妊娠对母儿的影响

链接 »»

双胎输血综合征

双胎输血综合征 (twin to twin transfusion syndrome, TTTS) 是双羊膜囊单绒毛膜单卵双胎的严重并发症。通过胎盘间的动-静脉吻合支,两胎儿的血循环相通,血液从动脉向静脉单向分流,使一个胎儿成为供血儿,另一个胎儿成为受血儿,造成供血儿贫血、血容量减少,致使发育迟缓,肾灌注不足,羊水过少,甚至因营养不良而死亡;受血儿血容量多,动脉压增高,各器官体积增大,胎儿体重增加,可发生充血性心力衰竭,胎儿水肿,羊水过多。

【处理原则】

1. 妊娠期 增加产前检查次数,补充足够营养,注意休息,预防贫血及妊娠期高血压疾病的发生,防止早产、产前出血及羊水过多等,适时终止妊娠。

2. 分娩期 密切观察产程进展和胎心变化。若双胎为双头位可行阴道自然分娩;非头位双胎以剖宫产为宜。

3. 产褥期 预防产后出血及休克,第二个胎儿娩出后应立即肌内注射或静脉滴注缩宫素,腹部放置沙袋,防止腹压骤降引起休克。

胎盘娩出后,应详细检查胎盘是否完整,判断是单卵双胎或双卵双胎。如新生儿体重小于 2500g,应按未成熟儿护理。酌情使用抗生素。

【护理诊断/问题】

有受伤的危险 与双胎妊娠的母儿并发症有关

预感性悲哀 与畸胎及双胎输血综合征等有关

潜在并发症:早产、脐带脱垂、贫血、妊娠期高血压疾病及胎盘早剥等

【护理措施】

1. 一般护理 定期产前检查,妊娠中期后增加产前检查的次数;加强营养,进食含高蛋白质、高维生素以及必需脂肪酸的食物;孕妇食欲下降时,应鼓励孕妇少量多餐,以满足两个胎儿生长发育需要;注意补充铁、叶酸及钙剂,预防贫血和妊娠期高血压疾病;

妊娠晚期应增加卧床休息时间,减少活动量,以防早产;应注意血压及尿蛋白的变化。妊娠中、晚期多取左侧卧位,增加子宫、胎盘的血供。

2. 心理护理 向孕妇及其家属介绍双胎妊娠的有关知识,帮助双胎妊娠的孕妇完成两次角色转变,接受成为两个孩子母亲的事实,并协助孕产妇及其家属做好照顾双胞胎的心理及环境的准备。告诉孕妇双胎妊娠虽属于高危妊娠,但孕妇不必过分担心母儿的安危,解除其思想顾虑,积极配合治疗和护理。

3. 对症护理

(1) 加强病情观察,及时发现并发症,如贫血、妊娠期高血压疾病、羊水过多、胎儿宫内生长受限及早产征象等。

(2) 双胎妊娠孕妇腰背部疼痛症状较明显时,应嘱其多休息,局部热敷,指导其做骨盆倾斜运动。嘱孕妇抬高下肢,增加静脉回流,减轻下肢水肿或下肢静脉曲张。

(3) 分娩期护理:多数双胎妊娠能经阴道分娩,经阴道分娩产程中注意事项为:①指导产妇配合,每次宫缩时进行呼吸运动以减轻疼痛;②严密观察胎心变化、注意宫缩及产程进展,一旦发现宫缩乏力或产程延长,及时报告医生给予处理;③第一个胎儿娩出后,应立即断脐,助手应在腹部固定第二胎儿为纵产式,等待 15~20 分钟后,第二个胎儿可自然娩出。如等待 15 分钟仍无宫缩,可人工破膜或静脉滴注缩宫素促进宫缩。如发现有脐带脱垂或疑有胎盘早剥时,立即用产钳助产或臀牵引,迅速娩出胎儿。如第一个胎儿为臀位,第二个胎儿为头位,应注意防止胎头交锁导致难产。严密观察新生儿对外界的适应,并给予早产儿护理。

(4) 积极防治产后出血:临产后应做好输血准备;第二胎儿娩出后立即遵医嘱静脉推注缩宫素,并使其作用维持到产后 2 小时以上;腹部置沙袋或腹带紧裹腹部,以防腹压突然降低发生休克。

(5) 胎盘娩出后,应详细检查胎盘是否完整,判断是单卵双胎还是双卵双胎。

(6) 如为早产儿或新生儿体重小于 2500g,应按未成熟儿加强观察和护理。

☞考点:双胎妊娠的护理措施

【健康教育】

1. 加强孕期保健,加强营养,注意补充铁、钙、叶酸、维生素等,以满足两个胎儿生长发育的需要。

2. 注意休息,多取左侧卧位,抬高下肢,减轻下肢水肿;保持心情愉快;妊娠晚期应注意休息,减少活动量,以防早产。

3. 指导产妇正确进行母乳喂养,保持乳汁充足。

4. 指导产妇产褥期后选择有效的避孕措施。

二、巨 大 胎 儿

胎儿体重达到或超过 4000g 者,称为巨大胎儿(fetal macrosomia)。国内发生率约 7%,国外发生率为 15.1%,男胎多于女胎。因巨大胎儿易导致头盆不称而发生分娩困难,手术产率及死亡率均较正常胎儿明显增高。肩难产较常见。

【高危因素】

1. 糖尿病孕妇巨大胎儿发生率为 26%,而无糖尿病孕妇仅为 5%~8%。

2. 身材较高大的父母巨大胎儿发生率高。

3. 孕妇营养过剩、肥胖、体重过重等。

4. 巨大胎儿常见于经产妇,胎儿体重有随分娩次数增加而增加的趋势。

5. 过期妊娠时如胎盘功能正常,随着孕期延长,胎儿体重继续增加成为巨大胎儿。

6. 羊水过多孕妇巨大胎儿发生率高。

【临床表现及辅助检查】

1. 症状　孕妇妊娠期子宫增大过快,体重增加迅速,常在妊娠晚期出现呼吸困难、腹部沉重及两肋部胀痛等症状。自觉肋两侧及腹部胀痛等症状。由于胎儿巨大,当产道、产力及胎位均正常时,亦可致头盆不称、软产道损伤、肩性难产、新生儿产伤等不良后果。

2. 体征　腹部明显膨隆,子宫大于正常孕周。胎体较大,先露部高浮,若为头先露,多数胎头跨耻征为阳性。听诊时胎心音多正常,但位置偏高。

3. B超检查　B超可提示羊水过多,胎体大,胎头双顶径常>10cm。

【对母儿的影响】

1. 对母体的影响　头盆不称发生率明显增加。子宫过度伸展、子宫收缩乏力、产程延长,常需手术助产,尤其是肩难产,若处理不当可发生严重的阴道损伤和会阴撕裂伤甚至子宫破裂,因此,产后出血、产褥感染的机会增加。

2. 对胎儿、新生儿的影响　由于胎儿大,产程延长和手术助产的机会增多,常引起颅内出血、胎儿窘迫、胎死宫内、新生儿产伤、窒息及死亡等。

【处理原则】

1. 妊娠期　发现胎儿巨大或有分娩巨大儿史者,应及时查找原因。如为糖尿病孕妇应积极治疗,并于妊娠 36 周后,根据胎儿成熟度、胎盘功能检查及血糖控制情况,择期引产或行剖宫产。

2. 分娩期　严密观察产程,遵循对产妇和胎儿损伤最小的原则决定分娩方式。巨大儿体重超过 4500g、产程延长或骨盆中等大小的患者,应提前做好剖宫产术前准备。巨大儿胎头双顶径已达坐骨棘

水平以下时,应做会阴后-侧切及产钳助产准备,做好处理肩难产的准备。分娩后应行阴道检查,了解有无软产道损伤,并预防产后出血。

3. 新生儿处理　预防新生儿低血糖,应在出生后 30 分钟监测血糖。于出生后 1~2 小时开始喂糖水,尽早开奶。对于轻度低血糖患儿可给予口服葡萄糖缓解,严重病儿应静脉输注。同时可用 10% 葡萄糖酸钙溶液 1ml/kg 加入葡萄糖液中静脉滴注,预防新生儿低钙血症。

【护理诊断/问题】

有胎儿受伤的危险　与难产和手术产有关

恐惧　与惧怕难产或担心胎儿发育异常的结果有关

预感性悲哀　与胎儿发育异常及是否存活有关

【护理措施】

1. 一般护理　让产妇充分休息,鼓励产妇进食、饮水,必要时按医嘱静脉补液,维持电解质平衡,以保持产妇良好的营养状况。正确指导产妇用力,避免体力消耗。糖尿病产妇应注意控制饮食。

2. 心理护理　护理人员应向产妇及家属解释与新生儿健康相关的问题及照顾方法,并提供发问及抒发情绪的机会,以帮助父母成功地扮演称职的父母亲角色。对于新生儿死亡的产妇及家属,应耐心疏导,使其情绪稳定,顺利度过哀伤期。针对产妇及家属的疑问,护理人员在护理过程中,应给予充分的解释,消除产妇和家属的精神紧张、焦虑和恐惧心理。

3. 症状护理　配合医生做好阴道助产及新生儿抢救的准备,新生儿出生后检查有无产伤。胎盘娩出后检查胎盘、胎膜的完整性及软产道的损伤情况。按医嘱给予缩宫素和抗生素,预防产后出血和感染。妊娠合并糖尿病母亲,其新生儿宜注意有无低血糖的表现。

【健康指导】

1. 指导产妇出院后注意休息,加强营养。

2. 指导母乳喂养及新生儿的随访计划。

3. 指导孕妇适度参加活动,同时补充营养,减少高热量、高脂肪、高糖分食品的摄入,控制自身体重和胎儿体重。合理调整饮食,避免隐性糖尿病的发生。

案例 8-1 分析

1. 该患者妊娠试验阳性,阴道少量出血,宫口可容一指,触及组织物,流产已不可避免,初步诊断为难免流产。

2. 自然流产分为先兆流产、难免流产、完全流产、不全流产及习惯性流产、稽留流产、流产合并感染。根据停经后腹痛和阴道流血的性质及程度、宫口是否开大、妊娠产物是

否排出、妊娠试验结果、流产发生的次数、时间等区分不同类型的流产。

3. 该患者护理措施 ①患者迫切希望胎儿存活,比较焦虑,护士应解释目前病情的进展情况,给予患者精神上的支持;鼓励孕妇表达内心的感受,让孕妇了解确定无保胎意义时,应顺其自然,鼓励其面对现实。②协助医生做好终止妊娠的准备工作,如器械准备,输液、输血准备;③术中、术后严密监测患者的生命体征、腹痛、阴道流血等情况;④嘱患者保持会阴清洁,防止感染。

案例 8-2 分析

1. 该患者妊娠试验阳性,少量阴道出血,腹部轻微疼痛,宫口未开,初步考虑为难免流产。

2. 该患者存在的护理问题 ①与出血有关的潜在组织灌注量改变;②有感染的危险;③预感性悲哀。

3. 此时该患者的护理措施 ①患者因担心妊娠是否能继续,常有焦虑情绪,护士应向其说明目前病情进展情况,护理经过及可能的预后,使孕妇能主动配合治疗和护理;②护士应注意观察孕妇的情绪变化,使孕妇情绪安定,增强保胎的信心;③嘱患者卧床休息,减少不必要的刺激,提供生活护理;④遵医嘱给予镇静剂、孕激素等;⑤随时评估病情变化,如阴道流血增多、腹痛加重等。

案例 8-3 分析

1. 根据病历信息,患者有停经、腹痛、阴道流血及休克的临床表现,宫颈有举痛及摇摆痛,可考虑为异位妊娠。此时,高度怀疑腹腔内出血,因子宫直肠陷凹在盆腔中的位置最低,故应配合医师进行阴道后穹隆穿刺检查,如抽出暗红色不凝血,说明腹腔内有出血,可协助确诊。

2. 该患者处于休克状态,其治疗原则为在纠正休克的同时进行手术抢救。

3. 该患者的护理措施 ①患者处于休克状态,应做好急救护理,迅速建立静脉输液通路,交叉配血,做好输血、输液的准备,补充血容量;②严密监测患者生命体征;③迅速做好急诊手术准备;④简明地向患者及家属讲明手术的必要性,减少和消除患者的紧张、恐惧心理,协助患者接受治疗方案;⑤保持外阴清洁,预防感染。

案例 8-4 分析

1. 根据病历信息,患者有停经、腹部隐痛、少量阴道流血,子宫左侧触及压痛区,尿 HCG 弱阳性,以及 B 超提示宫内无孕囊,左侧附件区有混合性包块,初步诊断为异位妊娠。异位妊娠囊未发生破裂,治疗原则为争取时间,保守治疗。

2. 该患者在保守治疗期间的护理要点 ①密切观察患者的生命体征,重视患者的主诉,注意腹痛和阴道流血的变化;②告诉患者病情发展的一些特征,如腹痛加剧、肛门坠胀感、阴道流血量增多等;③嘱患者绝对卧位休息,避免增加腹压;④如需应用化疗药物,应严格掌握药物剂量及给药方法,注意观察药物毒副作用。

案例 8-5 分析

1. 该患者妊娠 35 周,目前血压 170/110mmHg,自觉头痛、视物模糊,可考虑诊断为子痫前期重度。此时,应配合医师首先进行 24 小时尿蛋白定量检测;还应进一步行血液检查了解有无凝血功能障碍;进行肝、肾功能检查了解器官受损程度;进行眼底检查了解病情严重程度。

2. 该患者的入院护理诊断 ①组织灌流量改变;②体液过多;③有受伤的危险;④潜在并发症:肾衰竭、胎盘早期剥离;⑤焦虑。

该患者主要的治疗为原则为解痉,解痉药物主要为硫酸镁,用药过程中的注意事项为:①膝腱反射必须存在;②呼吸不少于 16/分;③尿量不少于 600ml/24 小时,或不少于 25ml/小时。硫酸镁治疗时需备好钙剂,一旦出现中毒反应,立即停止硫酸镁滴注,静脉推注 10% 的葡萄糖酸钙注射液。

案例 8-6 分析

1. 患者妊娠 36 周,头痛、视物模糊,突然出现剧烈抽搐等表现,即刻血压为 195/120mmHg,考虑为子痫。

2. 护士应立即给予以下紧急护理措施 ①协助医师控制抽搐,首选用药为硫酸镁;②保持患者的呼吸道通畅,立即给氧;③专人护理,防止受伤;④减少刺激 保持绝对安静;⑤密切监测血压、脉搏、呼吸、体温;⑥做好终止妊娠准备。

案例 8-7 分析

1. 根据病例内容,该患者有多次流产史,可能使子宫内膜损伤,现妊娠晚期出现无明显诱因的阴道流血,结合 B 超结果,考虑为前置胎盘。

该患者的处理原则为:该患者妊娠 34 周,未足月,胎儿存活,胎心良好,应采用期待疗法。在严密监护胎心、宫缩及患者生命体征的前提下,给予药物抑制宫缩,止血,纠正贫血,预防感染,促进胎儿成熟,使胎儿接近或达到足月,提高胎儿存活率。

2. 该患者的护理目标及措施为:①监测生命体征,及时发现病情变化;②保证休息,减少刺激;③定时间断吸氧;④纠正贫血;⑤遵医嘱给予宫缩抑制剂、镇静剂等药物;⑥做好心理护理,消除患者的紧张、恐惧心理,使患者以良好的心态积极配合治疗及护理。

案例 8-8 分析

1. 根据病例提供的信息,患者有头痛、头晕、视物模糊等自觉症状,突发剧烈腹痛,血压 90/50mmHg,胎位不清,胎心听不到,考虑为子痫前期重度并发Ⅲ度胎盘早剥。患者表情淡漠,皮肤湿冷、苍白,为休克前期的表现。应进一步作血、尿检查,了解患者有无凝血功能障碍,有无肾衰竭等。

该患者此时的处理原则为:积极抗休克治疗,及时输入新鲜血液,补充血容量及凝血因子。已出现胎死宫内,产妇未临产,短时间内不能结束分娩,为避免胎盘剥离面不断增加,促凝物质不断释放,应立即选择剖宫产术终止妊娠。

2. 该患者可能的护理诊断 ①失血性休克;②凝血功

能障碍;③胎死宫内;④预感性悲哀、恐惧。

3. 该患者的护理措施 ①迅速开放静脉通道,输血、输液以补充血容量及凝血因子;②吸氧;③密切观察病情变化,及时发现凝血功能障碍等并发症;④做好剖宫产手术准备终止妊娠;⑤胎儿前肩娩出后立即给予宫缩剂并配合按摩子宫,预防产后出血;⑥做好心理护理,缓解患者的焦虑、恐惧情绪,鼓励其配合治疗及护理;⑦保持会阴部清洁、干燥,预防感染。

案例 8-9 分析

1. 该孕妇妊娠 34 周,性生活后出现逐渐加重的下腹坠痛、腰酸,已出现规律宫缩,宫口已开大 2cm,初步诊断为早产且已临产。目前,胎心音正常,胎膜未破,处理原则为卧床休息,抑制宫缩,尽量维持妊娠至胎儿成熟。

2. 针对该孕妇情况,应给予以下护理措施:①做好抑制宫缩的用药护理,识别硫酸镁应用过程中的早期毒性反应如膝反射消失、呼吸减慢等,以及 β-肾上腺受体阻滞剂的毒副作用如心跳加快、血压下降、血钾降低等;②协助控制感染;③预防新生儿呼吸窘迫综合征的发生;④做好心理护理,告知孕妇和家属早产的发生原因,鼓励家属陪护提供心理支持,减轻孕妇的孤独感、无助感。

3. 预防早产应注意以下几方面:①进行孕前咨询,注意治疗慢性疾病,改变不良生活习惯;②孕期避免诱发宫缩的活动,如性生活、劳累等;③高危孕妇应多卧床休息,取左侧卧位,改善胎儿血氧供应;④积极治疗合并症,宫颈内口松弛者应于孕 14~18 周做子宫颈内口缝合术,防止早产的发生。

案例 8-10 分析

1. 该病例中孕妇妊娠 42^{+5} 周,仍未临产,B 超提示胎盘 Ⅲ 级,羊水量少,初步医疗诊断为过期妊娠,羊水过少。

过期妊娠一经确诊,应争取时间尽早终止妊娠,目前胎心音良好,应进行宫颈成熟度检查,考虑试产经阴道分娩。

2. 针对该孕妇情况,给予如下护理措施:①指导孕妇左侧卧位休息,给予氧气吸入,帮助核实预产期;②进入产程后,严密监护胎心变化,积极做好各种手术操作的准备和抢救新生儿的准备工作;③做好心理护理,使孕妇和家属了解过期妊娠对母儿的影响,鼓励其积极接受、配合阴道分娩或剖宫产。

案例 8-11 分析

1. 根据孕妇自觉腹部胀痛,羊水最大暗区垂直深度>7cm,可给予羊水过多的初步诊断。妊娠晚期羊水量超过 2000ml 为羊水过多。该病例中胎儿未发现畸形,有轻度水肿,考虑为母体因素导致的羊水过多,如合并糖尿病、母儿血型不合等。

2. 该患者的护理诊断为:①羊水过多可能导致胎膜早破、脐带脱垂,有胎儿受伤的危险;②舒适改变,如腹部胀满、呼吸困难、不能平卧等;③孕妇焦虑。

案例 8-12 分析

1. 妊娠足月时羊水量少于 300ml 为羊水过少。临床上羊水量的测定较为困难,大多用目测法。根据病例中羊水指数 3.0cm 且妊娠已接近过期妊娠,可给出羊水过少的诊断。

2. 该病例中,孕妇已妊娠 41^{+4} 周,羊水过少是胎儿危险的重要信号,应争取时间终止妊娠。孕妇仍无宫缩,估计短时间内不可能经阴道分娩,应协助医师做好剖宫产及抢救新生儿的准备。做好心理护理,与孕妇进行沟通,介绍目前病情情况,减轻其焦虑、恐惧心理。

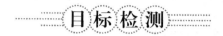

目标检测

选择题

A$_1$ 型题

1. 关于难免流产哪项是错误的?(　　)
    A. 阴道流血增多
    B. 下腹痛加剧
    C. 有部分妊娠产物已排出宫腔
    D. 宫口松弛
    E. 子宫体与孕周相符或略小于孕周

2. 流产时妊娠产物不易完整排出常见于妊娠(　　)
    A. 20 周内　　　　　　　　B. 12 周内
    C. 8~12 周　　　　　　　D. 10 周内
    E. 8 周内

3. 关于流产的治疗配合,下列哪项是错误的?(　　)
    A. 难免流产应嘱患者卧床休息,积极保胎
    B. 不全流产应清除宫腔内残留物
    C. 患者自述有组织物自阴道排出,阴道流血减少,应行刮宫术
    D. 流产感染如出血不多,应抗感染及刮宫同时进行
    E. 先兆流产于妊娠早期可肌内注射黄体酮

4. 中晚期反复自然流产最常见的原因是(　　)
    A. 孕卵发育异常　　　B. 黄体功能不全
    C. 甲状腺功能不足　　D. 染色体异常
    E. 子宫颈内口松弛

5. 关于流产,下列哪项是正确的?(　　)
    A. 完全流产,有腹痛,宫口松
    B. 先兆流产,出血量少,宫口闭
    C. 不全流产,宫口闭,出血少
    D. 难免流产,宫口闭,出血少
    E. 稽留流产,早孕反应明显

6. 异位妊娠指(　　)
    A. 受精卵着床于子宫以外
    B. 受精卵着床于子宫及附件以外
    C. 受精卵着床于子宫腔以外
    D. 受精卵着床于腹腔以外
    E. 受精卵着床于子宫颈管以外

7. 输卵管妊娠最常见的部位是(　　)
    A. 输卵管部　　　　　　B. 输卵管峡部

C. 输卵管间质部   D. 输卵管间质部与峡部之间

E. 输卵管壶腹部

8. 关于输卵管妊娠下列哪项是正确的? (   )

  A. 输卵管间质部妊娠破裂时,出血最早,后果最严重

  B. 输卵管峡部妊娠最多见

  C. 输卵管壶腹部妊娠破裂最早

  D. 输卵管妊娠可无阴道流血

  E. 后穹隆穿刺常可抽出可凝固血液

9. 下列哪项不是输卵管妊娠破裂的征象? (   )

  A. 内出血表现   B. 宫颈举痛、摇摆痛阳性

  C. 子宫一侧可以触及包块   D. 子宫稍大,有漂浮感

  E. 一侧下腹撕裂样疼痛

10. 妊娠期高血压疾病的基本病变是(   )

  A. 血液浓缩   B. 全身小血管痉挛

  C. 子宫胎盘缺血   D. 血管内皮损伤

  E. 全身组织器官缺血、缺氧

11. 妊娠期高血压疾病应用大量硫酸镁治疗,最早出现的
中毒反应是哪项? (   )

  A. 呼吸减慢   B. 尿量减少

  C. 心率减慢   D. 心率加快

  E. 膝腱反射迟钝或消失

12. 关于子痫的护理措施,哪项不正确? (   )

  A. 留置尿管,专人护理   B. 减少声、光刺激

  C. 取平卧位   D. 严密监测生命体征

  E. 控制抽搐

13. 下列哪项并发症与妊娠期高血压疾病无关? (   )

  A. HELLP 综合征   B. 急性肾衰竭

  C. 前置胎盘   D. 产后出血

  E. 胎盘早剥

14. 关于子痫,正确的是(   )

  A. 抽搐发生前多出现头痛、头晕、眼花、恶心等先兆子
痫的症状

  B. 子痫不会发生在分娩过程中

  C. 分娩后不会再发生子痫

  D. 子痫不会对母儿造成严重危害

  E. 子痫患者除抽搐外,不会发生肾衰等其他并发症

15. 妊娠期高血压疾病应用硫酸镁所出现的中毒反应不包
括(   )

  A. 呼吸频率<16 次/分

  B. 尿量减少<600ml/24h

  C. 膝反射迟钝或消失

  D. 膝反射亢进

  E. 尿量<25ml/h

16. 妊娠期高血压疾病患者突然出现抽搐时,应首选的紧
急护理措施是(   )

  A. 放置开口器

  B. 测血压,查眼底

  C. 立即行剖宫产

  D. 立即静脉注射 25%硫酸镁溶液 10ml,同时使用镇静剂

  E. 快速静脉滴注 20%甘露醇溶液 250ml

17. 前置胎盘指胎盘部分或全部附着于(   )

  A. 子宫体后壁   B. 子宫体底部

  C. 子宫体前部   D. 子宫下段或子宫颈内口

  E. 子宫体部

18. 前置胎盘出现阴道流血正确的是(   )

  A. 常发生在妊娠中期

  B. 常伴有下腹部疼痛

  C. 阴道流血量与贫血程度不成比例

  D. 妊娠足月出现阴道流血多为部分性前置胎盘

  E. 妊娠 28 周出现阴道流血多为完全性前置胎盘

19. 关于前置胎盘的描述,错误的是(   )

  A. 阴道出血早晚、出血量与胎盘前置类型有关

  B. 腹部检查常为胎头高浮或臀位、横位

  C. 产后检查胎盘边缘有凝血块、胎膜破口距胎盘边缘
    <7cm

  D. 每次阴道出血伴有腹痛及宫缩

  E. 超声胎盘定位可协助诊断

20. 关于前置胎盘的临床表现正确的是(   )

  A. 妊娠晚期无痛性阴道出血

  B. 胎先露常如期入盆

  C. 胎盘位置越低,阴道出血越晚

  D. 贫血程度与出血量不成正比

  E. 产后检查胎膜破口距胎盘边缘>7cm

21. 确诊前置胎盘,下列哪项首选? (   )

  A. 产后检查胎膜破口距胎盘边缘 6cm

  B. 腹部正位平片,子宫体部无胎盘阴影

  C. 窥器检查宫颈未见病变

  D. B 型超声检查可见胎盘阴影覆盖子宫颈内口

  E. 阴道穹隆扪诊,宫颈口周围有软组织

22. 胎盘早剥的主要病理变化是(   )

  A. 胎盘边缘血窦破裂   B. 包蜕膜出血

  C. 底蜕膜出血   D. 真蜕膜出血

  E. 胎盘血管痉挛

23. 胎盘早剥的发生与下列哪项无关? (   )

  A. 宫腔内压力骤降   B. 多次刮宫史

  C. 腹部受到撞击   D. 孕妇血管病变

  E. 子宫静脉压突然升高

24. 哪项不是Ⅲ度胎盘早剥的临床表现? (   )

  A. 剧烈腹痛后阴道出血   B. 子宫板状

  C. 胎位、胎心清晰   D. 子宫底升高

  E. 阴道出血量与全身症状不成正比

25. 下列对Ⅲ度胎盘早剥的描述,正确的是(   )

  A. 多发生在分娩期

  B. 多见于妊娠高血压疾病孕妇

  C. 出现无痛性无原因阴道流血

  D. 阴道流血量与贫血程度呈正比

  E. 胎盘剥离面超过胎盘的 1/5

26. 胎盘早剥的护理措施,下列哪项不正确? (   )

  A. 胎盘早剥如已发生胎死宫内,应经阴道分娩

  B. 积极救治休克

C. 及时输入新鲜血液
D. 胎儿前肩娩出后立即给予宫缩剂预防产后出血
E. 密切观监测病情,及时发现并发症

27. 关于早产下列哪项不正确?(　　)
A. 妊娠满 28 周至不足 37 周期间分娩者
B. 早产儿体重多<2500g
C. 绒毛膜羊膜炎是诱发早产的常见原因
D. 围生儿死亡与早产无关
E. 早产儿出生体重越轻,预后越差

28. 早产的预防,下列哪项除外?(　　)
A. 重视孕期保健,加强营养
B. 孕期避免诱发宫缩的活动
C. 慎做肛查和阴道检查
D. 多取左侧卧位
E. 宫颈内口松弛者应于孕 28 周作子宫颈内口缝合术

29. 过期妊娠的定义下列哪项最准确?(　　)
A. 妊娠达到或超过 42 周　B. 妊娠达到 42 周
C. 妊娠达到或超过 43 周　D. 妊娠超过 42 周
E. 妊娠达到或超过 40 周

30. 过期妊娠,需迅速终止妊娠的是(　　)
A. 缩宫素激惹试验阴性　B. 无应激试验为有反应型
C. 12 小时胎动 12 次　D. 羊水中有胎粪或羊水过少
E. 胎儿体重 3500g

31. 羊水过多的概念正确的是(　　)
A. 妊娠末期羊水量>2000ml
B. 妊娠近足月时羊水量>2000ml
C. 妊娠 34 周后羊水量>2000ml
D. 妊娠任何时期羊水量≥2000ml
E. 妊娠足月羊水量≥2000ml

32. 急性羊水过多正确的是(　　)
A. 多发生在妊娠 30～34 周
B. 自觉症状轻微
C. 容易发生早产
D. 产科检查胎位、胎心清楚
E. 下肢及外阴水肿发生率不高

33. 慢性羊水过多正确的是(　　)
A. 多发生在妊娠 20～24 周
B. 常并发前置胎盘
C. 自觉症状严重
D. 破膜后易发生脐带脱垂
E. 胎儿泌尿系统畸形多见

34. 羊水过多下列哪项不正确?(　　)
A. 慢性羊水过多,在早期妊娠时子宫就大于正常
B. 羊水过多孕妇中 25% 合并胎儿畸形
C. 羊水过多孕妇均并发妊娠期高血压疾病
D. 糖尿病孕妇常合并羊水过多
E. 羊水过多胎儿畸形中最常见为脑积水

35. 晚期羊水过少的概念正确的是(　　)
A. 羊水量<200ml　B. 羊水量<300ml
C. 羊水量<150ml　D. 羊水量<100ml

E. 羊水量<250ml

36. 关于双胎妊娠下列哪项不正确?(　　)
A. 容易并发妊娠期高血压疾病
B. 容易发生前置胎盘
C. 容易发生胎位异常
D. 容易发生过期妊娠
E. 容易合并羊水过多

37. 双胎妊娠临床表现,哪项不正确?(　　)
A. 妊娠中期可发生呼吸困难,下肢静脉曲张、水肿
B. 孕 10 周后子宫增大速度比单胎快
C. 双胎妊娠早孕反应比单胎重
D. 双胎妊娠胎位多为纵产式
E. 双胎妊娠容易出现妊娠期贫血

38. 巨大胎儿的高危因素,哪项除外?(　　)
A. 糖尿病孕妇　　B. 过期妊娠胎盘功能低下时
C. 羊水过多　　D. 孕妇肥胖
E. 身材较高大的父母

A₂型题

39. 已婚女性,23 岁,停经 60 天阴道少量流血 3 天,流血量明显增多半天。入院查体:面色苍白,血压 80/50mmHg,脉搏 120/分,阴道内有大血块,宫口有组织物堵塞,子宫如孕 60 天,两侧附件阴性,应考虑(　　)
A. 完全流产　　B. 不全流产
C. 稽留流产　　D. 难免流产
E. 先兆流产

40. 妊娠 12 周,阴道流血 5 天,体温 38℃,白细胞 12×10⁹/L,配合医师处理下列哪项首选?(　　)
A. 立即刮宫后再给抗生素
B. 立即给抗生素后再刮宫
C. 观察阴道出血时再刮宫
D. 立即给缩宫素注射
E. 保胎治疗

41. 女,26 岁,已婚。孕 21 周无胎动,下腹未见膨隆。检查:宫颈口闭,无阴道流血,子宫如孕 60 天大小。B 超提示胎心消失,入院后应协助医生进行哪项化验?(　　)
A. 凝血功能检查　　B. 血肝功能
C. 肌酐　　D. 尿蛋白
E. 血红蛋白

42. 女,24 岁,已婚。停经 70 天,下腹正中疼痛伴阴道少量流血 2 天,大量流血半天,排出部分肉样物。入院查:面色苍白,血压 80/50mmHg,脉搏 120/分,阴道内有大血块,宫口有组织物堵塞,子宫如孕 50 天大小,两侧附件阴性,考虑为(　　)
A. 完全流产　　B. 不全流产
C. 稽留流产　　D. 难免流产
E. 先兆流产

43. 24 岁女性,停经 64 天就诊,诊断为难免流产,下列哪项与诊断不符?(　　)
A. 宫颈口可见胎囊
B. 阴道多量出血伴腹痛

C. 宫口闭,阴道出血少于经量

D. 多由先兆流产发展而来

E. 宫口扩张,宫体如 60 天大小

44. 女,31 岁,停经 51 天,突发下腹部剧痛,伴肛门坠胀痛,晕厥,血压 80/50mmHg。妇科检查:宫体略大,宫颈举痛明显,右侧附件区压痛明显,后穹隆穿刺抽出不凝血液体,以下哪项护理措施不妥?(　　)

A. 严密观察生命体征

B. 迅速建立静脉通道

C. 半卧位

D. 给氧

E. 常规做好术前准备

45. 王女士,32 岁,2 个月前体检发现宫内节育器位置下移,未予处理。6 天前因停经 43 天,妊娠试验阳性,行吸宫术。今晨突发左侧下腹剧烈疼痛,入院查体:血压 60/40mmHg,脉搏 110 次/分,下腹压痛及反跳痛,宫口闭,子宫稍大,较软,宫颈举痛明显,子宫左侧压痛明显。此时,考虑患者情况为(　　)

A. 流产后左侧附件炎　　B. 流产后宫腔粘连

C. 急性肠炎　　D. 人工流产不全

E. 左侧输卵管妊娠破裂

46. 27 岁已婚女性,停经 46 天,突觉下腹剧痛伴休克,面色苍白。此时,应配合医师进行的最简便且有临床意义的辅助诊断方法为(　　)

A. 尿妊娠试验　　B. 阴道后穹隆穿刺

C. 宫腔镜检查　　D. B 型超声检查

E. 腹腔镜检查

47. 女,20 岁,未婚,有性生活史。在急诊室,根据下列哪项病史及体诊,最应该考虑为输卵管妊娠(　　)

A. 停经史

B. 腰部坠胀

C. 下腹剧痛,重症贫血貌,阴道流血量少

D. 一侧下腹剧烈疼痛

E. 呕吐,面色苍白

48. 35 岁女性,停经 43 天,妊娠试验(＋),B 型超声检查提示右侧输卵管妊娠。保守治疗的护理措施,下列哪项除外?(　　)

A. 告知患者及家属通过保守治疗可避免手术

B. 观察生命体征

C. 绝对卧床休息,做好日常生活护理

D. 若有阴道排出物,应协助送病理检查

E. 保持排便通畅,避免增加腹压

49. 26 岁初孕妇,妊娠 34 周,血压 150/90mmHg,24 小时尿蛋白 0.4g。下肢明显水肿,无头痛、头晕等自觉症状。既往无高血压病史。本例考虑为(　　)

A. 妊娠水肿　　B. 妊娠高血压

C. 子痫前期轻度　　D. 子痫前期重度

E. 妊娠蛋白尿

50. 28 岁初孕妇,妊娠 37 周,头痛、眼花、视物模糊伴下肢水肿 1 周,既往无血压增高病史。查体:血压170/110mmHg,尿蛋白(＋),胎心好。应协助医师进行下列哪项处理?(　　)

A. 立即行剖宫产

B. 积极治疗 1 周后终止妊娠

C. 积极治疗 24 小时后终止妊娠

D. 等待自然分娩

E. 立即人工破膜及静脉滴注缩宫素引产

51. 31 岁初孕妇,妊娠 33 周,妊娠中期产前检查未见异常。此次产前检查发现:血压 145/90mmHg,尿蛋白(一),胎心 136 次/分。下列哪项护理措施首选?(　　)

A. 嘱孕妇门诊治疗,增加产前检查次数

B. 遵医嘱静脉滴注硫酸镁

C. 做好剖宫产手术准备

D. 遵医嘱静脉滴注缩宫素加强宫缩

E. 每 4 小时监测 1 次血压

52. 34 岁女性,孕 2 产 1,妊娠 12 周。前次妊娠因子痫发作造成胎死宫内,对该孕妇进行健康指导,下列哪项除外?(　　)

A. 保证充足的休息,多取左侧卧位

B. 妊娠 20 周起,每日补钙 1~2g

C. 孕早期开始严格限制食盐量

D. 定期产前检查

E. 保持情绪稳定

53. 27 岁初孕妇,孕 36 周,头痛、视物模糊 5 天,今天突然发生牙关紧闭,双眼上吊,四肢肌肉强直,剧烈抽搐约 1 分钟后清醒,反复发作 3 次,急诊入院。即刻测血压 195/120mmHg,胎心 110 次/分,有不规律宫缩。首选的最有效的紧急护理措施为(　　)

A. 静脉推注降压药

B. 静脉注射硫酸镁、镇静剂

C. 吸氧

D. 密切监测生命体征

E. 立即进行终止妊娠的准备

54. 27 岁经产妇,妊娠 35 周,阴道流血 2 天,无腹痛,量如月经量,检查枕左前位,胎头高浮,胎心 150 次/分。产后检查见胎膜破距胎盘边缘 5cm,胎盘边缘有黑紫色陈旧血块附着。考虑为下列哪项?(　　)

A. 前置胎盘

B. 脐带帆状附着前置血管破裂

C. 胎盘边缘静脉窦破裂

D. Ⅰ度胎盘早剥

E. Ⅱ度胎盘早剥

55. 初产妇,妊娠 30 周,有两次人工流产史。夜间睡眠中家属发现孕妇躺在血泊中,入院呈休克状态,此时阴道出血不多。最先考虑为(　　)

A. 部分性前置胎盘　　B. 完全性前置胎盘

C. 胎盘早剥　　D. 子宫破裂

E. Ⅱ度胎盘早剥

56. 经产妇,29 岁,妊娠 38 周,今晨 6 时突然出现阴道多量流血急诊入院。检查:子宫无压痛,胎头在宫底部,胎

心 106 次/分,血压 55/35mmHg。该患者存在的主要护理问题为(　　)

- A. 感染危险　　　　　B. 胎儿窘迫
- C. 早产　　　　　　　D. 失血性休克
- E. 产妇恐惧焦虑

57. 张某,25 岁,孕 1 产 0,孕 32 周,LOA,无痛性少量阴道出血 3 天,胎心 140 次/分,无明显宫缩,查体正常。初诊为前置胎盘。最恰当的护理措施是(　　)
- A. 住院期待疗法
- B. 缩宫素引产准备
- C. 剖宫产术手术准备
- D. 嘱孕妇门诊观察,增加产前检查次数
- E. 协助医师行内诊检查

58. 29 岁初孕妇,妊娠 34 周,昨晚不慎绊倒,腹部着地受到撞击。今晨 4 时突然出现腹痛并逐渐加重,呈持续性,腹部检查发现子宫板状硬。此时首先考虑为(　　)
- A. 先兆早产　　　　　B. Ⅲ度胎盘早剥
- C. 前置胎盘　　　　　D. Ⅱ度胎盘早剥
- E. 先兆子宫破裂

59. 初产妇,孕 36 周,自觉腹痛伴阴道少量出血 5 小时,查体:血压 160/100mmHg,尿蛋白(++),子宫硬如板状,胎位不清,胎心音未闻及。最先考虑为(　　)
- A. 子痫前期重度合并先兆流产
- B. 子痫前期重度
- C. 先兆子宫破裂
- D. 子痫前期重度合并胎盘早剥
- E. 前置胎盘

60. 初产妇,孕 38 周,因Ⅲ度胎盘早剥急诊行剖宫产术,术中见子宫前壁呈紫蓝色瘀斑,胎儿胎盘娩出后子宫大量出血,注射宫缩剂并按摩子宫后仍出血不止,血压 40/0mmHg。应立即给予的护理措施为(　　)
- A. 嘱医嘱给予止血药物
- B. 协助医师继续按摩子宫
- C. 立即做好子宫切除术的准备,同时输注新鲜血液
- D. 协助医师行宫腔填塞
- E. 输注大量新鲜血液,待血压升高后再行处理

61. 李某,26 岁,孕 2 产 0,孕 32 周,下腹痛 6 小时,疼痛逐渐有规律性。查体:血压 110/70mmHg,ROA,胎头浮,胎心 148 次/分。宫缩 6~7 分钟 1 次,持续约 20 秒。肛查:宫颈管未消。下列哪项护理措施不正确?(　　)
- A. 嘱孕妇绝对卧床休息
- B. 遵医嘱静脉滴注硫酸镁,抑制宫缩
- C. 应用糖皮质激素,促进胎儿肺成熟
- D. 密切监测宫缩,无需处理
- E. 嘱孕妇保持心情平和,避免焦虑

62. 初孕妇,妊娠 32 周,自觉腹部不适感。产前检查:血压 120/80 mmHg,宫底高 27cm,腹围 88cm,枕左前位,胎心率 120 次/分。B 超检查:双顶径 8.3cm,胎盘Ⅰ级,羊水深度 3.0cm。最先考虑为(　　)
- A. 胎儿宫内窘迫　　　B. 羊水过少

- C. 胎儿宫内发育迟缓　D. 正常妊娠
- E. 妊娠高血压疾病

63. 初产妇,27 岁,孕 39 周,双胎妊娠。查体:血压 130/70mmHg,骨盆正常,宫高 39cm,腹围 113cm,一头一臀先露,胎心率 136 次/分,有关该孕妇产程中护理措施,下列哪项不正确?(　　)
- A. 严密观察胎心变化,发现异常及时报告医生
- B. 第一胎娩出后,助手在腹部固定胎儿维持纵式位
- C. 第一胎儿娩出后,应等待胎儿自然娩出,不需要任何处理
- D. 第二胎儿娩出后腹部应放置砂袋,预防腹压骤降引起休克
- E. 第二胎儿娩出后立即遵医嘱静脉推注缩宫素,预防产后出血

A₃/A₄ 型题

(64,65 题共用题干)

女,27 岁,平素月经规律,停经 42 天,阴道出血 1 天,量少许,腹部轻微疼痛,妊娠试验阳性。妇科检查:宫口未开,子宫与停经月份相符。

64. 最先考虑的情况是(　　)
- A. 难免流产　　　　　B. 先兆流产
- C. 不全流产　　　　　D. 流产合并感染
- E. 习惯性流产

65. 此孕妇护理措施中哪项不妥?(　　)
- A. 嘱安静卧床休息
- B. 加强会阴护理,保持外阴部清洁
- C. 密切观察阴道出血
- D. 遵医嘱维生素 E 口服
- E. 做好刮宫术的准备

(66~68 题共用题干)

女,31 岁,于停经 50 天时出现阴道少量流血,腹部轻微疼痛。数天后出血停止,腹痛消失,未就诊。现停经 5 个月,未觉胎动,下腹痛 1 天,阴道少量流血。妇科检查:宫口闭,子宫明显小于停经月份,质地不软。

66. 对此病例进行护理评估,下列哪项除外?(　　)
- A. 详细询问停经史及早孕反应情况
- B. 评估孕妇及家属的心理感受和情绪反应
- C. 评估阴道流血的量、颜色
- D. 评估胎心音是否正常
- E. 评估腹痛的部位、性质及程度

67. 最可能的流产类型是(　　)
- A. 难免流产　　　　　B. 先兆流产
- C. 不全流产　　　　　D. 稽留流产
- E. 习惯性流产

68. 下列护理措施中,最重要的一项是(　　)
- A. 遵医嘱检查血小板及出凝血时间,了解凝血功能,根据子宫大小决定处理方法
- B. 遵医嘱立即清宫
- C. 遵医嘱静脉滴注缩宫素使其自然排出
- D. 遵医嘱等待自然排出

E. 遵医嘱立即手术剖宫取胎

(69~71 题共用题干)

女,32 岁,停经 48 天,5 天前出现右下腹胀痛,程度较轻,2 天前开始少量阴道出血。今晨突然出现右下腹剧烈疼痛,肛门有坠胀感。查体:体温 37.5℃,血压 80/55mmHg。妇科检查:宫口闭,宫颈举痛、摇摆痛阳性;后穹隆较饱满、触痛;右侧附件区触痛明显;尿妊娠试验(±)。

69. 目前下列哪项辅助检查最有意义（   ）

    A. β-HCG
    B. 阴道后穹隆穿刺
    C. 超声检查
    D. 腹腔镜检查
    E. 子宫内膜病理检查

70. 最可能的诊断是（   ）

    A. 右侧卵巢黄体破裂
    B. 右侧输卵管妊娠
    C. 不全流产
    D. 盆腔炎性疾病
    E. 卵巢囊肿蒂扭转

71. 护理措施中,下列哪项是错误的?（   ）

    A. 密切观察患者的一般情况、生命体征
    B. 注意观察腹痛的变化
    C. 嘱患者绝对卧位休息,避免增加腹压
    D. 应立即开放静脉,交叉配血,做好输血、输液的准备
    E. 观察患者的情况,发现阴道流血量少,说明病情不严重

(72~74 题共用题干)

女,21 岁,孕 1 产 0,妊娠 37 周,因头晕、头痛、视物模糊、恶心就诊入院。查体:血压 160/110mmHg,尿蛋白 24 小时 4g。

72. 最先考虑的情况是（   ）

    A. 妊娠期高血压
    B. 子痫前期轻度
    C. 子痫前期重度
    D. 妊娠合并慢性高血压
    E. 子痫

73. 治疗原则首选（   ）

    A. 降压
    B. 休息
    C. 镇静
    D. 解痉
    E. 扩容

74. 入院治疗 24 小时,患者自觉症状减轻。血压在 150/90mmHg 左右,尿蛋白(＋)。此时,护理措施的重点是（   ）

    A. 密切监测生命体征
    B. 做好终止妊娠的准备
    C. 嘱患者等待自然分娩
    D. 嘱患者卧床休息
    E. 定时送检尿常规及 24 小时尿蛋白定量检查

(75、76 题共用题干)

初孕妇,26 岁,妊娠 34 周,血压 150/90mmHg,24 小时尿蛋白 0.4g。下肢轻度水肿,无头痛自觉症状。既往无高血压史。

75. 诊断应考虑为（   ）

    A. 妊娠水肿
    B. 妊娠高血压
    C. 子痫前期轻度
    D. 子痫前期重度
    E. 妊娠蛋白尿

76. 下列护理措施哪项不合适?（   ）

    A. 多取左侧卧位休息
    B. 每日 2~3 次间断吸氧
    C. 应严格限制食盐摄入
    D. 嘱患者定时检查眼底
    E. 指导孕妇进食富含蛋白质、维生素及含钙的食物

(77~79 题共用题干)

孕妇,29 岁,孕 3 产 1,孕 36 周,头痛、视物模糊,下肢水肿 2 天,今晨头痛加剧,恶性呕吐 3 次,就诊时突然牙关紧闭,双眼上吊,面部肌肉抽动,四肢肌肉强直,随后剧烈抽搐约 1 分钟,渐清醒。否认高血压史、抽搐史。即刻测血压 195/120mmHg,胎心 120 次/分,有不规律宫缩。

77. 孕妇突然出现抽搐,首先考虑的情况为（   ）

    A. 脑出血
    B. 高血压危象
    C. 子痫
    D. 癔症
    E. 癫痫

78. 首选的紧急处理为（   ）

    A. 静脉注射硫酸镁、镇静剂
    B. 静脉推注肼屈嗪
    C. 静脉滴注甘露醇
    D. 吸氧
    E. 立即行剖宫产

79. 该患者发生下列哪项潜在并发症的可能性最小?（   ）

    A. 胎盘早剥
    B. 吸入性肺炎
    C. 急性肾盂肾炎
    D. 胎儿窘迫
    E. 产后出血

(80~82 题共用题干)

28 岁经产妇,妊娠 38 周,今晨起床时发现阴道出血,量中等,无明显腹痛及宫缩,于上午 8 时来院就诊。

80. 最先考虑诊断应是（   ）

    A. 胎盘早剥
    B. 胎盘边缘血窦破裂
    C. 前置胎盘
    D. 凝血功能障碍
    E. 以上都不是

81. 病情监测中下列哪项最有意义?（   ）

    A. 是否并发妊娠期高血压疾病
    B. 无宫缩
    C. 子宫是否有局限性压痛区
    D. 贫血程度与阴道流血量不成正比
    E. 阴道穹隆部是否触及较厚软组织

82. 护理措施中不应包括下列哪项?（   ）

    A. 孕妇绝对卧床休息
    B. 适时给予子宫收缩剂
    C. 禁作肛查
    D. 严密观察并记录阴道流血的量、色、流血时间
    E. 间断吸氧

(83~85 题共用题干)

27 岁经产妇,妊娠 36 周,阴道多量流血 4 小时,无腹痛。查体:血压 80/60 mmHg,脉搏 100 次/分。无宫缩,宫底在剑突下 2 指,臀先露,胎心 94 次/分,骨盆外测量正常。

83. 最先考虑诊断为（   ）

    A. 先兆临产
    B. 正常产程
    C. 前置胎盘
    D. 胎盘早剥
    E. 先兆子宫破裂

84. 最恰当的处理原则应是（　　）
    A. 期待疗法　　　　B. 外转胎位术
    C. 人工破膜　　　　D. 静滴缩宫素
    E. 立即剖宫产

85. 预防本病的发生与下列哪项无关？（　　）
    A. 避免多次刮宫、多产、产褥感染
    B. 避免宫腔内压力骤然降低
    C. 积极防治妊娠高血压疾病
    D. 妊娠期间避免长时间仰卧和腹部外伤
    E. 加强定期产前检查

（86～89 题共用题干）

　　初产妇，32 岁，孕 2 产 0，孕 35 周，近 1 周来血压，最高时为 150/100mmHg，下肢水肿，尿蛋白（++）。今日突发下腹疼痛，伴少量阴道出血。入院查：血压 160/100mmHg，子宫质地偏硬，胎位尚可摸清，胎心音 118 次/分。

86. 最可能的诊断是（　　）
    A. 妊娠期高血压疾病并发先兆早产
    B. 妊娠期高血压疾病并发胎盘早剥
    C. 先兆子痫并发胎盘早剥
    D. 慢性高血压合并妊娠水肿
    E. 妊娠期高血压疾病合并前置胎盘

87. 此时下列哪项辅助检查最有意义？（　　）
    A. 24 小时尿蛋白定量　　B. 血液凝血状态检查
    C. 眼底检查　　　　　　D. 胎心监护
    E. B 型超声检查

88. 最恰当护理措施为（　　）
    A. 如为先兆早产，遵医嘱给予 β 受体兴奋剂
    B. 如合并先兆早产，遵医嘱给予硫酸镁静脉滴注
    C. 应立即做好剖宫产手术，争取时间终止妊娠
    D. 应检查宫颈条件再确定分娩方式
    E. 应羊膜腔内注入地塞米松促胎肺成熟

89. 此时应同时进行相关化验检查，下列哪项不重要？（　　）
    A. 白细胞　　　　　B. 血常规
    C. 凝血酶原时间　　D. 纤维蛋白原

    E. 出凝血时间

（90、91 题共用题干）

　　26 岁初孕妇，妊娠 43 周，自觉胎动减少 2 天。血压 110/70 mmHg，枕左前位，无头盆不称征象。

90. 下列哪项辅助检查项目不重要？（　　）
    A. B 型超声检查
    B. 测量宫高和腹围
    C. 胎儿监护仪监测胎心率变化
    D. 胎儿监护仪监测预测胎儿储备能力
    E. 阴道分泌物生化指标检测了解胎儿成熟度

91. 经检查证实胎盘功能减退，无应激试验（NST）为无反应型，其他产科情况正常，此时最恰当的对症护理是（　　）
    A. 遵医嘱静脉滴注缩宫素经阴道分娩
    B. 遵医嘱进行剖宫产术前准备
    C. 遵患者左侧卧位，吸氧，等待自然分娩
    D. 遵医嘱刺激乳头诱发宫缩
    E. 遵医嘱静滴维生素 C，吸氧，等待自然分娩

（92、93 题共用题干）

　　29 岁经产妇，妊娠 26 周以后腹部迅速膨隆，出现腹部胀痛、呼吸困难和下肢水肿，于妊娠 29 周来院。查宫底在剑突下 3 横指，腹围 100cm，胎位触不清，胎心听不清。

92. 最先考虑腹部迅速膨隆的原因是（　　）
    A. 巨大胎儿　　　　B. 急性羊水过多
    C. 腹水　　　　　　D. 巨大卵巢囊肿
    E. 双胎妊娠

93. 哪项不是相关的护理问题？（　　）
    A. 腹部胀满、不能平卧等舒适改变
    B. 因担心新生儿可能畸形而恐惧
    C. 有胎膜早破的危险
    D. 有皮肤完整性受损的危险
    E. 有发生脐带脱垂的危险

（朱壮彦）

第9章 妊娠合并症妇女的护理

学习目标

1. 说出妊娠合并心脏病时心脏病与妊娠二者间的相互影响。

2. 说出妊娠合并心脏病、病毒性肝炎、糖尿病及贫血对妊娠期母儿的影响。

3. 说出妊娠、分娩对心脏病、病毒性肝炎、糖尿病及贫血的影响。

4. 记住妊娠合并心脏病、病毒性肝炎、糖尿病及贫血妇女的护理措施。

第1节 心 脏 病

案例9-1

王某,女,26岁,宫内妊娠8周,近2天感心悸,夜间常因胸闷需起床。查体:心率110次/分,呼吸23次/分,心界向左扩大,心尖部闻及舒张期杂音。肺底部有湿啰音,双下肢水肿。初步诊断:妊娠合并心脏病,伴早期心力衰竭。心脏代偿功能Ⅲ级。

问题:

1. 简述妊娠合并心脏病患者的护理要点。

2. 目前患者心脏代偿功能几级?

3. 此患者能否继续妊娠?

妊娠合并心脏病是严重的产科合并症。我国发病率为1.06%,因妊娠、分娩及产褥期内心脏及血流动力学的改变,均可加重心脏疾病患者的心脏负担而诱发心力衰竭,在我国孕产妇死因顺位中高居第二位,为非直接产科死亡原因的首位。

【妊娠、分娩对心脏病的影响】

1. **妊娠期** 孕妇的总血容量较非孕期增加,于妊娠第6周开始逐渐增加,32～34周达高峰,平均增加30%～45%,此后维持较高水平,产后2～6周逐渐恢复正常。血容量的增加引起心排血量增加和心率加快。妊娠早期以心排血量增加为主,妊娠中晚期则需增加心率以适应血容量的增多,心率于休息时平均每分钟增加10～15次。妊娠晚期子宫增大,膈肌升高使心脏向上、向左前移位,心尖冲动向左移位2.0～3.0cm,导致心脏大血管轻度扭曲;又由于心率增快和心排血量增加,使心脏负荷进一步加重,易使患心脏病的孕妇发生心力衰竭。

2. **分娩期** 为心脏负担最重的时期。在第一产程中,每次子宫收缩使250～500ml血液被挤进体循环,回心血量增加使心排血量增加20%左右。子宫收缩使右心房压力增高,加重心脏负担。第二产程中,除子宫收缩外,腹肌和骨骼肌的收缩使外周循环阻力增加,且分娩时产妇用力屏气动作使肺循环压力增加,腹腔压力增高,内脏血液向心脏回流增加,此时心脏前后负荷显著加重。第三产程,胎儿娩出后,腹腔内压力骤减,大量血液流向内脏,回心血量减少;继之胎盘娩出,胎盘循环停止,子宫收缩使子宫血窦内约500ml血液进入体循环,回心血量骤增造成血流动力学急剧变化,妊娠合并心脏病的孕妇极易诱发心力衰竭。

3. **产褥期** 产后3日内仍是心脏负担较重的时期,子宫收缩和缩复使大量血液进入体循环,且孕期体内组织中潴留的大量水分于短期内回到体循环中,血容量再度增加的同时心脏负担也相应增加。心脏病产妇此时易发生心力衰竭。

总之,妊娠32～34周、分娩期及产褥期的最初3日内,由于心脏负担较重,是心脏病孕妇发生心力衰竭的最危险时期,应密切监护。

☞考点:妊娠、分娩对心脏病的影响

【心脏病对妊娠的影响】

心脏病不影响患者受孕。但发生心力衰竭时,可因缺氧引起子宫收缩,流产、早产、死胎、胎儿生长受限、胎儿宫内窘迫及新生儿窒息等疾病发生率明显增高,围生儿死亡率增高。心脏病孕产妇的主要死亡原因是心力衰竭和严重感染。

☞考点:心脏病对妊娠的影响

【心脏病心功能分级】

我国目前采用美国纽约心脏病协会(NYHA)的心功能分级法将心脏功能分为4级:

心功能Ⅰ级:一般体力活动不受限。

心功能Ⅱ级:一般体力活动稍受限,休息时无自觉症状。

心功能Ⅲ级:一般体力活动明显受限,轻微活动即感心慌、气短等不适,休息时无症状。

心功能Ⅳ级:不能进行任何体力活动,休息时仍有心悸、呼吸困难等心力衰竭的表现。

链 接 »»

妊娠合并心脏病的种类

1975 年以前,妊娠合并心脏病以风湿性心脏病最为多见,先天性心脏病次之,再依次为妊娠期高血压疾病性心脏病及贫血性心脏病。近 20 年来随着心血管外科的发展,先天性心脏病有可能获得早期根治或部分纠正,从而使越来越多的先天性心脏病女性能够获得妊娠和分娩的机会。在妊娠合并心脏病中,先天性心脏病已占 35%～50%,跃居第一位。随着广谱抗生素的应用、风湿热的减少,风湿性心脏病的发病率逐年下降。此外,妊娠期高血压疾病性心脏病、围生期心肌病、病毒性心肌炎、各种心律失常、贫血性心脏病等在妊娠合并心脏病中也各占一定比例,而二尖瓣脱垂、慢性高血压性心脏病、甲状腺功能亢进性心脏病等较为少见。妊娠合并心脏病的种类及发病率随不同国家及地区的经济发展水平有一定差异,在发达国家及我国经济较发达地区,风湿热已较少见。而发展中国家及我国较贫困的边远地区仍未摆脱风湿热的困扰,风心病合并妊娠者仍较常见。

【临床表现及诊断】

1. 早期心力衰竭的临床表现 妊娠合并心脏病者,若出现下列症状和体征应考虑为早期心力衰竭:

(1) 轻微活动后即感胸闷、心悸、气短。

(2) 休息时心率每分钟超过 110 次;呼吸频率每分钟超过 20 次。

(3) 夜间因感胸闷而坐起呼吸,或到窗口呼吸新鲜空气。

(4) 肺底部有少量湿啰音,咳嗽后不消失。

🖙考点:早期心力衰竭的临床表现

2. 辅助检查

(1) 心电图检查:提示各种严重的心律失常,如心房颤动、心房扑动、房室传导阻滞等。

(2) X 线检查:显示有心脏扩大,尤其个别心腔的扩大。

(3) 超声心动图:观察心脏和大血管结构,更精确地反映各心腔大小的变化,心瓣膜结构及功能情况,对心脏病有重要诊断价值。

(4) 胎儿电子监护:胎儿电子监护仪能够连续观察和记录胎心率的动态变化,预测胎儿宫内储备能力,评估胎儿健康。

【处理原则】

1. 非妊娠期 根据孕妇所患有的心脏病类型、病情程度及心功能状态,确定患者是否可以妊娠。对不宜妊娠者,应指导其采取正确的避孕措施。

2. 妊娠期 凡不宜妊娠心脏病孕妇,应在妊娠 12 周前行人工流产术。妊娠超过 12 周者应由心内科

医师和产科医师一起密切监护,定期产前检查,正确评估母儿情况,积极防治各种可能引起心力衰竭的诱因,动态观察心脏功能,减轻心脏负荷,适时终止妊娠。妊娠期心力衰竭的治疗与未孕者基本相同,原则上是待心衰控制后再行产科处理,应放宽剖宫产的指征。若为严重心力衰竭,经内科各种措施处理无效,继续发展必将导致母儿死亡时,也可边控制心力衰竭边紧急剖宫产,取出胎儿,减轻心脏负担,挽救孕产妇生命。

3. 分娩期

(1) 心功能Ⅰ～Ⅱ级,胎儿中等大小,胎位正常,宫颈条件良好者,在严密监护下可经阴道分娩,第二产程时需尽量缩短产程、减少产妇用力屏气。第三产程胎儿娩出后,产妇腹部放置沙袋或使用收腹带,以防腹压骤降而诱发心力衰竭。

(2) 心功能Ⅲ～Ⅳ级,胎儿偏大,宫颈条件不佳,合并有其他并发症者,为减轻心脏负担,可选择剖宫产术终止妊娠。

4. 产褥期 产后 3 日内,尤其是产后 24 小时内,仍是心力衰竭易发生的危险时期,产妇应充分休息且需严密监护。按医嘱应用广谱抗生素预防感染,直至产后 1 周左右无感染征象时停药。心功能Ⅲ级或以上者不宜哺乳。

【护理诊断/问题】

知识缺乏 与缺乏妊娠合并心脏病的自我护理知识有关

焦虑 与担心自己无法承担妊娠及分娩的压力有关

活动无耐力 与心排血量下降有关

自理能力缺陷 与心功能不全需绝对卧床休息有关

潜在并发症:心力衰竭、感染

【护理措施】

1. 非妊娠期 根据心脏病的种类、病变程度、心功能状态及是否手术矫治等具体情况,决定是否适宜妊娠。对不宜妊娠者,指导患者采取有效措施严格避孕。

2. 妊娠期

(1) 定期产前检查:定期产前检查或家庭随访,早期发现诱发心力衰竭的各种潜在危险因素。妊娠 20 周前每 2 周检查 1 次,妊娠 20 周以后,尤其是妊娠 32 周以后,发生心力衰竭的几率增加,应每周检查 1 次,并根据病情需要增加检查次数。重点评估孕妇心脏功能及胎儿宫内情况。心功能Ⅰ～Ⅱ级者,应在妊娠 36～38 周入院待产。心功能Ⅲ级或以上,应立即入院治疗。

(2) 预防心力衰竭

1) 适当休息,避免劳累:心脏病孕妇应保证每晚

10 小时以上的睡眠时间及每日 2 小时午休时间。休息时采取左侧卧位或半卧位。

2) 合理营养:孕妇需摄入高蛋白、高维生素饮食且富含多种微量元素如铁、锌、钙等,少量多餐,防止体重增加过多,整个妊娠期体重增加不应超过 10kg,以免加重心脏负担。妊娠 4 个月起限制食盐的摄入量,每日不超过 4~5g。

3) 预防感染:感染会增加心脏的负担,预防治疗诱发心力衰竭的各种因素,尤其是上呼吸道感染。应尽量避免到公共场所,勿与传染病患者接触。指导孕妇注意口腔卫生,保持会阴部清洁,预防泌尿系统感染。如有早期感染症状,应尽快就医。

4) 动态观察心脏功能:定期进行心电图、超声心动图等检查,判断心功能变化。

5) 自我监护:指导孕妇及家庭成员了解妊娠合并心脏病的相关知识,如每日测心率、呼吸、称体重及胎动计数;若出现咳嗽、咳粉红色泡沫痰等症状,应取半卧位或坐位,并立即住院,以便及时治疗。

6) 促进家庭适应:向孕妇及其家人提供妊娠进展信息,使其了解孕妇目前身心状况,妊娠进展是否正常,减轻焦虑,避免过度劳累和情绪激动。

(3) 协助正确使用药物:护理人员要告知孕妇坚持服药的重要性和必要性,指导孕妇正确使用药物。妊娠前服用洋地黄类药物的孕妇,妊娠期仍应坚持服药,注意药物的剂量、副作用等。

/// 案例 9-2

李某,女,28 岁,妊娠合并风湿性心脏病,无心力衰竭,无头盆不称,现孕 38 周,宫缩 50~60 秒/1~2 分钟,胎心 146 次/分,肛查:宫口开大 10cm,头位于棘下 3cm。

问题:
1. 请选择分娩方式。
2. 简述第二产程的护理措施。

---

3. 分娩期

(1) 协助选择分娩方式:应于妊娠晚期提前选择适宜的分娩方式。心功能 Ⅰ~Ⅱ级、胎儿不大、胎位正常、宫颈条件良好者,可考虑在严密监护下经阴道分娩。心功能 Ⅲ级及 Ⅲ级以上或有产科指征者,行剖宫产术,术中、术后应严格限制输液量,注意输液速度,不宜过快。

(2) 心理护理:耐心倾听产妇诉说,鼓励、安慰产妇;向产妇介绍主管医师及责任护士;教病人用听音乐、深呼吸等方法,缓解紧张情绪,消除恐惧心理;耐心向产妇及家属解释目前健康状况,如心功能及胎儿情况等,告知医疗护理计划,让产妇增强自信心,积极配合医疗及护理;及时与家属联系,减轻家属主要成员的焦虑,让其心情愉快地去陪伴产妇,增加产妇的安全感、舒适感。

(3) 加强监护,严密观察产程进展

1) 第一产程护理:专人护理,鼓励产妇左侧卧位,上半身抬高 30°,间歇吸氧;严密观察生命体征,每 15 分钟测量血压、脉搏、呼吸、心率各 1 次;密切观察产程进展,注意子宫收缩、胎心、胎动情况,有异常及时报告医师并做好剖宫产术前准备;宫缩时指导产妇深呼吸或腹部按摩,减轻不适,对宫缩痛较强者按医嘱使用镇静剂如地西泮、哌替啶等;给予抗生素,预防感染。

2) 第二产程护理:避免产妇用力屏气,以减轻心脏负担;密切观察母儿情况,及时监测生命体征及胎心率;宫口开全后行会阴侧切及阴道助产术,缩短第二产程;做好新生儿抢救准备。继续观察心功能变化,按医嘱用药。

3) 第三产程护理:胎儿娩出后,立即在腹部放置 1~2kg 沙袋持续 24 小时,以防腹压骤降,周围血液涌向心脏而增加心脏负担;镇静休息,按医嘱给吗啡 5~10mg 皮下注射;预防产后出血,按摩子宫,静脉或肌内注射缩宫素 10~20U,但禁用麦角新碱,以免静脉压增高诱发心力衰竭;产后出血多者应输血,但应严格控制输血速度,预防发生心力衰竭。

4. 产褥期

(1) 预防心力衰竭:产后 3 日内,尤其是产后 24 小时内密切观察生命体征及心功能变化。保证充足的睡眠,必要时遵医嘱给小剂量镇静剂,如地西泮口服。心功能允许的情况下,鼓励早期下床适当活动,以防血栓形成。预防便秘,注意饮食清淡、合理,多吃蔬菜、水果。

(2) 预防感染:注意外阴清洁,用消毒会阴垫。遵医嘱产后继续使用抗生素 1 周或更长时间预防感染。

(3) 心功能 Ⅰ~Ⅱ级的产妇可以哺乳,但应避免劳累;心功能 Ⅲ级及以上者,不宜哺乳,应及时回奶。嘱定期产后复查。

【健康教育】

1. 指导产妇自我保健 制订详细的出院计划,根据病情定期复诊。向产妇及家属讲解预防心力衰竭的有效措施,帮助其识别早期心力衰竭症状,以及出现心力衰竭后的应对措施。

2. 建议适宜的避孕措施 不宜妊娠者,可在产后 1 周行绝育术,如有心力衰竭,待心力衰竭控制后行绝育术;未做绝育术者应严格避孕。

3. 指导新生儿喂养 指导其正确母乳喂养,对不宜哺乳者,指导人工喂养新生儿,嘱食具消毒等。

第2节　糖　尿　病

/// 案例9-3

刘某,女,28 岁,孕妇因停经 38 周入院,查体:体温 36.2℃,脉搏 92 次/分,呼吸 24 次/分,血压 120/70mmHg。空腹血糖 8.6 mmol/L,尿酮体(一)。产科检查:骨盆外测量各径线正常,宫高 40cm,腹围 108 cm,胎方位 LOA,无宫缩,胎心 148 次/分,B 超提示胎儿双顶径 10.2 cm。初步诊断:妊娠合并糖尿病。

问题:

1. 该患者的诊断依据。
2. 产后新生儿如何护理。

妊娠合并糖尿病包括下列两种情况,即妊娠前已有糖尿病和妊娠后才发生或首次出现的糖尿病。后者又称妊娠期糖尿病(gestational diabetes mellitus,GDM)。妊娠期糖尿病的发生率在世界范围内为 1%～14%。妊娠期糖尿病患者多数于产后糖代谢异常能恢复正常,但将来患糖尿病的机会增加。糖尿病孕妇中 80% 以上为妊娠期糖尿病,糖尿病孕妇合并妊娠者不足 20%。妊娠合并糖尿病属高危妊娠,可增加与之有关的围生期疾病的患病率和病死率。由于胰岛素药物的应用,糖尿病得到了有效的控制,围生儿死亡率下降至 3%,但糖尿病孕妇的临床经过复杂,对母儿均有较大危害,必须予以重视。

【妊娠对糖尿病的影响】

1. **妊娠期**　妊娠期血容量增加,血液稀释,胰岛素相对不足;胎盘分泌的激素(胎盘生乳素、雌激素、孕激素等)在周围组织中具有抗胰岛素作用;胎盘生乳素还具有脂解作用,使脂肪分解成糖类及脂肪酸。

2. **分娩期**　分娩过程中因子宫收缩导致体力消耗较大,产妇进食减少,容易发生酮症酸中毒。

3. **产褥期**　容易发生低血糖,原因是胎盘排出及全身内分泌激素逐渐恢复到非妊娠期水平,使胰岛素的需要量相应减少。

【糖尿病对母儿的影响】

糖尿病对母儿的危害及其程度取决于糖尿病病情及血糖控制水平。

1. **对孕妇的影响**

(1) 高血糖可使胚胎发育异常,甚至胚胎死亡、流产,糖尿病妇女自然流产发生率达 15%～30%,多发生在孕早期。

(2) 糖尿病孕妇妊娠期高血压疾病发生率为正常妇女的 3～5 倍,当并发肾脏疾病时,其发生率高达 50% 以上。因糖尿病可导致血管病变,病人的小血管内皮细胞增厚,管腔狭窄,组织供血不足,孕妇及围生儿预后较差。

(3) 糖尿病孕妇抵抗力下降,易合并感染,以泌尿系统感染最为常见。且感染后易引发酮症酸中毒。

(4) 羊水过多的发生率较非糖尿病孕妇高 10 倍以上,可能与胎儿高血糖、高渗性利尿导致胎尿排出增多有关,又可增加胎膜早破、早产的发生率。

(5) 糖尿病孕妇巨大胎儿发生率高,导致头盆不称、宫缩乏力增加,剖宫产率升高。经阴道分娩时难产的机会增加,导致一系列的产伤。

(6) 易引发酮症酸中毒。由于妊娠期复杂的代谢变化,加之糖尿病孕妇高血糖及胰岛素相对不足,代谢紊乱进一步发展到脂肪分解加速,血清酮体急剧升高。

2. **对胎儿、新生儿的影响**　巨大儿、胎儿生长受限、低体重儿、早产、死胎、死产等发生率升高。新生儿低血糖、低血钙、新生儿呼吸窘迫综合征发生率高,新生儿死亡率高。

☞考点:糖尿病对母儿的影响

【临床表现及诊断】

1. **症状、体征**　凡有糖尿病家族史、孕期尿糖多次检查为阳性、年龄大于 30 岁、孕妇体重大于 90kg、复杂性外阴阴道假丝酵母菌病、不明原因反复流产、死胎、巨大儿等不良孕产史及本次妊娠胎儿偏大或羊水过多等都是潜在高危因素。

2. **辅助检查**

(1) 尿糖测定:尿糖阳性者应除外妊娠期生理性糖尿,需作空腹血糖及糖耐量试验确诊。

(2) 空腹血糖测定:两次或两次以上空腹血糖 ≥ 5.8mmol/L,可诊断为糖尿病。

(3) 糖筛查试验:应在妊娠 24～28 周左右进行,50g 葡萄糖溶于 200ml 水中,5 分钟内服完,其后 1 小时血糖 ≥ 7.8 mmol/L 为糖筛查异常,50g 葡萄糖筛查 ≥11.2 mmol/L 的孕妇为 GDM 的可能性极大。对糖筛查异常的孕妇检查空腹血糖。空腹血糖正常者再行口服葡萄糖耐量试验。

(4) 口服葡萄糖耐量试验(OGTT):我国多采用 75g 糖耐量试验。指空腹 12 小时后,口服葡萄糖 75g,其正常上限为:空腹 5.6 mmol/L,1 小时 10.3 mmol/L,2 小时 8.6 mmol/L,3 小时 6.7 mmol/L,其中任何两项或两项以上超过正常值,即可诊断为妊娠期糖尿病。仅一项异常诊断为糖耐量异常。

【处理原则】

妊娠前应判断糖尿病的类型和程度,确定能否妊娠。

1. **不宜妊娠者**,应严格避孕,若已妊娠应及早人工终止。

2. **允许妊娠者**,应在内科、产科医生的密切监护下,积极控制血糖在正常或接近正常范围内;选择合适的分娩时间和分娩方式,防止并发症的发生。

【护理诊断/问题】

焦虑 与担心身体状况、胎儿预后有关

知识缺乏 与缺乏糖尿病饮食控制及胰岛素使用的相关知识

有感染危险 与糖尿病病人白细胞多功能缺陷有关

有胎儿受伤危险 与糖尿病巨大儿、早产、手术产等有关

潜在并发症:低血糖、产后出血

【护理措施】

1. 非妊娠期 糖尿病妇女在妊娠前应详细咨询医师,确定病情严重程度。妊娠前已有严重的心血管病史、肾功能减退、眼底有增生性视网膜炎等,不宜妊娠,若已妊娠应尽早终止;器质性病变较轻、血糖控制良好者,可在积极治疗、密切监护下继续妊娠。

2. 妊娠期

(1)一般护理:指导孕妇充分休息、适当运动、合理饮食。理想的饮食控制目标是:餐后1小时血糖值低于8mmol/L,建议孕妇摄入热量每日每千克体重150kJ/kg(36kcal/kg),其中糖类40%~50%、蛋白质20%~30%、脂肪30%~40%;补充维生素、钙及铁;适当限制食盐摄入量。

(2)心理护理:态度和蔼地与孕妇交流,鼓励糖尿病孕产妇说出自己的担心和释放焦虑;糖尿病孕妇担心自己无法完成母性任务,如妊娠失败、新生儿死亡或畸形等,自尊心会受到打击,护士应表示理解与同情,协助澄清错误观点;及时告知医护计划,让孕妇充满信心,调动孕妇积极性,主动积极配合护理。

(3)指导孕妇正确控制血糖

1)饮食控制:保证充足热量和蛋白质的摄入,最好少食多餐,让孕妇血糖在正常范围内且无饥饿感。

2)运动治疗:适当的运动可降低血糖,方式可选择极轻度运动(如散步)和轻度运动(如中速步行),每日至少1次,每次20~40分钟,于餐后1小时进行。

3)遵医嘱用药:遵医嘱选用短效和中效胰岛素,忌用口服降糖药,不用磺脲类降糖药,以免导致胎儿、新生儿低血糖,巨大胎儿,胎儿畸形等。

4)病情监测:糖尿病允许妊娠者,孕期应加强监护,需内科、产科医护人员密切合作,共同监测糖尿病病情和产科方面的变化。

5)定期产前检查:糖尿病病情较轻者,应每隔1~2周检查1次,除全面检查外,注意胰岛素控制血糖的情况及血糖、尿常规、尿素氮、眼底等变化。有特殊情况时增加检查次数。

(4)加强胎儿监护:了解胎儿的健康状况:测量宫底高度、腹围,及时发现巨大胎儿;B型超声监测胎儿生长发育情况;指导孕妇自测胎动,若12小时胎动数少于10次,表示胎儿宫内缺氧,应及时告知医护人员;胎儿电子监护了解胎儿宫内储备能力。如胎儿宫内状况良好,应等待至妊娠38~39周终止妊娠。

3. 分娩期

(1)选择合适的分娩时间及分娩方式

1)分娩时间选择:若血糖控制良好,孕期无合并症,胎儿宫内状态良好,一般可等待至妊娠38周后分娩为宜。

2)分娩方式选择:妊娠合并糖尿病本身不是剖宫产的指征。剖宫产术适用于巨大儿、胎盘功能不良、糖尿病病情严重、胎位异常或其他产科指征者。若胎儿发育正常,宫颈条件较好,则适宜阴道分娩。

(2)分娩中的监测和处理

1)防止低血糖:剖宫产或阴道分娩当日晨胰岛素的用量一般仅为平时的一半,应每2小时监测血糖、尿糖和尿酮体,以便及时调整胰岛素的用量,使血糖不低于5.6mmol/L;阴道分娩时鼓励孕妇进食,以保证热量供应和防止低血糖。

2)观察产程:密切监测宫缩、胎心变化,有条件者给予连续胎心监护,避免产程延长,如产程进展缓慢或出现胎儿宫内窘迫,应及时通知医生,并做好阴道助产或剖宫产准备。

3)预防产后出血:按医嘱于胎肩娩出时,给缩宫素20U肌内注射。

4. 产褥期

(1)产妇的护理:产后密切观察有无低血糖表现,如发现出汗、脉搏快等症状应给糖水或静脉滴注5%葡萄糖溶液40~60ml并通知医生。分娩后24小时内胰岛素减至原用量的1/2,第2日以后改为原用量的1/3,产后需重新评估胰岛素的需要量;应注意子宫收缩情况、恶露量等,鼓励早接触、早吸吮,预防产后出血;保持腹部及会阴伤口清洁,遵医嘱继续应用广谱抗生素,预防感染,适当推迟创口拆线时间。

(2)新生儿的护理:无论体重大小均按早产儿护理,注意保暖、吸氧、早开奶。密切观察有无低血糖、低血钙、高胆红素血症及新生儿呼吸窘迫综合征等症状,新生儿娩出30分钟开始定时滴服25%葡萄糖溶液,预防新生儿低血糖。

【健康教育】

1. 制订康复计划 指导产妇坚持进行饮食控制及运动治疗。定期监测血糖,指导产妇定期接受产科和内科复查。

2. 指导避孕 糖尿病产妇产后应长期避孕,宜使用安全套或手术结扎,最好不用药物和宫内节育器。

3. 喂养护理 接受胰岛素治疗的母亲,哺乳不

会对新生儿产生不利影响,应鼓励母乳喂养,并注意加强乳房护理。

第3节　急性病毒性肝炎

//// 案例9-4

刘某,女,25岁,孕34周,1周前开始有些乏力,食欲差,曾在当地医院治疗,3天前病情加重,伴呕吐,巩膜发黄,神志不清入院,血压135/90mmHg,ALT:253U,胆红素170μmol/L,HBsAg(＋),尿蛋白(－),胎心、胎动正常。初步诊断:妊娠合并重症乙型肝炎。

问题:

1. 重症乙型肝炎的产妇如何护理?

2. 如何对乙型肝炎患者进行健康指导?

病毒性肝炎是一种由病毒引起的传染病,病原体主要包括甲型(HAV)、乙型(HBV)、丙型(HCV)、丁型(HDV)、戊型(HEV)5种肝炎病毒,其中乙型肝炎病毒感染最常见。妊娠合并急性病毒性肝炎严重威胁孕产妇生命安全,死亡率占孕产妇间接死因的第二位,仅次于妊娠合并心脏病。

【妊娠对病毒性肝炎的影响】

妊娠本身并不增加肝炎病毒的易感性,是由于妊娠期间肝脏负担加重,使孕妇易感染病毒性肝炎,也使原有的肝炎病情加重,易发展为重症肝炎。

妊娠期新陈代谢明显增加,肝内糖原储备降低;妊娠期内源性雌激素显著增多,需在肝内灭活再排出;胎儿代谢产物需在母体肝脏内解毒,孕妇肝脏负担加重;妊娠期某些并发症、分娩时体力消耗、出血及手术等加重了对肝脏的损害,易发生急性肝坏死。

【病毒性肝炎对妊娠、分娩的影响】

1. 对母体的影响　妊娠早期合并病毒性肝炎,可使早孕反应加重;妊娠晚期则易并发妊娠高血压疾病,可能与患肝炎时醛固酮的灭活能力下降有关;分娩时因肝功能受损,凝血因子合成功能降低,易发生产后出血。妊娠合并肝炎的孕妇发生重症肝炎,常并发弥散性血管内凝血,直接威胁母儿生命。

2. 对围生儿的影响　妊娠早期合并病毒性肝炎,其胎儿畸形发生率约高出正常2倍;由于肝炎病毒可经胎盘感染胎儿,易导致流产、早产、死胎、死产及新生儿死亡,使围生儿死亡率明显增高。围生期感染的婴儿,有一部分将转为肝炎病毒携带者,以后容易发展为肝硬化或原发性肝癌。

3. 母婴传播

(1)甲型肝炎病毒(HAV):主要经粪-口途径传播,不会通过胎盘感染胎儿,孕期妇女感染不必终止妊娠。但分娩时如果接触母血或吸入羊水及粪便污染可导致新生儿感染。

(2)乙型肝炎病毒(HBV):可经消化道、输血或血液制品、注射用品等多途径感染,而母婴传播是其主要传播途径,包括:①垂直传播,HBV通过胎盘引起宫内传播;②产时传播,是母婴传播的主要途径,胎儿通过产道接触母血、羊水等传播;③产后传播,与接触母体唾液或乳汁有关。

(3)丙型肝炎病毒(HCV):存在母婴传播。晚期妊娠患丙型肝炎时约2/3发生母婴传播,受感染者约1/3发展为慢性肝病。

(4)丁型肝炎病毒(HDV):多与乙肝同时发病,通过体液、血液和注射传播,母婴垂直传播较少见。

(5)戊型肝炎病毒(HEV):通过粪-口传播,传播途径及临床表现与甲型病毒性肝炎相似,易急性发作,且多为重症。

☞考点:病毒性肝炎对妊娠、分娩的影响

【临床表现及诊断】

1. 症状　孕妇出现不能用妊娠反应或其他原因解释的消化系统症状,如食欲减退、恶心、呕吐、腹胀、肝区痛、乏力、畏寒、发热等,部分孕妇黄疸,尿色深黄。

2. 体征　患者有皮肤巩膜黄染,孕早、中期可触及肝大,并有肝区叩击痛。

3. 实验室检查　血清丙氨酸转移酶(ALT)升高,特别是当数值很高(大于正常值10倍以上)、持续时间较长时,除外其他原因,对病毒性肝炎的诊断价值很大;血清胆红素在17μmol/L以上、尿胆红素阳性、凝血酶原时间的测定等均有助于肝炎的诊断。

4. 血清病原学检测

(1)甲型肝炎:抗HAV-IgM阳性,提示HAV急性感染;抗HAV-IgG阳性,提示HAV感染后长期存在。

(2)乙型肝炎:HBsAg阳性是HBV感染的特异性标志,慢性肝炎、无症状携带者可长期检出HBsAg。

(3)丙型肝炎:血清中出现抗-HCV抗体可诊断为HCV感染。

5. 超声检查　肝脏超声检查有助于肝炎诊断。

--- 链接 >>> ---

乙肝病毒血清标志物

乙肝病毒血清标志物检测是乙肝的病原学诊断最常用检测方式。乙肝表面抗原(HBsAg)、乙肝表面抗体(抗-HBs)、乙肝e抗原(HBeAg)、乙肝e抗体(抗-HBe)、乙肝核心抗体(抗-HBc)这5项是检测乙肝病毒(HBV)常用的血清标志物。在乙肝病毒感染的不同时期及随着机体免疫功能的变化,患者血清中乙肝病毒抗原抗体发生相应的动态变化,其临床意义也不同。通过检测血清标志物可间接地多角度了解患者HBV感染、复制以及病情恢复情况。

【处理原则】

1. 妊娠期　孕期病毒性肝炎处理与非孕期相同,主要为注意休息,增加营养,积极用中西医结合方案进行保肝治疗。妊娠早期患急性肝炎如为轻症,积极治疗后可继续妊娠,如患慢性活动性肝炎,对母儿危害大,可治疗后人工终止妊娠;妊娠中、晚期应积极防治妊娠高血压,尽量避免终止妊娠,若经治疗后病情继续发展,可考虑终止妊娠。

2. 分娩期　备新鲜血液,防止出血、感染;宫口开全后行阴道助产,缩短第二产程;重症肝炎以剖宫产结束分娩为宜。

3. 产褥期继续进行保肝治疗,应用对肝脏损害较小的广谱抗生素预防感染;加强新生儿护理。

【护理诊断/问题】

潜在并发症:肝性脑病、产后出血

营养缺乏　与肝炎患者食欲不振、恶心、呕吐有关

知识缺乏　缺乏有关病毒性肝炎感染途径、传播方式、母儿危害及预防保健等知识

【护理措施】

(一)非妊娠期

重视围婚期保健,提倡生殖健康,夫妇一方如患有肝炎者应使用避孕套避孕,避免交叉感染。已患肝炎的育龄妇女应避孕。患急性肝炎者应于痊愈后半年,最好2年后在医师指导下妊娠。

(二)妊娠期

1. 一般护理　每日保证9小时睡眠和适当午休,避免体力劳动;提供高蛋白、高维生素、足量糖类、低脂肪饮食,多摄入富含纤维素的蔬菜和新鲜水果,保持大便通畅;提供安静、舒适的家庭环境。

2. 心理护理　向孕妇及家属讲解肝炎的相关知识,争取孕妇及家属的理解与配合,帮助孕妇消除自卑心理;关心、安慰、鼓励孕妇,消除其紧张、恐惧心理,提高自我照顾能力。

3. 防止交叉感染　加强产前检查,检查时防止交叉感染,应有专门诊室,严格执行消毒隔离制度。所用器械用0.5%过氧乙酸溶液浸泡后再消毒;密切观察消化道症状、黄疸情况及肝功能,警惕病情恶化;遵医嘱使用保肝药物,如肌酐或中药陈蒿汤加减,避免应用可能损害肝脏的药物如四环素、镇静药及麻醉药;合并妊娠期高血压疾病时应更谨慎。

4. 阻断乙肝病毒的母婴传播　HBsAg携带者约40%为母婴传播,预防HBV在围生期的传播。可以进行孕妇的乙肝免疫球蛋白注射,于妊娠28周起每4周进行1次乙肝免疫球蛋白(200IU)注射,直至分娩。

5. 重症肝炎孕妇的护理　限制蛋白质摄入,每日蛋白质应<0.5g/kg,增加糖类。减少氨及毒素的吸收,保持大便通畅;严禁肥皂水灌肠,必要时可给予食醋灌肠;有肝性脑病前驱症状时,按医嘱使用谷氨酸钠、六合氨基酸注射液等;防止DIC发生,临产前1周开始按医嘱使用维生素 K_1 和维生素C,密切观察出血倾向,进行凝血功能检查,若有异常,应按医嘱补充凝血因子,如输新鲜血、纤维蛋白原等;发生DIC时可遵医嘱酌情使用肝素,但产前4小时至产后12小时内不宜应用肝素,以免发生产后出血。

(三)分娩期

1. 正确处理产程　密切观察产程进展,避免各种不良刺激,满足其生活需要,提供无痛分娩措施,防止并发症的发生;宫口开全后,必要时行胎头吸引术或产钳阴道助产术,缩短第二产程。

2. 预防感染　将产妇安置在隔离待产室和产房;严格执行操作程序,避免软产道损伤、新生儿产伤及羊水吸入等引起的母婴传播;凡接触过肝炎产妇的器械、物品均需用0.5%过氧乙酸溶液浸泡消毒后按相关规定处理。

3. 预防产后出血　产前备新鲜血液;临产后按医嘱给予维生素 K_1 肌内注射;缩短第二产程;防止产道损伤和胎盘残留;胎肩娩出后立即遵医嘱静脉注射缩宫素20U,减少产后出血。

(四)产褥期

1. 预防产后出血　密切观察子宫收缩及阴道出血情况,加强护理,防止产后出血。

2. 继续护肝　遵医嘱继续用保肝药物治疗;继续选用对肝脏损害小的抗生素,如头孢菌素或氨苄西林等;回奶不用雌激素,可口服生麦芽或用皮硝外敷乳房。

3. 新生儿护理　指导新生儿喂养,HBsAg阳性产妇可以母乳喂养,HBeAg阳性产妇不宜母乳喂养,应指导人工喂养;新生儿出生后6小时和1个月时各肌内注射1ml乙肝免疫球蛋白,出生后24小时内、1个月、6个月分别注射乙肝疫苗 $30\mu g$、$10\mu g$、$10\mu g$。

☞考点:急性病毒性肝炎护理措施

【健康教育】

1. 增强预防疾病意识　让孕妇了解肝炎的传播方式、传染途径,积极应对疾病带来的危害。

2. 加强围生期保健　重视产前检查,加强乙肝的传染期管理,严格消毒隔离;孕期加强营养,摄入富含蛋白质、糖类和维生素的食物,避免因营养不良增加对肝炎病毒的易感性

3. 指导避孕　乙型肝炎病毒携带者约40%为母婴传播,已患病毒性肝炎的育龄妇女应避孕,待肝炎痊愈后至少半年,最好2年后再怀孕。

第 4 节　缺铁性贫血

贫血是妊娠期最常见的合并症。由于妊娠期血容量增加,且血浆增加多于红细胞增加,血液呈稀释状态,又称生理性贫血。常以血红蛋白浓度作为诊断标准。妊娠期贫血的诊断标准不同于非孕期妇女。如血红蛋白<100g/L,红细胞计数<3.5×10^{12}/L 或血细胞比容<0.30,即可诊断妊娠期贫血。

妊娠期贫血的程度可分为 4 度,轻度:红细胞计数(3.0～3.5)×10^{12}/L,血红蛋白 91～100g/L;中度:红细胞计数(2.0～3.0)×10^{12}/L,血红蛋白 61～90g/L;重度:红细胞计数(1.0～2.0)×10^{12}/L,血红蛋白 31～60g/L;极重度:红细胞计数≤1.0×10^{12}/L,血红蛋白≤30g/L。

WHO 最近资料表明,50%以上孕妇合并贫血,而缺铁性贫血最为常见,占妊娠期贫血的 95%。由于胎儿生长发育及妊娠期血容量增加,对铁的需要量增加,尤其在妊娠后半期,孕妇对铁摄取不足或吸收不良,均可引起贫血。

【贫血对妊娠的影响】

1. 对孕妇的影响　贫血孕妇的抵抗力低下,对分娩、手术和麻醉的耐受能力差,即使是轻度或中度贫血,孕妇在妊娠和分娩期间的风险也会增加。重度贫血可导致贫血性心脏病、妊娠期高血压性心脏病、产后出血、失血性休克、产褥感染等并发症的发生,危及孕产妇生命。

2. 对胎儿影响　因孕妇骨髓和胎儿在竞争摄取孕妇血清铁的过程中,胎儿组织占优势。而铁通过胎盘由孕妇运至胎儿,是单向性运输,因此,胎儿缺铁程度不会太严重。若孕妇缺铁严重时,经胎盘供氧和营养物质不足以满足胎儿生长发育所需,容易导致胎儿生长受限、胎儿宫内窘迫、早产、死胎或死产等不良后果。

☞考点:贫血对妊娠影响

【临床表现及诊断】

1. 症状　轻度贫血者多无明显症状,严重贫血者可表现为头晕、乏力、耳鸣、心悸、气短、面色苍白、倦怠、食欲不振、腹胀、腹泻等症状,甚至出现贫血性心脏病、妊娠期高血压性心肌病、胎儿生长受限、胎儿窘迫、早产、死胎等并发症的相应症状。同时由于贫血,孕产妇机体抵抗力低下,容易导致各种感染性疾病的发生。

2. 体征　皮肤黏膜苍白,毛发干燥无光泽,易脱落,指(趾)甲扁干、脆薄易裂或反甲(指甲呈勺状),并可伴发口腔炎、舌炎等,部分孕妇出现脾脏轻度肿大。

3. 辅助检查

(1)血象:外周血涂片为小红细胞低血红蛋白性贫血。血红蛋白<100g/L,红细胞<3.5×10^{12}/L,血细胞比容<0.30,红细胞平均体积<80fl,红细胞平均血红蛋白浓度<32%,白细胞计数及血小板计数均在正常范围内。

(2)血清铁测定:血清铁浓度能灵敏反映缺铁状况,正常成年妇女血清铁为 7～27μmol/L,孕妇血清铁<6.5μmol/L,可诊断为缺铁性贫血。

(3)骨髓象:红系造血呈轻度或中度增生活跃,以中、晚幼红细胞增生为主,骨髓铁染色可见细胞内外铁均减少,以细胞外铁减少明显。

【处理原则】

补充铁剂,去除病因,治疗并发症。如血红蛋白<60g/L,接近预产期或短期内需行剖宫产术者,应少量多次输血,以浓缩红细胞为最好,输血时注意避免因加重心脏负担诱发急性左心衰竭。同时积极预防产后出血和产褥感染。

【护理诊断/问题】

知识缺乏　缺乏妊娠合并贫血的保健知识及服用铁剂的重要的知识

活动无耐力　与贫血引起的疲劳有关

有受伤的危险　与贫血引起的头晕眼花等症状有关

潜在并发症:出血、贫血性心脏病、胎儿生长受限等

【护理措施】

1. 孕前指导　妊娠前应积极预防贫血,治疗失血性疾病、月经过多、消化不良、寄生虫病等,以增加铁的储备。适当增加营养,必要时补充铁剂。

2. 妊娠期

(1)饮食指导:改变长期偏食、挑食等不良饮食习惯,适当增加营养,鼓励进食含铁丰富的食物,如动物肝脏、瘦肉、蛋类、葡萄干及菠菜、甘蓝等深色蔬菜,并注意饮食的搭配。

(2)适当休息:贫血孕妇适当减轻工作量,血红蛋白在 70 g/L 以下者完全休息,以减轻机体对氧的消耗,同时避免病人在体位改变时因头晕、乏力晕倒而发生意外。

(3)正确服用铁剂:遵医嘱补充铁剂,应首选口服制剂,补充铁剂的同时服维生素 C 及稀盐酸促进铁的吸收。铁剂对胃黏膜有刺激作用,引起恶心、呕吐、胃部不适等症状,指导饭后或餐中服用铁剂。由于铁与肠内硫化氢作用而形成黑色便,应予以解释。对于妊娠末期重度缺铁性贫血或口服铁剂胃肠道反应较重者,可采用深部肌内注射法补充铁剂。

（4）定期产前检查：监测血红蛋白及全血情况，积极预防孕期并发症，注意胎儿生长发育情况，预防上呼吸道感染、消化系统及泌尿系统感染。

3. 分娩期

（1）临产前给予止血药维生素 K_1、卡巴克洛、维生素 C 等药物并备新鲜血。

（2）保持病房清洁干燥，注意与其他患感染性疾病孕产妇隔离。

（3）严密观察产程，第二产程酌情给予阴道助产；并做好新生儿抢救准备。

（4）预防产后出血，胎儿前肩娩出时，立即遵医嘱肌内注射或静脉注射宫缩剂，加强宫缩，减少出血。

（5）产程中严格执行无菌操作规程，仔细检查并缝合会阴阴道伤口。产后使用抗生素预防感染。

4. 产褥期

（1）继续应用抗生素预防和控制感染。

（2）密切观察子宫收缩及阴道流血，预防产后出血。

（3）补充铁剂，纠正贫血。

（4）严重贫血或有严重并发症者，不宜哺乳。

☞考点：缺铁性贫血护理措施

【健康教育】

1. 提供知识　加强宣教，使孕产妇能够积极地应对缺铁性贫血对身心的影响，掌握自我保健措施。注意保持会阴部清洁，预防感染。

2. 合理饮食、加强营养　建议孕妇摄取高铁、高蛋白质及高维生素 C 食物，以改善体内缺铁，但应注意饮食的搭配。

3. 指导母乳喂养　一般情况鼓励母乳喂养。重度贫血不宜哺乳者，详细分析病情后指导产妇及家人掌握人工喂养的方法。采取正确的回奶方法。

案例 9-1 分析

1. 妊娠合并心脏病患者的护理要点　①定期产前检查或家庭随访，早期发现诱发心衰的各种潜在危险因素。②适当休息，避免劳累，合理营养，预防感染，动态观察心脏功能，自我监护，促进家庭适应，预防心力衰竭。③协助正确使用药物。

2. 该患者夜间常因胸闷需起床，心率 110 次/分，呼吸23 次/分，心界向左扩大，心尖部闻及舒张期杂音。肺底部有湿啰音，双下肢水肿，心脏代偿功能Ⅲ级。

3. 该患心脏代偿功能Ⅲ级，不宜妊娠，应终止妊娠。

案例 9-2 分析

1. 第二产程要避免屏气加腹压，应行会阴侧切术阴道助产，尽可能缩短第二产程。

2. 第二产程主要护理措施是避免产妇用力屏气，以减轻心脏负担；密切观察母儿情况，及时监测生命体征及胎心率；宫口开全后行会阴侧切及阴道助产术，缩短第二产程；

做好新生儿抢救准备。

案例 9-3 分析

1. 空腹血糖测定两次或两次以上，空腹血糖≥5.8mmol/L，可诊断为糖尿病。该患者空腹血糖 8.6 mmol/L，诊断为妊娠合并糖尿病。

2. 新生儿无论体重大小均按早产儿护理，注意保暖、吸氧、早开奶。密切观察有无低血糖、低血钙、高胆红素血症及新生儿呼吸窘迫综合征等症状，新生儿娩出 30 分钟开始定时滴服 25％葡萄糖液，预防新生儿低血糖。

案例 9-4 分析

1. 该患者诊断为妊娠合并重症乙型肝炎，主要护理措施是限制蛋白质摄入，每日蛋白质应＜0.5g/kg，增加糖类。减少氨及毒素的吸收，保持大便通畅；严禁肥皂水灌肠，必要时可给予食醋灌肠；有肝性脑病前驱症状时，按医嘱使用谷氨酸钠、六合氨基酸注射液等；防止 DIC 发生，临产前 1 周开始按医嘱使用维生素 K_1 和维生素 C，密切观察出血倾向，进行凝血功能检查，若有异常，应按医嘱补充凝血因子，如输新鲜血、纤维蛋白原等；发生 DIC 时可遵医嘱酌情使用肝素，但产前 4 小时至产后 12 小时内不宜应用肝素，以免发生产后出血。

2. 让孕妇了解肝炎的传播方式、传染途径，积极应对疾病带来的危害；重视产前检查，加强乙肝的传染期管理，严格消毒隔离；孕期加强营养，摄入富含蛋白质、糖类和维生素的食物，避免因营养不良增加对肝炎病毒的易感性；乙型肝炎病毒携带者约 40％为母婴传播，已患病毒性肝炎的育龄妇女应避孕，待肝炎痊愈后至少半年、最好 2 年后再怀孕。

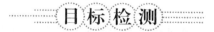
目 标 检 测

选择题

A₁ 型题

1. 妊娠合并心脏病患者，以下哪项是错误的？（　　）

　A. 伴有严重心脏损害者不宜妊娠

　B. 从产程开始至产后 1 周应给予抗生素

　C. 妊娠早期心力衰竭，应控制心力衰竭后终止妊娠

　D. 妊娠 32～34 周发生心力衰竭时，应立即终止妊娠

　E. 产后立即给予镇静剂如吗啡

2. 妊娠合并急性病毒性肝炎防治中正确的是（　　）

　A. 患肝炎的妇女不需要避孕

　B. 孕早期发病积极保守治疗，不考虑终止妊娠

　C. 妊娠中晚期发病随时终止妊娠

　D. 分娩期重点防止出血、感染

　E. 产后用雌激素回乳

3. 妊娠合并病毒性肝炎可出现（　　）

　A. 妊娠可使肝脏负担加重

　B. 易患妊娠期高血压疾病

　C. 流产、早产、死胎、死产，新生儿死亡率增高

D. 若为重症肝炎,DIC 发生率增加

E. 以上都是

4. 妊娠合并糖尿病对母儿的影响,哪项是错误的? (　　)

A. 巨大儿　　　　　 B. 羊水过多

C. 糖尿病酮症酸中毒　 D. 畸形儿、死胎、死产发生率高

E. 以上都不是

5. 妊娠合并糖尿病下列哪项是错误的? (　　)

A. 临产前鼓励孕妇正常进食,保证热量供应

B. 分娩前做好助产准备工作

C. 胎儿娩出后应观察产妇有无心悸、出汗、脉搏加快等低血糖症状

D. 新生儿体重正常时可按正常新生儿护理

E. 胎儿娩出后立即肌内注射缩宫素

6. 妊娠合并心脏病孕妇,临产后及产时的处理,下述哪项是错误的? (　　)

A. 必要时吸氧

B. 给抗生素防感染

C. 有心力衰竭时给毛花苷 C 0.2mg 加 25% 葡萄糖溶液 20ml 静脉推注

D. 胎儿娩出后立即腹部放沙袋

E. 为预防产后出血,胎儿娩出后,立即肌内注射宫缩剂麦角新碱

7. 风湿性心脏病孕妇分娩时,正确的处理是(　　)

A. 宫口开全后,鼓励孕妇用力屏气,尽快结束分娩

B. 胎儿娩出后在腹部放置沙袋加压

C. 为了预防产后出血,静脉注射麦角新碱

D. 产后禁用吗啡

E. 产后 24 小时内行输卵管结扎术

8. 心脏病产妇的主要死亡原因是(　　)

A. 心力衰竭　　 B. 头位难产

C. 子宫破裂　　 D. 产后出血

E. 宫缩乏力

9. 妊娠合并心脏病伴有心力衰竭,易发生(　　)

A. 胎盘早剥　　 B. 胎儿宫内窘迫

C. 前置胎盘　　 D. 巨大儿

E. 以上都不是

10. 关于妊娠合并贫血,以下不正确的是(　　)

A. 孕妇应重视从食物中摄取所需要的铁

B. 铁剂的补充应以口服制剂为首选

C. 产后不可使用抗生素

D. 妊娠晚期常规查血常规预防孕期并发症

E. 严重贫血者不宜母乳喂养

11. 妊娠合并心脏病孕妇最易发生心力衰竭的时间下列哪项是正确的? (　　)

A. 妊娠 40 周　　 B. 妊娠 12 周

C. 妊娠 16 周　　 D. 妊娠 24 周

E. 妊娠 32～34 周,产褥期最初 3 天尤其是 24 小时之内

12. 妊娠合并糖尿病下列哪项是错误的? (　　)

A. 糖尿病孕妇易并发妊娠期高血压

B. 糖尿病妇女妊娠前伴有肾脏功能障碍可以妊娠

C. 易合并感染,泌尿系统最常见

D. 易发生糖尿病酮症酸中毒

E. 易发生巨大儿、畸形儿、死胎、死产、早产等

A_2 型题

13. 33 岁初孕妇,妊娠 8 周,近 2 日感心悸,夜间常因胸闷需起床,查体:心率 118 次/分,呼吸 23 次/分,心界向左扩大,心尖部闻及舒张期杂音。肺底部有湿啰音,双下肢水肿。本例恰当处置应是(　　)

A. 加强围生期监护直至产后

B. 积极治疗控制病情,继续妊娠

C. 立即终止妊娠

D. 控制心力衰竭后观察妊娠经过

E. 以上都不是

14. 初孕妇 23 岁,妊娠合并心脏病,足月妊娠临产入院,查体:心功能 2 级,心率 90 次/分,枕左前位,胎心 140 次/分,宫口已开全,先露棘下 1.5cm,最适宜的分娩方式为(　　)

A. 自然分娩　　　 B. 经阴道胎头吸引术助产

C. 行剖宫产术　　 D. 静脉滴注缩宫素

E. 以上都不是

15. 初孕妇,23 岁,妊娠合并心脏病的处理,正确的是(　　)

A. 有产后出血,麦角新碱是首选药物

B. 妊娠 2 个月发生心力衰竭,应立即行人工流产

C. 宫口开大 10cm,应手术助产

D. 绝育术应在产后 24 小时进行

E. 以上都不是

16. 26 岁风心病妇女,停经 7 周,尿妊娠试验阳性,B 型超声检查见妊娠环。近一周自觉心悸、气短,有时痰中带血丝,此患者的最佳处理应是(　　)

A. 给地高辛 0.25mg ,每日两次,口服

B. 间断吸氧

C. 给予广谱抗生素孕妇感染

D. 严密观察经过,对症处理

E. 对症治疗后入院,尽早终止妊娠

A_3 /A_4 型题

(17、18 题共用题干)

某妇,孕 1 产 0,孕 32 周,感头晕、乏力及食欲差半月余,查体:胎位、胎心及骨盆测量均正常,血红蛋白 80g/L,血细胞比容 25%。

17. 最确切的诊断是(　　)

A. 巨幼红细胞贫血　 B. 缺铁性贫血

C. 再生障碍性贫血　 D. 地中海贫血

E. 以上都不是

18. 其治疗药物哪一项为首选? (　　)

A. 叶酸　　　　　 B. 硫酸亚铁

C. 少量多次输血　 D. 维生素 B_{12} 肌内注射

E. 右旋糖酐铁

(19～21 题共用题干)

王某,26 岁,孕 34 周,10 天前开始感觉乏力,食欲差,近 5 天病情加重,伴呕吐、巩膜发黄,神智欠清而入院,血压

135/90mmHg，ALT 35U，胆红素 176μmol/L，尿蛋白（—）。

19. 此时首选的检查是（　　　）

    A. 全血细胞计数　　　B. 碱性磷酸酶

    C. 胆酸　　　　　　　D. 肝炎病毒抗原体七项

    E. 血糖

20. 最有可能的诊断是下列哪项？（　　　）

    A. 妊娠肝内胆汁淤积症　　B. 妊娠脂肪肝

    C. 妊高征肝损害　　　　　D. 药物性肝损害

    E. 妊娠合并重症肝炎

21. 最不恰当的治疗是（　　　）

    A. 尽快终止妊娠　　　B. 积极护肝

    C. 防止肝性脑病　　　D. 使用广谱抗生素

    E. 消除黄疸

（富晓敏）

第10章　异常分娩妇女的护理

📖 学习目标

1. 记住产力异常的类型、临床表现及诊断。
2. 记住产道异常的分类、临床表现及诊断。
3. 说出产力、产道与胎儿胎位异常三因素间的相互关系及其处理原则。
4. 说出产力、产道与胎儿胎位异常对母儿影响。
5. 说出产力、产道与胎儿胎位异常在妊娠和分娩期的护理措施。

影响产妇分娩过程能否顺利进行取决于产力、产道、胎儿和产妇的精神心理状态 4 个因素。其中任何一个或一个以上因素发生异常，或这些因素之间不能相互适应而使分娩过程受阻，称为异常分娩（abnormal labor），又称难产（dystocia）。由于分娩是个动态变化的过程，在分娩过程中，顺产和难产在一定条件下可以相互转化，若处理得当，难产可以转变为顺产；若处理不当，顺产可以转变为难产。因此，要了解异常分娩的各种因素及它们之间的关系，及时处理，使产妇及胎儿能安全度过分娩期。

第1节　产力异常

产力是分娩的动力，在无其他因素影响和作用下，有效的产力可使宫口扩张，胎先露下降，产程不断进展。相反，如果有待产妇的精神心理因素、产道及胎儿的因素出现，则可出现产力异常。产力异常主要是子宫收缩力异常，在分娩过程中，子宫收缩的节律性、对称性及极性不正常或强度、频率有改变，称为子宫收缩力异常。临床表现为子宫收缩乏力（简称宫缩乏力）或子宫收缩过强（简称宫缩过强）两类，每类又分为协调性子宫收缩和不协调性子宫收缩（图 10-1）。

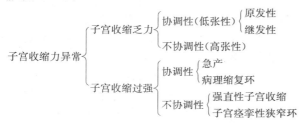

图 10-1　子宫收缩力异常的分类

/// 案例10-1

王某，女，26 岁，孕 1 产 0，宫内妊娠 39 周，阵发性腹痛 16 小时入院。查体：血压 120/80mmHg，心率 86 次/分，心肺正常。产科检查：骨盆外测量正常，宫缩 20～30 秒/5～6 分，胎心 142 次/分，肛门检查：先露部位于棘上 1cm，宫口开大 1 cm，胎方位 LOA，胎膜未破。

问题：

1. 该产妇的临床诊断及诊断依据是什么？
2. 该产妇的治疗原则及护理措施有哪些？

一、子宫收缩乏力

【病因】

子宫收缩乏力的原因常见有以下几种：

1. 精神心理因素　初产妇（尤其是 35 岁以上高龄初产妇）多见，由于缺乏对分娩知识的了解，对分娩产生恐惧、担忧，精神过度紧张，影响了中枢神经系统的正常功能，导致宫缩异常。

2. 产道与胎儿因素　临产后，当头盆不称或胎位异常时，胎儿先露部下降受阻，不能紧贴子宫下段及宫颈内口，因而不能引起反射性子宫收缩，是导致继发性子宫收缩乏力的最常见原因。

3. 子宫因素　子宫壁过度膨胀（如多胎妊娠、巨大胎儿、羊水过多等）可使子宫肌纤维过度伸展，使子宫肌纤维失去正常收缩能力，经产妇和子宫急慢性炎症、子宫肌纤维变性及结缔组织增生影响子宫收缩；子宫发育不良、子宫畸形（如双角子宫等）、子宫肌瘤等，均能引起子宫收缩乏力。

4. 内分泌失调　临产后，产妇体内雌激素、缩宫素、前列腺素、乙酰胆碱等分泌不足，孕激素下降缓慢，子宫对乙酰胆碱的敏感性降低等，均可影响子宫肌兴奋阈，致使子宫收缩乏力。电解质（钾、钠、钙、镁）异常影响肌细胞收缩，导致子宫收缩乏力。

5. 药物影响　临产后不适当地使用大量镇静剂，如吗啡、硫酸镁、氯丙嗪、哌替啶、巴比妥等，致使子宫收缩受到抑制。

6. 其他　营养不良、贫血和其他慢性疾病所致体质虚弱者，饮食和睡眠不足、产妇过度疲劳、膀胱直肠充盈、前置胎盘等影响先露下降等均可导致宫缩乏力。

【临床表现及诊断】

1. 协调性子宫收缩乏力(低张性子宫收缩乏力) 表现为子宫收缩具有正常的节律性、对称性和极性,但收缩力弱,持续时间短,间歇期长且不规律,宫缩少于 2 次/10 分。当子宫收缩达极期时,子宫体不隆起、变硬,用手指压宫底部肌壁仍可出现凹陷,产程延长或停滞。根据其在产程中出现的时间可分为:①原发性子宫收缩乏力,指产程开始子宫收缩乏力,宫口不能如期扩张,胎先露部不能如期下降,产程延长;②继发性子宫收缩乏力,指产程开始子宫收缩正常,只是在产程进展到某阶段(多在活跃期或第二产程),表现为子宫收缩较弱,产程进展缓慢,甚至停滞。

2. 不协调性子宫收缩乏力(高张性子宫收缩乏力) 多见于初产妇,表现为子宫收缩的极性倒置,宫缩失去了正常的节律性、对称性和极性,宫缩不是起自两侧子宫角,宫缩的兴奋点来自子宫的一处或多处,节律不协调。宫缩时,宫底部不强,而是中段或下段强,宫缩间歇期子宫壁不能完全松弛,表现为子宫收缩不协调,这种宫缩不能使宫口扩张和先露下降,属无效宫缩。这种宫缩容易使产妇自觉宫缩强,持续腹痛,拒按,精神紧张,烦躁不安,体力消耗,产程延长或停滞,严重者出现脱水、电解质紊乱、肠胀气、尿潴留。由于胎儿-胎盘循环障碍,可出现胎儿宫内窘迫,甚至胎死宫内。

3. 产程曲线异常 产程进展的标志是宫口扩张和胎先露部下降。子宫收缩乏力导致产程曲线异常(图 10-2),可有以下 8 种。

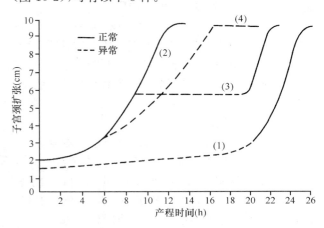

图 10-2 异常的宫颈扩张曲线
(1)潜伏期延长;(2)活跃期延长;(3)活跃期停滞;(4)第二产程延长

(1)潜伏期延长:从临产规律宫缩开始至宫颈口扩张 3cm 称为潜伏期。初产妇潜伏期正常约需 8 小时,最大时限 16 小时,超过 16 小时称潜伏期延长。

(2)活跃期延长:从宫颈口扩张 3cm 开始至宫颈口开全称活跃期。初产妇活跃期正常约需 4 小时,最大时限 8 小时,超过 8 小时称活跃期延长。

(3)活跃期停滞:进入活跃期后,宫颈口不再扩张达 2 小时以上,称活跃期停滞。

(4)第二产程延长:第二产程初产妇超过 2 小时,经产妇超过 1 小时尚未分娩,称第二产程延长。

(5)第二产程停滞:第二产程达 1 小时胎头下降无进展,称第二产程停滞。

(6)胎头下降延缓:活跃晚期至宫口扩张 9～10cm,胎头下降速度每小时<1cm,称胎头下降延缓。

(7)胎头下降停滞:胎头停留在原处不下降达 1 小时以上,称胎头下降停滞。

(8)滞产:总产程超过 24 小时。

以上 8 种产程进展异常,可以单独存在,也可以合并存在。

☞考点:子宫收缩乏力的临床表现

链 接 »»»

Bishop 宫颈成熟度评分法

指标	分数			
	0	1	2	3
宫口开大(cm)	0	1～2	3～4	5～6
宫颈管消退(%)(未消退为 2～3cm)	0～30	40～50	60～70	80～100
胎先露位置(坐骨棘水平为 0)	-3	-2	-1～0	+1～+2
宫颈硬度	硬	中	软	—
宫口位置	后	中	前	—

【对母儿的影响】

1. 对产妇的影响

(1)体力消耗:由于产程延长,产妇休息欠佳,进食少,严重时可引起脱水、酸中毒、低钾血症。精神与体力消耗,可导致疲乏无力、肠胀气、排尿困难等,加重宫缩乏力。

(2)产伤:由于第二产程延长,膀胱被压迫于胎先露部(尤其是胎头)和耻骨联合之间,可导致组织缺血、水肿、坏死,形成膀胱阴道瘘或尿道阴道瘘。

(3)产后出血:产后宫缩乏力影响胎盘剥离、娩出和子宫壁的血窦关闭,容易引起产后出血。

(4)产后感染:产程进展慢、滞产、胎膜早破、产后出血、多次肛查或阴道检查等可增加感染机会。

2. 对胎儿、新生儿的影响 由于产程延长,不协调性子宫收缩乏力导致胎盘血液循环受阻,供氧不足,或者胎膜早破及脐带受压或脱垂等均可发生胎儿窘迫,新生儿窒息和死亡。同时,因产程延长,增加手术产机会,产伤增加,新生儿颅内出血发病率和死亡率增加。

【处理原则】

1. 协调性子宫收缩乏力　不论是原发性还是继发性,首先应寻找原因,针对原因治疗。

2. 不协调性子宫收缩乏力　原则上是恢复子宫收缩的生理极性和对称性,然后按协调性子宫收缩乏力处理,但在子宫收缩恢复其协调性之前,严禁使用缩宫素。

【护理诊断/问题】

焦虑　与产程延长、宫缩乏力、担心自身及胎儿安危有关

疲乏　与孕妇体力消耗、产程延长、水电解质紊乱有关

有胎儿受伤的危险　与产程延长、手术产有关

有感染的危险　与产程延长、破膜时间较长、多次阴道检查及肛门检查有关

【护理措施】

1. 一般护理

(1) 休息:提供安静、舒适的环境,以左侧卧位使产妇充分的休息,消除其恐惧与紧张的心理。

(2) 饮食:鼓励产妇进易消化、清淡、高热量的食物,适当饮水。

(3) 减轻或缓解疼痛:指导产妇深呼吸、听音乐、与人交流分散注意力,采用腹部和背部按摩形式缓解疼痛。

2. 心理护理

(1) 减少恐惧与焦虑:重视评估产妇的心理状况,及时给予解释和支持,指导产妇如何放松,进行心理调整,耐心倾听产妇的内心感受,减轻焦虑。

(2) 稳定情绪:用语言和非语言方式表示关心。向产妇和家属解释难产的有关知识,鼓励产妇和家属说出其担忧,及时回答他们提出的问题,耐心疏导,消除紧张情绪。

(3) 树立自信:随时将产程进展情况和护理计划告知产妇,让产妇正确对待难产,鼓励产妇树立信心,与医护人员配合,充分调动产妇的积极性。

3. 协调性子宫收缩乏力的护理

(1) 第一产程的护理:

1) 改善全身情况:①保证休息:首先要关心和安慰产妇,消除精神紧张与恐惧心理。对产程时间长产妇过度疲劳或烦躁不安者按医嘱给予镇静剂,如地西泮 10mg 缓慢静脉注射或哌替啶 100mg 肌内注射。使其休息后体力有所恢复,子宫收缩力也得以恢复;②补充营养:鼓励产妇多进食易消化高热量饮食,对摄入量不足者需补充液体,不能进食者每天液体摄入量不少于 2500ml,按医嘱给予 10% 葡萄糖溶液 500ml 内加维生素 C 2g,静脉滴注。伴有酸中毒时应补充

5% 碳酸氢钠溶液,同时注意纠正电解质紊乱;③保持膀胱和直肠呈空虚状态:初产妇宫口开大不足 3cm,胎膜未破者,可给予温肥皂水灌肠,以促进肠蠕动,排出粪便和积气,刺激子宫收缩。自然排尿有困难者可先行诱导法,无效时应予导尿,经上述处理后,子宫收缩力可加强。

2) 加强子宫收缩:如经上述处理子宫收缩乏力未纠正,且排除头盆不称、胎位异常和骨盆狭窄,无胎儿窘迫,产妇无剖宫产史,则按医嘱选择以下方法加强子宫收缩。①针刺穴位:通常针刺合谷、三阴交、太冲、关元、中极等穴位,有增强宫缩的效果。②刺激乳头可加强宫缩。③人工破膜:宫颈扩张 3cm 或 3cm 以上,无头盆不称、胎头已衔接者,可行人工破膜。破膜后,胎头直接紧贴子宫下段及宫颈内口,引起反射性子宫收缩,加速产程进展。④静脉滴注缩宫素:适用于协调性子宫收缩乏力、胎心良好、胎位正常、头盆相称者。先将 5% 葡萄糖溶液 500ml 静脉滴注,调节滴速至 8~10 滴/分,然后再加入 2.5~5U 的缩宫素,摇匀,每隔 15 分钟观察 1 次宫缩、胎心、血压和脉搏,并予记录。如子宫收缩不强,可逐渐加快滴数,每分钟不超过 40 滴,以子宫收缩达到持续 40~60 秒,间歇 2~4 分钟为好。如出现宫缩持续 1 分钟以上或胎心率有变化,应立即停止滴注。如发现血压升高,应减慢滴速。缩宫素静脉滴注,必须专人监护,随时调节剂量、浓度和滴速,以免因子宫收缩过强而发生子宫破裂或胎儿窘迫。

3) 剖宫产术的准备:如经上述处理产程仍无进展或出现胎儿宫内窘迫、产妇体力衰竭等,应立即行剖宫产的术前准备。

(2) 第二产程的护理:第一产程经过各种方法处理后,宫缩一般可转为正常,进入第二产程。此时做好阴道助产和抢救新生儿的准备,仔细观察宫缩、胎心及胎先露下降情况。

(3) 第三产程的护理:继续与医生合作,预防产后出血及感染。按医嘱于胎儿前肩娩出时肌内注射缩宫素 10U,并同时给予缩宫素 10~20U,静脉滴注,防治产后出血。凡破膜时间超过 12 小时、总产程超过 24 小时、肛查次数多或阴道助产者,按医嘱应用抗生素预防感染,并密切观察子宫收缩、阴道出血情况及生命体征的各项指标。注意产后及时保暖及饮用一些高热量饮品,以利于产妇在产房 2 小时观察中得到休息与恢复。

4. 不协调性子宫收缩乏力的护理

(1) 镇静:按医嘱给予哌替啶 100mg 或吗啡 10~15mg 肌内注射,确保产妇充分休息。多数产妇均能恢复为协调性宫缩,然后按协调性宫缩的方法处理,在未恢复协调性宫缩之前严禁使用缩宫素。

（2）减轻疼痛：医护人员要关心产妇，耐心细致地向产妇解释疼痛的原因，指导产妇宫缩时做深呼吸、腹部按摩，稳定情绪，减轻疼痛。鼓励陪伴分娩，若宫缩仍不协调或伴胎儿窘迫、头盆不称等，应及时通知医生，并做好剖宫产术和抢救新生儿的准备。

☞考点：子宫收缩乏力的护理措施

【健康教育】

1. 鼓励产妇增加营养，提高身体素质，让产妇了解宫缩乏力与饮食及休息的关系，预防宫缩乏力。

2. 宫缩乏力、产程延长的病人，易发生产褥感染，指导产妇勤换内衣及每日擦洗外阴，保持清洁。教会产妇观察恶露的性状，发现异常及时向医护人员报告。

二、子宫收缩过强

【病因】

目前尚不清楚，但与以下几种因素有关：

1. 急产几乎都发生于经产妇，其主要原因是软产道阻力小。

2. 缩宫素使用不当，如产妇对缩宫素过于敏感、剂量过大、误注子宫收缩剂使分娩发生梗阻、胎盘早剥血液浸润子宫肌层等均可导致子宫强直性收缩。

3. 产妇的精神过度紧张，疲乏无力、产程延长、粗暴地多次宫腔内操作等，均可引起子宫壁某部肌肉呈痉挛性不协调性宫缩过强。

【临床表现及诊断】

1. 协调性子宫收缩过强　表现为子宫收缩的节律性、对称性和极性均正常，仅子宫收缩力过强、过频（10分钟内有5次或以上的宫缩且持续达60秒或更长），如产道无阻力，无头盆不称及胎位异常，往往产程进展很快，宫颈口在短时间内迅速开全，分娩在短时间内结束，造成急产，即总产程不超过3小时，多见于经产妇。产妇往往有痛苦面容，大声喊叫。由于宫缩过强、过频易致产道损伤、胎儿缺氧、胎死宫内或新生儿外伤等。

2. 不协调性子宫收缩过强

（1）强直性子宫收缩：并非子宫肌组织功能异常，而是宫颈口以上部分的子宫肌层由于外界因素引起强直性痉挛性收缩。宫缩间歇期短或无间歇，产妇持续性腹痛、拒按、烦躁不安。胎方位触不清，胎心音听不清。有时可在脐下或平脐处见一环状凹陷，即病理性缩复环。导尿时有血尿等先兆子宫破裂的征象。

（2）子宫痉挛性狭窄环：子宫壁局部肌肉呈痉挛性不协调性收缩所形成的环状狭窄，持续不放松，称子宫痉挛性狭窄环（图10-3）。狭窄环可发生在宫颈、宫体的任何部位，多在子宫上下段交界处，也可在胎体的某一狭窄部，如胎颈、胎腰处。孕妇持续性腹痛、

烦躁，宫颈扩张慢，胎先露下降停滞，胎心率不规则。阴道检查时在宫腔内可触及较硬而无弹性的狭窄环。此环特点是不随宫缩上升，不同于病理性缩复环。

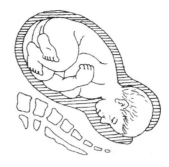

(1) 狭窄环围绕胎颈

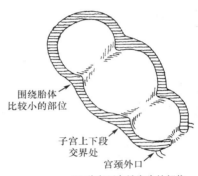

围绕胎体比较小的部位

子宫上下段交界处

宫颈外口

(2) 狭窄环容易发生的部位

图 10-3　子宫痉挛性狭窄环

【对母儿的影响】

1. 对产妇的影响　宫缩过强，产程过快，可导致初产妇宫颈、阴道及会阴撕裂伤。若有梗阻则可发生子宫破裂危及母儿生命，接产时来不及消毒可致产褥感染。由于子宫痉挛性狭窄环使产程延长，产妇极度痛苦，导致产妇衰竭，手术产机会增多。产后子宫肌纤维缩复不良易发生胎盘滞留或产后出血。

2. 对胎儿、新生儿的影响　宫缩过强、过频影响子宫胎盘的血液循环，使胎儿宫内缺氧，易发生胎儿窘迫、新生儿窒息或死亡。由于胎儿娩出过快，胎头在产道内受到的压力突然解除而导致新生儿颅内出血。若来不及消毒即分娩，新生儿易发生感染。如果坠地，可导致骨折、外伤等。

【处理原则】

1. 协调性子宫收缩过强　有急产史的产妇，应提前住院待产，以免先兆临产后发生意外。临产后不宜灌肠，提前做好接生及新生儿窒息抢救准备，胎儿娩出时嘱产妇勿向下屏气。若发生急产，新生儿应肌内注射维生素 K_1 预防颅内出血，并尽早肌内注射破伤风抗毒素 1500U 和抗生素预防感染。产后仔细检查宫颈、阴道、外阴，如有撕裂应及时缝合，并给予抗生素预防感染。

2. 不协调性子宫收缩过强　正确对待发生急产的高危人群和急产征兆，出现强直性子宫收缩，给予恰当处理，预防并发症。抑制宫缩；若属梗阻性原因，应立即行剖宫产术。对于子宫痉挛性狭窄环，应寻找原因，及时给予纠正。停止一切刺激，如无胎儿窘迫征象，可给予镇静剂如哌替啶或吗啡，若处理无效或伴有胎儿窘迫征象，均应行剖宫产术。

【护理诊断/问题】

疼痛　与子宫收缩过强、过频有关

焦虑　与担心自身及胎儿安危有关

有新生儿受损的危险　与子宫收缩过强有关

潜在并发症：子宫破裂、产后出血、软产道裂伤、胎儿窘迫等

【护理措施】

1. 一般护理　最好采取左侧卧位休息，进高热量、易消化饮食，补充水和电解质。产妇要求解大小便时，先判断宫口大小及胎先露下降情况，以防发生意外，并做好接产及抢救新生儿的准备工作。

2. 心理护理　有产兆后提供缓解疼痛、减轻焦虑的支持性措施。指导产妇深呼吸，帮助背部按摩。密切观察产程进展及产妇、胎儿状况，与产妇交谈分散注意力，减轻产妇的紧张和焦虑，鼓励产妇增加分娩自信心，发现异常及时通知医生并配合处理。

3. 协调性子宫收缩过强的护理

(1) 预防宫缩过强对母儿的损伤：有急产史的孕妇提前 1~2 周住院待产，以防院外分娩，造成损伤和意外。嘱其勿远离病房，一旦发生产兆，卧床休息，最好左侧卧位。需解大小便时，先查宫口大小及胎先露的下降情况，以防分娩在厕所内造成意外伤害。有产兆后提供缓解疼痛、减轻焦虑的支持性措施。鼓励产妇做深呼吸，提供背部按摩，嘱其不要向下屏气，以减慢分娩过程。

(2) 密切观察宫缩与产程进展：密切监测宫缩、胎心及母体生命体征变化。观察产程进展，发现异常及时通知医师，并与医师合做妥善处理。提前做好接生及抢救新生儿窒息的准备。

(3) 分娩期及新生儿的处理：分娩时尽可能采取会阴侧切术，预防会阴撕裂；宫颈、阴道、会阴撕裂伤时应及时进行修补。急产来不及消毒及新生儿坠地者，给新生儿肌内注射维生素 K_1 10mg 预防颅内出血，并尽早肌内注射破伤风抗毒素 1500U 和抗生素预防感染。

4. 不协调性子宫收缩过强的护理

(1) 强直性子宫收缩：应及时给予宫缩抑制剂，如 25% 硫酸镁溶液 20ml 加入 25% 葡萄糖溶液 20ml 缓慢静脉推注，时间不少于 5 分钟，或用肾上腺素 1mg 加入 5% 葡萄糖溶液 250ml，静脉滴注。产道有梗阻者，应立即行剖宫产术结束分娩。

(2) 子宫痉挛性狭窄环：应寻找原因，及时给予纠正。停止一切刺激，如禁止阴道操作，停用缩宫素，若无胎儿窘迫征象，可给予镇静剂如哌替啶 100mg 或吗啡 10mg 肌内注射，一般可消除异常宫缩，恢复正常的宫缩后，可采用阴道助产术或等待自然分娩。若经过上述处理，症状不能缓解，或出现胎儿窘迫征象等，应行剖宫产术结束分娩。做好抢救新生儿窒息的准备工作。

【健康教育】

1. 有急产史的孕妇宜提前 2 周住院待产，以防发生损伤和意外。

2. 指导产妇产后 42 日到门诊选择合适的避孕措施。

☞考点：子宫收缩过强的护理措施

第 2 节　产道异常

产道包括骨产道(骨盆腔)和软产道(子宫下段、宫颈、阴道、外阴)，是胎儿经阴道娩出的通道。产道异常可使胎儿娩出受阻，临床上以骨产道异常为多见。

案例10-2

刘某，女，27 岁，孕 1 产 0，宫内妊娠 40 周，不规律宫缩 6 小时入院，查体：血压 120/80mmHg，心率 82 次/分，心肺正常。产科检查：骨盆外测量见骶耻外径 17 cm，其余未见异常，宫高 35 cm，腹围 95 cm，胎方位 LOA，宫缩 20~30 秒/4~5 分，胎心 144 次/分，肛门检查：先露部位于棘上 1cm，宫口开大 1 cm，胎膜未破。

问题：

1. 该产妇可能的临床诊断？

2. 该产妇的护理措施有哪些？

一、骨产道异常

骨产道异常指骨盆径线过短或形态异常，使骨盆腔小于胎先露部能通过的限度，阻碍了胎先露的下降，影响产程顺利进展，又称狭窄骨盆。狭窄骨盆可以为一个径线过短或多个径线同时过短，也可以为一个平面狭窄或多个平面同时狭窄。

【狭窄骨盆的分类】

1. 骨盆入口平面狭窄　常见于扁平骨盆，其入口平面呈横扁圆形，骶耻外径<18cm，入口前后径<10cm，对角径<11.5cm。我国妇女常见以下两种类型：单纯扁平骨盆(图 10-4)和佝偻病性扁平骨盆(图 10-5)。

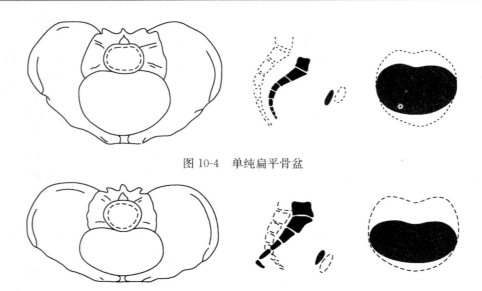

图 10-4 单纯扁平骨盆

图 10-5 佝偻病性扁平骨盆

2. 中骨盆及骨盆出口平面狭窄　常见于漏斗骨盆,指骨盆入口平面各径线正常,两侧骨盆壁向内倾斜,状似漏斗。特点是中骨盆及骨盆出口平面明显狭窄,使坐骨棘间径、坐骨结节间径缩短,耻骨弓<90°。坐骨结节间径与出口后矢状径之和<15cm(图 10-6)。

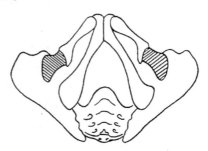

图 10-6 漏斗形骨盆

3. 骨盆 3 个平面均狭窄　骨盆外形属女性骨盆,但骨盆入口、中骨盆及骨盆出口平面的每条径线均小于正常值 2cm 或更多,又称均小骨盆,多见于身材矮小、体型匀称的妇女。

4. 畸形骨盆　骨盆失去正常形态称畸形骨盆。一种为骨软化症骨盆,其骨盆入口平面呈凹三角形,现已罕见。另一种为骨关节病所致的偏斜骨盆。

【临床表现及诊断】

1. 骨盆入口平面狭窄　胎头衔接受阻,一般情况下初产妇在妊娠末期,即预产期前 1～2 周或临产前胎头已衔接,即胎头双顶径进入骨盆入口平面,颅骨最低点达坐骨棘水平。若入口狭窄时,即使已临产胎头仍未入盆,因前羊水囊受力不均,易致胎膜早破、脐带脱垂。胎头不能紧贴宫颈内口诱发反射性宫缩,

常表现为继发性宫缩乏力。

2. 中骨盆平面狭窄　胎头能正常衔接,潜伏期及活跃期早期进展顺利。胎头下降至中骨盆平面后,因胎头俯屈和内旋转受阻,不能顺利转为枕前位,形成持续的枕横位或枕后位,同时出现继发性宫缩乏力、活跃晚期及第二产程延长甚至第二产程停滞。

3. 骨盆出口平面狭窄　与中骨盆平面狭窄常同时存在。若单纯骨盆出口面狭窄者,第一产程进展顺利,胎头达骨盆底受阻,导致继发性子宫收缩乏力,第二产程停滞,胎头不能通过出口,强行阴道助产可导致软产道、盆底肌肉及会阴组织严重损伤,对母儿危害极大。

【对母儿的影响】

1. 对母体的影响　影响胎先露部衔接,容易发生胎位异常。由于胎先露部在骨盆入口平面之上,下降受阻,引起继发性子宫收缩乏力,导致产程延长或停滞。影响胎头内旋转及俯屈,容易发生持续性枕横位或枕后位造成难产。胎头长时间嵌顿于产道内,压迫软组织引起局部缺血、水肿、坏死、脱落,产后易形成生殖道瘘。由于易发生胎膜早破、产程延长及手术助产机会增加,感染发生率高。出现子宫收缩乏力者可引起产后出血。严重梗阻性难产如不及时处理,可导致先兆子宫破裂,甚至子宫破裂,危及产妇生命。

2. 对胎儿及新生儿的影响　头盆不称容易发生胎膜早破、脐带脱垂,导致胎儿窘迫、胎死宫内、新生儿窒息和死亡等。产程延长,胎头下降受阻、受压,缺血、缺氧,易发生颅内出血。手术助产机会增多,易发生新生儿产伤及感染,围生儿死亡率增加。

估计头盆关系

　　此项检查在初产妇预产期前 2 周或经产妇临产后胎头尚未入盆时有一定的临床意义。具体方法为：孕妇排空膀胱，仰卧，两腿伸直。检查者将手放在耻骨联合上方，将浮动的胎头向骨盆腔方向推压，如胎头低于耻骨联合平面，表示胎头可以入盆，头盆相称，称为跨耻征阴性；如胎头与耻骨联合在同一平面，表示可疑头盆不称，称为跨耻征可疑阳性；如胎头高于耻骨联合平面，表示头盆明显不称，称为跨耻征阳性。对出现跨耻征阳性的孕妇，应让其取两腿屈曲半卧位，再次检查胎头跨耻征，如转为阴性，提示骨盆倾斜度异常，而不是头盆不称，仍有经阴道分娩的可能。

【处理原则】

　　首先应明确狭窄骨盆的类别和程度，了解胎位、胎儿大小、胎心率、宫缩强弱、宫口扩张程度、胎先露下降程度、破膜与否，结合年龄、产次、既往分娩史综合判断，决定分娩方式。

【护理诊断/问题】

　　潜在并发症：子宫破裂、胎儿窘迫

　　恐惧和焦虑　与知识缺乏、分娩过程的结果未知有关

　　有感染的危险　与胎膜早破、产程延长、手术操作有关

　　有新生儿窒息的危险　与产道异常、产程延长、脐带脱垂有关

【护理措施】

　　1. 一般护理　让产妇充分休息，左侧卧位；鼓励进食、补充营养、水分。必要时按医嘱补充水、电解质、维生素 C，以保持良好体力。

　　2. 心理护理　为产妇及家属提供心理支持。详细解答产妇及家属提出的疑问，并解释当前的情况与进展；向产妇及家属说明产道异常对胎儿的影响，使产妇及家属消除焦虑，以得到良好的配合；向产妇及家属讲清阴道分娩的可能性及优点，提供最佳服务，以增强其自信心和安全感，缓解恐惧心理，顺利度过分娩期。

　　3. 骨盆入口平面狭窄的护理

　　(1) 有明显头盆不称，不能从阴道分娩者，按医嘱做好剖宫产术的术前准备与护理。

　　(2) 有轻度头盆不称，在严密监视下可以试产。①试产过程一般不用镇静剂、镇痛药，少肛查，禁灌肠。试产 2~4 小时，胎头仍未入盆并有胎儿窘迫者，停止试产，及时行剖宫产术结束分娩。②破膜后立即听胎心，注意羊水的情况，若羊水污染或伴有胎儿窘迫征象，及时行剖宫产术结束分娩。③专人守护，保

证产妇营养饮食、休息、水分，必要时按医嘱补充水、电解质和维生素 C，保证良好的体力。

　　4. 中骨盆平面狭窄的护理　中骨盆平面狭窄主要影响内旋转和俯屈，易发生持续性枕横位、枕后位。若宫口已开全，胎头双顶径接近或达坐骨棘水平以下，可采用阴道助产术结束分娩，并做好抢救新生儿的准备；若胎头未达坐骨棘水平，或出现胎儿窘迫征象，应做好剖宫产术前准备。

　　5. 骨盆出口平面狭窄的护理　骨盆出口平面是产道的最低部分，在临产前应对胎儿大小及头盆关系作充分估计，决定分娩方式。诊断为骨盆出口平面狭窄者不应进行试产，需做好剖宫产术前准备。

　　6. 骨盆 3 个口平面均狭窄的护理　主要是均小骨盆，若胎儿较大，有明显头盆不称，胎儿不能通过产道，应尽早行剖宫产术结束分娩。

【健康教育】

　　指导产妇产后采取合理的避孕措施，严格避孕。要求绝育者，可在产后 24 小时内行输卵管结扎术。

二、软产道异常

　　软产道由子宫下段、宫颈、阴道及骨盆底软组织构成。软产道异常所致的难产少见，容易被忽视。应在妊娠早期常规行双合诊检查，了解软产道有无异常。

【软产道异常分类及临床表现】

　　1. 外阴异常

　　(1) 会阴坚韧：多见于初产妇，尤其是 35 岁以上高龄初产妇更多见。由于组织坚韧缺乏弹性，会阴伸展性差，在第二产程常出现胎先露部下降受阻，胎头娩出时造成会阴严重裂伤。

　　(2) 外阴水肿：多见于重度子痫、重症贫血、心脏病及慢性肾炎孕妇，在有全身水肿的同时，可有重度外阴水肿，分娩时妨碍胎先露部下降，造成组织损伤、感染和愈合不良等情况。在临产前，可局部应用 50% 硫酸镁液湿热敷；临产后仍有严重水肿者，可在严格消毒下进行多点针刺皮肤放液。分娩时，可行会阴后侧切开。产后加强局部护理，预防感染。

　　(3) 外阴瘢痕：外伤、药物腐蚀或炎症后遗症瘢痕挛缩，可使外阴及阴道口狭小，影响胎先露部下降。若瘢痕范围不大，分娩时可作会阴后侧切开。若瘢痕过大，扩张困难者应行剖宫产术。

　　2. 阴道异常

　　(1) 阴道横隔：横隔较坚韧，多位于阴道上、中段。在横隔中央或稍偏一侧常有一小孔，易被误认为宫颈外口。若仔细检查，在小孔上方可触及逐渐开大的宫口边缘，而该小孔的直径并不变大。阴道横隔影响胎先露部下降，当横隔被撑薄，此时可在直视下自

小孔处将膈作"X"形切开。膈被切开后,因胎先露部下降压迫,通常无明显出血,待分娩结束再切除剩余部分,用肠线间断或连续锁边缝合残端。如横膈高且坚厚,阻碍胎先露部下降,则需行剖宫产术结束分娩。

(2) 阴道纵隔:若伴有双子宫、双宫颈,位于一侧子宫内的胎儿下降,通过该侧阴道分娩时,纵隔被推向对侧,分娩多无阻碍。当阴道纵隔发生于单宫颈时,有时纵隔位于胎先露部的前方,胎先露部继续下降,若纵隔薄可自行断裂,分娩无阻碍。若纵隔厚阻碍胎先露部下降时,须在纵隔中间切断,待分娩结束后再剪除剩余的隔,用肠线间断或连续锁边缝合残端。

(3) 阴道狭窄:由产伤、药物腐蚀、手术感染致使阴道瘢痕挛缩形成阴道狭窄者,若位置低、狭窄轻,可作较大的会阴后侧切开,经阴道分娩。若位置高、狭窄重、范围广,应行剖宫产术结束分娩。

(4) 阴道尖锐湿疣:妊娠期尖锐湿疣生长迅速,早期可治疗。体积大、范围广泛的疣可阻碍分娩,易发生裂伤、血肿及感染。为预防新生儿患喉乳头瘤行剖宫产术。

(5) 阴道囊肿和肿瘤:阴道壁囊肿较大时,阻碍胎先露部下降,此时可行囊肿穿刺抽出其内容物,待产后再选择时机进行处理。阴道内肿瘤阻碍胎先露部下降而又不能经阴道切除者,均应行剖宫产术,原有病变待产后再行处理。

3. 宫颈异常

(1) 宫颈外口黏合:多在分娩受阻时发现。当宫颈管已消失而宫口却不扩张,仍为一很小的孔,通常用手指稍加压力分离黏合的小孔,宫口即可在短时间内开全。但有时为使宫口开大,须行宫颈切开术。

(2) 宫颈水肿:多见于扁平骨盆、持续性枕后位或滞产,宫口未开全过早使用腹压,致使宫颈前唇长时间被压于胎头与耻骨联合之间,血液回流受阻引起水肿,影响宫颈扩张。轻者可抬高产妇臀部,减轻胎头对宫颈压力,也可于宫颈两侧各注入 0.5% 利多卡因 5~10ml 或地西泮 10mg 静脉推注,待宫口近开全,用手将水肿的宫颈前唇上推,使其逐渐越过胎头,可经阴道分娩。若经上述处理无明显效果,宫口不继续扩张,可行剖宫产术。

(3) 宫颈坚韧:常见于高龄初产妇,宫颈缺乏弹性或精神过度紧张使宫颈挛缩,宫颈不易扩张。此时静脉注射地西泮 10mg,也可于宫颈两侧各注入 0.5% 利多卡因 5~10ml,若不见缓解,应行剖宫产术。

(4) 宫颈瘢痕:宫颈锥型切除术后、宫颈裂伤修补术后感染、宫颈深部电烙术后等所致的宫颈瘢痕,虽于妊娠后软化,若宫缩很强,宫口仍不扩张,不宜久等,应行剖宫产术。

(5) 子宫颈癌:宫颈硬而脆,缺乏伸展性,临产后影响宫口扩张,若经阴道分娩,有发生大出血、裂伤、感染及癌扩散等危险,不应经阴道分娩,应行剖宫产术,术后放疗。若为早期浸润癌,可先行剖宫产术,随即行广泛性子宫切除术及盆腔淋巴结清扫术。

(6) 宫颈肌瘤:生长在子宫下段及宫颈部位的较大肌瘤,占据盆腔或阻塞于骨盆入口时,影响胎先露部进入骨盆入口,应行剖宫产术。若肌瘤在骨盆入口以上而胎头已入盆,肌瘤不阻塞产道则可经阴道分娩,肌瘤等产后再行处理。

【处理原则】

根据局部组织的病变程度及对阴道分娩的影响,选择局部用药、局部手术或行剖宫产结束分娩。

第 3 节　胎儿发育异常

胎儿发育异常也可以引起难产,主要有巨大胎儿和胎儿畸形(无脑儿、脑积水、连体胎儿等)。

【临床表现及处理原则】

1. 巨大胎儿　胎儿体重达到或超过 4000g 者,称为巨大胎儿,占出生总数的 6.2%。常引起头盆不称、肩难产、软产道损伤、新生儿产伤等不良后果。

(1) 病因:父母身材高大、糖尿病、过期妊娠等。近年来因孕妇营养过剩而致巨大儿有逐渐增多的趋势。

(2) 临床表现:有巨大胎儿分娩史或糖尿病史。妊娠晚期出现呼吸困难,腹部沉重、两肋胀痛。孕妇体重增加迅速。

(3) 辅助检查:B 超检查示胎体大,胎头双顶径 >10cm。

(4) 处理原则:根据产妇及胎儿具体情况综合分析,以对产妇及胎儿造成最少的损伤为原则。

2. 脑积水　指脑室内外有大量脑脊液(50~3000ml)蓄积于颅腔内,致颅缝明显变宽,颅腔体积增大,囟门显著增大,常常压迫正常脑组织。脑积水常伴脊柱裂、足内翻等。

(1) 临床表现:腹部检查可触到宽大、骨质薄软、有弹性的胎头。临产后胎头不入盆。

(2) 辅助检查:B 超检查见胎头周径明显大于腹周径,颅内大部分被液性暗区占据,中线漂动。

(3) 处理原则:处理时以保护母体免受伤害为原则。

3. 无脑儿　是胎儿先天畸形中最常见一种。女胎比男胎多 4 倍,由于胎头颅盖骨缺失,颅底部脑髓暴露,眼睛突出,常与脊柱裂并存,多伴有羊水过多,易发生早产。胎儿不能存活。

(1) 临床表现:腹部检查腹形大,羊水多,胎头小。阴道及肛门检查时可触及凹凸不平的颅底部。实验室检查:羊水中甲胎蛋白明显升高,孕妇尿雌三醇降低。

(2) 辅助检查:探查见不到圆形颅骨光环,头端有不规则"瘤结"。X 线片可清楚看见颅盖骨缺损。

(3) 处理原则:确诊后立即破膜引产终止妊娠。羊水过多者应注意预防胎盘早期剥离及产后出血。

4. 其他　连体胎儿发生率是 0.02%,常见于第二产程胎先露下降受阻,经阴道检查时被发现。B 超可以确诊。此外,胎儿颈、胸、腹发育异常或肿瘤也可导致难产。确诊后应采取对母体最安全的方法,及时结束分娩。

【护理诊断/问题】

焦虑　与担心胎儿发育有关

有感染的危险　与糖尿病或手术等有关

预感性悲哀　与得知胎儿异常有关

【护理措施】

1. 一般护理

(1) 休息:保证充足的睡眠,避免劳累。

(2) 饮食:鼓励产妇进食,增加营养,保持体力,但合并糖尿病患者应控制饮食。

2. 心理护理

(1) 减轻焦虑:及时回答产妇和家属的提问,耐心解释,减轻产妇焦虑。

(2) 稳定情绪:对胎儿发育异常或新生儿死亡的产妇,应耐心疏导,做好宽慰工作,使产妇情绪稳定,顺利度过哀伤期。

3. 症状护理

(1) 协助选择终止妊娠时间:巨大胎儿孕妇,应于妊娠 36 周后,根据胎儿成熟度、胎盘功能及糖尿病控制情况择期终止妊娠;脑积水、无脑儿孕妇,确诊后应及时引产。

(2) 减少对母儿的损伤:巨大胎儿体重超过 4500g,骨盆中等大小或产程延长者,应做好剖宫产术准备;巨大胎儿胎头双顶径已达坐骨棘水平以下时,应配合医生行会阴后-斜切开,以产钳助产,同时做好处理肩难产的准备;脑积水胎儿引产时,按医嘱行颅内穿刺放液。

【健康教育】

对因为胎儿畸形而失去胎儿者,指导他们积极查找原因,进行优生优育咨询;再次妊娠者作好相关的产前检查及宫内诊断。

第 4 节　胎位异常

胎位异常是造成难产的常见因素之一。分娩时枕前位约占 90%,而胎位异常胎约占 10%。其中胎头位置异常居多,占 6%~7%,有持续性枕横位、持续性枕后位、面先露、额先露等。胎产式异常的臀先露占 3%~4%,肩先露极少见。虽然少见,却是胎儿宫内窘迫和围生儿死亡的原因之一。

一、持续性枕后位、枕横位

在分娩过程中,胎头以枕后位或枕横位衔接。在下降过程中,胎头枕部因强有力的宫缩绝大多数能向前转 135°或 90°,转成枕前位而自然分娩。若胎头枕骨持续不能向前旋转,直至分娩后期仍然位于母体骨盆的后方或侧方,致使分娩发生困难者,称为持续性枕后位(图 10-7)或持续性枕横位(图 10-8)。

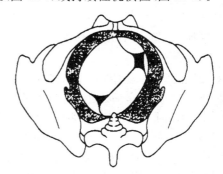

图 10-7　持续性枕后位

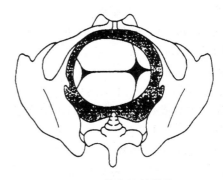

图 10-8　持续性枕横位

【原因】

骨盆异常、胎头俯屈不良、子宫收缩乏力、头盆不称等常引起持续性枕横位、枕后位。此外,前置胎盘、膀胱充盈、子宫颈肌瘤等亦可影响胎头内旋转,导致持续性枕后位或枕横位。

【临床表现及诊断】

1. 宫缩乏力、产程延长　由于胎先露部不易紧贴子宫下段及宫颈内口,常导致协调性子宫收缩乏力及宫颈口扩张缓慢。枕后位时,因枕骨持续位于骨盆后方压迫直肠,产妇自觉肛门坠胀及排便感,致使宫口尚未开全而过早使用腹压,容易导致宫颈前唇水肿和产妇疲劳,影响产程进展。持续性枕后位常致第二产程延长。若阴道口虽已见到胎发,但经历多次宫缩屏气却不见胎头继续顺利下降时,应考虑持续性枕后位。

2. 腹部检查　在宫底部触及胎臀,胎背偏向母体侧方或后方,在对侧可以明显触及胎儿肢体。若胎头已衔接,可在耻骨联合上方胎儿肢体侧扪到胎儿颏部。胎心在脐下偏外侧方听得最响亮,也可在胎儿肢体侧的胎胸部听到。

3. 肛门检查或阴道检查　当肛查宫口部分扩张或开全时,若为枕后位,感到盆腔后部空虚,如果胎头矢状缝位于骨盆斜径上,前囟在骨盆右前方,后囟在骨盆左后方则为枕左后位,反之为枕右后位。如果胎头矢状缝位于骨盆横径上,后囟在骨盆左侧方,则为枕左横位,反之为枕右横位。也可借助胎儿耳郭及耳屏方向判定胎位。

4. 辅助检查　通过B超检查可协助判断胎位。

【对母儿的影响】

1. 对产妇的影响　因胎头枕部持续位于骨盆后方或侧方,导致继发性宫缩乏力,使产程延长。持续性枕后位、枕横位时,常出现产程曲线异常,如活跃期延长、活跃期停滞及第二产程延长等。因宫缩乏力、产程延长或手术助产可致软产道损伤、产后出血及感染。胎头长时间压迫软产道,可发生缺血、坏死、脱落,形成生殖道瘘。

2. 对胎儿、新生儿的影响　由于第二产程延长和手术助产的机会增多,常引起胎儿窘迫和新生儿窒息,使围生儿死亡率增高。

【治疗原则】

1. 骨盆无异常、胎儿不大时可试产。

2. 试产失败或头盆不称者可行剖宫产术。

【护理诊断/问题】

潜在并发症:软产道损伤、产后出血和感染等

焦虑　与不了解产程进展情况、惧怕难产及担心胎儿安危有关

有胎儿受损的危险　与胎位异常、脐带脱垂、手术助产等有关

【护理措施】

1. 一般护理　保证产妇充分营养和休息。在产程进展过程中,补充水分和能量,必要时按医嘱给予哌替啶和地西泮静脉补液,以保持良好的产力。同时要求产妇定时排尿,避免膀胱充盈阻碍胎先露下降。

2. 心理护理　对于产妇及家属的疑问,护理人员在执行医嘱和护理过程中应给予充分的解释,消除产妇和家属的精神紧张,并将产程进展过程及时告诉产妇与家属。不能经阴道分娩者,向产妇及家属解释行剖宫产术的必要性及术前、术后注意事项,使产妇理解并接受。在产程进展过程中可提供舒适护理,如

身体放松、背部按摩等。鼓励产妇与医护人员配合,增强其自信心,使其安全顺利地度过分娩。

3. 第一产程的护理　保证产妇充分的营养和休息。产妇朝向胎背的对侧方向侧卧,以利于胎头枕部转向前方。若宫缩欠佳,应尽早静脉滴注缩宫素。宫口开全之前,嘱产妇不要过早使用腹压,教会产妇放松技巧,以免引起宫颈水肿而阻碍产程进展。若产程无明显进展、胎头较高或出现胎儿窘迫征象,应考虑剖宫产结束分娩。

---案例10-3---

张某,女,28岁,孕1产0,宫内妊娠38周,阵发性腹痛20小时入院。查体:血压110/70mmHg,心率86次/分,心肺正常。产科检查:骨盆外测量未见异常,宫高34 cm,腹围96 cm,宫缩20～30秒/5～6分,胎心123次/分,阴道检查:宫口开全,先露部位于棘下3cm,矢状缝与骨盆斜径一致,小囟门位于骨盆左后方。

问题:

1. 该产妇可能的临床诊断是什么?

2. 该产妇护理措施有哪些?

4. 第二产程的护理　若第二产程进展缓慢,初产妇已近2小时,经产妇近1小时,应行阴道检查,当胎头双顶径已达坐骨棘平面或更低时,可先徒手将胎头枕部转向前方,使矢状缝与骨盆出口前后径一致等待自然分娩或阴道助产。若转成枕前位有困难时,也可转成正枕后位,再以产钳助产。若以枕后位娩出时,需作较大的会阴侧切,以免造成会阴裂伤。若胎头位置较高,疑有头盆不称,则需行剖宫产术,禁用中位产钳助产。

5. 第三产程的护理　因产程延长,容易发生后子宫收缩乏力,故胎盘娩出后应立即肌内注射子宫收缩剂,以防产后出血。有软产道损伤者,应及时修补。新生儿应重点监护。凡行手术助产及有软产道裂伤者,产后应给予抗生素预防感染。

【健康教育】

1. 保证充分的休息,合理饮食,加强营养。

2. 指导母乳喂养的方法以及新生儿随访的计划。

3. 指导选择合适的避孕措施。

二、臀先露

臀先露是最常见的异常胎位,指胎儿以臀、膝、足为先露,以骶骨为指示点,在骨盆的前方、后方和侧方构成的6种不同的胎位,即骶左前、骶右前、骶左后、骶右后、骶左横、骶右横。因胎头比胎臀大,且分娩时后出胎头娩出困难,易造成脐带脱垂、胎膜早破、胎儿

窘迫、窒息,新生儿产伤等并发症较多见,同时围生儿死亡率增高,是枕先露的 3～8 倍。

【临床分类】

根据胎儿两下肢所取得姿势不同将其分为:

1. 单臀先露或腿直臀先露　胎儿双髋关节屈曲,双膝关节伸直,以臀部为先露。最多见。

2. 完全臀先露或混合臀先露　胎儿双髋关节及膝关节均屈曲犹如盘膝坐,以臀部和双足为先露。较多见。

3. 不完全臀先露　以一足或双足,一膝或双膝或一足一膝为先露。膝先露是暂时的,产程开始后即转为足先露。较少见。

【临床表现】

1. 孕妇常感肋下或上腹部有圆而硬的胎头,由于胎臀不能紧贴子宫下段及宫颈,常导致子宫收缩乏力,宫颈扩张缓慢,致使产程延长,手术产机会增多。

2. 腹部检查　子宫呈纵椭圆形,胎体纵轴与母体纵轴一致。在宫底部可触到圆而硬、按压时有浮球感的胎头;在耻骨联合上方可触到不规则、软而宽的胎臀,胎心在脐左(或右)侧听得最清楚。

3. 肛门检查或阴道检查　当肛查为宫颈部分扩张或开全时,行肛查或阴道检查,如触及软而宽且不规则的胎臀、外生殖器、胎足等可确定为臀位。

4. B 型超声检查　可以准确探清胎臀的类型及胎儿大小、姿势、是否畸形等,以明确诊断。

【对母儿的影响】

1. 对产妇的影响　因胎臀不规则,不能紧贴子宫下段及子宫颈内口而造成胎膜早破或继发性宫缩乏力;产程延长,常需手术助产,因而产后出血、产褥感染以及软产道损伤的机会增加。臀位行阴道助产分娩时,若宫口未开全强行过度牵拉易导致宫颈撕裂,严重者可导致子宫破裂。

2. 对胎儿、新生儿的影响　胎臀高低不平,对前羊膜囊压力不均匀,常导致胎膜早破,脐带脱垂、受压致胎儿窘迫或死亡。胎膜早破使早产儿及低体重儿增多;由于后出胎头娩出困难,可发生新生儿窒息、脑幕撕裂、臂丛神经损伤、胸锁乳突肌损伤及颅内出血等,使围生儿的发病率和死亡率均有升高。

【处理原则】

1. 妊娠期　妊娠 30 周后予以矫正胎位。

2. 分娩期　根据产妇的年龄、骨盆类型、胎产式、胎产次、胎儿大小、胎儿是否存活、臀位类型以及有无合并症决定分娩方式。

【护理诊断/问题】

恐惧　与惧怕难产及担心胎儿安危有关

焦虑　与不了解产程进展或担心分娩有关

有感染的危险　与产程延长、胎膜早破及手术操作有关

有胎儿受伤危险　与胎位异常、脐带脱垂、手术助产等有关

有新生儿窒息危险　与分娩因素异常有关

【护理措施】

1. 妊娠期　胎位异常者,定期产前检查,妊娠 30 周以前臀先露多能自行转为头先露,妊娠 30 周后仍为臀先露应予矫正。常用的方法有:

(1) 胸膝卧位:让孕妇排空膀胱,松解裤带,胸膝卧位的姿势(图 10-9),每日 2 次,每次 15 分钟,连续做一周后复查。

(2) 激光照射或艾条,用激光照射两侧至阴穴(足小趾外侧距趾甲角 1 分),也可用艾条,每日一次,每次 15～20 分钟。

(3) 外倒转术,前几种方法效果不好时,可协助医生于妊娠 32～34 周时行外倒转术。

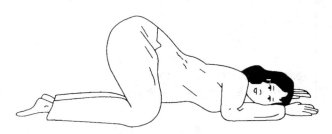

图 10-9　胸膝卧位

///▶ 案例10-4

李某,女,25 岁,经产妇,孕 3 产 2,宫内妊娠 38 周,入院查体:血压 120/70mmHg,心率 83 次/分,心肺正常。产科检查:骨盆外测量未见异常,宫高 33 cm,腹围 95 cm,宫缩 20～30 秒/5～6 分,胎心 136 次/分,临产 18 小时时突然阴道大量流水后脱出一胎儿足,阴道检查:宫口开大 5 cm,足先露,胎膜已破,胎心 118 次/分。

问题:

1. 该产妇的临床诊断是什么?

2. 应为该产妇提供哪些护理措施?

2. 分娩期

(1) 第一产程护理:产妇应侧卧,不宜站立走动,少作肛查不灌肠,尽量避免胎膜早破。一旦破膜,应立即听胎心。若胎心变慢或变快,应行肛查,必要时行阴道检查,了解有无脐带脱垂。当宫口开大至 4～5cm 时,胎足即可经宫口脱出至阴道。为了使宫颈和阴道充分扩张,消毒外阴后用无菌巾以手掌堵住阴道口,让胎臀下降,待宫口及阴道充分扩张后才让胎臀娩出。此法有利于后出胎头的顺利娩出。在堵的过程中应每隔 10～15 分钟听胎心一次,并注意宫口是否开全。宫

口已开全再堵易引起胎儿窘迫或子宫破裂。宫口近开全时,要做好接产和新生儿窒息抢救的准备。

（2）第二产程护理:接产前,应导尿排空膀胱。初产妇应作会阴后-侧切术。一般行臀位助产术。当胎臀自然娩出至脐部后,胎肩及后出胎头由接生者协助娩出。脐部娩出后,一般应在2~3分钟娩出胎头,最长不能超过8分钟。

（3）第三产程:产程延长易并发宫缩乏力性出血。胎盘娩出后,应肌内注射缩宫素,防止产后出血。行手术操作及有软产道损伤者,应及时缝合,并给予抗生素预防感染。

链接 »»

臀位助产的要领

1. 上肢助产

（1）滑脱法:术者右手握住胎儿双足,向前上方提,使左肩显露于会阴,再用左手示、中指深入阴道,由胎儿后肩沿上臂至肘关节处,协助后臂及肘关节沿胸前滑出阴道,然后将胎头放低,前肩自然由耻骨弓下娩出。

（2）旋转胎体法:术者双手紧握胎儿臀部,两手拇指在背侧,两手另4指在腹侧（不可压腹部）,将胎体按逆时针方向旋转,同时稍向下牵拉,右肩及右臂自然从耻骨弓下娩出,再将胎体顺时针方向旋转,娩出左肩及左臂。

2. 胎头助产 先将胎背转至前方,使胎头矢状缝与骨盆出口前后径一致,此时将胎体骑跨在术者左前臂上,同时术者左手中指伸入胎儿口中,示指及无名指扶于两侧上颌骨;术者右手中指压低胎头枕部使其俯屈,示指及无名指置于胎儿两侧锁骨上,先向下牵拉,同时助手在产妇腹部正中向下适当加压,使胎儿下颌、口、鼻、眼、额相继娩出。

【健康教育】

1. 嘱孕妇定期作产前检查,对于胎位异常的孕妇正确指导纠正方法,减少难产的发生。

2. 若新生儿死亡,指导产妇再次妊娠时应行产前诊断,并加强孕期保健。

3. 指导产妇出院后注意休息,加强营养,并制订新生儿喂养和随访的计划。

案例 10-1 分析

1. 该产妇已阵发性腹痛16小时,宫缩20~30秒/5~6分,胎心142次/分,肛门检查:先露部位于棘上1cm,宫口开大1cm,胎方位LOA,诊断为孕1产0,宫内妊娠39周,LOA,子宫收缩乏力。

2. 该产妇的治疗原则是首先应寻找原因,针对原因治疗。主要护理措施是保证休息,补充营养,保持膀胱和直肠的空虚状态。如经上述处理子宫收缩仍乏力,且能排除头盆不称、胎位异常和骨盆狭窄,无胎儿窘迫,产妇无剖宫产

史,则按医嘱给药加强子宫收缩。如经上述处理产程仍无进展或出现胎儿宫内窘迫、产妇体力衰竭等,应立即行剖宫产的术前准备。

案例 10-2 分析

1. 骨盆入口平面狭窄常见于扁平骨盆,其入口平面呈横扁圆形,骶耻外径<18cm,入口前后径<10cm,对角径<11.5cm。该产妇骨盆外测量见骶耻外径17cm,临床诊断为骨盆入口平面狭窄。

2. 有明显头盆不称、不能从阴道分娩者,按医嘱做好剖宫产术的术前准备与护理。

有轻度头盆不称,在严密监视下可以试产。①试产过程一般不用镇静剂、镇痛药,少肛查,禁灌肠。试产2~4小时胎头仍未入盆并有胎儿窘迫者,停止试产,及时行剖宫产术结束分娩。②破膜后立即听胎心,注意羊水的情况,若羊水污染或伴有胎儿窘迫征象,及时行剖宫产术结束分娩。③专人守护,保证产妇营养饮食、休息、水分,必要时按医嘱补充水、电解质和维生素C,保证良好的体力。

案例 10-3 分析

1. 该产妇孕1产0,宫内妊娠38周,阵发性腹痛20小时入院。阴道检查:宫口开全,先露部位于棘下3cm,矢状缝与骨盆斜径一致,小囟门位于骨盆左后方。可能的临床诊断为孕1产0,宫内妊娠39周,持续性枕左后。

2. 护理措施 若第二产程进展缓慢,初产妇近2小时,经产妇近1小时,应行阴道检查,当胎头双顶径已达坐骨棘平面或更低时,可先徒手将胎头枕部转向前方,使矢状缝与骨盆出口前后径一致,或自然分娩,或阴道助产。若转成枕前位有困难时,也可转成正枕后位,再以产钳助产。若以枕后位娩出时,需作较大的会阴侧切,以免造成会阴裂伤。若胎头位置较高,疑有头盆不称,则需行剖宫产术,禁用中位产钳助产。

案例 10-4 分析

1. 经产妇,孕3产2,宫内妊娠39周,阴道检查:宫口开大5cm,足先露,胎膜已破,胎心118次/分。临床诊断为孕3产2,宫内妊娠38周,足先露。

2. 主要护理措施 一旦破膜,应立即听胎心。若胎心变慢或变快,应行肛查,必要时行阴道检查,了解有无脐带脱垂。当宫口开大至4~5cm时,胎足即可经宫口脱出至阴道。因足先露,胎儿宫内窘迫应立即行剖宫产结束分娩。做好新生儿抢救准备工作,术后预防感染对症治疗。

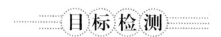
目 标 检 测

选择题

A₁ 型题

1. 难产指（　　）

　A. 胎位异常　　　　　　　　B. 头盆不称

　C. 宫缩乏力　　　　　　　　D. 骨盆狭窄

E. 异常分娩

2. 协调性宫缩乏力正确的是（　　）
　　A. 子宫收缩极性倒置　　　　　B. 容易发生胎儿窘迫
　　C. 不宜静脉滴注缩宫素　　　　D. 产程常延长
　　E. 不易发生胎盘残留

3. 不协调性子宫收缩乏力正确的是（　　）
　　A. 比协调性子宫收缩乏力多见
　　B. 子宫收缩弱而无力
　　C. 产妇多无不适感觉
　　D. 较少发生胎儿窘迫
　　E. 强镇静药疗效显著

4. 处理不协调性子宫收缩乏力的首选措施是（　　）
　　A. 肌内注射哌替啶 100mg
　　B. 温肥皂水灌肠
　　C. 行人工破膜
　　D. 静脉滴注缩宫素加强宫缩
　　E. 静脉补充能量

5. 确诊孕妇为单纯扁平骨盆时，小于正常值的骨盆径线是（　　）
　　A. 髂棘间径　　　　　　　　　B. 髂嵴间径
　　C. 骶耻外径　　　　　　　　　D. 坐骨棘间径
　　E. 坐骨结节间径

6. 测孕妇坐骨结节间径 7cm 时，还应测量（　　）
　　A. 耻骨弓角度　　　　　　　　B. 出口前矢状径
　　C. 出口后矢状径　　　　　　　D. 坐骨棘间径
　　E. 对角径

7. 临产后的胎头迟迟不入盆，测量的径线最有价值的是（　　）
　　A. 髂棘间径　　　　　　　　　B. 髂嵴间径
　　C. 骶耻外径　　　　　　　　　D. 坐骨棘间径
　　E. 对角径

8. 分娩时允许进行试产的条件是（　　）
　　A. 头先露，骨盆入口轻度狭窄
　　B. 头先露，骨盆出口轻度狭窄
　　C. 头先露，中骨盆轻度狭窄
　　D. 臀先露，骨盆入口轻度狭窄
　　E. 臀先露，中骨盆轻度狭窄

9. 遇可疑头盆不称孕妇，进行试产的时间应是（　　）
　　A. 2～4 小时　　　　　　　　B. 3～5 小时
　　C. 4～6 小时　　　　　　　　D. 5～7 小时
　　E. 6～8 小时

10. 持续性枕后位的特点是（　　）
　　A. 发生原因之一是胎头仰伸
　　B. 产妇过早感觉肛门坠胀而使用腹压
　　C. 不易发生宫颈水肿
　　D. 肛查觉盆腔前部空虚
　　E. 阴道检查矢状缝在骨盆斜径上，前囟在骨盆后方

11. 选用外转胎位术纠正臀先露的最佳时期是（　　）
　　A. 妊娠 22～24 周　　　　　　B. 妊娠 26～28 周
　　C. 妊娠 30～32 周　　　　　　D. 妊娠 34～36 周

E. 妊娠 38～40 周

12. 与病理缩复环关系最密切的是（　　）
　　A. 双胎妊娠　　　　　　　　　B. 妊高征
　　C. 前置胎盘　　　　　　　　　D. 胎盘早剥
　　E. 嵌顿性肩先露

A₂ 型题

13. 27 岁初孕妇，妊娠 39 周，主诉肋下有块状物，腹部检查：子宫呈纵椭圆形，胎先露部较软且不规则，胎心在脐上偏左，本例应为（　　）
　　A. 肩先露　　　　　　　　　　B. 臀先露
　　C. 复合先露　　　　　　　　　D. 枕先露
　　E. 面先露

14. 初产妇，足月临产 14 小时，宫口开全，胎头着冠，骨盆无异常，胎心忽然减慢 96 次/分，恰当的处理是（　　）
　　A. 行剖宫产术　　　　　　　　B. 等待自然分娩
　　C. 静脉滴注缩宫素　　　　　　D. 产钳术助产
　　E. 给抑制子宫收缩剂

15. 初产妇，宫口开全，胎头拨露已一小时，一直用力屏气，本例应采取的恰当措施是（　　）
　　A. 肌内注射哌替啶
　　B. 静脉滴注缩宫素
　　C. 静脉滴注 5％葡萄糖溶液＋维生素 C
　　D. 阴道检查后决定分娩方式
　　E. 行剖宫产术

16. 初产妇，临产，骶耻外径 17cm，坐骨棘间径 10cm，坐骨切迹宽 2 横指，出口后矢状径 8.5cm，坐骨结节间径 8cm，应诊断为（　　）
　　A. 骨盆入口前后径狭窄　　　　B. 骨盆入口横径狭窄
　　C. 中骨盆狭窄　　　　　　　　D. 骨盆出口狭窄
　　E. 畸形骨盆

17. 27 岁初孕妇，妊娠 39 周，规律宫缩 10 小时，胎心率 142 次/分，枕左后位，肛查宫口开大 2cm，胎头 S＝－2，骨盆外测量正常，产妇疲倦。本例正确处置应是（　　）
　　A. 严密观察产程进展
　　B. 肌内注射哌替啶 100mg
　　C. 行人工破膜加速产程进展
　　D. 静脉滴注缩宫素
　　E. 行剖宫产术

18. 27 岁初孕妇，妊娠 38 周，骨盆外测量：骶耻外径 19.5cm，髂棘间径 25cm，髂嵴间径 28cm，坐骨棘间径 9cm，坐骨结节间径 7.5 cm 。该孕妇的骨盆应诊断为（　　）
　　A. 扁平型骨盆　　　　　　　　B. 均小骨盆
　　C. 佝偻病性扁平骨盆　　　　　D. 漏斗型骨盆
　　E. 类人猿型骨盆

A₃ /A₄ 型题
（19、20 题共用题干）
　　张某，初产妇，孕 41 周，临产 14 小时，阴道流水 12 小时，宫缩 20 秒/10 分，胎心 168 次/分，羊水中有胎粪，宫口开大 5cm ，先露头 S⁺¹，矢状缝在左斜径上，小囟门在 4°～

5°处,坐骨棘突坐骨切迹小于2横指,骶骨前面平直。

19. 下列诊断何项是错误的?(　　)

    A. 继发性宫缩乏力　　　　B. LOP

    C. 中骨盆狭窄　　　　　　D. 胎儿宫内窘迫

    E. 胎膜早破

20. 下列处理哪项最恰当?(　　)

    A. 加用抗生素　　　　　　B. 静脉推注三联针

    C. 吸氧　　　　　　　　　D. 立即剖宫产

    E. 肌内注射地西泮

(21、22题共用题干)

    李某,孕1产0,足月临产14小时,宫口开7cm,产程进展缓慢,胎心140~150次/分,胎头矢状缝与坐骨棘间径一致,枕骨在母体右侧,先露头 S^{+1}。

21. 其诊断是下列哪项?(　　)

    A. 右枕前位　　　　　　　B. 持续性右枕横

    C. 持续性左枕横　　　　　D. 持续性左枕后

    E. 持续性右枕后

22. 其处理应首选(　　)

    A. 等待宫口开全助产　　　B. 徒手向左旋转135°

    C. 徒手向左旋转90°　　　D. 徒手向右旋转135°

    E. 徒手向右旋转90°

(富晓敏)

第 11 章　分娩期并发症产妇的护理

第 1 节　胎膜早破

案例 11-1

某初孕妇,28 岁,宫内孕 35 周,阴道流液 3 小时,规律宫缩 1 小时入院。3 小时前突然阴道流液,量较多;近 1 小时自觉腹痛并逐渐加强。产科检查:剑突下触及圆而硬有浮球感的胎儿部分,在脐左上方听到胎心音,152 次/分。阴道检查:阴道后穹隆可见清亮液体,宫颈管消失 80%,宫口容 1 指;内口可触及似胎足;阴道液 pH 呈碱性反应,镜下见到胎儿脱落上皮细胞及绒毛和胎脂。

问题:

1. 该产妇诊断为胎膜早破,其诊断依据为?

2. 随着产程进程,该产妇可能会发生的并发症有哪些?如何预防?

3. 作为病房护士针对目前产妇的状况,提出 2 个主要护理问题并制订相应的护理措施。

在正式临产后,子宫的节律性收缩迫使胎先露下降,致前羊膜囊压力增高,当羊膜腔的压力超过胎膜的承受能力时胎膜会自然破裂,多发生在正常分娩的第一产程末。如胎膜在临产前的任何时间破裂者,称胎膜早破(premature rupture of membranes,PROM)。胎膜早破可导致流产、早产;因胎先露衔接不良,可发生脐带脱垂;如破膜时间过长还可引起宫内感染。胎膜早破使围生儿死亡率、宫内感染率、产褥感染率及手术产率均增高。

【病因】

1. 胎膜因素

(1)胎膜炎:是主要原因,如细菌、病毒、弓形虫或沙眼衣原体等引起生殖道上行感染,致使胎膜局部张力下降,脆性增高而发生破裂。

(2)营养素缺乏:据资料报道,孕妇缺乏维生素 C 及微量元素如锌、铜,可干扰胶原纤维和弹性蛋白的成熟过程,而致胎膜早破。

2. 羊膜腔内压力不均匀　胎儿先露部与骨盆入口未能很好衔接,致使胎膜各部受力不均引起胎膜破裂,如头盆不称、胎位异常、骨盆狭窄等。

3. 羊膜腔内压力过高　如多胎妊娠、羊水过多、巨大儿等。

4. 其他　妊娠后期腹部受到创伤、性交;腹压突然增高(如便秘、咳嗽、抱重物等);宫颈内口松弛;各种诊疗手术过于粗暴(如阴道检查、腹部检查、羊膜镜检查、人工剥膜、外倒转术)等,均可造成胎膜早破。

📖 考点:胎膜早破的病因

【临床表现】

1. 症状　孕妇突然感觉有较多液体自阴道流出,量时多时少、断断续续,当腹压增加,如咳嗽、打喷嚏、负重时流出量增多,有时混有胎粪、胎脂。

2. 体征　肛诊或阴道检查触不到前羊膜囊,上推胎儿先露部流液量增多即可作出诊断。若先露部与骨盆壁之间留有空隙,应仔细检查有否脐带脱垂。

链接 >>>

脐带先露与脐带脱垂

胎膜破裂后,脐带脱出宫颈口或阴道口外者,称脐带脱垂;胎膜未破时,脐带位于先露的前方或一侧者,称为脐带先露(又名隐性脐带脱垂)。脐带脱出后,因受压血循环受阻,导致胎儿窘迫甚至死亡。一旦发现脐带先露或脱垂,胎心尚存在,或虽有胎心变异而未完全消失或突然消失者,表示胎儿尚存活,应在数分钟内娩出胎儿。

3. 对母儿的影响

对母体的影响　宫内感染、产褥感染、流产、早产、胎盘早剥等。

对胎儿的影响

(1)早产儿:颅内出血、新生儿肺透明膜病变、吸入性肺炎等发病率高。

(2)感染:肺炎、败血症、颅内感染。

(3)脐带脱垂:导致胎儿窘迫、死胎、死产、新生儿窒息等。

【辅助检查】

1. 阴道液 pH 检查　正常阴道液 pH 为 4.5～5.5,羊水 pH 为 7.0～7.5。用石蕊试纸或硝嗪试纸测试阴道液,若 pH≥6.5,则胎膜早破的可能性极大。

2. 阴道液涂片检查　用吸管吸取阴道后穹隆液体,置 1 滴于干净的玻片上,烘干后镜检见羊齿状结晶则为羊水;若涂片用苏丹Ⅲ染色见橘黄色脂肪小粒,或用 0.5％硫酸尼罗蓝染色见橘黄色胎儿上皮细胞可确定为羊水,其结果比用试纸测定 pH 更可靠。

3. 涂片加热　用吸管吸出宫颈管液体滴于干净的玻片上,用酒精灯加热 10 分钟,如变成白色则为羊水,变成褐色则为宫颈黏液。

4. 羊膜镜检查　直视到胎先露部,见不到前羊膜囊,即可确诊为胎膜早破。

【处理原则】

根据胎龄及孕(产)妇有无并发症,选择如下处理:

1. 胎膜炎者,设法及早终止妊娠;如妊娠近足月或感染明显者,行剖宫产术。

2. 未临产,无感染征象,胎儿已达足月者,等待自然分娩;若经 12～18 小时观察未进入产程者,行引产或剖宫产术。若已临产,密切观察胎心变化及产程进展。

3. 胎龄＜37 周,无产兆及感染征象者,保持外阴清洁,减少肛查和阴道检查,及时用肾上腺皮质激素促胎儿肺成熟;密切监测体温、胎心、胎动及宫缩,尽可能延长胎龄。若已进入产程,头先露,尽可能阴道分娩。胎龄＞30 周,臀位已临产,考虑行剖宫产术,挽救胎儿生命。

4. 脐带脱垂、先露已入盆、宫口开全者,立即行产钳术或胎头吸引术;若宫口未完全扩张者,立即行剖宫产术;若宫口未完全扩张,胎心好,又无剖宫产条件或产妇及家属不同意行剖宫产者,可试行脐带还纳术。

5. 胎心消失已超过 10 分钟,确定胎死宫内者,将情况通告家属,等待阴道自然分娩,必要时行穿颅毁胎术。

6. 破膜＞12 小时尚未发动分娩者,常规给予抗生素,加强会阴部护理,防止感染。

【护理诊断/问题】

焦虑　与分娩结果、胎儿预后未知有关

潜在并发症:感染、早产等

有胎儿受损的危险　与脐带脱垂、吸入性肺炎、早产等有关

自理能力缺陷　与期待疗法期间,限制了孕(产)妇的日常活动有关

知识缺乏　缺乏本病的相关知识

【护理措施】

1. 心理护理　鼓励孕(产)妇及家属说出真实的心理感受,在恰当的时机运用通俗易懂的语言向其讲解疾病相关知识,使其有良好的心理准备,共同面对现实。一旦出现危及胎儿健康问题的并发症,护士要沉着、冷静,立即报告医生,安慰孕(产)妇及家属,积极配合抢救。

2. 产科护理

(1) 休息与饮食:嘱咐产妇绝对卧床休息,抬高臀部,取左侧卧位,减少羊水流出和脐带压迫。期待疗法期间尽可能满足孕(产)妇的生活需求;给予营养丰富、富含粗纤维、易消化饮食,防止便秘。

(2) 病情观察:每 4 小时测定体温、脉搏、呼吸 1 次,隔日做血常规 1 次,以便及早发现感染;密切观察胎心变化,嘱咐孕妇自测胎动计数,防止胎儿窘迫;注意观察宫缩及阴道排液量、性状及气味等变化。

(3) 保持外阴清洁:嘱孕(产)妇使用消毒会阴垫,用 0.5％聚维酮碘溶液进行外阴擦洗,每日 2 次,禁止灌肠和阴道检查。

(4) 协助进行 B 超检查:了解胎儿发育情况、胎盘成熟度及羊水存留量。

(5) 做好手术前、后的准备。

(6) 遵医嘱合理用药:如抗生素、地塞米松及抑制宫缩的药物等。

3. 预防措施　加强产前检查,及时纠正异常胎位;提高产科的诊疗技术。预防和治疗生殖道感染和慢性疾病。重视孕期卫生指导,妊娠后期禁止性交、避免负重及腹部撞击。宫颈内口松弛者,不宜长期站立、劳累;在妊娠 14～16 周施行宫颈内口环扎术。破膜后孕妇立即取平卧位,抬高臀部,防止脐带脱垂,保持外阴清洁。

☞考点:胎膜早破的护理措施

【健康教育】

1. 预防疾病知识的指导　高危孕妇孕期应加强监护,酌情增加产前检查的次数,有胎位异常者及时给予纠正。妊娠晚期避免性交、腹部受撞击或外伤;一旦发生胎膜早破应立即平卧并抬高臀部,及时送就近有条件的医院就诊。

2. 加强饮食及卫生的指导　加强营养,嘱咐孕妇要保持外阴的清洁,积极治疗生殖道感染、习惯性便秘和支气管炎等。

第 2 节　子宫破裂

///案例 11 - 2

张女士,35 岁,孕 3 产 1,6 年前足月顺产 1 女婴,体重 2900g。现宫内孕 40 周,已临产 10 小时,产妇腹痛难忍,烦躁不安,呼吸急促。产科检查:胎心 140 次/分,宫缩 40 秒/1~2 分钟,胎儿体重约 4000g,LOA,宫口开 2cm,胎膜已破,先露高浮;耻骨联合上 8cm 处可见一环形凹陷,且局部有明显压痛,尿液呈洗肉水样。

问题:

1. 张女士被初步诊断为先兆子宫破裂,请你列出其诊断依据。

2. 目前急需采取的治疗和护理措施是什么?

在妊娠晚期或分娩期子宫体部或子宫下段发生破裂者,称子宫破裂(rupture of uterus)。子宫破裂是产科极为严重的并发症,多发生于经产妇;若不及时诊治,母儿死亡率均增高。近年来随着城乡妇幼卫生三级保健网络体系的建立和逐步完善,子宫破裂的发生率已明显降低。

【病因】

1. 胎先露下降受阻　如骨盆狭窄、头盆不称、胎位异常、胎儿畸形(如脑积水、联体双胎)、软产道阻塞(如卵巢肿瘤嵌入盆腔)等。在分娩过程中子宫上段为了克服产道阻力而产生强烈收缩使之变厚,下段被动扩张拉长变薄,当压力超过宫壁的最大承受限度时,可发生子宫破裂。

2. 子宫壁瘢痕及子宫本身病变　子宫肌退行性变(如多产、感染)、子宫发育不良、子宫畸形、子宫壁瘢痕(如剖宫产术后、刮宫创伤、子宫肌瘤剔除术)等,产程中子宫收缩牵拉及宫腔内压力升高,致使肌纤维过度伸展而断裂,导致子宫破裂。

3. 手术创伤及外伤　多发生于不适当或粗暴的阴道助产手术(如宫口未开全行高位产钳术、臀位牵引术、外倒转术等)或植入性胎盘强行剥离术、毁胎术、穿颅术等。多见于宫颈撕裂,严重时可波及子宫下段。

4. 宫缩剂使用不当　如适应证掌握不当、使用不规范、子宫对宫缩剂过于敏感或在用药中缺乏监护等,均可使宫口来不及扩展或先露下降受阻时,宫腔内压力增高超过宫壁的承受力而致子宫破裂。

【分类】

1. 按破裂的病因分为自发性破裂和损伤性破裂。

2. 按破裂的时间分为妊娠期破裂和分娩期破裂。

3. 按破裂的部位分为子宫体部破裂和子宫下段破裂。

4. 按破裂的程度分为完全性破裂和不完全性破裂。

【临床表现】

子宫破裂多数发生于分娩期,典型的子宫破裂经历两个阶段。

1. 先兆子宫破裂　分娩中当产程延长,胎先露下降受阻时,子宫强有力地阵缩使子宫下段拉长、变薄,子宫体部增厚、变短,两者间形成环形凹陷;随着产程进展此凹陷逐渐上升达脐平甚至脐上,子宫下段膨隆、压痛明显,其外形呈葫芦状,称为病理缩复环(pathologic retraction ring)(图 11-1)。产妇下腹剧痛难忍、烦躁不安、呼叫不已,呼吸、脉搏加快,呈痛苦面容;由于膀胱受牵拉和胎先露的压迫使之充血,出现排尿困难,甚至有血尿;子宫收缩过强,胎盘血供受阻,导致胎心率异常;如不能迅速缓解,子宫将在病理缩复环处或其下方发生破裂。

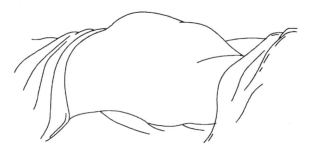

图 11-1　病理缩复环

☞考点:先兆子宫破裂的临床表现

2. 子宫破裂　根据子宫破裂的程度,临床上分为两种:

(1) 完全性子宫破裂:指子宫壁全层断裂,宫腔和腹腔直接相通。

症状:子宫破裂前产妇突然感到下腹部呈撕裂样剧痛,一旦破裂则宫缩暂停,产妇感觉腹痛骤减,但很快转为持续性全腹疼痛(血液、羊水、胎儿进入腹腔的刺激);孕妇面色苍白,出冷汗,呼吸表浅,脉搏细数,血压下降进入休克状态。

体征:①腹膜刺激征阳性,腹壁下清楚地触及胎体,子宫体缩小位于胎体侧方,胎心音消失;②阴道有鲜血流出,量可多可少,已拨露或下降的胎先露消失,已扩张的宫颈口缩小,有时可触及子宫破裂口,如破裂部位在子宫前壁可伤及膀胱;③ B 超提示胎儿位于腹腔,胎动、胎心音皆消失,子宫体缩小,腹腔内有游离液体。

(2) 不完全性子宫破裂:指子宫肌层全部或部分破裂,浆膜层仍保持完整,子宫腔和腹腔不相通,胎儿及其附属物仍在宫腔内。腹部检查:在子宫破裂处有明显压痛,若破裂口累及两侧子宫血管,可形成阔韧带内血肿,在宫旁可触及逐渐增大且有压痛的囊性包块,胎心多不规则或消失。

【处理原则】

根据子宫破裂发生的阶段,分别做如下处理:

1. 先兆子宫破裂 立即采取有效制止子宫收缩的措施,如乙醚吸入麻醉或肌内注射哌替啶,以缓解宫缩,同时尽快实施剖宫产术,以防止子宫破裂。

2. 子宫破裂 无论胎儿是否存活,均应在抢救休克的同时及时进行手术,以挽救产妇生命。术中根据产妇的状态、子宫破裂的部位、程度、有无感染以及产妇有无子女等综合考虑是否保留子宫;第一胎、子宫破口小且边缘整齐、无明显感染者,可行裂口修补术;破口大且边缘不整齐或有明显感染者,多行子宫次全切除术;破裂口延伸至子宫颈者,应行子宫全切术;无论有无感染,术后常规给予抗生素预防感染;当地无手术条件时,应在大量输液、输血的同时包扎腹部,迅速实施转院。

【护理诊断/问题】

疼痛 与宫缩过强、子宫破裂,血液、胎儿和羊水进入腹腔有关

潜在并发症:失血性(过敏性)休克、感染等

胎儿受损 与强烈的宫缩、子宫破裂、失血性休克等有关

恐惧、焦虑 与疼痛、手术、胎儿预后结果未知等有关

【护理措施】

1. 缓解疼痛 鼓励产妇说出疼痛的感受,关心体贴产妇,教产妇缓慢有节奏地深呼吸,以减轻疼痛;提供机会让家属多陪伴产妇,缓解心理压力;遵医嘱合理使用宫缩抑制剂或麻醉剂。

2. 防治并发症 迅速建立静脉通道,遵医嘱输液、输血、吸氧、给药。做好手术产的准备;保持外阴清洁,手术前后遵医嘱使用广谱抗生素。

3. 密切观察病情 定时监测、记录生命体征,记录失血量和液体出入量。

4. 产后加强营养,保持外阴清洁。

5. 如胎儿受损,帮助产妇及家属度过悲伤期。

6. 子宫破裂严重危及孕(产)妇及胎儿的健康和生命,故预防十分重要。

(1)加强计划生育工作的实施及宣传教育,减少早婚、早育和多产。

(2)做好产前检查,及时诊断胎位、胎儿及产道异常;有异常妊娠病史者提前入院待产,并给予及时恰当的处理。

(3)严格掌握宫缩剂使用的适应证,产前用药须先行阴道检查,了解有无产道异常;宫缩剂引产时要专人监护,有条件者用胎儿电子监护仪。

(4)瘢痕子宫、畸形子宫和胎位异常者,在试产中要密切观察,试产时间不宜过长,必要时行剖宫产术。

(5)避免损伤性较大的阴道助产术,如中、高位产钳术;臀位内转胎位术;人工剥离胎盘困难时,严禁用手强行挖取。

【健康教育】

加强检查,及时发现和矫正异常胎位;有高危因素者提前住院待产;宣传计划生育的重要性;瘢痕子宫者,应严格避孕2年。

第3节 产后出血

/// 案例11-3

某产妇,28岁,孕5产0,宫内孕39周,规律宫缩16小时,经会阴切开胎头吸引术娩出一4300g的女婴。胎儿娩出后立即出现鲜红色、持续性阴道流血约300ml,立即行人工剥离胎盘术完整娩出胎盘;产后1小时产妇出现面色苍白,四肢冰冷,出冷汗,血压80/50mmHg。腹部检查:子宫轮廓不清,下压宫底有大量血块流出(约400ml)。

问题:

1. 该产妇出血多的原因可从哪几方面考虑?

2. 该产妇目前最主要的护理问题是什么?列出其护理措施。

胎儿娩出后24小时内阴道流血量≥500ml者,称为产后出血(postpartum hemorrhage,PPH)。包括胎儿娩出后至胎盘娩出前、胎盘娩出后至产后2小时、产后2小时至24小时内3个时期。产后出血是产科常见的严重并发症,位居我国孕产妇死亡原因的首位,80%发生在产后2小时内。若在短期内大量失血可迅速发生失血性休克,休克时间过长可引发垂体缺血性坏死,继发垂体功能减退,而致席汉综合征(Sheehan syndrome),因此应予以特别重视。

☞ 考点:产后出血定义

【病因】

1. 子宫收缩乏力 占产后出血总数的70%~80%。

(1)全身性因素:产妇精神过度紧张;临产后过多使用镇静剂、麻醉剂;产程延长或难产使产妇体力衰竭;妊娠合并急慢性全身性疾病,如重度贫血等。

(2)局部因素:子宫壁过度膨胀、伸展影响肌纤维的缩复功能(如多胎妊娠、巨大儿、羊水过多等);子宫肌纤维发育不良或退行性变(如子宫畸形、妊娠合

并子宫肌瘤、多产、剖宫产术和肌瘤剔除术等)影响肌纤维正常收缩;子宫肌壁水肿、渗血(如妊娠期高血压疾病、严重贫血、子宫胎盘卒中等)以及前置胎盘附着于子宫下段,收缩力差以致血窦不易关闭等。

2. 胎盘因素　胎儿娩出后超过 30 分钟胎盘尚未娩出者,称为胎盘滞留;根据其剥离情况分为以下几种类型:

(1) 胎盘剥离不全:见于宫缩乏力、胎盘未剥离过早牵拉脐带或揉挤子宫使部分胎盘或副胎盘自宫壁剥离,影响子宫收缩引起出血不止。

(2) 胎盘剥离后滞留:因宫缩乏力或膀胱过度充盈等使已全部剥离的胎盘不能及时排出,滞留在宫腔影响子宫收缩而出血。

(3) 胎盘嵌顿:宫缩剂使用不当或粗暴按摩子宫等引起宫颈内口的平滑肌呈痉挛性收缩而形成狭窄环,使已全部剥离的胎盘嵌顿在宫腔内引起出血。

(4) 胎盘粘连:胎盘全部或部分与宫壁粘连不能自行剥离者称为胎盘粘连。当全部粘连时可无出血;若部分粘连可因剥离部分的内膜血窦开放,以及因胎盘滞留而影响宫缩引起产后出血。胎盘粘连的原因有子宫内膜炎和多次人工流产所致的子宫内膜损伤。

(5) 胎盘植入:如子宫蜕膜层发育不良使胎盘绒毛植入到子宫壁肌层称为胎盘植入,临床上较少见。根据植入面积分为完全性和部分性两类,前者胎盘未剥离不出血,后者往往发生致命的大出血。

(6) 胎盘和胎膜残留:部分胎盘小叶、副胎盘或部分胎膜残留于宫腔,影响子宫收缩而出血,常因过早牵拉脐带或用力挤压子宫所致。

3. 软产道裂伤　宫缩过强、胎儿过大、产程过快、接产时保护会阴不当或阴道手术助产操作粗暴等,均可引起会阴、阴道、宫颈裂伤导致产后出血,严重者裂伤可达阴道穹隆、子宫下段,甚至盆壁,形成腹膜后血肿和阔韧带内血肿。如过早行会阴正中或侧斜切开术也可引起失血过多。

4. 凝血功能障碍　临床少见,但后果严重。妊娠合并症(如血小板减少症、白血病、再生障碍性贫血、重症肝炎等)和妊娠期并发症(如妊娠期高血压疾病的子痫前期、重型胎盘早剥、羊水栓塞、死胎滞留过久等)均可发生凝血功能障碍,导致难以控制的产后大出血。

☞考点:产后出血的病因

【临床表现】

产后出血的主要表现为阴道出血量过多、继发失血性休克和感染。病因诊断有利于及时有效的止血。

1. 准确估计出血量

(1) 目测法:实际出血量≈目测量×2

(2) 面积法:10cm²≈10ml 出血量

(3) 称重法:(应用后敷料湿重—应用前敷料干重)÷1.05＝出血的毫升数

(4) 容积法:用刻度器皿测定弯盘或专用产后接血器中的血液,较简便、准确、常用。

(5) 根据休克指数粗略估计失血量。

2. 诊断步骤　从以下两个时期进行分析,判定出血的原因。

(1) 胎盘娩出前出血:胎儿娩出后立即持续性出血、血色鲜红者,多考虑软产道裂伤;胎儿娩出后稍迟呈间歇性出血、血色暗红者,多考虑胎盘因素引起。

(2) 胎盘娩出后出血:仔细检查胎盘、胎膜的完整性,有无副胎盘,子宫收缩情况,以及有无软产道损伤和凝血功能障碍等。

3. 病因诊断　作为抢救产后出血采取措施的主要依据。

(1) 子宫收缩乏力性出血:多有产程延长、产妇衰竭、胎盘剥离延缓等病史。出血的特点为阴道流血量多,呈间歇性、暗红色,多伴有血凝块;如短期内迅速大量出血,则产妇很快进入休克状态。腹部检查:子宫体松软似袋状,甚至轮廓不清;有时阴道流血量不多,但子宫底逐渐升高,按压宫底部时有大量血块自阴道内涌出,提示宫缩乏力致隐性出血。

(2) 胎盘因素引起的出血:胎盘娩出前有间歇性、暗红色多量流血时,首先考虑胎盘因素所致的出血;如胎盘部分粘连或部分植入、胎盘剥离不全或剥离后滞留,常表现为胎盘娩出延迟和(或)伴有子宫收缩乏力;若胎盘嵌顿时,在子宫下段有时可发现狭窄环。根据胎盘娩出情况,或徒手剥离胎盘时胎盘与宫壁粘连面积大小、剥离的难易程度,以及胎盘娩出后仔细检查其完整性,作出病因诊断。

(3) 软产道损伤性出血:发生在胎儿娩出后,立即持续不断流血,血色鲜红能自凝。出血量与裂伤的程度、部位以及是否伤及大血管有关。宫颈裂伤多发生在 3 点和 9 点处,也可呈花瓣状裂伤,严重者延及子宫下段,出血凶猛;阴道裂伤多发生在侧壁、后壁和会阴部,呈不规则裂伤;会阴裂伤按其程度分为 3 度(图 11-2)。

Ⅰ度:指会阴皮肤及阴道口黏膜撕裂,未达肌层,一般出血不多。

Ⅱ度:指裂伤已达会阴体部的肌层,累及阴道后壁黏膜,甚至阴道后壁的两侧沟向上撕裂,裂口形状多不规则,使原有的解剖结构不易辨认,出血量较多。

Ⅲ度:指肛门外括约肌已断裂,甚至阴道直肠隔及部分直肠前壁有裂伤,此种情况虽严重,但出血量不一定太多。

(4) 凝血功能障碍性出血:在孕前或孕期已患有

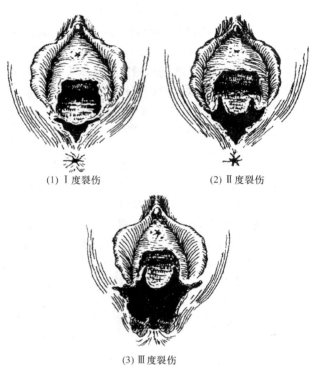

(1) Ⅰ度裂伤　　　(2) Ⅱ度裂伤

(3) Ⅲ度裂伤

图 11-2　会阴裂伤

易发生出血倾向的原发性疾病,在胎盘剥离或软产道裂伤时,由于凝血功能障碍,表现为皮下、注射针孔、伤口、胃肠道黏膜等全身不同部位的出血,多见于子宫大量出血或少量持续不断出血,出血不凝。根据病史、出血特点及血小板计数、凝血酶原时间、纤维蛋白原等有关凝血功能的实验室检查可协助诊断。

☞考点:产后出血的临床表现

【处理原则】

原则是制止出血、抗休克、预防感染。

1. 制止出血

(1) 子宫收缩乏力性出血

1) 按摩子宫。①经腹壁按摩子宫底:一手在耻骨联合上缘下压,将子宫向上推,另一手置于宫底部,拇指在子宫前壁,其余 4 指在子宫后壁,均匀有节律地按摩宫底(图 11-3);②经腹部-阴道双手按摩子宫:一手半握拳掌心向前置于阴道前穹隆,顶住子宫前壁,另一手自腹壁按压子宫后壁使宫体前屈,双手相对紧压子宫并作按摩(图 11-4)。按压时间以子宫恢复正常收缩,并能保持良好收缩状态为止;按摩时严格无菌操作。

☞考点:按摩子宫的方法

2) 应用宫缩剂。按摩子宫的同时,肌内或静脉(缓慢)注射缩宫素;也可运用麦角新碱(心脏病、高血压患者禁用)促使子宫体及子宫下段平滑肌收缩,在前置胎盘胎儿娩出后出血时应用效果更佳。

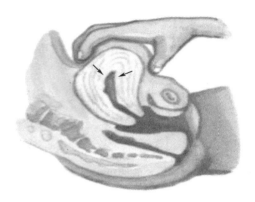

图 11-3　腹壁按摩子宫底

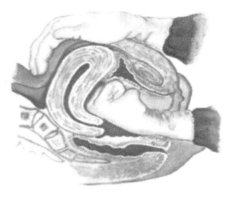

图 11-4　腹部-阴道双手按摩子宫

3) 宫腔填塞无菌纱条。若经上述处理仍出血不止,当地又无条件继续抢救,在转诊患者时应用无菌纱布条填塞子宫腔,有局部压迫止血作用。

链 接 ≫≫

宫腔填塞无菌纱条

严密消毒下,术者一手于腹壁固定子宫底,另一手持卵圆钳,将无菌纱条由宫底逐渐由内向外填紧、填实宫腔(图 11-5);宫腔填塞纱条后,密切观察生命体征、宫底高度及子宫大小;警惕填塞不紧致宫腔内继续出血。术后 24 小时取出纱条,取出前肌内注射宫缩剂。

(2) 胎盘因素引起的出血:根据不同原因,尽早采取相应措施。术前排空膀胱,术中严格无菌操作。

1) 胎盘剥离后滞留者:如为膀胱过度充盈所致,在导尿后一手按摩宫底,另一手轻轻牵拉脐带协助娩出。

2) 胎盘剥离不全或粘连者:行人工徒手剥离胎盘术。

3) 植入性胎盘者:行子宫切除术;如出血不多,需保留子宫者,用氨甲蝶呤保守治疗。

4) 胎盘、胎膜残留者:如残留少、出血不多、徒手取出困难,严密观察下,用抗生素及宫缩剂 2～3 天,待宫体缩小再行清宫术。

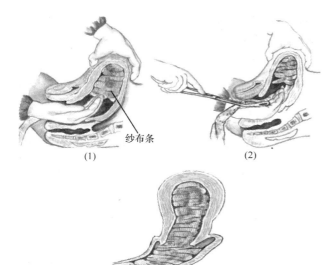

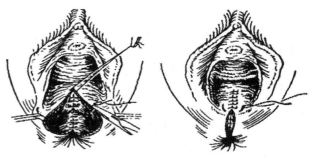

图 11-7 会阴-阴道裂伤缝合术

5）胎盘嵌顿者：如剥离后嵌顿于狭窄环以上者，在解痉或麻醉下，等待狭窄环松解后用手取出胎盘。

（3）软产道裂伤：做到及时、准确、有效缝合裂伤，尽可能恢复原有的解剖关系。

1）子宫颈裂伤。消毒下暴露宫颈，进行缝合（图11-6）。

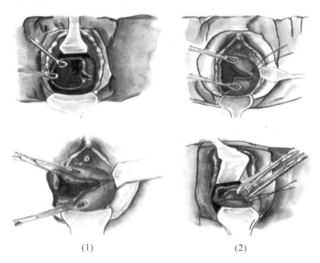

图 11-6 宫颈裂伤缝合术

2）阴道、会阴裂伤。按解剖关系逐层缝合，最后一针以处女膜缘为标志缝合会阴皮肤（图11-7）。

（4）凝血功能障碍性出血：如患有全身出血性疾病，妊娠早期在内科医生的协助下，尽早行人工流产术。分娩期出血者除积极止血外，还应注意针对病因治疗，如血小板减少症、再生障碍性贫血等，应输新鲜血或成分输血。

2. 抗休克 产妇取平卧位，保暖、吸氧，立即快速输血、输液，首选输新鲜血，紧急情况输低分子右旋糖酐，以补充血容量，及时纠正酸中毒。

3. 抗感染 选用大剂量抗生素，观察体温变化，注意恶露的量、气味和性状；保持外阴清洁、干燥，加强营养，积极纠正贫血。

【护理诊断/问题】

组织灌注量不足 与大量出血有关

恐惧 与大出血危及生命有关

有感染的危险 与各种检查、手术操作及失血致抵抗力降低有关

活动无耐力 与失血导致贫血、体质虚弱有关

潜在并发症：失血性休克

【护理措施】

1. 急救护理

（1）产妇取头低平卧位，给予保暖、吸氧，按摩子宫。密切监测生命体征、神志变化。注意皮肤、黏膜、嘴唇、指甲的颜色，触摸四肢的温湿度，观察尿量变化，及早发现休克的早期征兆。

（2）迅速建立静脉通路，加快输液速度，遵医嘱输血，以维持足够的有效循环血量。

（3）准确收集并测量出血量，观察其颜色、有无凝血块及嗅其气味等。

（4）遵医嘱应用止血药、宫缩剂，密切观察其疗效。

（5）积极配合医生查找出血原因，争分夺秒进行抢救工作。

2. 心理护理

（1）耐心听取患者的叙述，给予心理支持。

（2）选择适当时间告诉产妇简单的病情经过，增强其安全感。

（3）传授一些放松疗法。如深呼吸、与婴儿沟通、听音乐等，分散其注意力。

（4）医护人员在为产妇诊疗护理过程中，要有精湛的业务水平、强烈的责任心、同情心和良好的服务态度，赢得产妇及家属的信任感，增强其战胜疾病的信心。

3. 预防感染的护理

（1）病室环境整洁，每天通风换气 2 次，每次 30 分钟，定期进行室内空气消毒。

（2）床铺平整、干燥、柔软，经常更换卫生垫。

（3）保持会阴清洁，每天用1‰苯扎溴铵溶液擦洗会阴2次。

（4）遵医嘱应用抗生素。

4. 预防

（1）产前预防

1）做好孕前及孕期保健工作：对患有凝血功能障碍疾病者，应积极治疗，实施严格避孕措施；已经妊娠者，在早孕期终止妊娠。

2）积极治疗各种妊娠合并症和并发症：对有可能发生产后出血倾向的孕妇，如羊水过多，妊娠期高血压疾病及妊娠合并糖尿病、血液病等，应提前住院待产；对胎盘早剥、死胎稽留、宫缩乏力、产程延长等及时处理，以防产后出血的发生。

（2）产时预防

1）密切观察第一产程：消除产妇紧张情绪，保证充分休息，加强营养，密切观察产程进展，防止产程延长和宫缩乏力。

2）重视第二产程的处理：指导产妇适时正确运用腹压，防止胎儿娩出过快，造成软产道损伤；掌握会阴切开术的适应证及手术时机；按操作规程接生，避免软产道损伤；对已有宫缩乏力者，恰当选用宫缩剂，减少产后出血的发生。

3）正确处理第三产程：若胎盘未娩出前有较多量阴道流血，或胎儿娩出后30分钟胎盘未剥离者，应行宫腔探查及人工剥离胎盘术；术中剥离有困难者，切勿强行挖取；胎盘娩出后仔细检查胎盘、胎膜是否完整，有无副胎盘、软产道撕裂或血肿形成；如有裂伤及时按解剖层次缝合；产后按摩子宫以促进宫缩；准确收集并测量产后出血量。

（3）产后预防：在胎盘娩出后严密观察产妇2小时，注意产妇的面色、血压、脉搏、宫缩及阴道出血情况；鼓励产妇按时排尿；早期开奶刺激宫缩，减少流血量；送回休养室前尽可能挤出子宫和阴道内积血；产后2小时向产妇交代注意事项，医护人员定时巡视病房，及时发现异常并给予恰当处理。

☞考点：产后出血的护理措施

【健康教育】

1. 保证充足睡眠，加强营养，少量多餐，多食富含铁的食物。

2. 病情稳定后鼓励产妇下床活动，活动量应逐渐增加。

3. 协助产妇进行母乳喂养，刺激子宫收缩，利于恶露排出。

4. 保持会阴清洁，告知产妇出院后每天清洗会阴1次，产褥期禁止性生活、盆浴、游泳、阴道冲洗，注意观察恶露的量、性状、气味、体温变化，若出现阴道流血多、恶露异味、腹痛、发热等应及时就诊。

5. 告知产妇产后复查的目的及时间。

附：人工剥离胎盘术

人工剥离胎盘术：用手剥离并取出滞留于子宫腔内胎盘的手术，称人工剥离胎盘术。

（一）适应证

1. 胎儿娩出后，胎盘尚未娩出，有活动性出血者。

2. 前置胎盘或胎盘早期剥离，胎儿娩出后仍有较多出血者。

3. 胎儿娩出后半小时，经一般处理，胎盘仍未排除者。

4. 某些难产手术，胎儿娩出后，有必要立即娩出胎盘者。

（二）手术步骤

1. 消毒手术区域、铺消毒巾。

2. 术者洗手，穿手术衣、戴手套。

3. 术者一手在腹部紧握宫底，一手沿脐带进入子宫腔，找到胎盘边缘。手背紧贴子宫壁，进入胎盘与子宫壁之间，用小指外侧缘如裁纸状，慢慢钝性分离胎盘（图11-8）。

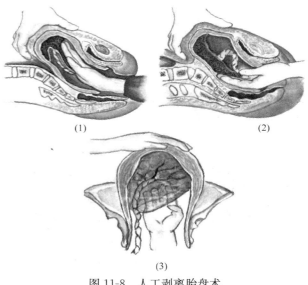

(1)　　　　　　　　(2)

(3)

图11-8　人工剥离胎盘术

4. 如胎盘与子宫壁之间无明显界限，勉强剥离，出血较甚，应考虑有植入性胎盘的可能，应停止操作。

5. 将胎盘全部剥离后握于手内，于子宫收缩时取出。

6. 立即检查胎盘，如不完整应再次探查宫腔，寻找遗留部分，并检查子宫有无损伤；如有胎盘残留，可用纱布轻轻擦拭。

7. 术中注意产妇一般情况，术后常规给予宫缩剂及抗感染药物。

第 4 节 羊 水 栓 塞

///案例11-4

某孕妇,孕 2 产 1,宫内孕 39^{+2} 周,临产后 4 小时出现宫缩乏力,产程进展缓慢,排除头盆不称后在宫缩时行人工破膜,破膜后产妇突然出现呼吸困难,烦躁不安,发绀,血压下降。

问题:

1. 该产妇被诊断为羊水栓塞,羊水栓塞形成的条件是什么?

2. 羊水栓塞如何预防?

羊水栓塞(amniotic fluid embolism)指在分娩过程中羊水进入母体血液循环引起的肺栓塞、过敏性休克、弥散性血管内凝血和肾衰竭等一系列严重症状的综合征,是分娩期严重的并发症之一。发生于足月分娩者产妇死亡率高达 80% 以上,也可发生于孕早期的大月份钳刮术中,但病情较缓和,极少造成患者死亡。

☞考点:羊水栓塞的概念

【病因】

羊水通过破损的宫颈黏膜静脉、胎盘附着处开放的静脉血窦进入母体血液循环。

1. **羊水栓塞形成的条件** ①胎膜破裂;②羊膜腔内压力过高,如宫缩过强、子宫强直性收缩;③子宫壁有开放的血管,如胎膜与宫颈壁的分离处血管损伤、宫颈裂伤、前置胎盘、胎盘早剥、子宫破裂、剖宫产术、羊膜腔穿刺术、大月份钳刮术等。

2. **易发因素** 高龄产妇、多产妇、宫缩过强、急产等。

3. **诱发因素** 胎膜早破、前置胎盘、胎盘早剥、子宫破裂、剖宫产术等。

【病理生理】

1. **肺动脉高压** 羊水含有许多有形物质,如毳毛、胎脂、上皮细胞、胎粪等,这些物质随羊水进入母体血循环后,在肺内形成小栓子,造成肺小血管机械性阻塞,导致肺动脉高压。同时这些物质刺激肺释放前列腺素 $F2\alpha$、5-羟色胺等,使肺血管反射性痉挛。

2. **过敏反应** 羊水成分作为抗原可引起变态反应,导致过敏性休克。此外,支气管痉挛、分泌物增多、肺通气和换气功能受损,也会反射性引起肺小动脉痉挛,加重肺动脉高压。

3. **弥散性血管内凝血(DIC)** 羊水中含有大量促凝物质,可激活凝血系统,使得血管内广泛形成微血栓,消耗大量凝血物质。

4. **急性肾衰竭** 周围循环衰竭、弥散性血管内凝血等可导致肾急性严重缺血,损伤肾实质时导致少尿甚至无尿等肾衰竭表现。

【临床表现】

羊水栓塞的典型临床经过分为 3 个阶段。90% 以上的病例发生于分娩过程中,尤其是胎儿娩出前后;或滥用宫缩剂导致宫缩过强,宫腔内压增高。

1. **呼吸循环衰竭和过敏性休克** 胎膜破裂后,产妇突然出现烦躁不安、寒战、恶心、呕吐、气急等先兆症状,随之出现呛咳、呼吸困难、发绀、面色苍白、四肢厥冷、肺底部湿啰音、心率加快、血压下降、抽搐、昏迷等现象;严重者发病急骤,没有先兆症状,仅惊叫一声或打一个哈欠,血压迅速下降或消失,呼吸循环停止,于数分钟内死亡。

2. **DIC** 患者度过第一阶段,继之发生难以控制的全身广泛性出血,如阴道大量流血、伤口渗血、全身皮肤黏膜出血、针眼出血甚至出现消化道大出血等。

3. **急性肾衰竭** 羊水栓塞后期,出现少尿、无尿和尿毒症的表现。

【辅助检查】

(1)下腔静脉血涂片检查:镜下可见羊水中的有形物质,如胎儿的鳞状上皮细胞、毳毛等,是确诊羊水栓塞的主要依据。

(2)床旁胸部 X 线摄片:双肺可见弥散性点片状浸润阴影,沿肺门周围呈扇形分布。

(3)床边心电图检查:提示右心扩大、心排血量下降、心肌劳损。

(4)血凝障碍检查:DIC 各项检查阳性。

(5)其他:如尸检。

【处理原则】

最初阶段抗休克、抗过敏,解除肺动脉高压,纠正缺氧及心力衰竭。DIC 阶段早期抗凝,晚期抗纤溶,同时补充凝血因子。肾衰竭期及时应用利尿剂。下腔静脉保留插管,测量中心静脉压,指导补充血容量,同时抽血查找羊水中的有形成分和血液生化检查。

【护理诊断/问题】

组织灌注量不足 与过敏性休克、血管内凝血等有关

气体交换障碍 与肺动脉高压、肺水肿等有关

恐惧 与病情危急、预后差有关

潜在并发症:肾衰竭、DIC 等

有胎儿受损的危险 与胎儿窘迫、胎死宫内有关

【护理措施】

1. **积极配合医生进行抢救**

(1)产妇取半卧位或抬高头肩部卧位,气管插管正压给氧,协助医生行气管切开。

(2)遵医嘱使用解痉和抗过敏药物,以缓解肺动脉高压,改善肺及冠脉血液灌注。

（3）保持静脉通道通畅,配合医生积极抗休克和纠正酸中毒,合理使用强心苷和抗凝药物,并注意观察其疗效和毒副作用。

2. 观察病情变化　注意产妇的生命体征、尿量、意识状态,皮肤黏膜有无出血点或瘀斑,针眼、切口处有无渗血,有无呕血、便血和血尿等,出血是否凝固。

3. 积极进行产科处理　经过积极抢救,产妇病情稳定后,做好剖宫产的术前准备。如羊水栓塞发生于第二产程,配合医生实施阴道手术助娩术;产后大量出血者,为挽救产妇生命,需行子宫切除术者,做好术前准备。

4. 心理护理　羊水栓塞起病急骤,病情凶险,产妇会表现焦虑,恐惧等,护理人员应鼓励并安慰产妇。允许家属适当陪伴病人,告知其疾病和治疗信息,病人及家属对突如其来的不良结局表现出否认与激动,护士应给予适当的解释与安慰,帮助其适应和度过哀伤。

5. 预防　加强产前检查,注意消除诱发因素。正确掌握使用宫缩剂的指征和方法。人工破膜宜在宫缩间歇期进行,做到破口小、流速慢、位置高。中期妊娠引产时,行羊膜腔穿刺术不超过 3 次。钳刮术时要先刺破胎膜,使羊水流出后再钳夹胎块。

☞考点:羊水栓塞的预防

【健康教育】

1. 加强产前检查,重视羊水栓塞诱发因素人群的检测。

2. 做好产褥期保健知识的宣传,胎儿存活者,讲解新生儿护理知识与技能;出院前嘱咐其复查,告知其目的及时间。

案例 11-1 分析

1. 胎膜在正式临产前的任何时间破裂者,称为胎膜早破。本例在规律宫缩出现前 2 小时出现阴道流液,pH 呈碱性,镜下见到胎儿脱落上皮细胞及毳毛和胎脂。为诊断胎膜早破的重要依据。

2. 胎膜一旦破裂,使妊娠不能继续,易导致早产;胎膜早破如先露未衔接或胎位异常,在先露与宫壁间留空隙,随着羊水的流出易发生脐带脱垂;胎膜破裂距离分娩时间越长,则宫内感染的几率越高。因此,为防止并发症的出现,作为护士要密切监测体温、胎心、胎动、羊水性状,保持外阴清洁,抬高臀部,观察产程的进展,遵医嘱合理用药物。

3.①有胎儿受损的危险　与脐带脱垂、吸入性肺炎、早产有关。护士应密切监测胎心、胎动和羊水性状,抬高臀部,保持外阴清洁,遵医嘱合理应用药物,有异常及时报告医生。②自理能力缺陷　与绝对卧床休息,限制了产妇的日常活动有关。护士要用通俗易懂的语言向产妇及家属讲解绝对卧床休息的重要性,在此期间尽可能满足产妇的生活需求,减轻心理压力。

案例 11-2 分析

1. 典型的子宫破裂分为两个时期,即先兆子宫破裂和子宫破裂。先兆子宫破裂的产妇出现腹痛难忍、烦躁不安,呼吸急促,而且宫缩强而频(40 秒/1~2 分钟),耻骨联合上 8cm 处可见一环形凹陷(病理缩复环),由于牵拉出现该部位压痛明显,有血尿出现(尿液呈洗肉水样)。

2. 在先兆子宫破裂阶段,护士嘱产妇缓慢有节奏的深呼吸,以减轻疼痛;提供机会让家属多陪伴产妇,缓解其心理压力;遵医嘱立即合理使用宫缩抑制剂或麻醉剂;密切监测胎心,做好剖宫产的术前准备。

案例 11-3 分析

1. 引起产后出血的原因很多,其中最常见的是宫缩乏力,其次为胎盘因素。本例产妇发生产后出血的原因为多育、巨大儿、产程延长。初期的出血原因为胎儿娩出过程中软产道损伤(胎儿娩出后立即出现大量鲜红色、持续性出血);产后出血的主要原因是产妇体力衰竭、宫缩乏力所致的隐匿性产后出血(子宫收缩力差、轮廓不清等)。

2. 该产妇目前主要存在的护理问题是组织灌注量不足与失血有关。首先使产妇取头低平卧位,给予保暖、吸氧,快速建立静脉通路,遵医嘱输血、输液;监测生命体征。

案例 11-4 分析

1. 形成羊水栓塞必须具备 3 个条件:①胎膜破裂;②羊膜腔内压力过高;③子宫壁有开放的血管。

2. 羊水栓塞的发病率低,但死亡率非常高,因此重在预防。做到:①孕期加强产前检查,消除诱发因素;②分娩期正确掌握使用宫缩剂的指征和方法;③实施人工破膜时宜在宫缩间歇期进行,做到破口小、流速慢、位置高;④中期妊娠引产时,行羊膜腔穿刺术不超过 3 次;⑤钳刮术时要先刺破胎膜,使羊水流出后再钳夹胎块。

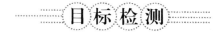
目标检测

A₁ 型题

1. 产后出血是指胎儿娩出后 24 小时内,失血量超过(　　)
   A. 300ml　　　　　　　　B. 500ml
   C. 800ml　　　　　　　　D. 1000ml
   E. 1200ml

2. 产后出血最常见的病因是(　　)
   A. 子宫破裂　　　　　　　B. 子宫收缩乏力
   C. 胎盘因素　　　　　　　D. 软产道裂伤
   E. 凝血功能障碍

A₂ 型题

3. 某产妇28岁,孕4产1,妊娠40周,第一产程活跃期延长,多次阴道检查,第三产程因胎盘粘连行徒手剥离胎盘术,阴道流血不多,血压稳定。产妇最可能的护理问题是(　　)
   A. 焦虑　　　　　　　　　B. 恐惧

C. 有受伤的危险　　　D. 有感染的危险

E. 组织灌注量改变

4. 初产妇,35 岁,孕 41 周,胎儿娩出后随即阴道大量出血,色鲜红,立即实施(　　)

A. 徒手剥离胎盘　　　B. 应用宫缩剂

C. 输血　　　D. 检查软产道

E. 输液、输氧

5. 初产妇,26 岁,妊娠 40 周,因臀位行臀位牵引术,胎儿娩出后阴道大量出血,量约 800ml。产妇面色苍白,脉搏 100 次/分,血压 84/56mmHg,子宫底平脐。下列哪项诊断最不可能?(　　)

A. 胎盘滞留所致产后出血

B. 子宫收缩乏力致产后出血

C. 胎盘剥离不全致产后出血

D. 软产道裂伤致产后出血

E. 完全性胎盘植入

6. 张女士,25 岁,初产妇,妊娠 39 周临产分娩。现胎儿顺利娩出,第三产程的护理操作哪项不妥?(　　)

A. 立即按揉子宫以协助胎盘娩出

B. 观察胎盘剥离征象

C. 胎盘娩出后应仔细检查胎盘、胎膜是否完整

D. 仔细检查软产道有无裂伤

E. 应留产妇在产房观察 2 小时

7. 王女士,妊娠 34 周,因胎膜早破入院。检查:头先露,未入盆,无宫缩,其余正常,实施期待疗法,护理措施哪项不妥?(　　)

A. 绝对卧床休息,禁灌肠

B. 取半卧位

C. 严密观察胎心音及羊水的性状

D. 促进胎肺成熟

E. 保持外阴清洁,预防感染

8. 王女士,妊娠 37 周,因胎膜早破 14 小时入院。查体:体温 36.8℃,脉搏 82 次/分,血压 128/78mmHg,无宫缩,头先露已衔接,胎心率 144 次/分,羊水清,无臭味。处理措施首选(　　)

A. 立即行剖宫产术

B. 吸氧、绝对卧位、抬高臀部

C. 预防性应用抗生素,及时终止妊娠

D. 给予地塞米松促进胎肺成熟

E. 等待自然分娩

9. 张女士,孕 2 产 1,妊娠 32 周,因胎死宫内行人工破膜及缩宫素静脉滴注引产,娩出一死婴,阴道持续大量流血。经人工剥离胎盘及使用宫缩剂后,阴道流血不止,血液不凝,呈暗红色。根据上述情况,考虑其出血原因可能是(　　)

A. 宫缩乏力　　　B. 软产道损伤

C. 胎盘滞留　　　D. 胎盘残留

E. 凝血功能障碍

10. 王女士,第二胎足月临产,宫缩较强。第一产程末,人工破膜后,突然寒战、呛咳、气急、烦躁不安,继之出现

呼吸困难、发绀、血压下降,医护人员立即给予有效抢救后,病情逐渐稳定。该产妇发生了(　　)

A. 先兆子宫破裂　　　B. 子宫破裂

C. 产后出血　　　D. 羊水栓塞

E. 凝血功能障碍

A₃/A₄ 型题

(11～13 题共用题干)

王女士,妊娠 40 周,在会阴侧切下分娩一活男婴,体重 4200g,胎盘、胎膜娩出完整。产后留产房观察,1 小时后产妇面色苍白,出冷汗,脉搏 110 次/分,血压 80/50mmHg,子宫软,宫底脐上 1 横指,阴道流血量少,缝合处无渗血。

11. 最可能的诊断是(　　)

A. 软产道损伤　　　B. 宫缩乏力致宫腔积血

C. 凝血功能障碍　　　D. 宫颈裂伤

E. 软产道血肿

12. 产妇潜在的护理问题是(　　)

A. 焦虑　　　B. 组织灌注量改变

C. 有感染的危险　　　D. 营养失调

E. 恐惧

13. 最首要的护理措施是(　　)

A. 吸氧　　　B. 保暖

C. 迅速做好手术准备　　　D. 继续观察

E. 按摩子宫,注射宫缩剂

(14～16 题共用题干)

35 岁初产妇,足月临产,估计胎儿偏大,产程进展顺利,宫口开全 1 小时后胎心 110 次/分,检查胎头在 S⁺³,低位产钳娩出新生儿 4000g,随即有阴道活动性出血,约 200ml,色鲜红,胎盘娩出完整,阴道流血仍多,伴血块约 300ml。

14. 最可能的诊断是(　　)

A. 子宫收缩乏力　　　B. 软产道损伤

C. 凝血功能障碍　　　D. 胎膜残留

E. 软产道血肿

15. 应立即检查(　　)

A. 探查宫腔有无胎膜残留　B. 检查宫缩情况

C. 检查凝血功能　　　D. 检查软产道有无裂伤

E. 检查软产道包块情况

16. 最适宜的处理措施是(　　)

A. 加强宫缩　　　B. 及时准确修补缝合

C. 清宫术　　　D. 输新鲜血液

E. 切开血肿清除术

(17～19 题共用题干)

张某,29 岁,孕 5 产 0,孕 42⁺⁴ 周,未临产入院。医嘱给予缩宫素静脉滴注引产。2 小时后产妇腹痛难忍,烦躁不安,呼吸急促,血尿。查体:子宫呈强直性收缩,宫体及下段之间形成明显凹陷并随宫缩逐渐上升,胎心 166 次/分。

17. 该产妇出现了什么情况?(　　)

A. 子宫破裂　　　B. 先兆子宫破裂

C. 子宫痉挛性狭窄环　　　D. 正常产程进展

E. 活跃期延长

18. 最可能的直接相关因素为（　　）
    A. 过期妊娠　　　　　B. 多次妊娠史
    C. 孕妇年龄　　　　　D. 胎儿窘迫
    E. 缩宫素使用不当
19. 此阶段首要的处理措施是（　　）
    A. 立即行剖宫产术　　B. 等待自然分娩
    C. 停止缩宫素的输入　D. 哌替啶镇静止痛
    E. 减慢缩宫素输入速度

（20～22题共用题干）

某产妇，孕2产0，本次妊娠从未做过产前检查，妊娠42周临产入院。臀位，自然破膜后胎心率出现异常。阴道检查触及脐带，脐带搏动良好。

20. 致胎心率异常的直接因素是（　　）
    A. 臀位　　　　　　　B. 脐带先露
    C. 脐带脱垂　　　　　D. 脐带缠绕

E. 脐带过长
21. 宜采用的体位是（　　）
    A. 平卧　　　　　　　B. 左侧卧位
    C. 右侧卧位　　　　　D. 半卧位
    E. 臀高头低位
22. 下列哪项处理最恰当？（　　）
    A. 缩宫素加强宫缩，促进产程
    B. 等待自然分娩
    C. 吸氧、继续观察
    D. 臀位牵引术
    E. 立即剖宫产

（胡向莲）

第 12 章 胎儿与新生儿异常的护理

学习目标

1. 记住胎儿窘迫及新生儿窒息的定义。

2. 描述胎儿窘迫及新生儿窒息的病因及病理生理。

3. 记住胎儿窘迫及新生儿窒息的临床表现、处理原则、护理诊断及护理措施。

4. 说出新生儿窒息的复苏方案。

第 1 节 胎儿窘迫的护理

案例 12-1

黄某,女,28岁。2011年5月11日10点以孕1产0,孕38周宫内妊娠,阵发性腹痛5小时入院。

查体:体温36.8℃,脉搏84次/分,呼吸21次/分,血压100/70mmHg,一般情况良好,营养中等,心肺无异常。产科检查:宫高30cm,腹围98cm,胎方位LOA,胎心168次/分,宫缩规律,每5至6分钟一次,持续30～35秒,骨盆外测量各径线值均正常。肛查:宫颈软,宫口开大1.5cm,胎膜未破,先露头,已入盆。B型超声检查:胎头双顶径9.5cm,胎盘成熟度Ⅲ级,羊水最大深度4.5cm,胎心170次/分,脐带绕颈1周。入院后给予该产妇吸氧、左侧卧位等处理,同时进行胎心监测,10分钟出现3次晚期减速。

问题:

1. 对于该孕妇,可能的诊断是什么?

2. 根据孕妇上述情况,应采取哪些护理措施?

胎儿窘迫(fetal distress)指胎儿在子宫内因急性或慢性缺氧危及胎儿健康和生命的综合症状,发病率为2.7%～38.5%。

【病因】

1. **母体因素** 母体血液的含氧量不足是其中的重要原因。轻度缺氧时,母体多无明显症状,但对胎儿则会有影响。导致胎儿缺氧的母体因素:①微小动脉供血不足:如妊娠期高血压疾病等;②红细胞携氧量不足:如一氧化碳中毒、重度贫血等;③急性失血:如胎盘早剥、前置胎盘等;④各种原因引起的休克或急性感染发热;⑤子宫胎盘血运受阻:急产或不协调性子宫收缩乏力等,缩宫素使用不当而引起的过强宫缩、产程延长,尤其是第二产程延长、子宫过度膨胀等。

2. **胎儿因素** 胎儿畸形、严重的先天性心血管疾病和颅内出血、母儿血型不合、胎儿宫内感染等。

3. **胎盘、脐带因素** 脐带血运受阻,胎盘功能低下,如过期妊娠、胎盘发育障碍(过大或过小)、胎盘形状异常(轮廓胎盘、膜状胎盘等)和胎盘感染、胎盘早剥以及严重的前置胎盘等。

【病理生理】

胎儿对宫内缺氧有一定的代偿能力。轻度缺氧时,二氧化碳蓄积及呼吸性酸中毒使交感神经兴奋,肾上腺儿茶酚胺及肾上腺素分泌增多,致血压升高、胎心率加快。中度缺氧时,转为迷走神经兴奋,心功能失代偿,心率由快变慢。无氧糖酵解增加,丙酮酸及乳酸堆积,胎儿血 pH 下降,出现混合性酸中毒。缺氧使肠蠕动亢进,肛门括约肌松弛,胎粪排出污染羊水,呼吸运动加深,羊水吸入,出生后可出现新生儿吸入性肺炎。缺氧使肾血管收缩,血流量减少,胎儿尿形成减少而致羊水量减少。妊娠期慢性缺氧使胎儿生长受限,分娩期急性缺氧可发生缺血缺氧性脑病及脑瘫等终生残疾。

【临床表现】

1. **急性胎儿窘迫** 主要发生在分娩期。多由脐带因素(如脐带脱垂、绕颈、打结、扭转、狭窄等)、胎盘早剥、宫缩过强且持续时间过长及产妇低血压、休克、中毒等引起。

(1) 胎心率异常:胎心率的改变是急性胎儿窘迫的重要征象。胎心率>160次/分,尤其是>180次/分,是胎儿缺氧的初期表现。随着进一步的缺氧,胎心率减慢,胎心率<120次/分,尤其是<100次/分,是胎儿窘迫的危险征象。

(2) 胎动异常:缺氧初期表现为胎动频繁,继而变弱及次数减少,进而消失。

(3) 羊水胎粪污染:根据程度不同,羊水污染分为3度:Ⅰ度浅绿色,常见胎儿慢性缺氧;Ⅱ度深绿色或黄绿色,提示胎儿急性缺氧;Ⅲ度呈棕黄色,稠厚,提示胎儿缺氧严重。破膜后羊水流出,则可直接观察羊水的性状。如果未破膜则可经羊膜镜观察,透过胎膜了解羊水的性状。羊水Ⅰ度、甚至Ⅱ度污染,而胎心率始终良好者,应继续密切监护胎心,不一定是胎儿窘迫。羊水Ⅲ度污染者,则应及早结束分娩,即使娩出的新生儿 Apgar 评分≥7分也要警惕,因为新生儿窒息的概率很大。羊水轻度污染、胎心率经过 10 分钟的监护有异常发现者,仍应诊断为胎儿窘迫。

(4)酸中毒:采集胎儿头皮血进行血气分析。诊断胎儿窘迫的指标血 pH<7.20(正常值为 7.25~7.35),PO_2<10mmHg(正常值为 15~30mmHg),PCO_2>60mmHg(正常值为 35~55mmHg)。

2. 慢性胎儿窘迫 主要发生在妊娠末期,常延续至临产并加重。多由孕妇全身性疾病或妊娠疾病(如重度妊娠期高血压疾病、重型胎盘早剥)引起的胎盘功能不全或胎儿因素所致。

(1)胎动减少或消失:胎动<10 次/12 小时为胎动减少,为胎儿缺氧的重要表现,临床常见胎动消失 24 小时后胎心消失,应予注意以免延误抢救时机。胎动计数方法:嘱孕妇每日早、中、晚自行计数胎动各 1 小时,3 小时的胎动之和再乘以 4,即 12 小时的胎动计数。胎动过频或胎动减少均为胎儿缺氧征象,每日监测胎动可以预知胎儿的安危。

(2)胎心监测:连续记录胎心率 20~40 分钟,正常胎心率的基线为 120~160 次/分。如果胎动时胎心率加速不明显,基线变异频率每分钟<5 次,持续 20 分钟则提示有胎儿窘迫。

(3)胎盘功能检查:测 24 小时尿 E3 值并动态连续观察。出现胎儿窘迫的孕妇一般 24 小时尿 E3 值急骤减少 30%~40%,或于妊娠末期连续多次测 10mg/24 小时以下。

(4)B 超监测:检测胎儿的呼吸运动、肌张力、胎动和羊水量。

☞考点:胎儿窘迫的分类及临床表现

【处理原则】

1. 急性胎儿窘迫

(1)积极寻找胎儿窘迫的病因并排除某些疾病如心力衰竭、贫血、呼吸困难、脐带脱垂等。

(2)及早纠正酸中毒:孕妇有肠胀气、恶心呕吐、进食少时,可以引起脱水、电解质紊乱、酸中毒等,应静脉补液加 5%碳酸氢钠溶液 250ml。尽快终止妊娠:如果胎儿窘迫达到严重阶段则必须尽快结束分娩:①胎心率低于 120 次/分或高于 180 次/分,伴羊水Ⅱ~Ⅲ度污染;②羊水Ⅲ度污染,B 超示羊水池<2cm;③持续胎心率缓慢至 100 次/分以下;④胎心监护反复出现晚期减速或重度变异减速,胎心率 60 次/分以下持续 60 秒以上;⑤胎心图基线变异消失伴晚期减速者;⑥胎儿头皮血 pH<7.20 者。

(4)宫颈尚未完全扩张,胎儿窘迫情况不严重者,可吸氧(面罩供氧,10L/min)20~30 分钟停 5~10 分钟,到第二产程时可持续吸氧。通过提高母体血氧含量来改善胎儿的血氧供应,同时嘱产妇采取左侧卧位,

观察 10 分钟,如果胎心率变为正常,则可继续观察。如果因使用缩宫素而导致宫缩过强造成胎心率异常减缓者,要立即停止滴注或使用抑制宫缩的药物,继续观察。病情紧迫或经上述处理无效者,立即行剖宫产结束分娩。手术前做好新生儿窒息的抢救准备。

(5)如果宫口开全,胎先露部已达坐骨棘平面以下 3cm 者,在吸氧的同时应尽快助产,经阴道娩出胎儿。

2. 慢性胎儿窘迫 应针对病因,视窘迫的严重程度、胎儿成熟度和孕周决定处理。

(1)能定期做产前检查者,估计胎儿的情况尚可,嘱孕妇采取左侧卧位休息,定时吸氧,积极治疗孕妇的合并症,争取改善胎盘的供血情况,尽量延长妊娠周数。

(2)如果情况难以改善,已接近足月妊娠,估计胎儿娩出后生存机会极大者,可以考虑剖宫产。

(3)距离足月妊娠的时间越远,胎儿娩出后生存的机会越小,应把情况向家属说明,尽量保守治疗以期延长孕周数。胎儿胎盘功能不佳者,胎儿发育必然会受到影响,一般预后较差。

【护理诊断/问题】

气体交换受损(胎儿) 与胎盘子宫的血流改变、血流速度减慢(子宫-胎盘功能不良)或血流中断(脐带受压)有关。

决策冲突 与为抢救胎儿需要手术以及胎儿健康不测有关。

焦虑 与胎儿宫内窘迫有关。

预期性悲哀 与胎儿可能会死亡有关。

知识缺乏 缺乏胎儿窘迫的相关知识

【护理措施】

1. 一般护理

(1)孕妇自我监测胎动,及早发现胎儿窘迫,一般以每 12 小时胎动少于 10 次为异常。

(2)严密观察产程进展及胎心的变化。第一产程每 15~30 分钟听一次胎心,如果胎心有变化,随时增加听胎心的次数,有条件的医院可行胎心监护;第二产程每 2 至 3 分钟听一次胎心。

(3)嘱产妇左侧卧位,给予间断吸氧,氧流量 4~6L/分,并随时听胎心,掌握胎心的恢复情况。

(4)遵医嘱给药,增加胎儿组织对缺氧的耐受力。

2. 协助医生结束分娩,并做好新生儿窒息的抢救准备。

3. 针对具体情况,提供心理支持,使其减轻焦虑,积极配合处理。

☞考点:胎儿窘迫的护理措施

【健康教育】

1. 向孕妇及家属讲解胎儿宫内窘迫的病因及临

床表现,提供相关信息,使他们做到心中有数,积极配合治疗和护理。

2. 对于慢性胎儿宫内窘迫的孕妇,指导其进食高蛋白质、高维生素、富含铁的食物,纠正贫血。

3. 教会孕妇自我监护,从孕 28 周开始自我胎动计数,及时发现胎儿窘迫,及早处理。

4. 指导孕妇家属掌握听胎心的方法,每日定时听胎心并做好记录。

第 2 节　新生儿窒息的护理

///■ 案例 12-2

患儿,女,日龄 1 天,患儿因胎心变慢,立即行剖宫产出生,出生时羊水Ⅲ度污染。Apgar 评分:1 分钟 2 分。皮肤颜色青紫,无肌张力,有心跳。

问题:

1. 试问该患儿的窒息程度?

2. 该患儿的护理问题及护理措施有哪些?

新生儿窒息(neonatal asphyxia)指胎儿分娩后 1 分钟内,仅有心跳而无呼吸或未建立规律呼吸的缺氧状态,也是新生儿死亡及伤残的主要原因之一。因此,要积极抢救,精心护理,以降低新生儿死亡率,预防远期后遗症。

☞考点:新生儿窒息的定义

【病因】

1. 母体与胎儿间血液气体交换障碍　①脐带血流受阻:如脐带脱垂、绕颈、压迫、打结、扭转等造成胎儿供血不足或供血中断而引起缺氧,使中枢受抑制而发生窒息;②气体交换障碍:如胎盘功能不全、胎盘早剥、前置胎盘、低位胎盘等;③胎盘的母体血灌注不足:如出血、妊娠期高血压疾病、严重贫血、休克以及慢性心、肺、肾疾病或分娩过程中使用麻醉剂、镇静剂等。

2. 分娩过程异常　①产伤引起膈肌麻痹、纵隔气肿、气胸、胸导管撕裂造成乳糜胸等导致窒息;②胎头过大或母体骨盆过小、胎位不正、急产、产程延长、宫缩过强或因产钳助产等均可抑制呼吸中枢;③胎儿经过产道时误吸入羊水或血液,可使呼吸道阻塞而造成窒息。

3. 胎儿因素　早产儿、巨大儿、小于胎龄儿,呼吸道、心血管的先天畸形,新生儿溶血病、严重贫血、代谢及电解质的紊乱以及肺透明膜病、严重感染等,均可造成窒息。

【病理生理】

Ⅰ期(过度呼吸期):缺氧早期,呼吸活动加强,呼吸加深、加快,心率稍微增快,血压上升伴轻度的呼吸性酸中毒,血 pH>7.25,持续 1~2 分钟。

Ⅱ期(原发性呼吸暂停期):呼吸暂停,但对刺激有反应、心率减慢、肌张力尚可,出现代谢性酸中毒,血 pH 7.25~7.0。这时呼吸虽然抑制,但是可以克服,持续 1~2 分钟。

Ⅲ期(喘息期):呼吸深而不规则,心率减慢,出现酸中毒,血 pH 7.20~7.0,末梢血管收缩,血压降低,心肌缺氧,肌张力增强,皮肤苍白,持续 5~6 分钟。

Ⅳ期(第二次呼吸暂停):呼吸停止,心率降低,60 次/分,血压下降,肌张力低下,皮肤苍白,血 pH<7.0,持续 5~6 分钟。

链接 »»

引起第一口呼吸的刺激

新生儿出生后由于压力和温度的突然改变,再加上光、声、重力以及疼痛等刺激可引起呼吸。但更主要的是血内氧与二氧化碳的变化。脐带结扎后胎盘循环中止,母体内的氧不能再通过胎盘排出,使胎儿血内氧分压急剧上升并刺激周围化学感受器,经中枢神经系统的调节而发生呼吸运动。

【临床表现】

根据窒息程度可分为轻度窒息和重度窒息,以 Apgar 评分为其指标,分别于出生后 1 分钟、5 分钟、10 分钟进行。1 分钟评分是诊断窒息和窒息程度的依据,5 分钟及 10 分钟评分有助于判断复苏效果及预后。评分越低,酸中毒和低氧血症越严重,如果 5 分钟评分<3 分、新生儿死亡率及日后发生脑部后遗症的几率就会明显增高。

1. 轻度窒息　也称青紫窒息,Apgar 评分 4~7 分。新生儿的全身皮肤及面部呈青紫色;心跳规则而有力,心率减慢(80~120 次/分);呼吸表浅或不规律;肌张力正常,两手可上举,四肢稍屈;对外来刺激有反应,喉反射存在。如果抢救治疗不及时,可转为重度窒息。

2. 重度窒息　也称苍白窒息,Apgar 评分 4 分以下。新生儿皮肤苍白,口唇发绀;无呼吸或仅有喘息样微弱呼吸;心跳慢而不规则,心率<80 次/分且弱;肌张力松弛,全身瘫软,对外来刺激无反应,喉反射消失,处于濒死状态。如果抢救治疗不及时,则可导致死亡。

☞考点:新生儿窒息分类及临床表现

【处理原则】

以预防为主,一旦发生要及时抢救,动作迅速、准确、轻柔,避免发生损伤。

1. 预防和治疗孕母疾病。

2. 早期预测　估计胎儿娩出后会有窒息的危险时,应该做好充分的准备,包括人员、仪器物品和技术。

3. 及时复苏　采取 ABCDE 复苏方案。A（air-way）：尽量吸净呼吸道的黏液；B（breathing）：建立呼吸，增加通气；C（circulation）：维持正常循环，保证足够的心每搏输出量；D（drug）：药物治疗；E（evaluation）：评价。前三项最为重要，其中 A 是根本，B 是关键。

4. 复苏后处理　评估和监测呼吸、血压、心率、尿量、肤色、经皮氧饱和度及窒息所致的神经系统症状等，注意要维持内环境的稳定，治疗脑水肿，控制惊厥。

【护理诊断/问题】

气体交换受损　与呼吸道内存在黏液、羊水有关

体温过低　与新生儿缺氧和周围环境温度低有关

有感染的危险　与羊水吸入有关

有受伤的危险　与脑缺氧、抢救操作有关

【护理措施】

新生儿窒息复苏越早预后越好，这不仅关系到新生儿的存活，而且关系到以后生存的质量。

1. 准备

（1）器械：

1）吸痰器械：吸球、吸痰管、机械吸引器、鼻饲管（8 号）及注射器（20ml）。

2）气囊面罩给氧器械：新生儿复苏气囊、面罩、口管、氧气设备、喉镜、气管导管、金属芯。

3）远红外线辐射台。

（2）药物：1：10000 肾上腺素溶液、纳洛酮、5% 碳酸氢钠溶液等。

（3）其他：听诊器、脐动脉导管等。

2. 保暖　婴儿娩出后立即置于辐射保暖台上。

3. 积极配合医生按 ABCDE 程序进行复苏。

A. 清理呼吸道，保持气道通畅。①患儿取仰卧位，肩部用布卷垫高 2～3cm（图 12-1），使颈部轻微后伸至中枕位。②胎头娩出后立即用吸引管或手挤压法吸净口、咽、鼻的黏液（图 12-2），吸引时间不能超过 10 秒，先吸口腔，再吸鼻腔的黏液。胎儿全身娩出后，立即断脐，将其仰卧于抢救台上，再次清除呼吸道黏液。③如为重度窒息或者吸出物中含有胎粪，立即进行气管插管来清除呼吸道内阻塞物。

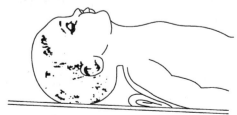

图 12-1　摆正新生儿体位

B. 建立呼吸：①在吸净呼吸道分泌物后可轻弹足底或针刺人中使其啼哭与呼吸。②在清理呼吸道

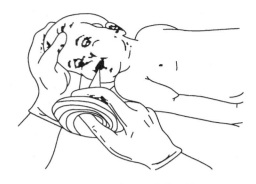

图 12-2　清除口腔分泌物

和触觉刺激后，若仍无呼吸或喘息样呼吸或虽有呼吸但心率低于 100 次/分，应马上开始正压人工呼吸，可用气囊面罩（图 12-3）或气管插管，以 40～60 次/分的速度挤压气囊。正压呼吸 15～30 秒后开始评价。若心率＞100 次/分，此时有自主呼吸，正压呼吸可暂停进行，停止正压呼吸后，应常规给氧，给氧流量5L/分，至新生儿身体红润；若心率 60～100 次/分，继续人工呼吸，并检查操作是否正确；若心率＜60 次/分，在进行人工呼吸的同时立即胸外按压。

C. 维持正常循环：若心率＜60 次/分，可进行胸外心脏按压（图 12-4）。方法：双手握住患儿胸部，两拇指按压胸骨中下 1/3 交界处，按压频率为至少 100 次/分，按压深度为至少 1/3 前后径，胸廓按下 1～2cm。每次按压后随即放松。按压时间与放松时间大致相等。

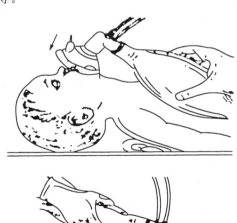

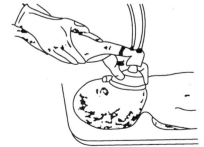

图 12-3　安放气囊面罩

D. 药物治疗：①建立有效的静脉通路；②保证药物应用，根据医嘱，及时正确输入纠酸、扩容剂等。

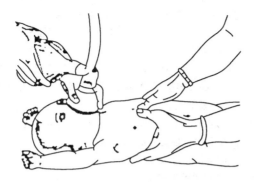

图 12-4　胸外按压

E. 评价:复苏有效指征:①自主心跳恢复,可摸到心尖搏动;②自主呼吸恢复;③面色好转、发绀消失;④颈、股动脉搏动可摸到;⑤瞳孔缩小,对光反射恢复,角膜、睫毛反射出现。

每操作一步,都要评价患儿情况,以确定进一步采取的抢救步骤。

4. 复苏后的护理　保持呼吸道通畅,必要时吸氧;继续保暖;严密观察面色、心率、呼吸、体温;预防感染,严格执行无菌操作,勤洗手,加强环境管理。做好重症记录。窒息的新生儿应延迟哺乳,以静脉补液来维持营养需要。

5. 心理社会护理　向家人讲述本病的相关知识,给予产妇情感支持,防止因情绪变化而导致产后大出血。

☞考点:新生儿窒息的护理措施

【健康教育】

1. 做好产前教育　营造良好的教育环境,帮助孕产妇消除恐惧焦虑心理。要求患者入院后,不要随便外出,应及时进行观察宫缩及胎心的变化,及时进行必要的检查和治疗。

2. 向孕产妇介绍合理的膳食　平衡的膳食能够促进乳房及胎儿的发育,让孕产妇进食丰富的蛋白质、矿物质、锌、铁、钙及多种维生素的食物及一些微量元素。

3. 传授母乳喂养知识　介绍母乳喂养的好处,指导哺乳技巧,通过发放书面材料、播放录音、集体上课、个别交谈、模型演示等向孕产妇及家属宣传母乳喂养的好处,指导哺乳的正确体位、挤奶手法、含接姿势。认真讲解泌乳机制,使产妇和家属懂得早吸吮、按需哺乳才是促进乳汁分泌的关键,以打消顾虑,改变旧观念,增强母乳喂养的信心。

4. 告知孕妇出现下列情况时应及时就诊　如下腹坠痛、阴道流血、流水、胎心异常等。

案例 12-1 分析

1. 该孕妇胎心 170 次/分,脐带绕颈 1 周。胎心监测:

10 分钟出现 3 次晚期减速,根据此病情,可以初步诊断为胎儿宫内窘迫。

2. 该孕妇宫缩规律,宫口开大 1.5cm,胎膜未破,脐带绕颈 1 周,胎心 170 次/分,是胎儿缺氧的初期表现。胎心监测:10 分钟出现 3 次晚期减速。根据孕妇这些情况,可采取以下护理措施:①严密观察产程进展及胎心的变化,每 15～30 分钟听一次胎心,有条件的医院可行胎心监护;②嘱产妇左侧卧位,给予间断吸氧,氧流量 4～6L/min;③遵医嘱给药,增加胎儿组织对缺氧的耐受力;④如果胎心持续没有改善,协助医生结束分娩,并做好新生儿窒息的抢救准备;⑤健康教育:向孕妇及家属讲解胎儿宫内窘迫的病因及临床表现,提供相关信息,使他们做到心中有数,使其减轻焦虑,积极配合处理。

案例 12-2 分析

1. 该患儿皮肤颜色青紫,无肌张力,有心跳,Apgar 评分:1 分钟 2 分,应为新生儿重度窒息。

2. 该患儿重度窒息,可因呼吸道内存在有黏液和羊水以及抢救操作等因素而出现以下护理问题:①气体交换受损;②有受伤的危险;③有感染的危险。

3. 根据患儿情况,应采取的护理措施为:①配合医生按 ABCDE 程序进行复苏;②复苏后护理:继续保暖,密切观察面色、哭声、呼吸、心率、体温、液体出入量等,发现异常及时报告医生;继续给氧,直到皮肤红润、呼吸平稳为止。保证呼吸道通畅,预防感染及颅内出血;③若患儿病情未缓解,送往新生儿病房监护室继续护理。

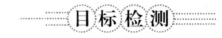

目 标 检 测

选择题

A₁ 型题

1. 下列有关慢性胎儿窘迫的描述,正确的是(　　)
　　A. 多发生于妊娠中期　　　　B. 多发生于妊娠末期
　　C. 多发生于分娩早期　　　　D. 多发生于分娩期
　　E. 多发生于第二产程

2. 胎儿急性缺氧早期胎动特点是(　　)
　　A. 频繁　　　　　　　　　　B. 减弱
　　C. 消失　　　　　　　　　　D. 不变
　　E. 减少

3. 胎儿窘迫的病因涉及很多方面,说法错误的是(　　)
　　A. 母体血液的含氧量不足是其中的重要原因
　　B. 胎儿因素
　　C. 胎盘、脐带因素
　　D. 止痛药、麻醉药的合理使用
　　E. 产程过长

4. 关于急性胎儿窘迫的胎心率的变化说法错误的是(　　)
　　A. 胎心率是了解胎儿是否正常的一个重要的标志
　　B. 胎心率的改变是急性胎儿窘迫最明显的一个临床表现

C. 胎心率>160 次/分,尤其是>180 次/分,是胎儿缺氧的初期表现

D. 随着进一步的缺氧,胎心率仍然加快不减慢,是胎儿危险的指征

E. 如果同时伴有晚期减速,则表示胎儿缺氧严重

5. 为改善胎儿窘迫的缺氧状态,错误的护理措施是(　　)

A. 嘱孕产妇取左侧卧位

B. 给予孕产妇氧气吸入

C. 继续静脉滴注缩宫素

D. 严密监测胎心音变化

E. 给予碱性药物纠正酸中毒

6. 关于新生儿窒息说法错误的是(　　)

A. 新生儿因缺氧而发生宫内窘迫或娩出过程中引起呼吸、循环障碍

B. 即在娩出后 1 分钟内,迟迟不出现自主呼吸或未建立规律呼吸的缺氧状态,心跳也消失

C. 是新生儿常见的病症

D. 是新生儿死亡及伤残的主要原因之一

E. 即在娩出后 1 分钟内,迟迟不出现自主呼吸或未建立规律呼吸的缺氧状态,心跳存在

7. 新生儿青紫窒息的临床表现,错误的是(　　)

A. 皮肤苍白,口唇青紫　　B. 呼吸浅或不规则

C. 心率 80~120 次/分　　D. 肌张力好

E. 对外界刺激有反应

8. 关于新生儿窒息处理说法错误的是(　　)

A. 清理呼吸道,保持气道通畅

B. 在娩出后立即用吸引管或手挤压法吸净口、咽、鼻的黏液

C. 吸引时间不能超过 15 秒

D. 在保证呼吸道通畅的基础上进行人工呼吸,同时给氧

E. 吸引时间不能超过 10 秒

A₂ 型题

9. 新生儿出生时无呼吸,心率小于 90 次/分,全身苍白,四肢瘫软,经清理呼吸道后的抢救措施是(　　)

A. 注射呼吸兴奋剂　　B. 人工呼吸

C. 给氧　　D. 气管插管加压给氧

E. 给予抗生素

10. 张某,28 岁,孕 1 产 0,孕 39 周,今晨产钳助娩一男婴,体重 3.5kg。出生后 Apgar 评分 7 分,该新生儿护理措施中不妥的是(　　)

A. 严密观察面色、呼吸、哭声

B. 补充营养,必要时静脉补液

C. 保持清洁,每天淋浴

D. 常规使用维生素 K₁ 肌内注射

E. 3 天后情况正常可以抱奶

A₃ 型题

(11~13 题共用题干)

黄某,足月分娩一重度窒息男婴,经抢救后复苏。产妇娩出胎盘后,阴道出血呈间歇性,约 600ml,色暗红。检查子宫软,按摩后子宫变硬,阴道出血量明显减少。

11. 该产妇产后出血的主要原因是(　　)

A. 产后宫缩乏力　　B. 胎盘胎膜滞留

C. 宫颈裂伤　　D. 会阴、阴道裂伤

E. 凝血功能障碍

12. 以上病例,在新生儿窒息的抢救中,错误的是(　　)

A. 新生儿置于抢救台,取侧卧位

B. 气管插管,吸净黏液

C. 加压供氧,30 次/分

D. 自动呼吸后,改一般供氧

E. 脐静脉给药纠正酸中毒

13. 以上新生儿窒息复苏后,为防止再窒息,错误的护理措施是(　　)

A. 保持安静、继续保暖　　B. 每天进行沐浴

C. 治疗与护理集中进行　　D. 观察新生儿面色、呼吸

E. 适当延期哺乳

(陈　军)

第 13 章　异常产褥妇女的护理

学习目标

1. 记住产褥感染、产褥病率及晚期产后出血的概念。
2. 简述产褥感染、晚期产后出血及产后心理障碍的病因及护理诊断。
3. 描述产褥感染、晚期产后出血及产后心理障碍的临床表现。
4. 说出产褥感染、晚期产后出血及产后心理障碍的治疗要点及护理措施。

第 1 节　产褥感染妇女的护理

案例 13-1

患者王某,28 岁,产后 8 日,发热、下腹痛 5 日。自述产后第 4 日开始出现下腹痛及发热,伴有多量恶露,臭味明显,因疼痛能够耐受,未进行任何诊治。今晨腹痛加剧,出现高热,遂来我院就诊。体温 39.3℃,血压 120/80mmHg,急性痛苦病容。妇科检查:子宫如妊娠 4 个月大,触痛明显。门诊以急性子宫内膜炎收入院。患者入院后精神委靡,食欲差,生活不能自理,暂停哺乳。

问题:
1. 对该产妇作出护理诊断。
2. 为该产妇制订完整的护理措施。

产褥感染(puerperal infection)指分娩期及产褥期内,因生殖道受病原体的感染引起局部或全身的炎症变化。发病率为 1.0%～7.2%,是产妇死亡的常见原因之一。产褥病率(puerperal morbidity)指分娩 24 小时以后的 10 天内,用口表每日测 4 次体温,任何不连续的 2 次体温达到或超过 38℃者。二者既有区别又有关联。产褥病率大部分由产褥感染引起,但少数病例也可因生殖道以外部位(乳腺、泌尿道、呼吸道等)的炎症引起。

☞考点:产褥感染及产褥病率的概念及两者间的关系

【病因】

1. 诱因

(1) 女性生殖道的自然防御功能在妊娠期及产褥期降低,受病原体感染后易发病。

(2) 若产妇体质虚弱、营养不良、孕期贫血、妊娠晚期性生活、胎膜早破、羊膜腔感染、慢性疾病、产科手术操作、产程延长、产前产后出血过多等,机体抵抗力下降,均可成为产褥感染的诱因。

2. 病原体种类　孕期及产褥期生殖道内有大量需氧菌、厌氧菌、真菌、衣原体及支原体等寄生,以厌氧菌为主,许多非致病菌在特定环境下可以致病。

3. 感染来源

(1) 内源性感染:孕妇生殖道或其他部位寄生的病原体,正常情况下不致病,当抵抗力降低时可致病。

(2) 外源性感染:由被污染的衣物、用具、各种手术器械、物品等均可造成感染。近预产期性交、阴道异物等将病原体带入阴道并繁殖,产褥期不注意卫生,均可导致感染。

> **链接 >>>**
>
> **健康宣教——避免产褥感染的重要手段之一**
>
> 孕、产妇的心理状态以及对孕产期、产褥期知识的了解情况等将直接影响其对待妊娠、分娩及产褥期的态度,进而影响母婴健康。在妊娠期及产后对孕产妇开展必要的健康教育,提高群体保健能力,除了医务人员的努力外,更重要的是提高服务对象的自我保健能力。因此,对孕、产妇进行健康宣教,使其对孕产期、产褥期有一个全方位的认识和了解,不但可以帮助孕产妇平安度过妊娠期,使产妇正确面对分娩过程,积极配合分娩,避免产程延长,还可以使产妇加强产褥期自我保健,从而在很大程度上避免产褥感染的发生。

【病理及临床表现】

1. 急性外阴、阴道、宫颈炎　分娩时会阴部损伤或手术产导致感染,局部有灼热、疼痛、下坠,伤口红肿、发硬、伤口裂开,脓液流出。阴道、宫颈感染表现为黏膜充血、溃疡、脓性分泌物增多,向深部蔓延,可达宫旁组织,引起盆腔结缔组织炎。

2. 急性子宫内膜炎、子宫肌炎　表现为发热、恶露增多有臭味、下腹疼痛及压痛、白细胞增高。

3. 急性盆腔结缔组织炎、急性输卵管炎　产妇表现为寒战、高热、下腹痛,严重时侵及整个盆腔形成"冰冻骨盆"。淋病奈瑟菌沿生殖道黏膜上行感染,达输卵管及盆腹腔,引起输卵管炎及盆腔结缔组织炎,形成脓肿后高热不退。

4. 急性盆腔腹膜炎及弥散性腹膜炎　炎症继续发展,形成盆腔腹膜炎及弥散性腹膜炎,出现全身中毒症状,如高热、恶心、呕吐、腹胀,检查时下腹部有明显压痛、反跳痛。

5. 血栓静脉炎 产后1~2周多见。表现为寒战、高热并反复发作。下肢血栓静脉炎表现为下肢持续性疼痛,局部静脉压痛或触及硬索状,下肢水肿,皮肤发白,习称"股白肿"。病变轻时无明显阳性体征,彩色超声多普勒可协助诊断。下肢血栓静脉炎多继发于盆腔静脉炎。

6. 脓毒血症及败血症 感染血栓脱落进入血循环可引起脓毒血症,若细菌大量进入血循环并繁殖形成败血症,表现为持续高热、寒战、全身明显中毒症状,可危及生命。

☞考点:产褥感染的临床表现

【辅助检查】

1. 实验室检查 进行血、尿常规及其他辅助化验检查,检测血清C-反应蛋白有助于早期诊断。

2. 影像学检查 B超、彩色超声多普勒、CT、磁共振等能够对炎性包块、脓肿及静脉血栓作出定位和定性诊断。

【处理原则】

增强机体抵抗力,控制感染,正确处理局部病灶。

1. 支持疗法 加强营养,增强全身抵抗力,纠正水、电解质失衡,病情严重或贫血者,多次少量输血或血浆。

2. 抗生素的应用 有感染迹象时,根据药敏实验选择合适的抗生素。通常为厌氧菌和需氧菌引起的混合感染,厌氧菌可用甲硝唑、林可霉素,或用广谱青霉素及头孢类抗生素,使用甲硝唑时应暂停哺乳。给药原则为早期、足量、快速、联合、多途径给药。中毒症状严重者,短期选用肾上腺皮质激素,提高机体应激能力。

3. 对症治疗 腹部或外阴切口感染如无脓液,可进行热敷或理疗,已化脓者需及时拆线进行扩创、引流;会阴切口感染者,在分娩7天后用温热消毒液坐浴;盆腔脓肿者,可切开引流;宫腔内有胎盘、胎膜残留者,应控制感染后再进行宫腔残留物清除术。

4. 对血栓性静脉炎,在应用大量抗生素的同时,可加用肝素并口服双香豆素等,也可用活血化瘀中药及溶栓类药物治疗。

☞考点:产褥感染的治疗原则

【护理诊断/问题】

体温过高 与产褥感染有关

舒适改变 与产褥感染、高热有关

焦虑 与自身疾病及母子分离有关

营养失调:低于机体需要量 与出血、焦虑、摄入降低等有关

自理能力缺陷 与高热需卧床休息有关

母乳喂养中断 与感染、机体抵抗力降低有关

【护理措施】

1. 生活护理

(1) 提供安静、舒适的休养环境,保证足够的休息和睡眠。适当增加活动。

(2) 摄入高热量、高蛋白、高维生素、清淡易消化的饮食,鼓励多饮水,少量多餐,以增强机体抵抗力。保持大小便通畅。

(3) 指导暂停哺乳的患者定时挤奶,以维持泌乳,并告知患者感染控制后可继续哺乳。

2. 病情观察

(1) 严密观察体温、脉搏、呼吸、血压、意识状态及全身情况。

(2) 注意子宫复旧、恶露的量、颜色、气味及持续时间、子宫附件区有无包块及大小、性质、质地及会阴伤口愈合情况。

(3) 注意有无下肢肿痛、皮肤发白并且局部温度下降,及早发现下肢血栓性静脉炎。

(4) 注意乳房有无胀痛。

(5) 监测白细胞、中性粒细胞是否升高,监测体温及热型。

3. 配合治疗

(1) 对高热的患者给予物理降温。

(2) 鼓励患者多饮水,促进毒素排泄,必要时遵医嘱静脉输液,补充水、电解质,以维持机体体液平衡。

(3) 遵医嘱应用敏感、足量、高效抗生素,有效控制感染。应用宫缩剂促进子宫收缩,防止炎症扩散。必要时给予止痛剂。

(4) 加强口腔、皮肤的清洁护理,保持外阴清洁,正确处理局部病灶。

(5) 盆腔感染者取半卧位或抬高床头,以利炎症局限及恶露排出;会阴侧切口感染者卧向健侧;下肢血栓静脉炎,抬高患肢,局部保暖,湿热敷,以增加血液回流,促进血液循环,减轻肿胀。

4. 心理护理

(1) 了解患者和家属的心理状态,鼓励患者说出焦虑的原因及心理感受,给予理解和关心。

(2) 加强婴儿护理,提供母婴接触机会,减轻焦虑,增强信心,积极配合治疗。

【健康教育】

1. 增加营养,充分休息,适当活动,按医嘱继续用药。

2. 养成良好的卫生习惯,指导做好口腔、皮肤、会阴的护理,便后冲洗会阴,并遵循由前向后的原则。

3. 指导做正确的母乳喂养及乳房护理。

4. 教会产妇识别产褥感染复发征象,如恶露异常、腹痛、发热等,如有异常情况及时就诊。

5. 提供有关产后服药及复查的指导。

☞考点:产褥感染的护理措施

第 2 节　晚期产后出血妇女的护理

///▶ 案例 13-2

产妇王某,在一私人诊所分娩后阴道出血持续不断,产后 8 天突然出现阴道大量流血。体格检查:面色苍白,体温 37.8℃,脉搏 110 次/分,呼吸 22 次/分,血压 80/50mmHg。妇科检查:子宫大而软,宫口松弛,内有血块和残留组织堵塞。B 超提示:宫腔内有残留物。患者入院后,情绪低落,寝食难安,因不能给孩子哺乳深感自责。

问题:

1. 该患者的临床诊断是什么?简述其依据。

2. 对该患者作出护理诊断并制订完整的护理措施。

晚期产后出血(late puerperal hemorrhage)指分娩 24 小时后,在产褥期内发生的子宫大量出血,又称产褥期出血。产后 1～2 周发病最常见,亦有迟至产后 6 周发病。晚期产后出血是产褥期内一种严重并发症,常因持续或间断阴道流血和突然大量出血致患者严重贫血甚至失血性休克,如不能及时得到正确有效的处理可致产妇死亡。

☞考点:晚期产后出血的概念

【病因及临床表现】

1. 胎盘、胎膜残留或子宫复旧不全　残留的胎盘、胎膜组织发生变性、坏死、机化,影响子宫收缩,当其坏死脱落时,基底部血管暴露,引起大量出血。胎盘附着面感染及复旧不全常合并宫腔感染,因此而导致的出血多发生在产后 2 周左右,表现为恶露持续时间延长,反复出血或突然大量出血。检查发现子宫大而软,宫口松弛,宫颈管内可有大量血块堵塞,子宫按摩可见陈旧性血液及血凝块排出。

2. 蜕膜残留　正常蜕膜多在产后 1 周内脱落并随恶露排出,若蜕膜长时间剥离不全或残留,也可影响子宫缩复,继发子宫内膜炎,引起晚期产后出血。临床检查:宫腔刮出物病理检查可见坏死蜕膜,混有纤维素、玻璃样变的蜕膜细胞和红细胞,但不见绒毛。

3. 剖宫产术后子宫切口裂开　多见于子宫下段剖宫产横切口的两侧端。造成切口裂开的原因有:

(1) 切口感染:子宫下段横切口距离阴道近,手术中失血及术后出血,胎膜早破、产程延长等诱因引起切口及周围感染,组织坏死脱落,血管开放而大出血。切口裂开后加重感染,二者互为因果,互相影响,使切口难以愈合。

(2) 切口选择不当:当切口过低时,由于接近宫颈外口,且宫颈以结缔组织居多,愈合能力差;而切口位置过高时,位于解剖学内口处,切口上缘为宫体肌组织,收缩力和缩复力强,胎儿娩出后变厚、变短,下缘为宫颈肌组织缩复力差,薄而长,缝合时创面对合不良易导致愈合不佳。

(3) 缝合不当:切缘对合不良,操作粗暴,血管缝扎不紧或未能缝扎住,导致血肿形成;缝线过松或打结过松不能有效压迫血管,缝线打结过紧将血管与组织割断,缝扎组织过多或过稀,肠线过粗及接头过多,子宫全层穿透缝合等都将影响切口愈合而导致出血。

切口裂开患者常表现为术后 3 周左右突然发生无痛性大量阴道流血,并反复发作,短时间内患者陷于休克状态。检查时阴道及宫颈管内有血块,宫颈外口松弛,有时可在子宫下段切口处触及凹陷、突起或血块。

4. 其他　产后子宫滋养细胞肿瘤、子宫黏膜下肌瘤等均可引起晚期产后出血。诊断依靠妇科检查、血或尿 HCG 测定、X 线或 CT 检查、B 超检查及宫腔刮出物病理检查等。

☞考点:晚期产后出血的病因及临床表现

【辅助检查】

1. 实验室检查　血、尿常规,必要时检测 β-HCG 以排除肿瘤。

2. 超声检查　B 超检查子宫大小,宫腔有无残留物,剖宫产切口愈合状况。

3. 病理检查　如有宫腔刮出物或切除子宫标本,应送病理检查。

【处理原则】

迅速止血,纠正失血性休克,控制感染。

【护理诊断/问题】

组织灌注量不足　与大量出血有关

知识缺乏　缺乏正常产褥知识及产褥期自我监护知识

焦虑　与大量出血影响正常产褥有关

潜在并发症:感染　与大量出血降低机体抵抗能力及胎盘、胎膜残留有关

【护理措施】

1. 预防

(1) 阴道分娩者注意软产道裂伤和检查胎盘、胎膜是否完整,及时缝合伤口。

(2) 行剖宫产时要合理选择切口,避免子宫下段横切口两侧角撕裂;缝合切口时注意组织对合整齐,止血彻底,避免形成血肿或缝合太密、太紧,影响局部供血。

2. 一般护理(见产后出血)。

3. 治疗配合

(1)针对不同原因引起的出血而采取相应的措施。对于出血量少或中等者,除外产道损伤或肿瘤,B超显示无明显组织残留,可先用宫缩剂及抗生素保守治疗。必要时可用雌激素促进子宫内膜修复;若子宫腔内有组织残留可先用抗生素,48～72小时后清宫,术后继续用抗生素及宫缩剂治疗。使用足量广谱抗生素和宫缩剂,疑有宫腔内残留物则行清宫术。

(2)剖宫产术后阴道出血的处理

1)保守治疗:少量或中等量出血应住院,给予抗生素、宫缩剂和止血剂治疗,同时配合支持疗法,如输血,补充铁剂、维生素等。

2)手术治疗:大量出血或保守治疗无效者,则切除子宫,同时行抗感染、输血、抗休克治疗。

(3)如遇肿瘤,应做相应处理。

4. 心理护理 晚期产后出血行介入治疗时,由于患者及家属对治疗知识缺乏及对疾病的焦虑恐惧心理,有必要采取针对性的心理护理,帮助患者保持良好的心理状态,减少因不良心理因素造成的并发症。

☞考点:晚期产后出血的护理措施

【健康教育】

1. 少生优生,减少人工流产次数。

2. 做好围生期宣教,铲除非法行医,杜绝非法接生。

3. 血性恶露持续不断应引起高度重视,尽早检查,发现异常及时处理,避免发生晚期产后出血。

4. 注意产褥期卫生,避免引起感染。

第3节 产后心理障碍妇女的护理

///-案例 13-3-

产妇王某,足月阴道助娩一女婴3周后,情绪低落,沉默寡言,经常唉声叹气,并莫名哭泣,食欲差,全天睡眠不足5小时,生活不能自理,不主动照看孩子及哺乳。经检查:体温36.8℃,脉搏76次/分,血压110/70mmHg。子宫复旧良好,阴道恶露无异常,各系统均未见异常。经询问家属,家中无任何重大事件及家庭纠纷发生。

问题:

针对患者目前状况,作出护理诊断并制订相应的护理措施。

产后心理障碍指产妇发生的产后沮丧及产后抑郁症(也称产后忧郁症)。近年来,我国产后心理障碍的发生率有所增加,不仅影响家庭的和睦及产妇的亲子行为,严重者还可危及产妇和婴儿的健康。

【病因】

1. 身体因素 产时产后并发症、难产、手术产是产后抑郁不可忽视的原因。

2. 心理因素 产妇缺乏分娩知识,对分娩存在着紧张、恐惧心理,担心自身和孩子的健康,并且对承担母亲的角色不适应等因素造成心理压力,而出现抑郁、焦虑情绪,形成心理障碍。

3. 社会因素 接触死胎、死产婴儿的孕妇易产生精神伤害,曾经历不良产史的产妇往往忧心忡忡,精神高度紧张,其焦虑、抑郁、失眠等症状较一般产妇为重,更易出现产后情绪低落,是引起产后抑郁的诱发因素。

4. 内分泌因素 产后母体雌孕激素水平急剧下降,产妇的心理脆弱,敏感性增强,容易引起情绪波动。

5. 遗传因素 是精神障碍的潜在因素。有精神病家族史,特别是有家族抑郁症病史的产妇,产后抑郁症的发病率高。

【临床表现】

1. 产后沮丧 是一种轻度的情绪疾患,是常见的产后心理调适问题。表现为短暂的抑郁,多于产后3～4天出现,5～14天达高峰,可持续数小时至2～3周。病人常会有一种情绪低落、易哭、易忘、空虚的感觉,接着会产生激动、失眠、焦虑、疲倦、头痛、食欲减退的症状。往往发病早,持续时间短,症状轻。

2. 产后抑郁症 是产后常见的一种精神心理障碍性疾病,在产后3～6个月内发生抑郁情绪,持续数周至一年。发生率10%～15%。表现为焦虑和抑郁心境,疲劳、睡眠障碍、食欲异常、记忆力下降、注意力不集中,感到内疚、羞愧、愤怒,对任何事物都无兴趣,有罪恶感、无助绝望感,丧失照顾婴儿的能力,甚至丧失自理能力,有时出现强迫观念或行为,怕出门,对自己、小孩及伴侣过分关心,怕发生不幸事件等。严重者可出现伤害婴儿或自我伤害的行为。产后抑郁症发病晚,持续时间长,症状严重,对产妇、家庭及孩子的抚养存在长期、严重的不利影响。

━链 接 »»

警惕产后精神病

产后精神病是与产褥期有关的重度精神障碍和行为障碍。主要好发于高龄初产妇,多子女、低社会经济阶层妇女,发病率为0.1%～0.2%。大多突然发病,典型症状出现在产后4周内,以产后7天内发病者居多,产后精神病临床特点是精神紊乱、急性幻觉和妄想、严重忧郁和狂躁交叉等多形性病程和症状复杂与易变性,其生物学特征是睡眠障碍、饮食变化。其病因尚不清楚,多认为与个人、家族精神病史、婚姻家庭问题、婴儿健康状况差、缺乏良好的社会支持系统、负性生活事件等有关。

【处理原则】

主要采用心理治疗和药物治疗。

【护理诊断/问题】

焦虑　与知识缺乏、缺少关爱等有关

自我贬低　与缺乏护理孩子、自我的知识与技能有关

父母不称职　与自己期望的分娩结果不符有关

疲乏　与孩子吵闹、睡眠差、疼痛有关

【护理措施】

1. 生活护理　为患者提供安静、舒适的休息环境,鼓励家庭和社会支持,避免对产妇的不良精神刺激。

2. 病情观察及护理

(1) 观察产后的情绪变化,尤其产后10～14天内情绪变化是否正常,如情绪失常,应引起高度警惕注意。

(2) 观察睡眠、食欲、体重的变化。注意生命体征,尤其是呼吸、心率的变化。观察有无疲乏无力、头晕、头痛症状。

(3) 高度关注产妇早期伤害行为,警惕环境的危险因素,产妇出现严重行为障碍时,不宜与婴儿单独相处。

3. 治疗配合

(1) 药物治疗:遵医嘱抗抑郁药治疗,常用药物有:

1) 口服帕罗西汀:以20mg/d为开始剂量,逐渐增至为50mg/d。

2) 服用舍曲林:以50mg/d为开始剂量,逐渐增至100mg/d。

3) 服用氟西汀:以20mg/d为开始剂量,逐渐增至80mg/d。

4) 口服阿米替林:以50mg/d为开始剂量,逐渐增至150～300mg/d。

(2) 心理治疗:进行心理咨询,排解心理因素障碍,如婚姻关系不良、想生男孩却生女孩、既往有精神障碍史等。对产妇多加关心和给予无微不至的关照,帮助调整好家庭中的各种关系,直到养成良好睡眠。调动社会支持系统,从身、心两方面精心呵护产妇,使产妇尽快恢复,适应母亲的角色,承担母亲的责任。

【健康教育】

1. 加强孕期保健　鼓励孕妇积极参与孕妇学校等培训活动,获得有关妊娠、分娩的常识,减轻孕妇对妊娠、分娩的紧张、恐惧心理,完善自我保健。

2. 鼓励产妇家属积极参与"导乐"或"陪伴"分娩的新模式,陪伴在产妇身边,参与分娩过程,给予心理支持,同时,开展无痛分娩,减少产时、产后并发症的发生。

3. 重视产褥期保健　实行母婴同室、母乳喂养,并正确指导母乳喂养的技巧及新生儿的保健工作。对有不良分娩史及有精神抑郁史或情绪低落的产妇,要给予高度重视,及时做好心理保健工作,及时发现,积极治疗。

4. 家庭支持　使其丈夫及家人了解发生产后心理障碍的病因,产后要尽量满足产妇身心方面的需要,使产妇心情愉快。

案例 13-1 分析

1. 该患者护理诊断　①体温过高　与产褥感染有关;②舒适改变　与腹痛、高热有关;③营养失调　低于机体需要量　与出血、焦虑、摄入降低等有关;④自理能力缺陷　与高热需卧床休息及腹痛限制活动有关;⑤母乳喂养中断　与感染、机体承受力降低有关。

2. 该患者护理措施　①嘱患者保证充足睡眠,加强营养,多饮水,取半卧位,加强口腔、皮肤的清洁护理,保持外阴清洁;②遵医嘱暂停哺乳,并指导患者定时挤奶,以维持泌乳;③严密监测生命体征、恶露、腹痛等情况,病情加重者立即告知医生;④遵医嘱配合进行相关检查;⑤遵医嘱对高热的患者给予物理降温,应用抗生素,必要时静脉补液,补充水、电解质,以维持机体体液平衡;遵医嘱应用宫缩剂促进子宫收缩,防止炎症扩散;必要时给止痛剂;⑥及时了解患者和家属的心理状态,鼓励患者说出焦虑的原因及心理感受,给予理解和关心,同时加强婴儿护理,提供母婴接触机会,减轻焦虑,增强信心,使患者积极配合治疗。

案例 13-2 分析

1. 根据病例信息,该患者临床诊断为晚期产后出血,失血性休克。其依据是:于产后8天突然出现大量出血,并出现面色苍白,脉搏110次/分,呼吸22次/分,血压80/50mmHg,妇科检查:子宫大而软,宫口松弛,内有血块和残留组织堵塞。B超提示:宫腔内有残留物。

2. 该患者护理诊断　①组织灌注量不足　与大量出血有关;②知识缺乏　缺乏正常产褥知识及产褥期自我监护知识;③焦虑　与大量出血影响正常产褥有关;④现存并发症:失血性休克　与大量出血有关;⑤潜在并发症:感染　与大量出血降低机体抵抗能力及胎盘、胎膜残留有关。

该患者护理措施为:①遵医嘱建立静脉通路,抗休克;②遵医嘱应用抗生素,48～72小时后清宫,术后继续用抗生素及宫缩剂治疗;③为患者提供生活护理,并指导其饮食和休息;④严密观察患者出血情况,监测生命体征;⑤遵医嘱必要时做好切除子宫的相关准备;⑥对患者进行心理护理,帮助患者减轻焦虑,保持良好的心理状态,使患者积极配合治疗,并减少因不良心理因素造成的并发症。

案例 13-3 分析

该患者护理诊断为:①焦虑　与知识缺乏、缺少关爱等有关;②父母不称职　与不能主动照顾孩子、不主动哺乳有关;③疲乏　与睡眠差有关;④睡眠型态紊乱　与焦虑有关。

该患者护理措施为:①为患者提供安静、舒适的休息环境,鼓励家庭和社会支持,避免对产妇的不良精神刺激;②严密观察患者情绪变化,如情绪失常,应立即告知医生;严密观察患者一般状况,监测生命体征,关注有无疲乏无力、头晕、头痛症状;高度关注产妇早期伤害行为,警惕环境的危险因素,产妇出现严重行为障碍时,不宜与婴儿单独相处;③遵医嘱应用抗抑郁药治疗;④建议患者进行心理治疗,关心、爱护患者,促进患者养成良好睡眠习惯;调动社会支持系统,从身、心两方面精心呵护患者,使患者尽快恢复,适应母亲的角色、承担母亲的责任。

目标检测

选择题

A_1 型题

1. 产褥病率主要原因为( )
   A. 上呼吸道感染　　　　B. 泌尿系统感染
   C. 乳腺炎　　　　　　　D. 产褥感染
   E. 胃肠炎

2. 发生晚期产后出血最常见的时间为( )
   A. 产后 24 小时　　　　B. 产后 1~3 天
   C. 产后 1 周　　　　　 D. 产后 1~2 周
   E. 产后 6 周

3. 产褥感染中最常见的是( )
   A. 急性子宫内膜炎
   B. 急性外阴炎
   C. 急性盆腔结缔组织炎
   D. 急性输卵管炎
   E. 急性盆腔腹膜炎

4. 有关产褥感染的处理原则错误的是( )
   A. 选用有效的抗生素
   B. 改善全身一般情况
   C. 半卧位以利引流
   D. 1:5000 高锰酸钾溶液坐浴
   E. 禁用缩宫剂,避免感染扩散

5. 下列哪项不属于产褥感染?( )
   A. 急性输卵管炎　　　　B. 子宫内膜炎
   C. 急性乳腺炎　　　　　D. 股白肿
   E. 急性盆腔腹膜炎

6. 产褥病率指( )时间内,口表体温有两次达到或超过 38℃
   A. 分娩至产后 10 天
   B. 分娩 24 小时至产后 3 天
   C. 分娩 24 小时至产后 7 天
   D. 分娩 24 小时至产后 10 天
   E. 产后 24 小时内

7. 下列关于产褥感染的护理,不正确的是( )
   A. 平卧位,防止上行感染
   B. 保证足够液体的摄入
   C. 保证充足的休息
   D. 清除宫腔残留物
   E. 及时更换会阴垫,做好会阴部的护理

8. 下列哪项不是晚期产后出血的病因?( )
   A. 宫缩乏力　　　　　　B. 胎盘、胎膜残留
   C. 剖宫产切口感染　　　D. 蜕膜残留
   E. 子宫复旧不全

9. 发生晚期产后出血,不正确的处理是( )
   A. 少量阴道流血,可给予抗生素、子宫收缩剂
   B. 中等量阴道流血,可给予抗生素、子宫收缩剂,行支持疗法
   C. 剖宫产术后阴道流血,应用刮匙取出宫腔残留组织
   D. 剖宫产术后阴道流血量多,必要时应开腹探查
   E. 剖宫产术后阴道流血量多,必要时需切除子宫

A_2 型题

10. 孕妇 25 岁,孕 1 产 0,足月妊娠,胎膜早破,自然分娩后第 3 天,体温 38.8℃,下腹痛,恶露血性、浑浊,有臭味,宫底平脐,压痛明显,白细胞 15.8×10^9/L,中性粒细胞 0.80。最可能的诊断是( )
    A. 急性宫颈炎
    B. 急性子宫内膜炎及子宫肌炎
    C. 急性输卵管炎
    D. 急性盆腔腹膜炎
    E. 急性盆腔结缔组织炎

11. 产妇,29 岁。产后 10 天,血性恶露持续一周后,反复阴道流血,导致该患者晚期产后出血不可能的原因是( )
    A. 子宫复旧不全　　　　B. 子宫胎盘附着面感染
    C. 蜕膜残留　　　　　　D. 剖宫产术后子宫伤口裂开
    E. 胎盘、胎膜残留

A_3/A_4 型题

(12~14 题共用题干)

初产妇 30 岁,妊娠 38 周,剖宫产娩出一健康男婴,胎盘正常娩出。产后第 7 天发现产妇面色苍白,出冷汗,阴道流血量较多,伴有大量血块,主诉头晕、心慌和口渴。血压 90/50mmHg,脉搏 120 次/分。

12. 最有可能的诊断为( )
    A. 产后出血　　　　　　B. 晚期产后出血
    C. 贫血　　　　　　　　D. 先兆子宫破裂
    E. 心脏病

13. 导致该种疾病最可能的诱发因素是( )
    A. 低血压　　　　　　　B. 贫血
    C. 阴道裂伤　　　　　　D. 凝血功能障碍
    E. 子宫切口裂开

14. 该种疾病多见于( )
    A. 分娩过程中　　　　　B. 产后 1~2 周内
    C. 产后 2 小时内　　　　D. 产后 3 天内
    E. 产后 24 小时内

(张丽华)

第14章 妇科护理病历

📖 学习目标
1. 说出妇科护理病历的护理评估方法、护理诊断依据和护理措施的内容。
2. 描述护理目标、护理评价方法。

第1节 妇科护理评估

【护理评估方法】

护理评估是护理程序的基础,指收集患者的全面资料,并加以整理、综合、判断的过程。通过观察、会谈、身体检查、心理测试等方法获得妇女生理、病理、心理社会等资料。在护理评估过程中,要态度和蔼、语言亲切,体贴尊重患者,耐心细致地询问,轻柔地进行体格检查,并给予保护隐私的承诺。

【病史内容】

1. 一般项目 询问患者姓名、年龄、籍贯、职业、民族、婚姻状况、家庭住址、教育程度、观察患者的入院方式、记录患者的入院日期。

2. 主诉 了解患者入院的主要症状、发病过程、持续时间、患者的应对方式。常见主诉(症状)有阴道流血、外阴瘙痒、白带异常、下腹痛、腹部包块、闭经、不孕等。

3. 现病史 指从发病到就诊时病情发展、演变及诊疗的全过程。应按照主要症状出现的时间顺序进行询问,还应了解患者有无伴随症状及其出现的时间、特点,特别是与主要症状的相互关系。此外,还应询问患者的睡眠、饮食、大小便、体重变化、自我感觉、心理反应等。

4. 月经史 询问初潮年龄、月经周期及经期、经量及有无痛经等伴随症状,月经异常者应了解前次月经(PMP)。绝经后者应询问绝经年龄,绝经后有无不适、有无阴道出血或白带增多等。例如,初潮12岁,月经周期28～30日,经期持续3～5日,52岁绝经,可记录为:

$$12\ \dfrac{3\sim5}{28\sim30}\ 52$$

5. 婚育史 包括结婚或再婚年龄、配偶健康情况、是否近亲结婚、同居情况、性病史。婚育史包括足月产、早产、流产次数以及现存子女数,可简写为足月产数-早产数-流产数-现存子女数。如足月产1次,无早产,流产1次,现有子女1人,可用"1-0-1-1"表示,或用"孕2产1"表示。

📖 考点:月经史、婚育史的记录方法

6. 既往史 询问既往健康情况及疾病史(尤其是妇科疾病及与妇科疾病密切相关的疾病),有无肝炎、结核病史及接触史,既往有无手术、外伤史。

7. 个人史 出生地、生活和居住情况,有无特殊嗜好。

8. 家族史 询问家族中有无遗传性疾病及慢性病史,如高血压、心脏病、糖尿病等,有无双胎史。

【身体状况评估】

1. 全身体格检查 测量身高、体重、体温、脉搏、呼吸、血压;观察精神状态、全身发育情况、毛发分布、皮肤黏膜、表浅淋巴结、头颈部器官、乳房、心、肺、脊柱、四肢。

2. 腹部检查

(1) 视诊:观察腹部有无隆起、瘢痕、妊娠纹、静脉曲张等。

(2) 触诊:有无压痛、反跳痛和肌紧张,肝、脾、肾有无增大和压痛,腹部能否触到包块,如摸到包块,应了解包块部位、大小、形状、质地、活动度、表面是否光滑、有无压痛。

(3) 叩诊:有无移动性浊音。

(4) 听诊:听肠鸣音。

3. 盆腔检查 又称妇科检查。妇科检查用物有无菌手套、阴道窥器、无齿长镊子、无菌持物钳、无菌治疗巾、消毒敷料、子宫探针、宫颈刮板、玻片、棉拭子、消毒液、液状石蜡、生理盐水等。

(1) 护理配合与注意事项:

1) 准备好光源、消毒器械及用物,室内温度适宜。热情接待患者,耐心解释检查方法和目的,注意保护患者的隐私,取得患者的信任和配合。

2) 检查前嘱患者排空膀胱,协助患者脱去一条裤腿,取膀胱截石位,检查者动作轻柔。

3) 月经期应避免阴道检查,异常阴道出血者必须行阴道检查,检查前应严格消毒。

4) 每检查1人,更换臀下垫单(或塑料布)、无菌手套和检查器械,以防交叉感染。检查使用过的物品应及时消毒处理。

　5) 未婚妇女应做直肠-腹部诊,禁作阴道检查,如确有检查必要,应向家属及本人讲明情况,征得同意后只用示指伸入阴道扪诊。

　6) 男医生检查需有其他医护人员在场,以免不必要的误会。

☞考点:妇科检查的护理配合与注意事项

　(2) 检查顺序与方法:

　1) 外阴检查:观察外阴发育、阴毛的生长、分布,表面有无炎症、畸形、肿块、萎缩、增生情况;然后分开两侧小阴唇,暴露阴道前庭,注意尿道口、前庭大腺有无异常,检查处女膜完整性;最后让患者向下屏气,观察有无阴道前后壁膨出、子宫脱垂及尿失禁等。

　2) 阴道窥器检查:将阴道窥器两叶合拢,用润滑剂(液状石蜡、生理盐水、肥皂液)润滑两叶前端,左手示指和拇指轻轻分开小阴唇,右手持窥器斜行插入阴道口,沿阴道后壁缓慢插入阴道内,边旋转边向上向后推进,并将两叶转平,张开,直至完全暴露宫颈(图14-1)。

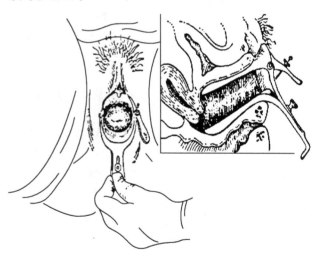

图14-1　阴道窥器检查

　A. 观察宫颈:大小、颜色、外口形状、硬度、有无糜烂、息肉、腺囊肿,有无接触性出血、举痛等。颈管分泌物检查和宫颈刮片检查可于此时取材(做此项检查用0.9%氯化钠溶液润滑窥器)。

　B. 观察阴道:观察阴道黏膜情况,有无充血水肿、溃疡、囊肿;分泌物的量、色、性状、有无臭味。白带异常者应进行涂片检查或培养。

　3) 双合诊检查:是最常用的妇科检查方法。戴消毒手套,检查者一手示指和中指涂润滑剂伸入阴道内,了解阴道是否通畅,有无畸形、肿块、瘢痕;查清宫颈大小、外口形状、硬度、有无接触性出血及举痛等;穹隆部是否饱满、有无触痛等。然后,将两手指放于

宫颈下方上推宫颈,另一手指放在腹部向下按压,两手配合检查(图14-2)。

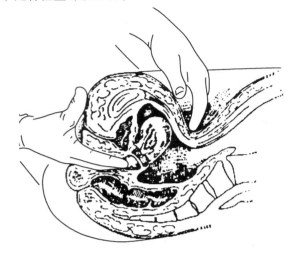

图14-2　双合诊检查

　目的:扪清阴道、宫颈、宫体、输卵管、卵巢、宫旁结缔组织、子宫韧带以及盆腔内壁情况。

　4) 三合诊检查:将双合诊时的中指退出,进入直肠,即一手示指在阴道内,中指在直肠内,另一手在腹部配合,此为三合诊检查。可弥补双合诊的不足,可查清子宫后壁、直肠子宫陷凹、盆腔后部的情况,了解后倾、后屈子宫的大小(图14-3)。

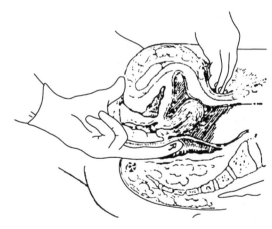

图14-3　三合诊检查

　5) 直肠-腹部诊(肛-腹诊):检查者一手示指伸入直肠,另一手在腹部配合。适用于未婚、阴道闭锁、经期不宜做阴道检查者。

☞考点:双合诊、三合诊、肛-腹诊检查的目的及适用条件

　(3) 记录

　外阴:发育情况、阴毛分布形态、婚产类型,有无异常。

　阴道:是否通畅,黏膜情况,分泌物的量、色、性状、有无臭味。

子宫颈：大小、硬度，有无糜烂、息肉、腺囊肿，有无接触性出血、举痛等。

子宫：位置、大小、形状、硬度、活动度及有无压痛。

附件：左右两侧分别记录。有无肿块、增厚、压痛，以及肿块的位置、大小、形状、硬度、表面光滑与否、活动度、有无压痛、与子宫的关系。

【心理-社会状况评估】

1. 评估患者对健康问题及医院环境的感知　了解患者对健康问题的感受，对自己所患疾病的认识和态度，对住院、治疗和护理的期望及感受。

2. 评估患者对疾病的反应　评估患者患病前及患病后的反应，面对压力时的解决方式，处理问题过程中遇到的困难。

3. 观察患者的精神心理状态　注意患者的定向力、注意力、认知水平、情绪、仪表、言谈举止、沟通交流能力等有无变化。

第 2 节　妇科护理计划

护理计划是观察患者健康问题发生、发展的记录，是医护人员相互沟通的工具；是诊断和处理的书面依据，作为检验护理工作和总结临床实践经验的依据，向护理人员转达护理对象的特定问题，并对如何解决存在的问题作出决策。

【护理诊断】

护理诊断是对患者生命历程中所遇到的生理、心理、精神、社会和文化等方面问题的阐述，这些问题可通过护理措施解决。护士全面收集患者的有关资料后加以综合整理分析，然后根据患者的问题作出护理诊断。确认相应的护理诊断后，按照其重要性和紧迫性排列先后顺序，护士根据病情的轻重缓急采取相应措施。一般的原则是先现存的后潜在的，先急后缓，这样护理人员就可根据轻、重、缓、急有计划地进行工作。一般按照下列顺序排列：

1. 首优问题（high-priority problems）　指会威胁生命、需立即行动去解决的问题，如清理呼吸道无效、有窒息的危险、绝望、组织灌注量的改变等。

2. 中优问题（medium-priority problems）　指虽不直接威胁患者生命，但也能导致身体上的不健康或情绪上的变化的问题，如预感性悲哀、活动无耐力、慢性疼痛、皮肤完整性受损、有感染的危险等。

3. 次优问题（low-priority problems）　指人们在应对发展和生活变化时产生的问题，如营养失调：高于机体需要量；娱乐能力缺陷等。

【护理目标】

护理目标（nursing goals）是对患者及家属提出的能达到的、可测量的、能观察到的行为目标。可指导护理人员去指导、预防、消除患者的健康问题，也是评价的依据之一。

1. 护理目标的分类

（1）短期目标（short-term goals）：指一周内能达到的目标，适合于病情急、重、变化快的患者。

（2）长期目标（long-term goals）：指一周以上，甚至数月之久。适合于病程长及康复期的患者，如长期卧床、长期药物治疗的患者等。

2. 护理目标的陈述

（1）主语指患者或患者的任何一部分，如不说明即为患者。

（2）谓语指患者将要完成的行动，必须用行为动词（如说出、叙述、实行、表演、显示等）来说明，如患者能说出焦虑的心理活动。

（3）特定的内容和时间，如"3 天内下床进行床边活动"、"住院期间不发生压疮"等。

（4）患者如何达标：①护理人员通过自己的努力使患者达标；②医护合作；③护士、患者、家属共同协作。

【护理措施】

1. 概念　护理措施是预防、减轻、消除患者健康问题的、协助患者达到预期目标的、具体的护理活动内容，包括执行医嘱、缓解症状、促进舒适的护理措施，预防、减轻和消除病变反应的措施，用药指导和健康教育等。

2. 内容

（1）依赖性护理措施：即护士执行医生、营养师或药剂师等人的医嘱。受过专业训练的注册护士，既执行医嘱完成护理活动，又应对患者的治疗和护理负有责任。

（2）协作性护理措施：指护士与其他医务人员协同完成的护理活动。

（3）独立性护理措施：指护士运用自己的护理知识和技能自行或授权其他护理人员进行的护理活动，包括生活护理、住院评估、患者教育、对患者住院环境的管理及对患者病情和心理社会反应的监测等，属于护士独立提出和采取的措施。

【护理评价】

1. 概念　护理评价是对整个护理效果的评定。将患者目前的健康状况与护理计划中的护理目标进行比较，判断执行护理措施后患者的反应，评价预期目的是否达到，以调整护理诊断和护理计划。

2. 种类

（1）停止：如目标完全实现，相应的护理目标可以同时停止。

（2）修订：对护理目标部分实现和未实现的情形进行分析，然后对护理诊断、护理目标、护理措施中不恰当的地方进行修改。

（3）排除：经过分析，排除已经不存在的护理诊断。

（4）增加：对于评价过程中新发现的护理诊断，应将这些诊断及其目标和措施加入护理计划中。

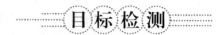

选择题

A_1 型题

1. 关于妇科检查，错误的是（　　）

　A. 检查器具应蘸润滑剂

　B. 处女应行肛腹诊检查

　C. 男医生检查应有女医务人员在场

　D. 阴道流血者可行双合诊检查

　E. 双合诊检查主要了解子宫及附件情况

2. 妇科触诊检查最常用的方法是（　　）

　A. 外阴视诊　　　　B. 阴道窥器检查

　C. 双合诊　　　　　D. 三合诊

　E. 肛腹诊

3. 女性，35 岁，足月产 3 次，无早产，流产 2 次，现有子女 1 人，其生育史可简写为（　　）

　A. 1-0-3-2　　　　B. 3-2-1-0

　C. 3-0-2-1　　　　D. 2-3-0-1

　E. 1-2-3-0

4. 妇科检查时一般取（　　）

　A. 膀胱截石位　　　B. 膝胸位

　C. 半卧位　　　　　D. 去枕平卧位

　E. 平卧位

5. 妇科常见症状不包括（　　）

　A. 阴道出血　　　　B. 白带增多

　C. 恶心呕吐　　　　D. 腹部肿块

　E. 闭经

（沈丽萍）

第15章 女性生殖系统炎症患者的护理

学习目标

1. 说出女性生殖器官的自然防御功能、女性生殖系统炎症的病原体及感染来源,描述女性生殖系统炎症的感染途径、发展及转归。

2. 记住前庭大腺炎的临床表现及护理措施,说出其处理原则。

3. 记住滴虫性阴道炎的临床表现及护理措施,说出其诊断及治疗原则。

4. 记住外阴阴道假丝酵母菌病的临床表现及护理措施,说出其治疗原则,描述其发病诱因。

5. 记住萎缩性阴道炎的护理措施,说出其处理原则。

6. 记住细菌性阴道病的护理措施,说出其诊断标准及处理原则。

7. 记住宫颈炎症的临床表现及护理措施,说出其诊断及处理原则。

8. 记住盆腔炎性疾病的病因、临床表现及护理措施,说出其处理原则,描述盆腔炎性疾病后遗症的病理。

第1节 概　　述

女性生殖系统炎症是妇女常见病、多发病,主要有外阴炎、阴道炎、子宫颈炎及盆腔炎。由于女性生殖器官的解剖、生理和生化特点,健康妇女具有比较完善的自然防御功能一般不引起炎症。

【女性生殖器的自然防御功能】

1. 两侧大阴唇自然合拢,遮掩阴道口、尿道口。

2. 由于盆底肌的作用,阴道口闭合,阴道前、后壁紧贴,可防止外源性感染。阴道分娩后的经产妇阴道松弛,这种防御功能较差。

3. 青春期后,阴道上皮在卵巢分泌的雌激素影响下增生变厚,增强抵抗病原体侵入的能力,同时上皮细胞中含有丰富的糖原,在阴道乳酸杆菌的作用下分解为乳酸,维持阴道正常的酸性环境(pH 3.8～4.4),使适应于碱性环境中繁殖的病原体受到抑制,称为阴道自净作用。绝经后妇女由于雌激素低下,阴道自净作用减弱,阴道抵抗力降低,易受感染。

4. 宫颈阴道部表面覆以复层鳞状上皮,具有较强的抗感染能力。宫颈管内膜分泌大量黏液形成"黏液栓",内含溶菌酶、局部抗体(抗白细胞蛋白酶)堵塞

宫颈管,且宫颈内口平时紧闭,有利于防止病原体侵入。宫颈黏液呈碱性,可抑制嗜酸性病原体的生长繁殖。

5. 子宫内膜周期性剥脱,有利于消除宫腔的感染。此外,子宫内膜分泌液也含有乳铁蛋白、溶菌酶,能消除少量进入宫腔的病原体。

6. 输卵管黏膜上皮细胞的纤毛向宫腔方向摆动及输卵管的蠕动,均有利于阻止病原体的侵入。输卵管液与子宫内膜分泌液一样,能清除偶然进入上生殖道的病原体。

7. 生殖道的免疫系统　生殖道黏膜如宫颈管和子宫内膜聚集有不同数量的淋巴组织及散在的淋巴细胞,包括T细胞、B细胞。此外,中性粒细胞、巨噬细胞、补体及一些细胞因子均在局部有重要的免疫功能,发挥抗感染作用。

【病原体】

1. 细菌　大多数为化脓菌,如链球菌、葡萄球菌、大肠埃希菌、厌氧菌、变形杆菌、淋病奈瑟菌、结核杆菌等。

2. 原虫　以阴道毛滴虫最为多见,其次为阿米巴原虫。

3. 真菌　以假丝酵母菌为主,偶有放线菌。

4. 病毒　以疱疹病毒、人乳头瘤病毒多见。

5. 其他　如螺旋体、沙眼衣原体、支原体等。

【感染来源】

1. 内源性感染　由寄居于阴道内的菌群或身体其他部位的病原体引起的感染,称内源性感染。

2. 外源性感染　指外界病原体通过飞沫、手术操作、性生活等途径,进入生殖道而引起的感染,称外源性感染。

【感染途径】

不论是内源性或外源性病原体,进入生殖道后,其感染途径主要有以下4种:

1. 沿生殖道黏膜上行蔓延　病原体由外阴侵入阴道后,沿黏膜表面上行通过宫颈、子宫内膜、输卵管黏膜达卵巢及腹腔。葡萄球菌、淋病奈瑟菌及沙眼衣原体多沿此途径蔓延。

2. 经淋巴系统蔓延　病原体经生殖道创伤处的淋巴管侵入,经淋巴系统播散至盆腔结缔组织、子宫附件及腹膜,是产褥感染、流产后感染及放置宫内节育器后感染的主要途径。链球菌、大肠埃希菌及厌氧

菌多沿此途径感染。

3. 经血液循环播散 病原体先在人体其他部位形成病灶,再经血液循环播散到生殖器官,常为结核杆菌感染的主要途径。生殖器官化脓菌感染也可经此途径而引起血栓性静脉炎。

4. 直接蔓延 腹腔中其他脏器感染后,直接蔓延到内生殖器,如阑尾炎可引起右侧输卵管炎。

【炎症的发展与转归】

1. 痊愈 机体抵抗力强、病原体致病力弱或治疗及时、抗生素使用恰当,使病原体完全被消灭,炎症很快被控制并消失,炎性渗出物完全被吸收,此为痊愈。一般情况下,痊愈后组织结构及功能都恢复正常,不留痕迹。但如果坏死组织、炎性渗出物机化形成瘢痕或粘连,则组织结构和功能不能完全恢复,只是炎症消失。

2. 转为慢性 因炎症治疗不彻底、不及时或病原体对抗生素不敏感,身体防御功能和病原体的作用处于相持状态,使炎症长期存在,转为慢性炎症。机体抵抗力强时,炎症可被控制并逐渐好转,一旦机体抵抗力下降,慢性炎症可急性发作。

3. 扩散与蔓延 机体抵抗力低下、病原体致病力强时,炎症可经淋巴和血行扩散或蔓延到邻近器官。严重时可发展为败血症,危及生命。但在抗生素高度发展的今天,此种情况已不多见。

第2节 外阴部炎症

///= 案例 15-1

患者,女,25岁,自诉性生活后3天感会阴一侧胀痛,近2天疼痛加重,伴行走不便。妇科检查:右侧大阴唇下段皮肤红肿,压痛明显。

问题:

1. 该患者最可能的临床诊断是什么病?

2. 该患者最突出的护理问题是什么?

3. 此时应给予哪些护理措施?

一、外 阴 炎

非特异性外阴炎(non-specific vulvitis)是外阴炎中最常见的一种,外阴炎主要指外阴部皮肤与黏膜的炎症。由于外阴部暴露于外,又与尿道、肛门、阴道邻近,与外界接触较多,因此外阴易发生炎症。外阴炎常与阴道炎同时发生,也可单独发生。

【病因】

阴道分泌物或炎症分泌物刺激、经血、产后恶露、穿紧身化纤内裤、经期使用卫生巾导致局部透气性差或潮湿、糖尿病患者糖尿的刺激、粪瘘或尿瘘患者粪便或尿液的长期刺激等均可引起外阴炎。

【临床表现】

外阴皮肤瘙痒、疼痛、灼热感,于性交、活动、排尿及排便时加重。妇科检查可见局部充血、肿胀、常有抓痕,严重者形成湿疹或溃疡。长期慢性刺激可导致慢性炎症,使皮肤或黏膜增厚、粗糙、皲裂,甚至苔藓样改变等。

☞考点:外阴炎的临床表现

【处理原则】

处理原则包括病因治疗和局部治疗。积极寻找病因,治疗阴道炎、尿瘘、糖尿病等。注意个人卫生,保持外阴部清洁、干燥。局部治疗可用1:5 000高锰酸钾溶液坐浴,每日2次,每次15~30分钟,水温40℃左右,5~10次为一个疗程。若有破溃可涂抗生素软膏。此外,可选用中药局部治疗。急性期还可选用微波或红外线局部物理治疗。

【护理诊断/问题】

皮肤或黏膜完整性受损 与外阴皮肤、黏膜炎症有关

舒适改变 与外阴瘙痒、疼痛及分泌物增多有关

【护理措施】

1. 一般护理 保持外阴清洁干燥,勿用手挠抓皮肤,勿使用肥皂或刺激性药物擦洗,避免皮肤破溃或合并细菌感染。寻找病因,积极治疗原发病。

2. 心理护理 提供有助于保护隐私的环境,体谅、关心患者,打消顾虑。

3. 病情观察 注意观察外阴皮肤、黏膜的变化及分泌物的性状。

4. 医护配合 遵医嘱向患者交代坐浴的方法,包括液体的配制、温度、坐浴的时间及注意事项等。高锰酸钾溶液浓度(1:5000)、温度(40℃左右)及坐浴时间(每次15~30分钟)。注意配制浓度不宜过浓,以免灼伤皮肤。坐浴时要使会阴部浸于溶液中,月经期停止坐浴。

☞考点:外阴炎的护理措施

【健康教育】

1. 加强对就诊患者的卫生宣教及疾病预防知识教育。

2. 做好经期、孕期及产褥期等特殊时期的卫生保健,防止感染。

3. 注意个人卫生,保持外阴清洁、干燥,勤换内裤,不穿化纤内裤和紧身衣,最好穿棉织内衣裤。勿饮酒,少食辛辣等刺激性食物。

二、前庭大腺炎

前庭大腺位于大阴唇后1/3深部,腺管开口于处女膜与小阴唇之间的沟内。正常情况下不能触及。

前庭大腺炎(bartholinitis)包括前庭大腺脓肿和前庭大腺囊肿。大多为单侧发病。

【病因】

由于前庭大腺解剖部位的特点,在月经期、分娩期、性交或其他情况下污染外阴时,病原体侵入腺管而引起炎症。主要病原体有葡萄球菌、大肠埃希菌、链球菌以及肠球菌等。随着性传播疾病发病率的增加,淋病奈瑟菌及沙眼衣原体已成为常见病原体。

急性炎症时,病原体首先侵犯腺管,导致腺管充血、水肿,形成前庭大腺导管炎。如炎性渗出物堵塞管口,脓液不能外流、积聚而形成前庭大腺脓肿。

前庭大腺囊肿系因前庭大腺开口部阻塞,分泌物积聚于腺腔而形成。原因:①前庭大腺脓肿消退过程中,因腺管开口阻塞,囊腔内的脓液吸收后由腺体分泌物代替而形成囊肿;②先天性腺管狭窄或腺腔内黏液浓稠,分泌物排出不畅;③前庭大腺管损伤,如分娩时会阴与阴道裂伤后瘢痕阻塞腺管口,或会阴侧切术损伤腺管。前庭大腺囊肿可继发感染形成脓肿并反复发作。

【临床表现】

1. 前庭大腺导管炎　急性炎症时,病原体首先侵犯腺管,导致前庭大腺导管炎。临床表现为外阴一侧疼痛、灼热感,严重时行走不便。检查可见局部皮肤红肿、发热、压痛明显,患侧腺体开口处充血,有时可见白色小点。

2. 前庭大腺脓肿　当腺管开口因肿胀或渗出物凝聚发生阻塞时,脓液不能外流则形成脓肿,称前庭大腺脓肿。临床表现为外阴部一侧疼痛加剧,部分患者出现发热等全身症状,腹股沟淋巴结可呈不同程度增大。检查时可见脓肿,直径可达 3～6cm,触之有波动感。腺体开口处明显充血及有脓液渗出。当脓肿内压力增大时,表面皮肤变薄,脓肿自行破溃,若破孔大,可自行引流,炎症较快消退而自愈;若破孔小,引流不畅,则炎症持续不退并可反复发作。

3. 前庭大腺囊肿　多为单侧,也可双侧。囊肿多由小逐渐增大,一般直径不超过 6cm。若囊肿小且无感染,患者可无自觉症状,多在妇科检查时发现。若囊肿大,患者可有外阴坠胀或性交不适,检查时可见外阴部后下方大阴唇外侧突起,呈椭圆形,囊肿大小不等。

☞考点:前庭大腺炎的临床表现

【处理原则】

1. 急性前庭大腺炎的处理　急性炎症发作时,需卧床休息,保持局部清洁。可取前庭大腺开口处分泌物进行细菌培养和药敏试验,确定病原体。根据病原体选择抗生素全身应用。同时可选清热、解毒中药局部热敷或坐浴。

2. 前庭大腺脓肿的处理　脓肿形成后,可采用抽吸法排脓、切开排脓或造口术。

3. 前庭大腺囊肿的处理　较小者定期观察。较大者可行造口术。

【护理诊断/问题】

疼痛　与局部炎性刺激有关

皮肤完整性受损　与手术或脓肿溃破有关

【护理措施】

1. 一般护理　急性期患者应卧床休息,提供生活护理。中药局部热敷或坐浴。保持外阴部清洁、干燥,尤其在经期或其他特殊生理时期,应每天清洗外阴,更换内裤。

2. 心理护理　为患者提供心理支持,给予关心、安慰。

3. 病情观察　注意观察外阴局部红肿、脓肿或囊肿的变化。

4. 医护配合　遵医嘱给予抗生素、止痛剂或中药局部热敷或坐浴。脓肿或囊肿切开引流或造口术后,局部放置引流时,每日更换引流条一次;用聚维酮碘棉球擦洗外阴,每日 2 次;伤口愈合后可用 1∶5000 高锰酸钾溶液坐浴,每日 2 次直至痊愈。

☞考点:前庭大腺炎的护理措施

【健康教育】

加强日常卫生宣教,保持外阴清洁、干燥,勤换内裤,月经期、产褥期禁止性交,注意月经期卫生。

第 3 节　阴道炎症

一、滴虫阴道炎

///■案例 15-2

患者,女,28 岁,已婚。自诉白带增多伴外阴瘙痒、尿频、尿痛 3 天。妇科检查:外阴潮红,阴道黏膜充血,阴道后穹隆见较多黄白色泡沫状稀薄分泌物。

问题:

1. 该患者最可能的初步临床诊断是什么?

2. 该患者存在哪些护理问题?

3. 此时应给予哪些护理措施?

【病原体及病因】

滴虫阴道炎(trichomonal vaginitis)是由阴道毛滴虫感染引起,是常见的阴道炎症。阴道毛滴虫为厌氧原虫。滴虫在 pH 5 以下或 7.5 以上的环境中不生长,pH 5.2～6.6 的潮湿环境最适宜其生长繁殖。滴虫只有滋养体而无包囊期。滋养体生命力较强,能在 3～5℃生存 21 日,在 46℃生存 20～60 分钟,在半干燥环境中约生存 10 小时;在普通肥皂水中也能生存 45～120 分钟。月经前后阴道 pH 发生变化,月经后接近中性,故隐藏在腺体及阴道皱襞中的滴虫于月经前后常得以繁殖,引起滴虫阴道炎。滴虫能消耗或吞噬阴道上皮细胞内的糖原,阻碍乳酸生成,使阴道 pH 升高。滴虫不仅寄生于阴道,还常侵入尿道或尿道旁腺,甚至膀胱、肾盂。男性可侵入包皮皱褶、尿道或前列腺等处。

链 接 >>>

阴道生态系统及影响阴道生态平衡的因素

正常阴道内有多种病原体寄居形成阴道正常微生物群,并不致病。在维持阴道生态平衡中,乳酸杆菌、雌激素及阴道 pH 起重要作用。正常阴道菌群中,以产生过氧化氢(H_2O_2)的乳酸杆菌为优势菌。乳酸杆菌除维持阴道的酸性环境外,其产生的 H_2O_2 及其他微生物因子可抑制或杀灭其他细菌。生理情况下,雌激素使阴道上皮增生变厚并增加细胞内糖原含量,阴道上皮细胞分解糖原为单糖,阴道乳酸杆菌将单糖转化为乳酸,使阴道呈酸性环境(pH ≤4.5,多在3.8～4.4),抑制其他病原体生长,称为阴道自净作用。阴道生态平衡一旦被打破或外源性病原体侵入,即可导致炎症发生。若体内雌激素降低或阴道 pH 升高,如频繁性交、阴道灌洗等,不利于乳酸杆菌生长。此外,长期应用抗生素抑制乳酸杆菌生长或机体免疫力低下,均可使其他致病菌成为优势菌而引起炎症。

【传播途径】

1. 直接传播 经性交传播,由于男性感染滴虫后常无症状,易成为感染源。

2. 间接传播 经公共浴池、游泳池、浴盆、坐便器、衣物、污染的器械及敷料等传播。

【临床表现】

25%～50%患者感染初期无症状,潜伏期为4～28日。

1. 症状 滴虫阴道炎的主要症状是白带增多伴外阴瘙痒。分泌物典型特点是稀薄泡沫状,如合并其他细菌混合感染,白带可呈黄绿色、血性、脓性且有臭味。瘙痒部位主要在阴道口和外阴,间或有局部灼热、疼痛、性交痛等。少数滴虫感染无以上症状者,称带虫者。合并尿道感染时,可有尿频、尿痛,甚至可见血尿。阴道毛滴虫能吞噬精子,并能阻碍乳酸生成,影响精子在阴道内存活,可致不孕。

2. 体征 妇科检查时可见阴道黏膜充血,严重时有散在的出血点,宫颈甚至有出血斑点,形成"草莓样"宫颈。有时可见后穹隆有液性泡沫状或脓性泡沫状分泌物。带虫者阴道黏膜无异常改变。

☞考点:滴虫阴道炎的临床表现

【辅助检查】

1. 悬滴法 在玻片上加1滴温生理盐水,自阴道后穹隆处取少许分泌物混于生理盐水中,低倍显微镜下见到呈波状运动的滴虫及增多的白细胞被推移即可确诊。此法敏感性60%～70%。

2. 培养法 适于症状典型而悬滴法未见滴虫者,可送培养,准确率可达98%。取分泌物前24～48小时避免性生活、阴道灌洗或局部用药,取分泌物时窥器不涂润滑剂,分泌物取出后及时送检并注意保暖,否则滴虫活动力减弱,造成辨认困难。

3. 聚合酶链反应法(PCR) 用于滴虫的诊断,敏感性及特异性均与培养法相似。

【处理原则】

切断传播途径,杀灭阴道滴虫,恢复阴道正常pH,保持阴道自净功能,防止复发。夫妻双方要同时治疗。以全身用药为主,辅助局部用药。主要治疗药物为甲硝唑。

1. 全身用药 初次患者可用甲硝唑2g,单次口服;或甲硝唑400mg,每日2～3次,连续7天为一疗程。口服药物的治愈率为90%～95%。全身用药亦可用替硝唑,替硝唑用药期间及停药72小时内禁止饮酒。

2. 局部用药 不能耐受口服或不适宜全身用药者,可选择阴道局部用药。局部用药疗效不如全身用药,其治愈率≤50%。甲硝唑泡腾片200mg,每晚塞入阴道后穹隆1次,7～10天为一疗程。为提高疗效,局部用药前可先用1%乳酸溶液或0.1%～0.5%乙酸溶液冲洗阴道,改善阴道内环境。局部与全身联合用药效果佳。

3. 性伴侣的治疗 滴虫阴道炎主要由性行为传播,性伴侣应同时治疗,治疗期间禁止性交。男性患者主要采用全身用药。

4. 随访 治疗后无症状者不需随访。

【护理诊断/问题】

黏膜完整性受损 与阴道炎症有关

舒适改变 与外阴瘙痒、疼痛、分泌物增多有关

知识缺乏 缺乏预防、治疗滴虫阴道炎的相关知识

【护理措施】

1. 一般护理 每日清洗外阴,更换内裤,避免搔抓外阴,防止皮肤破损。洗涤用物、内裤煮沸消毒5～10分钟。

2. 心理护理 向患者讲解该病相关知识,给予关心、安慰,减轻因疾病带来的烦恼,增强患者治愈疾病的信心。

3. 病情观察 注意观察患者阴道分泌物的量、性状及外阴瘙痒程度、外阴有无抓痕。

4. 配合治疗 遵医嘱指导患者按正规疗程全身

及阴道用药;指导患者阴道冲洗、用药的方法。常用酸性药液冲洗阴道后再塞药,可提高治疗效果。在月经期间,应暂停外阴坐浴、阴道冲洗及阴道用药等措施。用甲硝唑或替硝唑期间应禁酒。

5. 观察用药反应　口服甲硝唑后可有胃肠道反应,如食欲不振、恶心、呕吐,偶见头痛、皮疹、白细胞减少等,一旦发现应报告医师并停药。甲硝唑能通过乳汁排泄,若在哺乳期用药,用药期间及用药 24 小时内不宜哺乳。妊娠期患者能否口服甲硝唑仍存在争议。目前国内仍将甲硝唑列为妊娠期禁用药物,多主张局部用药。

☞考点:滴虫阴道炎的护理措施

【健康教育】

1. 作好卫生宣传,积极开展普查普治　消灭传染源,禁止滴虫患者、带虫者进入游泳池,浴盆、浴巾要消毒。医疗单位作好消毒隔离,以免交叉感染。

2. 加强健康教育,指导患者进行自我护理　保持外阴清洁、干燥,避免搔抓外阴,以免皮肤破损。治疗期间禁止性生活。每天换内裤,内裤及洗涤用的毛巾应煮沸消毒 5~10 分钟以消灭病原体,性伴侣应同时治疗。

3. 治愈标准　治疗后检查滴虫阴性时,应于下次月经后巩固治疗 1 个疗程。每次月经干净后复查白带,若连续 3 次检查均阴性,方可称为治愈。

二、外阴阴道假丝酵母菌病

案例 15-3

患者,女,34 岁,因外阴瘙痒伴豆渣样白带 3 天就诊。患者于半月前因皮肤软组织感染用抗生素治疗 10 天,近几天感外阴痒及白带增多,自用清水清洗外阴无效。妇科检查:外阴潮红,可见抓痕,小阴唇内侧及阴道壁可见白色膜状物附着,阴道壁水肿,阴道后穹隆可见大量黄白色豆渣样白带。

问题:

1. 该患者最可能的临床诊断是什么? 其存在哪些护理问题?

2. 该病有哪些发病诱因?

3. 应给予该患者哪些护理措施?

【病原体及诱发因素】

外阴阴道假丝酵母菌病(vulvovaginal candidiasis,VVC)是由假丝酵母菌引起的常见的外阴、阴道炎症。80%~90%病原体为白假丝酵母菌。假丝酵母菌适宜在酸性环境中生长,阴道 pH 在 4.0~4.7 范围,通常<4.5。白假丝酵母菌为双相菌,有酵母相及菌丝相。酵母相为芽生孢子,在无症状寄居及传播中起作用;菌丝相为芽生孢子伸长成假菌丝,侵袭组织

能力加强。假丝酵母菌不耐热,当加热至 60℃持续 1 小时即死亡,但对干燥、日光、紫外线及化学制剂等抵抗力较强。白假丝酵母菌为条件致病菌,可寄生于人的口腔、肠道及阴道,3 个部位的假丝酵母菌可相互传染。当阴道内菌量极少呈酵母相时,不引起症状。只有在全身及阴道局部免疫力下降,假丝酵母菌大量繁殖并转为菌丝相时,才出现症状。所以多见于孕妇、糖尿病患者、大量雌激素治疗、长期应用抗生素者及长期应用免疫抑制剂者。另外,穿紧身化纤内裤、肥胖者,会阴局部的温度及湿度增加,适合假丝酵母菌繁殖而引起感染。

☞考点:外阴阴道假丝酵母菌病的病原体及诱发因素

【传播途径】

1. 内源性传播　为主要传播途径。假丝酵母菌除寄生于阴道外,还可寄生于人的口腔、肠道,一旦条件适宜可引起感染。这 3 个部位的假丝酵母菌可互相传播。

2. 直接传播　少部分患者可通过性交直接传播。

3. 间接传播　极少患者通过接触感染的衣物、被褥等间接传播。

【临床表现】

1. 症状　主要表现为外阴、阴道奇痒和阴道分泌物增多。外阴瘙痒严重时坐卧不宁,可伴有尿痛、尿频及性交痛。典型分泌物特征为白色稠厚呈凝乳状或豆渣样。

2. 体征　妇科检查可见外阴红肿,常伴有抓痕;阴道黏膜水肿、红斑,小阴唇内侧及阴道黏膜红肿,并附着白色块状物,擦除后露出红肿黏膜面,急性期还可见到糜烂及表浅溃疡。

☞考点:外阴阴道假丝酵母菌病的临床表现

【辅助检查】

1. 悬滴法　玻片上用 1 滴 0.9%氯化钠溶液或 10%氢氧化钾溶液与分泌物混合,在低倍镜下检查见到白假丝酵母菌的芽孢或假菌丝即可确诊。

2. 培养法　若有临床症状而悬滴法阴性者,或为顽固病例,可采用培养法确诊。

3. pH 测定　具有重要鉴别意义。若 pH<4.5,可能为单纯假丝酵母菌感染;若 pH>4.5 并且涂片中有多量白细胞,可能存在混合感染。

【处理原则】

1. 消除诱因　积极治疗糖尿病,长期应用广谱抗生素、雌激素及皮质类固醇激素者应停药。

2. 局部用药　用 2%~4%碳酸氢钠溶液冲洗阴道;冲洗后用咪康唑栓剂、克霉唑栓剂或制霉菌素栓剂置阴道后穹隆,每晚 1 粒,一般 7~10 天为一疗程。

链 接 »»»

VVC临床分类表

	单纯性 VVC	复杂性 VVC
发生频率	散发或非经常发作	复发性或经常发作
临床表现	轻到中度	重度
真菌种类	白假丝酵母菌	非白假丝酵母菌
宿主情况	免疫功能正常	免疫力低下、应用免疫抑制剂、糖尿病、妊娠
治疗效果	好	欠佳

3. 全身用药 对不能耐受局部用药者、未婚妇女及不宜采用局部用药者可口服药物。常用药物:氟康唑150mg,顿服;或伊曲康唑每次200mg,每日1次,连用3～5日。

4. 性伴侣治疗 约15％男性与女性患者接触后患有龟头炎,对有症状男性进行假丝酵母菌检查及治疗。无症状者无须常规治疗。

5. 妊娠合并外阴阴道假丝酵母菌病的治疗 以局部治疗为主,禁口服唑类药物。可选用硝酸咪康唑栓剂、克霉唑栓剂或制霉菌素栓剂,以7日疗法效果为好。

链 接 »»»

复杂性VVC的治疗

1. 严重VVC,无论局部用药还是口服药物,均应延长治疗时间。局部用药延长至7～14日;若为口服氟康唑150mg,则72小时后加服一次。

2. 复发性外阴阴道假丝酵母菌病(RVVC)的治疗 一年内有症状并经真菌学证实的VVC发作4次或以上,称为RVVC。抗真菌治疗分为初始治疗和维持治疗。初始治疗若采用局部治疗,延长治疗时间为7～14日;若口服氟康唑150mg,则第4日、第7日各加服一次。常用维持治疗:氟康唑150mg,每周1次,共6个月;或克霉唑栓剂500mg,每周1次,连用6个月;或选用其他局部唑类药物间断应用。在治疗前应作真菌培养确诊。治疗期间定期监测疗效及药物副作用,一旦发现副作用,立即停药。

【护理诊断/问题】

皮肤完整性受损 与外阴、阴道炎症及搔抓有关

舒适改变 与外阴、阴道瘙痒、疼痛、分泌物增多有关

知识缺乏 缺乏预防、治疗外阴阴道假丝酵母菌病的知识

【护理措施】

1. 一般护理 每天保持外阴清洁干燥,避免搔抓外阴;内裤、洗涤用物每天开水烫洗。积极对因治

疗或消除诱因。

2. 心理护理 关心安慰患者,减轻疾病带来的烦恼,增强其治疗疾病的信心。

3. 病情观察 注意观察患者阴道分泌物的量、性状及外阴瘙痒程度、外阴有无抓痕等。注意观察药物反应,口服唑类药物后可有食欲减退、恶心、呕吐、头痛、皮疹等不良反应。

4. 配合治疗 遵医嘱指导患者按正规疗程全身及阴道用药;指导患者阴道冲洗、用药的方法。常用碱性药液冲洗阴道后再塞药,可提高治疗效果。在月经期间,应暂停外阴坐浴、阴道冲洗及阴道用药等措施。

5. 妊娠期合并感染者,以局部治疗为主,禁止口服唑类药物。

☞考点:外阴阴道假丝酵母菌病的护理措施

【健康教育】

1. 积极治疗糖尿病,正确使用抗生素、雌激素等药物,避免诱发外阴阴道假丝酵母菌病。向患者讲解疾病的原因及诱因,消除心理顾虑,积极就医配合治疗。

2. 做好卫生宣教,养成良好的个人卫生习惯,每日保持外阴清洁,勤换内裤,内裤及洗涤用的毛巾应开水烫洗。洗脚盆和外阴用盆应分开,用后要消毒。治疗期间禁止性生活。

3. 妊娠期合并感染者要积极治疗,否则阴道分娩时可能出现新生儿感染,如鹅口疮、肛门生殖器感染(尿布区皮炎)。

三、萎缩性阴道炎

////案例15-4

女,61岁,因阴道分泌物增多5天就诊。患者绝经近10年。妇科检查:外阴轻度萎缩,阴道黏膜充血,阴道壁及宫颈上可见小出血点,阴道后穹隆可见较多黄色水样白带。

问题:

1. 该患者可能的临床诊断是什么?

2. 该病的发病原因是什么?

3. 应给予该患者哪些护理措施?

【病因及发病机制】

萎缩性阴道炎(atrophic vaginitis)常见于自然绝经及卵巢去势后妇女,也可见于产后闭经或药物假绝经治疗的妇女。因卵巢功能衰退,雌激素水平降低,阴道上皮萎缩,黏膜变薄,上皮细胞内糖原减少,阴道内pH升高(多为5.0～7.0),嗜酸性的乳酸杆菌不再为优势菌,局部抵抗力降低,其他致病菌大量繁殖或容易侵入而引起炎症。萎缩性阴道炎多见于绝经后

妇女,故又称老年性阴道炎。

☞考点:萎缩性阴道炎的病因及发病机制

【临床表现】

1. 症状　主要症状为外阴灼热不适、瘙痒及白带增多。白带多为黄色水样,感染严重时呈脓血样白带。由于阴道黏膜萎缩,可有性交痛。有的患者可伴尿频、尿痛、尿失禁症状。

2. 体征　阴道检查可见阴道呈萎缩性改变,皱襞消失,上皮菲薄。阴道黏膜充血,表面可有散在小出血点或点状出血斑,严重时可形成浅表溃疡。溃疡面可与对侧粘连,严重时可引起阴道粘连造成狭窄甚至阴道闭锁,炎性分泌物排出不畅,可形成阴道或宫腔积脓。

☞考点:萎缩性阴道炎的临床表现

【辅助检查】

在诊断困难时,应借助辅助检查,明确诊断。

1. 阴道分泌物检查　显微镜下见大量基底层细胞及白细胞而无滴虫及假丝酵母菌。

2. 宫颈刮片　对有血性白带者,应与子宫恶性肿瘤鉴别,需常规作宫颈刮片,必要时行分段诊刮术。

3. 局部活检　对阴道壁有肉芽组织及溃疡者,需行局部活体组织检查与阴道癌鉴别。

【处理原则】

治疗原则为抑制细菌生长,补充雌激素,增强阴道抵抗力。

1. 抑制细菌生长　阴道局部应用抗生素如甲硝唑 200mg 或诺氟沙星 100mg 置于阴道后穹隆,每日 1 次,7～10 日为一疗程。对于阴道干涩明显者,可用润滑剂。

2. 增加阴道抵抗力　针对病因,补充雌激素是萎缩性阴道炎的主要治疗方法(需排除禁忌证)。雌激素制剂可局部给药,也可全身用药。局部可用 0.5% 己烯雌酚软膏或结合雌激素软膏涂抹,每日 1～2 次,连用 14 日。全身用药可口服尼尔雌醇,首次 4mg,以后每 2～4 周 1 次,每次 2mg,维持 2～3 个月。对同时需要性激素替代治疗患者,可给予其他雌激素制剂。

3. 乳腺癌、子宫内膜癌及子宫肌瘤等患者禁用雌激素制剂。

【护理诊断/问题】

舒适改变　与外阴瘙痒、白带增多有关

有感染的危险　与局部分泌物增多、皮肤黏膜溃破有关

知识缺乏　缺乏围绝经期保健知识

【护理措施】

1. 一般护理　针对病因如卵巢切除、放疗或化疗患者给予激素替代治疗的指导。保持外阴清洁。

2. 心理护理　对不愿就医患者,尤其老年妇女,应进行心理疏导。

3. 病情观察　治疗期间严密观察外阴及阴道病情变化。

4. 配合治疗　诊断未明确者,应对患者行宫颈刮片、分段诊刮及局部活检等检查,排除恶变;遵医嘱用药;指导或教会患者或家属局部用药操作方法。

☞考点:萎缩性阴道炎的护理措施

【健康教育】

1. 对围绝经期、老年妇女进行健康教育,使其掌握老年性阴道炎的预防措施。

2. 指导患者或家属阴道灌洗、上药方法,注意操作前先洗净双手、消毒器具,以免感染。

3. 保持外阴清洁,勤换内裤。穿棉织内裤,减少刺激。

4. 对卵巢切除、放疗患者给予雌激素替代治疗指导。了解雌激素治疗的适应证及禁忌证。

四、细菌性阴道病

///案例 15-5

女,25 岁,因阴道分泌物增多 4 天就诊。患者系新婚不久。妇科检查:阴道黏膜及宫颈未见异常,阴道后穹隆可见较多灰绿色白带,稀薄、匀质,胺臭味试验阳性。

问题:

1. 该患者最可能的临床诊断是什么病?

2. 该患者存在哪些护理问题?

3. 应给予该患者哪些护理措施?

【病因】

细菌性阴道病(bacterial vaginosis)为阴道内正常菌群失调所致的一种混合感染,但临床及病理特征无炎症改变。正常阴道内以产生过氧化氢的乳酸杆菌为优势菌。细菌性阴道病时,阴道内乳酸杆菌减少,导致其他细菌大量繁殖,主要有加德纳菌、厌氧菌以及人型支原体,其中以厌氧菌居多,厌氧菌数量可增加 100～1000 倍。促使阴道菌群发生变化的原因尚不清楚,可能与频繁性交、多个性伴侣或阴道灌洗使阴道碱化有关。

【临床表现】

10%～40% 患者无临床症状,有症状者主要表现为阴道分泌物增多,有鱼腥味,尤其性交后加重,可伴有轻度外阴瘙痒或灼烧感。分泌物呈鱼腥味是由于厌氧菌繁殖的同时可产生胺类物质(尸胺、腐胺、三甲胺)所致。检查见阴道黏膜无充血的炎症表现,分泌物特点为灰白色,均匀一致,稀薄,常黏附于阴道壁,但容易将分泌物从阴道壁拭去。

细菌性阴道病除导致阴道炎症外,还可引起其他不良结局,如妊娠期细菌性阴道病可导致绒毛膜羊膜炎、胎膜早破、早产;非孕妇可引起子宫内膜炎、盆腔炎、子宫切除术后阴道残端感染。

【诊断】

下列 4 项中有 3 项阳性即可临床诊断为细菌性阴道病。

1. 白色、匀质、稀薄分泌物,常黏附于阴道壁。

2. 线索细胞阳性 取少许阴道分泌物放在玻片上,加 1 滴 0.9%氯化钠溶液混合,高倍镜下寻找线索细胞,与滴虫阴道炎不同的是白细胞极少。线索细胞即阴道脱落的表层细胞于细胞边缘贴附各种厌氧菌,使细胞边缘不清。

3. 阴道分泌物 pH>4.5。

4. 胺臭味试验阳性 即阴道分泌物加入 1~2 滴 10%氢氧化钾溶液后产生的烂鱼肉样腥臭味,系胺遇碱释放氨所致。

除临床诊断标准外,还可应用革兰染色,根据各种细菌的相对浓度进行诊断。细菌性阴道病为正常菌群失调,细菌定性培养在诊断中意义不大。

链接 »»

细菌性阴道病与其他阴道炎的鉴别诊断

	细菌性阴道病	外阴阴道假丝酵母菌病	滴虫阴道炎
症状	分泌物增多,无或轻度瘙痒	外阴奇痒,烧灼感	分泌物增多,轻度瘙痒
分泌物特点	白色、匀质、腥臭味	白色,豆渣样	稀薄、脓性、泡沫状
阴道黏膜	正常	水肿、红斑	散在出血点
阴道 pH	>4.5	<4.5	>5
胺试验	阳性	阴性	阴性
显微镜检查	线索细胞	芽生孢子及假菌丝	阴道毛滴虫
	极少白细胞	少量白细胞	多量白细胞

【处理原则】

治疗原则为选用抗厌氧菌药物,主要有甲硝唑、克林霉素。甲硝唑抑制厌氧菌生长,不影响乳酸杆菌生长,但对支原体效果差。

1. 口服药物 首选甲硝唑 400mg,每日 2 次口服,连用 7 日;或克林霉素 300mg,每日 2 次口服,连用 7 日。

2. 局部药物治疗 甲硝唑泡腾片,每晚 1~2 片,连用 7 日;或 2%克林霉素软膏阴道涂布,每次 5g,每晚 1 次,连用 7 日。局部用药与口服药物疗效相似,治愈率在 80%左右。

3. 妊娠期细菌性阴道病的治疗 本病可导致不良妊娠结局,如绒毛膜羊膜炎、胎膜早破、早产等,故任何有症状的细菌性阴道病孕妇或无症状的高危孕妇(如有胎膜早破及早产史)均需治疗。多选择口服药物,甲硝唑 200mg,每日 3 次口服,连用 7 日;或克林霉素 300mg,每日 2 次,连服 7 日。

4. 随访 治疗后无症状者不需常规随访。细菌性阴道病复发较常见,对症状持续存在或症状重复出现者,应告知患者复诊,接受治疗。可选择与初次治疗不同的药物。

【护理诊断/问题】

舒适改变 与白带增多有关

焦虑 与担心疾病加重或影响妊娠有关

知识缺乏 缺乏细菌性阴道病的相关知识

【护理措施】

1. 一般护理 每天清洗外阴,保持外阴清洁、干燥,减轻分泌物刺激。

2. 心理护理 对有焦虑者应进行心理疏导,讲解本病发病的相关知识,减轻心理压力。

3. 病情观察 治疗期间严密观察阴道分泌物量、色、性状等变化;观察会阴局部皮肤或黏膜有无变化。

4. 配合治疗 遵医嘱用药;指导或教会患者或家属局部用药。

☞考点:细菌性阴道病的护理措施

【健康教育】

1. 对患者介绍本病发病的相关因素及发病机制,使其明白节欲及减少阴道过度冲洗可减少本病的发生。

2. 指导患者或家属阴道局部用药的操作方法,注意操作前先洗净双手、消毒器具,以免感染。

3. 保持外阴清洁,勤换内裤。穿棉织内裤,减少刺激。

4. 对孕妇患者建议及时就医,防止不良妊娠结局的发生。

第 4 节 宫颈炎症

/// 案例 15-6

女,36 岁,自诉人工流产术后阴道分泌物增多伴外阴瘙痒 10 天。妇科检查:阴道内可见较多脓性分泌物,宫颈充血,宫颈管口可见脓性分泌物溢出,用棉签擦拭宫颈时,有少许鲜红色出血。

问题:

1. 该患者最可能患了什么病?

2. 该患者需作哪些治疗?

3. 应给予该患者哪些护理措施?

【病因】

宫颈炎症(cervicitis)是常见的女性下生殖道炎症。正常情况下,宫颈具有多种防御功能。但宫颈易受分娩、宫腔操作及不洁性生活等损伤,且宫颈管柱状上皮为单层,抗感染能力差,易发生感染。宫颈炎症包括宫颈阴道部及宫颈管黏膜炎症。因宫颈阴道部鳞状上皮与阴道鳞状上皮相延续,阴道炎症可引起宫颈阴道部炎症。临床多见的是宫颈管黏膜炎。若宫颈管黏膜炎得不到及时彻底治疗,可引起上生殖道炎症。

【病原体】

1. 性传播疾病病原体　主要为淋病奈瑟菌及沙眼衣原体,多见于性传播疾病的高危人群。淋病奈瑟菌及沙眼衣原体感染宫颈柱状上皮,沿黏膜面扩散引起浅层感染,病变以宫颈管明显。另外,淋病奈瑟菌还常侵袭尿道移行上皮、尿道旁腺及前庭大腺。

2. 内源性病原体　部分宫颈炎的病原体与细菌性阴道病、生殖道支原体感染有关。但有的患者病原体不清楚。

【临床表现】

大部分患者常无症状。有症状者主要表现为阴道脓性分泌物增多,阴道分泌物刺激致外阴瘙痒及灼痛。若合并尿路感染,可伴有尿急、尿频、尿痛等。此外,部分患者还可出现性交后出血、经间期出血等症状。妇科检查可见一个或两个特征性体征:①于宫颈管或宫颈管棉拭子标本上,肉眼见到脓性或黏液脓性分泌物;②用棉拭子擦拭宫颈管时,容易诱发宫颈管内出血。淋病奈瑟菌感染者,可见尿道口、阴道口黏膜充血、水肿及大量脓性分泌物。

☞考点:宫颈炎症的临床表现

【辅助检查】

1. 白细胞检测　检测发现宫颈管分泌物或阴道分泌物中的白细胞增多,即可做出宫颈炎症的初步诊断。但检测阴道分泌物时,需排除阴道炎症引起的白细胞增高。

(1) 宫颈管脓性分泌物涂片,作革兰染色,中性粒细胞>30 个/高倍视野。

(2) 阴道分泌物湿片检查,白细胞>10 个/高倍视野。

2. 病原体检测　应作衣原体及淋病奈瑟菌的检测,以及有无细菌性阴道病及滴虫阴道炎。培养法是诊断淋病奈瑟菌的金标准。酶联免疫吸附试验检测沙眼衣原体抗原为临床常用的方法。

【处理原则】

应针对阴道分泌物细菌培养及药物敏感试验,选用有效抗生素。有性传播疾病高危因素的患者,在未得到细菌培养结果前,可给予阿奇霉素 1g 单次顿服

或多西环素 100mg 每日 2 次口服,连服 7 日。对于获得病原体者,针对病原体选择抗生素。单纯急性淋病奈瑟菌所致宫颈炎,可选用头孢曲松钠 250mg,单次肌内注射;或头孢克肟 400mg,单次口服。沙眼衣原体感染所致宫颈炎,治疗主要药物有多西环素、阿奇霉素及氧氟沙星等。

【护理问题/问题】

皮肤完整性受损　与炎性分泌物刺激致外阴瘙痒有关

舒适度改变　与白带增多、外阴瘙痒及疼痛有关

焦虑　与接触性出血、担心恶性肿瘤有关

【护理措施】

1. 一般护理　每天保持外阴清洁、干燥,减轻分泌物刺激,瘙痒时尽量避免挠抓,防止局部皮肤或黏膜破损。

2. 心理护理　对有焦虑患者,告知本病的发病过程、治疗及预后,解除患者思想顾虑,树立治愈信心。

3. 病情观察　治疗中注意观察阴道分泌物有无减少及是否有阴道出血等。

4. 配合治疗　护士应根据病原体及病情严重程度,遵医嘱指导患者规范应用抗生素,并向患者详细讲解具体的用药方法。

☞考点:宫颈炎症的护理措施

【健康教育】

1. 加强宣教,女性应洁身自好,避免不洁性生活;无生育愿望时,注意避孕,减少计划外妊娠,减少宫腔操作。

链接 »»

慢性宫颈炎新观点探讨

1. 慢性宫颈炎系宫颈炎性疾病旧的说法,目前已逐步隐去。对于慢性宫颈炎治疗的观念也在改变,在排除了宫颈上皮内瘤样病变及宫颈癌等疾病后,不主张过度治疗。此外,没有症状的宫颈内膜外移和宫颈腺囊肿是不需要治疗的。鉴于在国家级考试中仍出现旧的说法,在此简要介绍。

2. 慢性宫颈炎的病理类型　①宫颈糜烂,现称为宫颈柱状上皮异位。②宫颈腺体囊肿,可作为辨认转化区的一个标志。检查可见宫颈表面有多个大小不等的青白色小囊肿,内含无色液体。③宫颈息肉,是慢性炎症长期刺激使宫颈管局部黏膜增生,增生的黏膜逐渐自基底部向宫颈外口突出形成宫颈息肉。息肉色红、质脆、触之易出血,呈舌形、蒂细长。④宫颈肥大,是由于慢性炎症的长期刺激,宫颈组织充血、水肿,腺体及间质增生致使宫颈呈不同程度肥大。⑤宫颈黏膜炎,又称宫颈管炎,病变局限于宫颈管黏膜及黏膜下组织。

2. 分娩及宫腔内操作时减少宫颈裂伤,发现裂

伤及时缝合。

3. 注意产后、流产后保健,保持外阴清洁,避免感染。

4. 积极防治各种阴道炎,避免炎症逆行蔓延。

第 5 节 盆腔炎性疾病

案例 15-7

女,34 岁,因下腹疼痛 3 天,发热 1 天入院。查体:体温 38.5℃,急性病容。下腹部压痛(+),反跳痛(+),伴腹肌紧张。妇科检查:外阴、阴道充血明显,阴道后穹隆可见大量分泌物,呈脓性,伴臭味;宫颈充血,举痛(+),宫颈口可见脓性分泌物;宫体大小形态正常,活动,质软,压痛(+);双侧附件区压痛(+),未触及包块。

问题:

1. 该患者最可能的临床诊断是什么?

2. 对该患者应采取哪些护理措施?

盆腔炎性疾病(pelvic inflammatory disease,PID)指女性上生殖道及其周围结缔组织、盆腔腹膜发生的炎症,主要包括子宫内膜炎、输卵管炎、输卵管卵巢脓肿、盆腔腹膜炎。盆腔炎性疾病为妇科常见病。炎症可局限于某一部位,也可几个部位同时发生,最常见的有输卵管炎、输卵管卵巢炎。盆腔炎性疾病若未得到及时、彻底的治疗,可导致慢性盆腔痛、不孕、输卵管妊娠及炎症反复发作等,增加患者痛苦和社会经济负担。

【高危因素及病因】

1. **年龄** 盆腔炎性疾病多发生于性活跃期妇女,30 岁左右为高发年龄。月经初潮前、绝经后或未婚者很少发生。年轻妇女容易发生盆腔炎性疾病可能与频繁性交、宫颈柱状上皮生理性外移、宫颈黏液机械防御功能较差有关。

2. **性活动** 盆腔炎性疾病多发生于性活跃期妇女,尤其是初次性交年龄小、多个性伴侣、频繁性交及性伴侣有性传播疾病者。

3. **下生殖道感染** 如淋病奈瑟菌性宫颈炎、衣原体性宫颈炎及细胞性阴道病等均与盆腔炎性疾病的发生有密切关系。

4. **性卫生不良** 经期性交、使用不洁卫生巾均可导致致病菌侵入生殖道而引起炎症。

5. **宫腔内手术操作后感染** 如刮宫术、宫内节育器放置或取出术、输卵管通液术、宫腔镜检查等,可由于消毒不严格导致感染。

6. **邻近器官炎症直接蔓延** 如腹膜炎、阑尾炎可直接向邻近生殖系统蔓延。

7. **盆腔炎性疾病急性发作** 盆腔炎性疾病所致的盆腔广泛粘连、输卵管炎等,在机体抵抗力下降或手术刺激可导致原有盆腔炎症急性发作。

☞考点:盆腔炎性疾病的病因

【病理及发病机制】

1. **急性子宫内膜炎和子宫肌炎** 子宫内膜充血、水肿,有炎性渗出物,严重者内膜坏死、脱落形成溃疡。若感染侵及子宫肌层称子宫肌炎。两者常伴发。

2. **急性输卵管炎、输卵管积脓、输卵管卵巢脓肿** 急性输卵管炎多由化脓菌引起,经子宫颈淋巴蔓延至子宫旁结缔组织。首先侵入浆膜层引起输卵管周围炎,然后累及肌层。病变以输卵管间质炎为主,管腔受压变窄但仍通畅。输卵管有充血、水肿、增粗、弯曲、纤维素脓性渗出物增多,与周围组织粘连。

炎症经子宫内膜蔓延时,首先引起输卵管黏膜炎,输卵管黏膜肿胀、间质水肿及充血、中性粒细胞浸润,引起输卵管黏膜粘连,导致输卵管管腔及伞端闭锁,若有脓液积聚于管腔则形成输卵管积脓。

卵巢白膜有很好的防御屏障,故卵巢很少单独发炎。但卵巢可与发炎的输卵管伞端粘连形成输卵管卵巢炎,习称附件炎。炎症可通过卵巢排卵的破孔侵入卵巢实质形成卵巢脓肿,脓肿可与输卵管积脓粘连并贯通,形成输卵管卵巢脓肿;如脓肿破入腹腔,则引起弥漫性腹膜炎。

3. **急性盆腔结缔组织炎** 病原体可经淋巴管进入盆腔结缔组织引起充血、水肿及中性粒细胞浸润,以宫旁结缔组织炎最多见。若组织化脓形成盆腔腹膜外脓肿,可自行破入直肠或阴道。

4. **急性盆腔腹膜炎** 盆腔内器官发生严重感染时往往蔓延至盆腔腹膜,致腹膜充血、水肿及纤维素性渗出,导致脏器粘连。如有脓性渗出液积聚,可形成小脓肿;积聚于直肠子宫陷凹处,形成盆腔脓肿,较多见;盆腔脓肿也可破入腹腔,引起弥散性腹膜炎。

5. **败血症及脓毒血症** 当病原体毒性强、数量多或患者抵抗力下降时,可发生败血症及脓毒血症。但需经血培养证实。

链接 »»»

肝周围炎

肝周围炎(Fitz-Hugh-Curtis 综合征)指肝包膜炎症而无肝实质损害的肝周围炎,淋病奈瑟菌及衣原体感染均可引起。由于肝包膜水肿,吸气时右上腹疼痛。肝包膜上有脓性或纤维素性渗出,早期在肝包膜与前腹壁腹膜之间形成疏松粘连,晚期形成琴弦样粘连。5%~10%输卵管炎可出现肝周围炎,临床表现为继下腹痛后出现右上腹痛,或下腹痛与右上腹痛同时出现。

【临床表现】

临床表现可因炎症轻重及范围大小不同而有差异。常见症状为下腹疼痛、发热及阴道分泌物增多。其腹痛的特点：下腹痛为持续性，性交或活动后加重。轻者无症状或症状轻微，重者可伴有寒战、高热、食欲不振等症状。月经期发病可出现经量增多、经期延长。形成腹膜炎者可伴有恶心、呕吐、腹胀、腹泻等消化系统症状。若有脓肿形成，则可出现下腹包块及局部压迫刺激症状。

患者体征各异，轻者无明显异常发现，或妇科检查仅发现宫颈举痛或宫体压痛或附件区压痛。严重病例呈急性病容，体温升高，心率加快，下腹部有压痛、反跳痛及腹肌紧张，肠鸣音减弱或消失。妇科检查：阴道可见脓性臭味分泌物；宫颈充血、水肿，可见宫颈口有脓性分泌物流出，宫颈举痛，后穹隆触痛明显；宫体稍大，有压痛，活动受限；若为单纯输卵管炎，可触及增粗的输卵管，压痛明显；若为输卵管积脓或输卵管卵巢脓肿，可触及包块且压痛，不活动；宫旁结缔组织炎时，可扪及宫旁一侧或两侧片状增厚，或两侧宫骶韧带高度水肿、增粗、压痛明显；若有盆腔脓肿且位置较低时，可扪及后穹隆有包块且有波动感。

☞考点：盆腔炎性疾病的临床表现

链接 >>>

盆腔炎性疾病的诊断标准（2006 年美国 CDC 诊断标准）

最低标准

宫颈举痛或子宫压痛或附件区压痛

附加标准

体温超过 38.3℃（口表）

宫颈或阴道异常黏液脓性分泌物

阴道分泌物 0.9% 氯化钠溶液涂片见到大量白细胞

红细胞沉降率升高

血 C-反应蛋白升高

实验室证实的宫颈淋病奈瑟菌或衣原体阳性

特异标准

子宫内膜活检组织学证实子宫内膜炎

阴道超声或磁共振检查示输卵管增粗或积液，伴或不伴盆腔积液、输卵管卵巢肿块，以及腹腔镜检查发现盆腔炎性疾病征象

【处理原则】

主要为抗生素药物治疗，必要时手术治疗。抗生素的治疗原则：经验性、广谱、及时、个体化。有条件或根据经验选抗生素效果不佳时，应根据药敏试验选用抗生素。在盆腔炎性疾病诊断 48 小时内及时用药

将明显降低后遗症的发生。具体用药方案根据医院的条件、患者的接受程度、药价及药物有效性等综合考虑。

1. 门诊治疗　适于一般情况好，症状轻，能耐受口服并有随访条件者。常用方案：① 氧氟沙星 400mg，每日 2 次口服或左氧氟沙星 500mg，每日 1 次口服，同时加服甲硝唑 400mg，每日 2～3 次口服，连用 2 周。② 头孢曲松钠 250mg 单次肌内注射，或头孢西丁钠 2g 单次肌内注射，同时口服丙磺舒 1g，然后改为多西环素 100mg，每日 2 次，可同时口服甲硝唑 400mg，每日 2 次，连用 2 周；或选用其他第三代头孢菌素与多西环素、甲硝唑合用。

2. 住院治疗　适于一般情况差，病情严重，伴有发热、恶心、呕吐；或有盆腔腹膜炎；或输卵管卵巢脓肿；或门诊治疗无效；或不能耐受口服；或诊断不清者。

（1）支持疗法：嘱患者卧床休息，取半卧位，以利于炎症的局限；高蛋白、高维生素饮食；高热者可行物理降温，对症处理。

（2）抗生素药物治疗：以静脉滴注见效快，常用配伍方案有：第二代头孢菌素或相当于第二代头孢菌素的药物及第三代头孢菌素或相当于第三代头孢菌素的药物联合；克林霉素与氨基糖苷类药物联合；喹诺酮类药物与甲硝唑联合；青霉素类与四环素类药物联合。

（3）手术治疗：适于输卵管卵巢脓肿或盆腔脓肿药物治疗无效、脓肿持续存在或脓肿破裂时，可根据情况选择经腹手术或腹腔镜手术。手术范围应根据病变范围、患者年龄、一般状态等全面考虑。原则以切除病灶为主，年轻妇女应尽量保留卵巢功能。若盆腔脓肿位置低、突向阴道后穹隆时，可经阴道切开排脓，同时注入抗生素。国外近几年报道对抗生素治疗 72 小时无效的输卵管卵巢脓肿，可在超声引导下采用经皮引流技术，获得较好的治疗效果。

3. 中药治疗　主要为活血化瘀、清热解毒药物，如银翘解毒汤、安宫牛黄丸或紫血丹等。

【护理问题/问题】

疼痛　与炎症反应及盆腔内粘连有关

体温过高　与炎症有关

活动无耐力　与发热体弱有关

排便异常　与盆腔炎性包块压迫有关

【护理措施】

1. 一般护理　给予高能量半流质饮食，补充液体，加强营养，增强抵抗力。注意卧床休息，取半卧位，利于炎症局限。保持大小便通畅。

2. 心理护理　应向患者及家属解释引起疼痛的原因及缓解办法，缓解患者不安和恐惧心理，使患者

保持心情愉快,建立治愈疾病的信心。嘱家属关心、体谅患者,帮助患者合理安排起居饮食,适量锻炼,坚持治疗,促进康复。

3. 病情观察　严密观察生命体征,每4小时测量1次,体温过高者给予物理降温,防治水、电解质紊乱及酸碱失衡。观察治疗效果,注意有无输液反应及药物过敏反应的发生,一旦出现异常表现,应及时通知医师并停用药物。

4. 配合治疗　遵医嘱用抗生素,对盆腔脓肿治疗无效或可疑破裂者,护士应做好术前准备、配合医生行剖腹探查术或脓肿引流术,做好术后护理。

☞考点:盆腔炎性疾病的护理措施

【健康教育】

1. 加强月经期、妊娠期、产褥期的卫生宣教,指导患者注意个人卫生,加强营养及身体锻炼,提高机体抵抗力。

2. 注意劳逸结合,遵医嘱出院后继续治疗,定期复查。

3. 注意性生活卫生,减少性传播疾病,经期禁止性生活。

【盆腔炎性疾病后遗症】

若盆腔炎性疾病未彻底治愈,或患者体质较差病情迁延不愈,可发生一系列后遗症,即盆腔炎性疾病后遗症。主要病理改变为组织破坏、广泛粘连、增生及瘢痕形成,导致:①输卵管阻塞及增粗;②输卵管卵巢肿块;③如输卵管伞端闭锁、浆液性渗出物积聚,则形成输卵管积水或输卵管积脓或输卵管卵巢脓肿(图15-1);盆腔结缔组织表现为主韧带、骶韧带增生、变厚,若病变广泛,可使子宫固定。

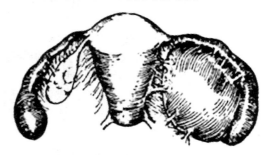

图15-1　输卵管积水(左)、输卵管卵巢囊肿(右)

1. 临床表现

(1)症状:患者全身症状多不典型,可伴有乏力、精神不振、失眠等精神衰弱症状。当患者抵抗力下降时,病情易急性、亚急性发作。临床表现为以下4种类型:①不孕:因输卵管阻塞可导致不孕症的发生;②异位妊娠:与输卵管狭窄、阻塞有关;③慢性盆腔痛:表现为下腹坠胀、疼痛、腰骶部酸痛、肛门坠胀,可伴有周身不适、低热,常在劳累、月经期或性交后加

重;④盆腔炎性疾病反复发作。

(2)体征:妇科检查可发现子宫后倾固定;输卵管炎时可在子宫一侧或两侧触到增厚的输卵管,呈条索状,伴有轻压痛;输卵管卵巢积水或囊肿时可触及附件区肿物,活动受限;盆腔结缔组织炎时,可触及子宫两侧片状增厚、压痛,子宫骶韧带增粗、变硬,并伴有触痛。

2. 治疗　一般采用物理治疗、中药治疗、手术治疗及其他综合性治疗方案。

3. 护理措施

(1)一般护理:注意休息,加强营养,提高机体抵抗力;睡眠不佳者,在睡前喝牛奶、热水泡脚或睡前按摩及保持室内安静,均利于睡眠。

(2)心理护理:认真解答患者的疑问,解除患者思想顾虑,减轻其焦虑、烦躁情绪。为患者提供精神支持,增强其治疗信心。

(3)病情观察:药物治疗时,讲清药物用量、用法及注意事项,注意观察有无药物不良反应的发生,一旦出现,及时通知医师并停药。对手术治疗者应同时完善术前准备并做好术后护理。

(4)配合治疗:遵医嘱为需手术的患者做好术前准备、术中配合和术后护理。

☞考点:盆腔炎性疾病后遗症的护理措施

4. 健康教育

(1)嘱患者注意个人卫生,尤其注意经期和性生活卫生。

(2)指导患者安排好日常生活,合理营养,适当锻炼,劳逸结合,避免过度劳累,增强体质和提高机体抵抗力。

案例15-1分析

1. 该患者性生活后会阴疼痛伴行走不便,妇科检查见右侧大阴唇下段即巴氏腺开口处红肿。根据以上初步诊断为急性前庭大腺炎。

2. 该患者最突出的护理问题　疼痛

3. 该患者护理措施　①患者处于前庭大腺炎急性期,应卧床休息。每天清洗外阴,更换内裤,保持外阴清洁干燥。②配合医生,局部中药热敷或坐浴,促进炎症吸收和消退,减轻疼痛。③每天注意观察外阴局部红肿情况,有无溃破或消退等。④遵医嘱给予抗生素治疗。

案例15-2分析

1. 该患者白带增多伴外阴瘙痒、尿频及尿痛,妇科检查时见分泌物呈稀薄泡沫状黄白色。根据以上初步诊断为滴虫阴道炎。

2. 该患者存在的护理问题　①黏膜完整性受损　与阴道炎症有关;②舒适改变　与外阴瘙痒、疼痛、分泌物增多有关;③知识缺乏　缺乏预防、治疗滴虫阴道炎的相关

知识。

3. 应给予该患者的护理措施　①一般护理：每日清洗外阴，更换内裤，避免搔抓外阴，防止皮肤破损。洗涤用物、内裤煮沸消毒5～10分钟。②心理护理：向患者讲解该病相关知识，给予关心、安慰，增强患者治愈疾病的信心。③病情观察：观察患者阴道分泌物的量、性状等。④配合治疗：遵医嘱指导患者按正规疗程全身及阴道用药；指导患者阴道冲洗、用药的方法。用甲硝唑或替硝唑期间应禁酒。⑤观察用药反应：口服甲硝唑后可有胃肠道反应，一旦发现应报告医师并停药。甲硝唑能通过乳汁排泄，若在哺乳期用药，用药期间及用药24小时内不宜哺乳。若患者在孕期，多主张局部用药。

案例15-3分析

1. 根据患者用抗生素后出现外阴瘙痒及白带增多，妇检时见外阴潮红、抓痕、小阴唇内侧及阴道壁附有白色膜状分泌物、后穹隆见豆渣样分泌物，初步诊断为外阴阴道假丝酵母菌病。其存在的护理问题有：①皮肤完整性受损，与外阴、阴道炎症及搔抓有关；②舒适改变，与外阴、阴道瘙痒、疼痛、分泌物增多有关；③知识缺乏，缺乏预防、治疗外阴阴道假丝酵母菌病的知识。

2. 该病的发病诱因　孕妇、糖尿病患者、大量雌激素治疗、长期应用抗生素及长期应用免疫抑制剂者。另外，穿紧身化纤内裤、肥胖者，使会阴局部的温度及湿度增加，适合假丝酵母菌繁殖而引起感染。

3. 该患者护理措施　①一般护理：每天保持外阴清洁干燥，避免搔抓外阴；内裤、洗涤用物每天开水烫洗。积极对因治疗或消除诱因。②心理护理：关心安慰患者，减轻疾病带来的烦恼。③病情观察：观察患者阴道分泌物的量、性状及外阴瘙痒程度、外阴有无抓痕等。注意观察药物反应。④配合治疗：遵医嘱指导患者按正规疗程全身及阴道用药；指导患者阴道冲洗、用药的方法。⑤若患者为孕妇，以局部治疗为主，禁止口服唑类药物。

案例15-4分析

1. 根据患者年龄61岁、绝经后阴道分泌物增多，妇科检查时见外阴轻度萎缩、阴道黏膜充血，阴道壁及宫颈上可见小出血点，后穹隆见黄色水样白带，初步诊断为萎缩性阴道炎。

2. 该病的发病原因　萎缩性阴道炎常见于自然绝经及卵巢去势后妇女，也可见于产后闭经或药物假绝经治疗的妇女。因卵巢功能衰退，雌激素水平降低，阴道上皮萎缩，黏膜变薄，上皮细胞内糖原减少，阴道内pH升高（多为5.0～7.0），嗜酸性的乳酸杆菌不再为优势菌，局部抵抗力降低，其他致病菌大量繁殖或容易侵入而引起炎症。萎缩性阴道炎多见于绝经后妇女，故又称老年性阴道炎。

3. 该患者护理措施　①一般护理：保持外阴清洁；②心理护理：若患者不愿就医，尤其是老年妇女，应进行心理疏导，积极就医；③病情观察：治疗期间严密观察外阴及阴道病情变化；④配合治疗：诊断未明确者，应对患者行宫颈刮片、分段诊刮及局部活检等检查，排除恶变；遵医嘱用

药；指导或教会患者或家属局部用药操作方法。

案例15-5分析

1. 根据患者新婚不久，可能性生活频繁，阴道后穹隆可见较多稀薄、匀质灰绿色白带及氨臭味试验阳性，初步诊断为细菌性阴道病。

2. 该患者存在的护理问题　①舒适改变　与白带增多有关；②焦虑　与担心疾病加重或影响妊娠有关；③知识缺乏　缺乏细菌性阴道病的相关知识。

3. 该患者护理措施　①一般护理：每天清洗外阴，保持外阴清洁、干燥，减轻分泌物刺激；②心理护理：若患者有焦虑，应进行心理疏导，讲解本病发病的相关知识，减轻心理压力；③病情观察：治疗期间严密观察阴道分泌物量、色、性状等变化；观察会阴局部皮肤或黏膜有无变化；④配合治疗：遵医嘱用药；指导或教会患者或家属局部用药。

案例15-6分析

1. 根据病历信息，患者有人工流产即宫腔内操作史，有分泌物增多及外阴瘙痒的症状，妇科检查见阴道内有脓性分泌物、宫颈充血、宫颈口有脓性分泌物溢出、宫颈接触性出血，考虑患者最可能患有宫颈炎症。

2. 该患者处于宫颈炎症急性期，应针对病原体选择抗生素全身治疗。取宫颈口分泌物做细菌培养及药敏试验，在结果出来前，根据经验选择抗生素。急性期禁止性生活、禁宫颈活检等有创操作，以免炎症扩散。

3. 应给予该患者以下护理措施　①一般护理：每天保持外阴清洁、干燥，减轻分泌物刺激，瘙痒时尽量避免挠抓，防止局部皮肤或黏膜破损；②心理护理：若患者焦虑，应告知患者本病的发病过程、治疗及预后，解除患者思想顾虑；③病情观察：治疗中注意观察阴道分泌物有无减少及是否有阴道出血等；④配合治疗：护士应根据病原体及病情严重程度，遵医嘱指导患者规范应用抗生素，并向患者详细讲解具体的用药方法。

案例15-7分析

1. 根据病历信息，患者有下腹部压痛、反跳痛伴腹肌紧张，妇科检查见后穹隆大量脓性分泌物；宫颈充血举痛，宫颈口可见脓性分泌物；宫体压痛；双侧附件区压痛（+），未触及包块。初步诊断为盆腔炎症。

2. 应给予该患者以下护理措施　①一般护理：住院治疗，补充液体，加强营养，增强抵抗力。注意卧床休息，取半卧位，利于炎症局限。②心理护理：向患者解释引起疼痛的原因及缓解办法，缓解患者不安和恐惧心理，使患者保持心情愉快，建立治愈疾病的信心。嘱家属关心、体谅患者，帮助患者合理安排起居饮食，适量锻炼，坚持治疗，促进康复。③病情观察：严密观察生命体征，每4小时测量1次，体温达到或超过38.5℃时给予物理降温，防治水、电解质紊乱及酸碱失衡。④配合治疗：遵医嘱全身应用广谱抗生素。

目 标 检 测

选择题

A₁型题

1. 滴虫阴道炎的传播方式不包括（　　）
   A. 性交传播　　　　　　　　B. 宫内传播
   C. 公共浴池传播　　　　　　D. 游泳池传播
   E. 不洁器械传播

2. 滴虫阴道炎白带的典型特征是（　　）
   A. 稀薄泡沫状　　　　　　　B. 淡黄脓性
   C. 豆渣样　　　　　　　　　D. 均匀一致稀薄
   E. 黄色水样

3. 宫颈糜烂物理治疗的时间是（　　）
   A. 月经来潮前 3～7 天　　　B. 排卵期
   C. 无时间限制　　　　　　　D. 确诊后
   E. 月经干净后 3～7 天

4. 慢性宫颈炎最常见的病理改变是（　　）
   A. 宫颈肥大　　　　　　　　B. 宫颈糜烂
   C. 宫颈腺体囊肿　　　　　　D. 宫颈息肉
   E. 宫颈管黏膜炎

5. 关于外阴阴道假丝酵母菌病的诱发因素不包括（　　）
   A. 糖尿病　　　　　　　　　B. 长期使用抗生素
   C. 妊娠　　　　　　　　　　D. 长期口服避孕药
   E. 月经

6. 女性阴道正常菌群中的优势菌为（　　）
   A. 大肠埃希菌　　　　　　　B. 厌氧菌
   C. 乳酸杆菌　　　　　　　　D. 葡萄球菌
   E. 链球菌

7. 宫颈糜烂分度的依据是（　　）
   A. 糜烂面积的大小　　　　　B. 糜烂面的深度
   C. 糜烂面有无凹陷　　　　　D. 糜烂面有无颗粒
   E. 糜烂面有无发红

8. 直接影响阴道自净作用的激素是（　　）
   A. 孕激素　　　　　　　　　B. 雌激素
   C. 促性激素　　　　　　　　D. 促卵泡素
   E. 促腺激素释放激素

9. 关于女性生殖器官自然防御功能的叙述,正确的是（　　）
   A. 宫颈黏液碱化阴道内 pH 而抑制病原体
   B. 输卵管蠕动有利于阻止病原体入侵
   C. 子宫内膜周期性增生能干扰病原体生长
   D. 雌激素使阴道上皮变薄而抑制病原体生长
   E. 小阴唇紧闭能阻挡病原体入侵

10. 适于用 2%～4% 碳酸氢钠溶液行阴道冲洗的是（　　）
    A. 慢性宫颈炎　　　　　　　B. 滴虫阴道炎
    C. 萎缩性阴道炎　　　　　　D. 盆腔炎性疾病
    E. 外阴阴道假丝酵母菌病

11. 绝经后妇女出现血性白带,除生殖器恶性肿瘤外,最常见的疾病是（　　）
    A. 宫颈柱状上皮异位　　　　B. 宫颈息肉
    C. 宫颈管黏膜炎　　　　　　D. 萎缩性阴道炎
    E. 宫腔积脓

12. 下列哪种情况不是盆腔炎性疾病后遗症的临床表现?（　　）
    A. 异位妊娠　　　　　　　　B. 不孕症
    C. 卵巢巧克力囊肿　　　　　D. 慢性盆腔痛
    E. 盆腔炎性疾病反复发作

13. 外阴炎的护理方法中错误的是（　　）
    A. 为促进炎症尽快吸收,应给予高浓度的坐浴液
    B. 坐浴的水温一般在 40℃ 左右
    C. 禁食辛辣刺激性食物
    D. 严禁局部抓挠
    E. 坐浴后外涂止痒消炎软膏

14. 有关前庭大腺炎的描述下列哪项错误?（　　）
    A. 前庭大腺脓肿及囊肿多为双侧性
    B. 急性期局部症状重,有时伴有全身症状
    C. 囊肿可持续数年无症状
    D. 急性期需注意休息
    E. 囊肿反复发作可行造口术

A₂型题

15. 女,38 岁,因感冒发热,应用抗生素治疗 10 天,自觉外阴痒,分泌物增多,应首先考虑（　　）
    A. 慢性阴道炎　　　　　　　B. 细菌性阴道炎
    C. 外阴阴道假丝酵母菌病　　D. 滴虫阴道炎
    E. 外阴炎

16. 女,35 岁,经产妇,医生诊断为宫颈重度糜烂。宫颈 TCT 检查正常,需局部物理治疗。患者询问局部物理治疗后禁止性生活和盆浴的时间,护士应回答（　　）
    A. 2 周　　　　　　　　　　B. 4 周
    C. 6 周　　　　　　　　　　D. 1 周
    E. 2 个月

17. 某孕妇,患有外阴阴道假丝酵母菌病,孕妇担心胎儿被感染,向护士咨询正确用药的途径是（　　）
    A. 阴道局部上药　　　　　　B. 口服制霉菌素片
    C. 口服抗生素　　　　　　　D. 全身用药
    E. 酸性溶液坐浴

18. 女,28 岁,医生诊断为外阴阴道假丝酵母菌病。护士在指导患者进行治疗时应首选（　　）
    A. 广谱抗生素
    B. 性伴侣需要同时治疗
    C. 局部用 2%～4% 碳酸氢钠液冲洗阴道后阴道上药
    D. 全身用药较局部用药好
    E. 2%～4% 碳酸氢钠液冲洗阴道

19. 女,32 岁,因外阴瘙痒、灼痛、白带呈豆腐渣样就诊。医生诊断为外阴阴道假丝酵母菌病。关于该病的发生,患者认知错误的是（　　）
    A. 假丝酵母菌是寄生在阴道、口腔、肠道的条件致病菌
    B. 常见于妊娠、糖尿病患者及接受大量雌激素等

C. 性交是该病的主要传播途径

D. 实验室检查培养法阳性率最高,多用于难治性或复发性 VVC

E. VVC 的典型症状是外阴瘙痒、灼痛、白带豆渣样

20. 女,29岁,因白带增多、腰骶部疼痛、性交后出血就诊。医生诊断为宫颈糜烂。护士告知患者关于该病错误的是( )

A. 宫颈糜烂分为单纯型、颗粒型、乳突型 3 种

B. 慢性宫颈炎易发生于流产、分娩或手术损伤宫颈后

C. 慢性宫颈炎以局部治疗为主

D. 治疗前应先进行宫颈脱落细胞检查,结果正常方可治疗

E. 宫颈糜烂面是因宫颈管柱状上皮溃烂坏死所致

21. 女,58岁,因阴道黄色水样分泌物增多就诊,医生诊断为外阴炎。护士指导患者正确的是( )

A. 搔抓　　　　　B. 热水烫

C. 穿紧身衣　　　D. 输液治疗

E. 坐浴

22. 女,35岁,宫颈中度糜烂颗粒型,无盆腔及阴道炎症,宫颈刮片未见癌细胞。应选用最恰当的治疗是( )

A. 硝酸银腐蚀法　　B. 中药内服

C. 激光治疗　　　　D. 全子宫切除

E. 抗生素治疗

23. 一位慢性盆腔炎性疾病患者,患病后焦虑,向医务人员咨询,医务人员解释该病的病理表现为( )

A. 盆腔结缔组织炎　　B. 输卵管卵巢炎

C. 输卵管卵巢囊肿　　D. 输卵管炎及积水

E. 以上都是

24. 某工厂女工中滴虫阴道炎患者很多,为预防其传播,下列哪项措施是错误的?( )

A. 积极治疗患者及带虫者　B. 改盆浴为淋浴

C. 改坐厕为蹲厕　　　　　D. 口服甲硝唑片预防

E. 女工之间不借用洗浴用品

25. 女,36岁,白带增多半年,近来出现性交后出血。妇科检查:宫颈重度糜烂,附件未见异常。为排除宫颈癌,首选的检查项目是( )

A. 阴道分泌物悬滴检查　B. 宫颈活检

C. 宫颈碘试验　　　　　D. 宫颈刮片细胞学检查

E. 宫腔镜检查

26. 女,32岁,已婚 8 年不孕,拟诊盆腔炎性疾病后遗症,最有诊断价值的依据是( )

A. 发热　　　　B. 疲乏

C. 失眠、头痛　D. 子宫颈轻度糜烂

E. 子宫后位固定,附件增厚伴压痛

27. 女,34岁,腹痛、白带增多,经多次治疗效果不佳。妇科检查:宫颈重度糜烂,宫颈活检病理切片报告为鳞状上皮化生,应诊断为( )

A. 宫颈腺体囊肿　　B. 宫颈息肉

C. 宫颈非典型性增生　D. 宫颈原位癌

E. 慢性宫颈炎

A_3/A_4 型题

(28~30 题共用题干)

女士,已婚,40岁。白带增多伴外阴瘙痒 2 周。妇科检查:外阴局部皮肤可见抓痕,阴道壁可见散在多个小红色斑点,后穹隆处可见大量灰绿色稀薄泡沫状分泌物。

28. 根据上述表现,初步考虑的疾病是( )

A. 慢性宫颈炎　　B. 萎缩性阴道炎

C. 外阴炎　　　　D. 滴虫阴道炎

E. 外阴阴道假丝酵母菌病

29. 若需确诊,需作下列哪项检查?( )

A. 血常规　　　　B. 白带常规检查

C. 阴道脱落细胞学检查　D. 宫颈刮片

E. 宫颈活检

30. 下列护理措施中,错误的是( )

A. 全身用药结合局部用药效果好。

B. 口服甲硝唑时,可能出现恶心、呕吐等胃肠道反应

C. 哺乳期用药时,用药期间及停药 24 小时内不宜哺乳

D. 指导患者用2%~4%的碳酸氢钠溶液行阴道冲洗

E. 月经干净后复查白带,连续 3 个月滴虫阴性方为治愈

(31~33 题共用题干)

女,33岁,孕 3 产 2,外阴瘙痒、灼痛 5 天,加重伴白带增多 1 天。妇科检查:外阴阴道有白色伪膜覆盖,不易拭去,拭去后露出红肿黏膜面,后穹隆有多量白色豆渣样白带。

31. 最可能的临床诊断是( )

A. 外阴炎

B. 前庭大腺炎

C. 滴虫阴道炎

D. 外阴阴道假丝酵母菌病

E. 萎缩性阴道炎

32. 根据首优原则,最主要的护理问题是( )

A. 焦虑　　　　B. 组织完整性受损

C. 疼痛　　　　D. 不舒适

E. 知识缺乏

33. 不妥的护理措施是( )

A. 用2%~4%的碳酸氢钠溶液冲洗阴道

B. 甲硝唑塞入阴道,每晚 1 次,连用 7~10 天

C. 口服伊曲康唑 0.2g,每天 1 次,连用 3~5 天

D. 夫妻同治

E. 治疗期间禁止性交

(34~36 题共用题干)

女,慢性宫颈炎患者,长期白带多,外阴有不适感,有时伴有腰酸痛。曾用多种药物治疗,效果不明显,患者对治疗缺乏信心,精神负担较重。妇科检查:宫颈糜烂面积占宫颈面积的 2/3 以上。

34. 该患者应诊断为( )

A. 轻度糜烂　　B. 重度糜烂

C. 中度糜烂　　D. 宫颈息肉

E. 宫颈肥大

35. 该患者护理诊断不合适的是(　　)
    A. 焦虑
    B. 组织完整性受损
    C. 疼痛
    D. 潜在并发症:接触性出血
    E. 组织灌注量不足
36. 告诉患者下列哪种治疗方案最佳?(　　)
    A. 药物治疗
    B. 物理治疗
    C. 手术治疗
    D. 阴道冲洗
    E. 阴道塞药

(37、38 题共用题干)

女,48 岁,糖尿病史 7 年,外阴瘙痒 2 个月余,白带无异味。妇科检查:阴道黏膜充血,白带多,呈凝乳块状附着阴道壁。

37. 本例最可能的诊断是(　　)
    A. 外阴炎
    B. 萎缩性阴道炎
    C. 滴虫阴道炎
    D. 外阴阴道假丝酵母菌病
    E. 外阴阴道正常
38. 根据初步诊断,应选用的治疗措施为(　　)
    A. 达克宁栓剂治疗
    B. 红霉素治疗
    C. 甲硝唑阴道泡腾片治疗
    D. 克林霉素治疗
    E. 尼尔雌醇治疗

(刘杏菊)

第16章 女性生殖系统肿瘤患者的护理

📖 学习目标

1. 记住女性生殖系统肿瘤的临床表现及处理原则。
2. 记住腹部手术及外阴、阴道手术的术前准备及术后护理。
3. 说出女性生殖系统肿瘤的发生因素、病理及临床分期。
4. 能为女性生殖系统肿瘤患者提供护理。

第1节 外 阴 癌

案例 16-1

患者女性,64 岁,外阴瘙痒 1 年,外阴包块 7 个月。查体:右侧大阴唇可见有一花样肿瘤,腹股沟可触及一个直径约 1cm 的淋巴结,活动,无压痛,行外阴活检,呈外阴高分化鳞状细胞癌,阴蒂部鳞状上皮增生、角化过度及轻-中度不典型增生。

问题:
1. 该患者的临床诊断是什么?
2. 该患者的治疗原则是什么?
3. 针对该患者的情况,应采取哪些护理措施?

外阴癌(carcinoma of vulva)指外阴部多种不同组织结构的恶性肿瘤,包括外阴鳞状细胞癌、外阴恶性黑色素瘤及外阴基底细胞癌等,其中外阴鳞状细胞癌是最常见的一种类型,占外阴恶性肿瘤的 80%～90%,好发于 60 岁以上妇女。

【病因】

外阴癌的病因尚不明确,可能与下列因素有关:①与人乳头状瘤病毒、单纯疱疹病毒Ⅱ型及巨细胞病毒感染有关;②慢性外阴营养不良发展为外阴癌的危险性为 5%～10%;③其他因素:淋巴肉芽肿、外阴尖锐湿疣、梅毒及性卫生不良等可能和外阴癌发生有关。

【病理】

外阴癌病变初期多数表现为圆形硬结,少数为乳头状或菜花样赘生物,继续发展形成硬的溃疡或菜花状肿物。镜下见多数外阴癌分化良好,有角化珠和细胞间桥。

外阴癌转移早,发展快,恶性程度高,以淋巴转移、直接浸润为主。最初转移至腹股沟浅淋巴结,最

后转移至腹主动脉旁淋巴结。癌灶沿皮肤黏膜向内侵及阴道、尿道、肛门、直肠和膀胱等。

【临床分期】

目前采用国际妇产科联盟(FIGO,2000 年)提出的临床分期法(表 16-1)。

表 16-1 外阴癌 FIGO 分期(2000 年)

分期	肿瘤累及范围
0 期	原位癌(上皮内癌,浸润前癌)
Ⅰ期	肿瘤局限于外阴和(或)会阴,肿瘤最大直径≤2cm
Ⅰa 期	肿瘤直径≤2 cm 伴间质浸润≤1cm
Ⅰb 期	肿瘤直径≤2cm 伴间质浸润>1cm
Ⅱ期	肿瘤局限于外阴和(或)会阴,肿瘤最大直径>2cm
Ⅲ期	肿瘤浸润尿道下段,或阴道,或肛门和(或)单侧区域淋巴结转移
Ⅳa 期	肿瘤浸润膀胱黏膜,或直肠黏膜,或尿道上段黏膜;或固定于骨盆
Ⅳb 期	任何远处转移,包括盆腔淋巴结转移

【临床表现】

1. **症状** 主要表现为久治不愈的外阴瘙痒和结节状、菜花状或溃疡状肿物。晚期可出现疼痛、渗液、出血等。肿瘤侵犯直肠、尿道时可出现尿频、尿急、尿痛、血尿及便秘、便血等症状。

2. **体征** 外阴癌可生长在外阴的任何部位,大阴唇最多见。早期局部见丘疹、结节或溃疡,晚期见不规则肿块。组织脆,易脱落、溃烂及感染,出现脓性或血性分泌物。淋巴转移时腹股沟淋巴结肿大、质硬固定。

☞ 考点:外阴癌的临床表现

【辅助检查】

外阴活体组织检查可以明确诊断。无明显病灶的患者可用 1%甲苯胺蓝涂抹局部,干燥后再用 1%乙酸脱色,在蓝染部位取活检或在阴道镜下取活检,可提高准确性。

【处理原则】

外阴癌采用手术治疗为主,放射治疗与化学治疗为辅的治疗原则。

1. **手术治疗** 为外阴癌的主要治疗方法,切除

范围取决于临床分期、病变部位、肿瘤分化程度、浸润深度、患者的年龄及身体状况。一般行外阴根治术及双侧腹股沟深淋巴清扫术。0 期行单纯浅表外阴切除术；Ⅰa 期行外阴局部或单侧广泛切除术；Ⅰb 期行外阴广泛切除术及病灶同侧或双侧腹股沟淋巴结清扫术；Ⅱ、Ⅲ 期行外阴广泛切除术及双侧腹股沟淋巴结清扫或盆腔淋巴结清扫术；Ⅳ 期行外阴广泛切除术、双侧腹股沟淋巴结清扫及盆腔淋巴结清扫术，并根据膀胱、上尿道、直肠情况作相应切除。

2. 放射治疗　适用于：①术前局部照射，缩小癌灶配合手术；②外阴广泛切除术后行盆腔淋巴结照射；③术后残存癌灶或复发癌治疗。虽然外阴癌对放射治疗敏感，但因外阴组织对放射线耐受性差，易出现放射反应，因此难以达到最佳放射剂量。

3. 化学药物治疗　用于晚期癌或复发癌的治疗，配合手术及放疗缩小手术范围或提高放射治疗效果。

链接 »»

外阴 Paget's 病

外阴佩吉特病（Paget's 病）是 1874 年 James Paget 报道的发生在乳房皮肤的湿疹样病变，随后在身体其他部位如外阴、肛门、腋窝等处发现，统称为乳房外 Paget's 病。外阴 Paget's 病 1901 年由 Deubreuilj 报道，好发于绝经后妇女，典型表现是大阴唇或肛周皮肤红色湿疹样病变。外阴 Paget's 病的治疗以手术治疗为主，另外也可选用激光、冷冻、药物、放疗、化疗等，但有较高的复发率。目前报道把咪喹莫特霜局部治疗作为首选取得了一定疗效。

【护理诊断/问题】

疼痛　与晚期癌肿侵犯神经、血管和淋巴系统有关

有感染的危险　与患者年龄大、抵抗力低下、手术创面大且接近肛门、安置引流管有关

自我形象紊乱　与外阴切除有关

【护理措施】

1. 心理护理　鼓励患者表达不适，并给予解释、帮助和支持，指导积极应对；讲解外阴癌的相关知识、手术方式等使患者及家属充满信心，积极配合治疗。

2. 术前准备　除了按外阴、阴道手术患者的护理进行准备外，还应做好以下准备：①协助患者检查、治疗高血压、糖尿病等内科合并症；②指导患者练习深呼吸、咳嗽、床上翻身等；③讲解预防便秘的方法；④需要植皮的患者要进行供皮区剃毛、消毒，用治疗巾包裹，并备好棉垫、绷带等。

3. 术后护理　除了按外阴、阴道手术患者的护理进行护理外，还应做好如下护理：①体位：术后取平卧外展屈膝体位，腘窝下垫软垫；②切口观察：有无渗血，皮肤有无红、肿、热、痛等感染征象，皮瓣愈合情况等；③保持引流通畅：观察引流物的量、色、性状；④遵医嘱给予抗生素，外阴切口可于术后 5 天开始间断拆线，腹股沟切口术后 7 天拆线；⑤每日行会阴擦洗，保持外阴清洁、干燥；⑥术后 2 日用红外线照射，每日 2 次，每次 20 分钟，促进切口愈合；⑦预防压疮；⑧指导患者合理进食，术后 5 日给予缓泻剂口服，预防便秘。

4. 放疗患者皮肤护理　观察照射区皮肤颜色、结构及完整性，询问患者有无疼痛、干燥、瘙痒等。皮肤反应常在照射后 8～10 天出现，如出现红斑或脱屑，可在观察和保护皮肤的基础上继续放疗；若出现水泡或溃疡，应停止照射，避免感染，保持皮肤清洁干燥，可涂 1‰ 甲紫、抗生素软膏等。

☞考点：外阴癌的护理措施

【健康教育】

1. 随访　术后 1 年内 1～2 个月 1 次，第 2 年 3 个月 1 次，3～5 年半年 1 次。

2. 加强卫生宣教，保持外阴清洁。

第 2 节　子宫颈癌

/// 案例 16-2

女，51 岁，孕 6 产 3，白带增多 1 年，接触性出血半年，阴道不规则出血 2 个月。检查见宫颈肥大，表面有小菜花样赘生物，接触性出血（+），子宫体增大，右侧宫旁硬而厚，但未达到骨盆壁，双侧附件未触及。

问题：

1. 该患者目前的诊断是什么？

2. 该患者目前的临床诊断属于哪一期？

子宫颈癌（cervical cancer）是最常见的妇科恶性肿瘤。原位癌高发年龄为 30～35 岁，浸润癌为 50～55 岁。随着普查普治工作的广泛开展及宫颈细胞学检查的普遍应用，近 40 年来宫颈癌的发病率和死亡率逐年下降。

【病因】

子宫颈癌的确切病因尚未清楚。流行病学资料显示与以下因素有关：①性生活紊乱、早婚、早育、多产、慢性宫颈炎及有性乱史者和高危男子（患阴茎癌、前列腺癌或前妻曾患宫颈癌者）；②经济状况低下、种族和地理环境等因素；③病毒感染：人乳头状瘤病毒（HPV）、单纯疱疹病毒Ⅱ型及人巨细胞病毒等。

【宫颈组织学特征】

宫颈上皮包括宫颈阴道部鳞状上皮和宫颈管柱状上皮两部分。宫颈鳞状上皮和柱状上皮交接部称为鳞-柱状交接部或鳞-柱交接。鳞-柱状交接部分为

原始鳞-柱状交接部和生理鳞-柱状交接部(图 16-1)。

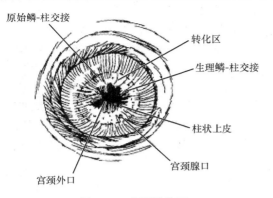

图 16-1　宫颈转化区

胎儿期,来源于泌尿生殖窦的鳞状上皮向上生长至宫颈外口与宫颈柱状上皮相邻形成原始鳞-柱状交接部。青春期后,在雌激素作用下宫颈发育、增大,宫颈管黏膜组织外移,即宫颈管柱状上皮到达宫颈阴道部,使原始鳞-柱状交接部外移。原始鳞-柱状交接部内侧覆盖的宫颈管单层柱状上皮菲薄,其下间质透出呈红色,外观呈细颗粒状红色区,称为柱状上皮异位。由于肉眼观察似糜烂,过去称为宫颈糜烂,但实际上并非真性糜烂。此后,在阴道酸性环境或致病菌的影响下,外移的柱状上皮由原始鳞-柱状交接部的内侧向宫颈口方向逐渐被鳞状上皮替代,形成生理鳞-柱状交接部。原始鳞-柱状交接部和生理性鳞-柱状交接部之间的区域称转化区。在转化区形成的过程中,新生的鳞状上皮覆盖宫颈腺管口或伸入腺管将腺管口堵塞,腺管周围结缔组织增生或形成瘢痕压迫腺管,使腺管变窄或堵塞,腺体分泌物潴留于腺管内形成囊肿,称宫颈腺囊肿(Naboth cyst)。绝经后因雌激素水平下降,原始鳞-柱状交接部退回到宫颈管内。

转化区柱状上皮被鳞状上皮替代的机制包括鳞状上皮化生和鳞状上皮化。①鳞状上皮化生(squamous metaplasia):宫颈阴道部的柱状上皮受阴道酸性环境影响,柱状上皮下未分化的储备细胞增殖,逐渐转化为鳞状上皮,柱状上皮脱落被复层鳞状上皮细胞替代。化生的鳞状上皮既不同于宫颈阴道部的正常鳞状上皮,也不同于不典型增生。②鳞状上皮化(squamous epithelization):宫颈阴道部的鳞状上皮直接长入柱状上皮和基底膜之间,柱状上皮脱落被鳞状上皮替代。

【病理】

子宫颈的转化区是宫颈癌的好发部位。目前认为宫颈癌的发生、发展是由量变到质变,由渐变到突变的过程。在转化区形成过程中,宫颈上皮化生过度活跃,在外来物质(如精子、精液组蛋白及人乳头状瘤病毒等)的刺激下,细胞出现分化不良、排列紊乱、细胞核异性、有丝分裂增加,形成宫颈上皮内瘤样病变(cervical intraepithelial neoplasia,CIN),其中包括宫颈不典型增生及宫颈原位癌。

1.巨检　镜下早期浸润癌和极早期宫颈浸润癌外观可无明显异常或类似宫颈柱状上皮异位,随着病变发展表现为 4 种类型:外生型(菜花型)、内生型(浸润型)、溃疡型及颈管型(图 16-2),其中外生型最常见。

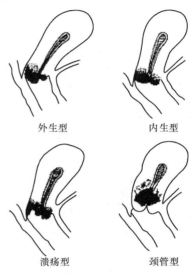

外生型　　　内生型

溃疡型　　　颈管型

图 16-2　宫颈癌类型(巨检)

2.显微镜检　按组织学特点,分为宫颈鳞状细胞浸润癌、腺癌和腺鳞癌 3 种类型,其中鳞癌占 80%~85%,腺癌占 15%~20%,腺鳞癌 3%~5%。

☞考点:宫颈癌的类型和组织学特点

【转移途径】

以直接蔓延和淋巴转移为主,晚期可发生血行转移。宫颈癌向下波及阴道,向上累及子宫下段及宫体,向两侧扩散至子宫颈旁及阴道旁组织,向前、后侵犯膀胱或直肠。晚期可通过血行转移到肾、肺或脊柱等。

【临床分期】

国际妇产科协会(FIGO)2000 年分期见表 16-2、图 16-3。

表 16-2　宫颈癌的临床分期(FIGO,2000 年)

期别	肿瘤累及范围
0 期	原位癌(浸润前癌)
Ⅰ期	癌灶局限在宫颈(包括累及宫体)
Ⅰa 期	肉眼未见病灶,仅在显微镜下见浸润癌
Ⅰa1 期	间质浸润深度≤3mm,宽度≤7mm
Ⅰa2 期	间质浸润深度>3mm 至≤5mm,宽度≤7mm
Ⅰb 期	肉眼可见癌灶局限于宫颈,或显微镜下可见病变>Ⅰa2 期
Ⅰb1 期	肉眼可见癌灶最大直径≤4cm
Ⅰb2 期	肉眼可见癌灶最大直径>4cm

续表

期别	肿瘤累及范围
Ⅱ期	癌灶已超出宫颈,但未达盆壁;癌累及阴道,但未达阴道下1/3
Ⅱa期	无宫旁浸润
Ⅱb期	有宫旁浸润
Ⅲ期	癌肿扩散至盆壁和(或)累及阴道下1/3,导致肾盂积水或无功能肾
Ⅲa期	癌累及阴道下1/3,但未达盆壁
Ⅲb期	癌已达盆壁,或有肾盂积水或无功能肾
Ⅳa期	癌播散超出真骨盆或癌浸润膀胱黏膜或直肠黏膜
Ⅳb期	远处转移

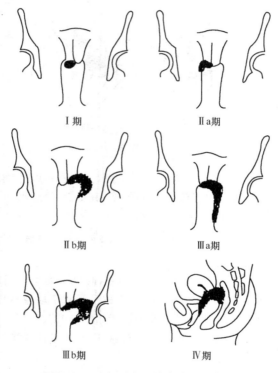

图16-3 子宫颈癌的临床分期示意图

【临床表现】

1. 症状 早期常无明显症状和体征,随着病情发展出现:

(1)阴道出血:早期表现为接触性出血,即性交后或双合诊检查后少量出血;晚期表现为不规则阴道流血。肿瘤侵蚀大血管或肿瘤坏死脱落时可致大出血。年轻患者可表现为经量增多、经期延长;老年患者则表现为绝经后不规则阴道流血。

(2)阴道排液:多数患者有阴道排液增多,可表现为白色或血性,稀薄如水样或米泔样,有腥臭味。晚期癌组织坏死、感染,可有大量淘水样或脓性恶臭白带。

(3)晚期症状:邻近组织器官或及神经受累可出现尿频尿急、便秘、下肢肿胀及疼痛等症状;累及输尿管可引起肾积水或尿毒症;晚期可出现恶病质。

2. 体征 早期无明显体征,随着病情发展可出现不同体征。外生型可见息肉、菜花状赘生物,质脆易出血;内生型表现为宫颈肥大,质硬,颈管膨大;晚期患者癌组织坏死脱落,宫颈表面形成凹陷性溃疡,或被空洞替代,并覆有坏死组织,有恶臭。癌灶浸润阴道壁时,局部见有赘生物,有时浸润达盆壁,形成冰冻骨盆。

☞考点:宫颈癌的临床表现

【辅助检查】

1. 子宫颈刮片细胞学检查 是筛查宫颈癌的主要方法,应在宫颈转化区取材染色和镜检。巴氏染色是宫颈细胞学检查的常用方法,结果分为5级:Ⅰ级正常,Ⅱ级炎症,Ⅲ级可疑癌,Ⅳ级高度可疑癌,Ⅴ级癌细胞阳性。

链接 >>>

细胞学检查的研究进展

TBS(the Bethesda systerm)分类法:1988年美国国家癌症研究院(NCI)在美国马里兰州Bethesda会议上制定,并建议以TBS诊断标准作为宫颈和(或)阴道细胞学报告的依据。

计算机辅助细胞检测系统(细胞电脑扫描):该检测系统是美国于20世纪90年代研制成功,1995年应用于临床。该系统是将病理巴氏染色后的图片用全自动计算机显微镜分析检测,指出可疑病变的细胞交由病理细胞专家作进一步诊断。

薄层细胞学检测系统:该系统于1996年获美国FDA批准并应用于临床,是利用液基薄层细胞检测系统检测宫颈细胞,由细胞学专家在显微镜下阅片,按TBS法作出诊断报告。该方法与巴氏涂片检查相比明显提高了标本的满意度及宫颈异常细胞的检出率,且能同时检测微生物(白色念珠菌、滴虫、衣原体等)感染。

2. 碘试验 正常宫颈阴道部鳞状上皮含有丰富的糖原,碘溶液染色后呈棕色或深褐色,不着色区说明该处上皮缺乏糖原,可为炎症或其他病变区。在碘不着色区取材活检,可提高诊断准确率。

3. 阴道镜检查 宫颈刮片细胞学检查巴氏Ⅲ级以上者,应行阴道镜检查观察宫颈表面病变情况,并选择可疑癌变区活检,提高诊断率。

4. 宫颈和宫颈管活体组织检查 是确诊宫颈癌前期病变和宫颈癌的最可靠方法。宫颈无明显癌变可疑区,宫颈转化区的3、6、9、12点4处取材,或碘试验不着色区、阴道镜检查可疑癌变区取材;若宫颈有明显病变可在病变区取材。

///▶ **案例 16-3**

女,37 岁,孕 6 产 3,同房后出血已 5 次,伴血性白带增多,呈水样。检查见宫颈轻度糜烂,有接触性出血。

问题:

1. 该患者可能的临床诊断是什么?为明确诊断如何选择辅助检查?

2. 该患者的最佳治疗方式是什么?

☞考点:宫颈刮片检查和活体组织检查的应用方法和价值

【处理原则】

根据患者的临床分期、年龄、全身情况及医院技术水平、设备条件综合考虑。

1. **手术治疗** 适用于 Ⅰa~Ⅱa 的患者。Ⅰa1 期多选用全子宫切除术,有生育要求者可行宫颈锥形切除术;Ⅰa2~Ⅱa 多采用广泛子宫切除术及盆腔淋巴结清扫术,年轻患者卵巢正常可予以保留。

2. **放射治疗** 适用于 Ⅱb 晚期、Ⅲ期、Ⅳ期患者或无法手术者。放射治疗包括腔内照射和体外照射。早期以腔内照射为主、体外照射为辅;晚期以体外照射为主,辅以腔内照射。

3. **手术加放疗联合** 癌灶较大者在术前先放疗,待癌灶缩小后再手术治疗;术后证实有淋巴结或宫旁组织转移者,放疗作为术后的补充治疗。

4. **化疗** 用于晚期或有复发转移的患者,也可用于手术或放疗的辅助治疗目前多主张联合化疗方案。

【护理诊断/问题】

恐惧 与担心宫颈癌危及生命有关

知识缺乏 缺乏子宫颈癌治疗的相关知识

疼痛 与晚期病变浸润或广泛性子宫切除术后创伤有关

排尿障碍 与宫颈癌根治术后影响膀胱正常张力有关

【护理措施】

1. **心理护理** 多陪伴患者,及时与患者交流,指导有效地应对不适,减轻恐惧和紧张,增强战胜疾病的信心。介绍宫颈癌的相关知识、诊治过程、可能出现的不适及有效的应对措施。让患者认识到手术是首选治疗方案,了解术后的生理变化,学会预防术后并发症的技巧,使患者以最佳的心态接受手术治疗。

2. **鼓励患者摄取足够的营养** 根据患者的营养状况、饮食习惯协助制订营养食谱,鼓励患者进食高能量、高维生素、营养全面的饮食,以满足机体的需要。

3. **术前护理** 按照妇科腹部及会阴手术内容进行术前准备。手术前 3 日选用消毒剂消毒宫颈和阴道。

4. **术后护理** 术后注意观察伤口、生命体征和液体出入量并记录;注意保持导尿管、各种引流管通畅,注意观察尿液及引流液的量、性状和颜色。引流管一般术后 48~72 小时拔除。宫颈癌术后患者一般留尿管 7~14 天后拔除,拔尿管前 3 天开始夹管,每 2 小时开放一次以训练膀胱功能,促使恢复正常排尿功能。保持外阴清洁,每日用苯扎溴铵擦洗外阴部及尿道口。协助患者进行肢体锻炼,预防并发症。术后进行放疗、化疗者,按照有关内容提供护理活动。

☞考点:宫颈癌的护理措施

【健康教育】

1. **提供预防保健知识** 宣传宫颈癌的相关知识,做到早期发现、早期诊断、早期治疗;积极治疗宫颈炎及宫颈上皮瘤样病变,阻断宫颈癌的发生。30 岁以上妇女到妇科门诊就医时应常规接受宫颈刮片检查,一般妇女 1~2 年普查 1 次,有异常者应进一步诊断及处理。尤其重视有接触性出血和绝经前后有异常阴道流血的妇女。

2. **指导患者定期随访** 护士应向出院患者和家属说明随访的重要性及随访要求。一般认为出院后 1 个月首次随访,第一年内第 2~3 个月复查 1 次;出院后第 2 年,3~6 个月复查 1 次;出院后 3~5 年,每半年 1 次;第 6 年开始每年复查一次。如出现症状随时复查。复查内容包括盆腔检查、阴道涂片细胞学检查、胸片及血常规。

第 3 节 子宫肌瘤

///▶ **案例 16-4**

女,26 岁,婚后 3 个月,因停经 40 天,疑为怀孕来诊。近 4 个月来经量过多,白带增多,无臭味。妇科检查:宫颈光滑,子宫增大如孕 80 天大小且表面不规则。尿妊娠试验阴性。血常规示白细胞 $8.9×10^9$/L,血红蛋白 67g/L。

问题:

1. 该患者可能的临床诊断是什么?

2. 该患者可能存在的护理诊断有哪些?应为其提供哪些护理措施?

子宫肌瘤(uterine myoma)是女性生殖系统最常见的良性肿瘤,多见于 30~50 岁的妇女。子宫肌瘤的确切病因尚未明了。因多发于生育年龄妇女,青春期前少见,绝经后萎缩或消退,提示其发生可能与女性性激素相关。

【分类】

1. **按肌瘤生长部位分类** 分子宫体肌瘤（90%）和子宫颈肌瘤（10%）。

2. **按肌瘤和子宫肌壁的关系分类** 见图16-4。

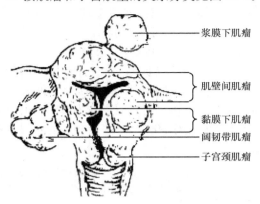

图 16-4 子宫肌瘤的类型

（1）肌壁间肌瘤：占60%～70%，肌瘤位于子宫肌层内，周围被肌层包绕。

（2）浆膜下肌瘤：占20%左右，肌瘤向子宫浆膜面生长，突出于子宫表面，肌瘤周围由浆膜层覆盖。肌瘤继续向子宫浆膜面生长，基底部形成细蒂与子宫相连，称带蒂的浆膜下肌瘤。若肌瘤向阔韧带两叶腹膜间伸展，形成阔韧带内肌瘤。

（3）黏膜下肌瘤：占10%～15%，肌瘤向子宫腔方向生长，突入子宫腔，表面由子宫黏膜层覆盖。黏膜下肌瘤形成蒂，在宫腔内犹如异物刺激子宫收缩，肌瘤可被挤出宫颈口或突入阴道内。

☞考点：子宫肌瘤的分类

> **链 接** >>>
>
> **子宫肌瘤的病因研究进展**
>
> 虽然子宫肌瘤的病因及发病机制尚不十分清楚，但研究显示，子宫肌瘤的好发因素有不良饮食习惯（摄入过多肉类）、肥胖、种族、家族聚集性、个体月经周期、生殖状态（如初潮早、青春期月经周期规律的女性成年后多发子宫肌瘤，经产妇降低子宫肌瘤的发生率）等；雌激素是子宫肌瘤生长的促进剂。

【病理】

1. **肉眼观** 肌瘤为实质性、球形包块，表面光滑，质地硬，压迫周围肌壁纤维形成假包膜。肌瘤长大或多个融合时呈不规则形。肌瘤切面呈灰白色，可见旋涡状或编织状结构。

2. **镜检** 主要由梭形平滑肌细胞和纤维结缔组织构成。

子宫肌瘤生长过快时发生中心性缺血，使肌瘤失去原有的典型结构，呈现各种变性，常见的有玻璃样变、囊性变、红色样变、肉瘤样变及钙化。

【临床表现】

1. **症状** 多数无明显症状，在查体时偶然发现。子宫肌瘤的症状与肌瘤的生长部位、有无变性有关，与肌瘤的大小、数目关系不大。

（1）经量增多、经期延长：是最常见的症状。大的肌壁间肌瘤和黏膜下肌瘤常表现为月经量过多、经期延长，原因是肌瘤使子宫内膜的面积增大并影响子宫收缩。浆膜下肌瘤及肌壁间小肌瘤常无明显月经量改变。黏膜下肌瘤伴坏死、感染时可有不规则阴道流血或血样脓性排液。

（2）下腹部包块：肌瘤较小时摸不到肿块，肌瘤逐渐增大使子宫超过3个月妊娠时可从腹部摸到肿块。巨大的黏膜下肌瘤可突入阴道或脱出于阴道外，患者可以因外阴脱出肿物而就医。

（3）白带增多：肌壁间肌瘤因宫腔面积增大、内膜腺体分泌增多及盆腔充血引起白带增多；黏膜下肌瘤一旦感染可有大量脓性白带，如果有溃疡、坏死、出血时，可有血性或脓血性、有恶臭的阴道排液。

（4）压迫症状：肿瘤增大可压迫邻近器官，出现相应器官受压的症状，如子宫前壁肌瘤压迫膀胱可出现尿频、尿急；子宫后壁肌瘤压迫直肠引起便秘；宫颈肌瘤压迫膀胱颈出现排尿困难及尿潴留。

（5）腹痛、腰酸、下腹坠胀：患者通常无腹痛。当肌瘤压迫盆腔器官可使盆腔淤血，出现腰酸、下腹坠胀，且月经期加重。浆膜下肌瘤发生蒂扭转和肌瘤发生红色变性时可引起急性腹痛。黏膜下肌瘤由宫腔向外排出时也可出现腹痛。

（6）不孕或流产：子宫肌瘤可压迫输卵管使其扭曲或使子宫腔变形影响精子运行及受精卵着床，导致不孕或流产。

（7）贫血：长期月经量过多可引起不同程度的贫血，患者出现头晕、乏力等贫血征象。

2. **体征** 较大的浆膜下肌瘤可在腹部扪及包块。妇科检查发现子宫不规则或均匀性增大，表面有结节状突起，质硬，但无压痛。黏膜下肌瘤可突于子宫颈口或阴道内，呈红色、表面光滑的肿物；感染时表面则有渗出液或形成溃疡。

☞考点：子宫肌瘤的临床表现

【处理原则】

子宫肌瘤的治疗应根据患者的症状、年龄和肌瘤部位、大小、数目及生育要求等全面考虑后选择处理方案。

1. **随访观察** 适用于肌瘤小、症状不明显，尤其是近绝经期患者。因绝经后肌瘤可萎缩或逐渐消失。3～6个月随访1次，如果肌瘤明显增大或出现症状可考虑进一步治疗。

2. 药物治疗 适用于症状轻、近绝经年龄或全身情况不宜手术者。常用药物包括：①雄激素：对抗雌激素使子宫内膜萎缩；使子宫平滑肌收缩减少出血。常用药物有甲睾酮和丙酸睾酮。甲睾酮 5mg 舌下含化，每日 2 次，每月用药 20 天；丙酸睾酮 25mg 肌内注射，每 5 日 1 次，每月总量不超过 300mg，以免出现男性化。②促性腺激素释放激素类似物（GnRH-a）：抑制垂体和卵巢功能，降低体内雌激素水平，从而使肌瘤萎缩并缓解症状。常用药物为亮丙瑞林每次 3.75mg 或戈舍瑞林每次 3.6mg。③米非司酮：12.5mg/d 口服，作为术前用药和提前绝经使用。因有拮抗糖皮质激素的副作用，因此不宜长期应用。

3. 手术治疗 适用于：①子宫大于 10 周妊娠大小；②月经过多继发贫血；③有膀胱、直肠压迫症状或肌瘤生长较快；④保守治疗失败；⑤不孕或反复流产排除其他原因。

（1）肌瘤切除术：适用于 35 岁以下，希望保留生育功能的患者。多数剖腹或腹腔镜下切除肌瘤；黏膜下肌瘤可经阴道或宫腔镜摘除。

（2）子宫切除术：适用于肌瘤大、个数多，症状明显，不要求保留生育功能或疑有恶变的患者。术前应作宫颈刮片排除子宫颈恶性病变。

【护理诊断/问题】

知识缺乏 缺乏子宫肌瘤相关知识
活动无耐力 与长期月经量过多导致贫血有关
应对无效 与选择子宫肌瘤方案的无助感有关

【护理措施】

1. 心理护理 与患者建立良好的护患关系，讲解有关疾病知识，纠正错误认识，消除顾虑。为患者提供表达内心顾虑、恐惧、感受和期望的机会，帮助患者分析可被利用的资源及支持系统，减轻无助感。向患者解释子宫肌瘤的临床特点、治疗方案及预后，增强患者的信心，使其主动接受和配合检查与治疗。

2. 一般护理 为患者提供安静、舒适的休养环境，保障充足睡眠；保持外阴部的清洁卫生，每日擦洗外阴 2 次；为患者提供高热量、高蛋白、高维生素、含铁丰富的食物，以增强机体抵抗力；对于贫血需要补充铁剂的患者，应告知服用铁剂的注意事项。

3. 手术护理 对出血多、需要住院治疗的患者，应评估出血量、严密观察并记录生命体征变化，协助医生完成血常规及凝血功能检查、查血型、交叉配血、备血等。遵医嘱给予止血药及子宫收缩剂，必要时遵医嘱输血、输液、抗感染及刮宫止血。因肿瘤压迫出现排尿不畅者应及时给予导尿；便秘者给予缓泻剂缓解症状。带蒂的浆膜下肌瘤发生蒂扭转或出现红色变性者，应及时评估腹痛的程度、部位、性质及有无恶心、呕吐、体温升高等征象。行经阴道黏膜下肌瘤摘除术、全子宫切除或肌瘤摘除的患者应分别按照阴道手术患者的护理、腹部手术患者的护理进行术前准备和术中、术后护理。术后应特别注意观察阴道有无出血及出血的量、性状。保持会阴部的清洁，按医嘱服用抗生素，预防感染。若出血量多、色红、有血块，应及时报告医生。

子宫肌瘤合并妊娠者多数能自然分娩，不急于干预，但要注意预防产后出血。若子宫肌瘤阻碍胎先露下降导致产程延长，甚至难产者，应遵医嘱做好剖宫产的术前准备及术后护理。

☞考点：子宫肌瘤的护理措施

【健康教育】

保守治疗的患者需要定期随访，护士应该说明随访的目的、意义和时间，一般应 3～6 个月定期复查；对应用激素治疗的患者，护士应该讲解药物的相关知识，使其了解用药目的、方法、剂量及可能出现的不良反应及应对措施。指导手术患者出院后 1 个月到门诊复查，并指导性生活、自我保健等。出现不适或异常症状及时复查。

第 4 节 子宫内膜癌

///案例 16-5

女，56 岁，绝经 4 年后水样白带半年，阴道不规则出血半个月，腹部疼痛 3 天。查体：体温 36.3℃，脉搏 74 次/分，血压 120/75mmHg。发育正常，营养中等，查体合作，心肺（一）。妇科检查：宫颈光滑，宫体稍大。

问题：

1. 该患者可能的临床诊断是什么？
2. 为明确诊断，应进一步作哪些检查？
3. 针对该患者目前情况，应给予哪些护理措施？

子宫内膜癌（endometrial carcinoma）是发生于子宫内膜的一组上皮性恶性肿瘤，是女性生殖器官常见的三大恶性肿瘤之一，多见于老年妇女，近年来发病率有上升趋势。

【病因】

子宫内膜癌的确切病因仍不清楚。目前认为子宫内膜癌可能有两种类型。①雌激素依赖型：患者较年轻，常伴有肥胖、高血压、糖尿病、不孕或不育及绝经延迟，可能机制是雌激素在无孕激素拮抗下发生子宫内膜增生症，甚至癌变；②非雌激素依赖型：少见，发病与雌激素无明确关系，多见于老年体瘦妇女。

【病理】

1. 肉眼观 分弥散型和局灶型两种：①弥散型：子宫内膜大部或全部被癌组织侵犯，突向宫腔，常伴有出血、坏死，较少浸润肌层。晚期可侵犯深肌层或颈管,若堵塞宫颈管导致宫腔积脓。②局限型:病灶多见于宫腔底部或子宫角部,病灶小,呈息肉状或菜花状,易侵犯肌层。

2. 镜检 分为内膜样腺癌(80%～85%)、腺癌伴鳞状上皮分化、浆液性腺癌及透明细胞癌4种类型。

子宫内膜癌生长缓慢,局限于子宫内膜或在宫腔内时间较长,主要转移途径有直接蔓延、淋巴转移,晚期可发生血行转移。

☞考点:子宫内膜癌的类型及组织学特点

【临床分期】

子宫内膜癌的分期采用国际妇产科联盟(FIGO)2000年制定的手术病理分期(表16-3)。

表16-3 子宫内膜癌分期(FIGO,2000)

期别	肿瘤累及范围
0期	原位癌(浸润前癌)
Ⅰ期	癌局限于宫体
Ⅰa	癌局限于子宫内膜
Ⅰb	癌侵犯肌层≤1/2
Ⅰc	癌侵犯肌层>1/2
Ⅱ期	癌累及宫颈,无子宫外病变
Ⅱa	仅宫颈黏膜腺体受累
Ⅱb	宫颈间质受累
Ⅲ期	癌播散于子宫外的盆腔内,但未累及膀胱、直肠
Ⅲa	癌累及浆膜和(或)附件和(或)腹腔细胞学检查阳性
Ⅲb	阴道转移
Ⅲc	盆腔淋巴结和(或)腹主动脉淋巴结转移
Ⅳ期	癌累及膀胱及直肠(黏膜明显受累),或有盆腔外远处转移
Ⅳa	癌累及膀胱和(或)直肠黏膜
Ⅳb	远处转移,包括腹腔内转移和(或)腹股沟淋巴结转移

【临床表现】

1. 症状 早期无明显症状,随着病情发展出现阴道流血、阴道排液及疼痛等。

(1)阴道流血:主要表现为绝经后阴道流血,量一般不多。未绝经者表现为经期延长,经量增多或月经紊乱等。

(2)阴道排液:少数患者诉阴道排液增多,多为浆液性或血性阴道排液;合并感染时有脓性或脓血性排液,有恶臭。

(3)疼痛:晚期癌肿压迫神经可引起下腹及腰骶部疼痛;癌肿堵塞宫颈管致宫腔积脓可出现下腹胀痛及痉挛性疼痛。

2. 体征 早期子宫内膜癌妇科检查可无异常发现。晚期妇科检查发现子宫增大,合并宫腔积脓可有

明显触痛,晚期偶见癌组织自宫颈口脱出,质脆,触之易出血。癌灶向周围浸润可使子宫固定,并在宫旁或盆腔内扪及不规则结节样物。

☞考点:子宫内膜癌的临床表现

【辅助检查】

1. 分段诊刮 是最常用、最有诊断价值的诊断方法。将组织(先刮宫颈管,再刮宫腔)送病理检查能鉴别子宫内膜癌和宫颈管腺癌,也可明确子宫内膜癌是否累及宫颈管。

2. 宫腔镜检查 可直接观察子宫内膜病灶的生长情况,并在直视下取可疑病灶送病理检查。

3. B超检查 阴道B超可了解子宫大小、宫腔形状、宫腔内有无赘生物、子宫内膜厚度及形态、肌层有无浸润及深度。子宫内膜癌典型超声图像为子宫增大,宫腔内有实质不均回声区,宫腔线消失,肌层内有不规则回声紊乱等。

【处理原则】

根据患者全身情况、癌肿累及范围及组织学类型制订治疗方案。早期以手术治疗为主,晚期采用手术、放疗、药物等综合治疗。

1. 手术治疗 是首选方案,尤其是早期病例。Ⅰ期患者行筋膜外全子宫切除及双侧附件切除术;Ⅱ期行改良根治性子宫切除及双侧附件切除术,同时行盆腔及腹主动脉旁淋巴结切除术。

2. 放疗 是治疗子宫内膜癌的有效方法之一,分腔内照射和体外照射两种。单纯性放疗用于有手术禁忌证或无法手术切除的晚期患者。术后放疗是子宫内膜癌最主要的术后辅助治疗,可降低术后复发,适用于有深肌层浸润、淋巴结转移、盆腔及阴道残留病灶的患者。

3. 化疗 为晚期或复发子宫内膜癌的治疗措施之一。

4. 激素治疗 适用于晚期或癌复发、不能手术及年轻患者要求保留生育能力者。常用药物有孕激素类药物(如甲羟孕酮、乙酸孕酮)及抗雌激素制剂(如他莫昔芬)等。

【护理诊断/问题】

焦虑 与住院及接受诊治有关

知识缺乏 缺乏子宫内膜癌术前常规、术后锻炼及活动方面的知识

睡眠型态改变 与住院后生活环境改变有关

有感染的危险 与阴道反复流血、排液和手术有关

【护理措施】

1. 心理护理 使患者认识到子宫内膜癌虽是恶性肿瘤,但转移晚,预后较好,关键是配合好各项治

疗;同时引导家人多陪伴多关心,增强患者战胜疾病的信心。

2. 一般护理　嘱患者多休息,为其提供安静舒适的睡眠环境;鼓励患者多进高蛋白、高热量、高维生素、微量元素全面的饮食,必要时静脉补充营养,提高机体抵抗力;每天用 0.1% 苯扎溴铵或 0.02% 聚维酮碘擦洗外阴 1~2 次,保持外阴干燥清洁,预防感染。

3. 手术前后护理　需手术治疗者执行妇科腹部和阴道手术一般护理常规;术后 6~7 天阴道残端羊肠线吸收或感染可致残端出血,需严密观察并记录出血情况,此期间患者应减少活动。

4. 放疗护理　向接受放疗者讲明放疗的相关知识,事先灌肠、留置导尿管,以保持直肠、膀胱空虚状态,避免放射性损伤。腔内置入放射源期间,保证患者绝对卧床,但应学会床上肢体运动方法,以免出现长期卧床并发症。取出放射源后,鼓励患者逐渐下床活动及生活自理项目。

5. 药物治疗护理　采用孕激素治疗的患者,应使之了解此药应用剂量大,时间长,8~12 周才能评价疗效,患者需要耐心配合;治疗期间出现水钠潴留、药物性肝炎等停药后会缓解。

☞考点:子宫内膜癌的护理措施

【健康教育】

1. 普及防癌知识　大力宣传定期防癌检查的重要性,对子宫内膜癌高危人群增加检查次数;掌握雌激素应用指征,加强用药期间的监护、随访措施。月经紊乱或绝经后阴道不规则流血应尽早做内膜诊刮以排除子宫内膜癌的可能。

2. 定期随访　手术、放疗、化疗患者应定时到医院复查。随访时间:术后 2 年内,3~6 个月一次;术后 3~5 年,6~12 个月一次;随访中注意有无复发病灶,并根据患者康复情况调整随访间期。

第 5 节　卵巢肿瘤

卵巢肿瘤(ovarian tumor)是女性生殖器常见的三大恶性肿瘤之一,可发生于任何年龄。卵巢上皮性肿瘤多发于 50~60 岁妇女,卵巢生殖细胞肿瘤好发于 30 岁以下的女性。由于卵巢位于盆腔深部,早期病变难以发现,一旦出现症状多属晚期,应提高警惕。由于缺乏早期诊断手段,卵巢恶性肿瘤死亡率居妇科恶性肿瘤首位,已经成为严重威胁妇女健康的主要肿瘤。

由于卵巢组织结构复杂,可产生多种不同类型和性质的肿瘤,其中多数为良性肿瘤。卵巢肿瘤病因不清楚,一般认为与遗传和家族史有关,20%~25% 卵巢恶性肿瘤患者有家族史。此外,还与饮食习惯(如长期食用高胆固醇的食物)及内分泌因素有关。

【组织学分类】

1. 卵巢上皮性肿瘤　最常见,来源于卵巢表面的表面上皮,占原发卵巢肿瘤的 50%~70%。

2. 生殖细胞肿瘤　占卵巢肿瘤的 20%~40%。

3. 性索间质肿瘤　约占卵巢肿瘤的 5%。

4. 转移性肿瘤　占卵巢肿瘤的 5%~10%,原发部位多见于胃肠道、乳腺及生殖器官。

5. 卵巢瘤样病变(ovarian tumor like condition)属卵巢非赘生性囊肿,包括妊娠黄体瘤、间质增生、单发性或多发性滤泡囊肿、黄体囊肿等,其中以滤泡囊肿和黄体囊肿多见。

【常见的卵巢肿瘤及其特点】

1. 卵巢上皮性肿瘤　是卵巢肿瘤中最常见的一种,多见于老年妇女。卵巢上皮性肿瘤分为良性、交界性和恶性。其发生与持续排卵、遗传因素及环境因素有关。

(1)浆液性肿瘤:①浆液性囊腺瘤:约占卵巢良性肿瘤的 25%,肿瘤多发于单侧卵巢,圆球形,大小不一,表面光滑,囊内液稀薄、呈淡黄色。分为单纯性和乳头状两型;前者常为单房性,囊壁薄、光滑;后者常为多房性,有乳头状物向囊外生长。②交界性浆液性囊腺瘤:多双侧,中等大小,可见乳头向囊外生长。③浆液性囊腺癌:是最常见的卵巢恶性肿瘤,约占卵巢上皮性癌的 75%,多为双侧,体积较大,半实质性,呈圆形或卵圆形,囊壁有乳头生长,囊液浑浊,有时为血性,常伴出血或坏死灶。

(2)黏液性肿瘤:①黏液性囊腺瘤:约占卵巢良性肿瘤的 20%,多单侧,多房性,灰白色,圆形或卵圆形,体积较大,囊壁光滑,囊内充满稀薄或胶冻样灰色液体,囊腔内很少有乳头生长;②交界性黏液性囊腺瘤:一般较大,表面光滑,常为多房,切面见囊壁增厚,质软,有实质区和乳头状形成;③黏液性囊腺癌:占卵巢恶性肿瘤的 10%~20%,多为单侧,瘤体较大,灰白色,囊壁可见乳头或实质区,囊液浑浊或血性,常伴出血和坏死灶。

///案例16-6

女,40 岁,因腹胀、消瘦、食欲下降就诊。血清 CA125 显著增高达 5500U。B 超示右侧卵巢有一 18cm×14cm×11cm 肿物,半实性,有多处分隔。术中见肿瘤囊壁有乳头状组织,囊液呈血性。术后患者精神状态差,拒绝进食及服药,不愿与护士配合。

问题:

1. 患者最可能的临床诊断是什么?

2. 该患者目前最主要的护理诊断及护理措施有哪些?

2. 卵巢生殖细胞瘤　来源于胚胎性腺的原始生殖细胞的一组肿瘤,多见于年轻的妇女及幼女,青春期前患者占 60%～90%。卵巢恶性生殖细胞肿瘤恶性程度高,死亡率高。

(1) 畸胎瘤(teratoma):由多胚层组织结构构成。肿瘤的良、恶性及其程度取决于组织分化程度。①成熟畸胎瘤:又称皮样囊肿(dermoid cyst),占畸胎瘤的 95% 以上,以 20～40 岁居多。常为单侧,中等大小,表面光滑,灰白色。多单房,囊内充满油脂和毛发,有时可见牙齿、神经组织、软骨等,其内任何一种组织成分均可恶变,形成各种恶性肿瘤。②未成熟畸胎瘤:属恶性肿瘤,多发生于青少年。肿瘤由分化程度不同的未成熟胚胎组织构成,主要为原始神经组织。多为单侧、实性,表面呈结节状,体积较大,切面多以实性为主,少数以囊性为主。其转移及复发率均高,5 年存活率约 20%。

(2) 无性细胞瘤:属中等恶性肿瘤,多为单侧,中等大小,包膜光滑。对放疗特别敏感,5 年存活率达 90%。

(3) 内胚窦瘤:又称卵黄囊瘤,属高度恶性肿瘤,多见于儿童及青少年,多数单侧、体积较大,易破裂。内胚窦瘤生长迅速,易早期转移。

3. 卵巢性索间质细胞瘤

(1) 颗粒细胞瘤:肿瘤能分泌雌激素,是最常见的功能性肿瘤,发病高峰年龄在 45～55 岁,属低度恶性肿瘤。肿瘤表面光滑,圆形或卵圆形,多为单侧,大小不一,一般预后良好,5 年存活率达 80% 左右。

(2) 卵泡膜细胞瘤:属良性肿瘤,多单侧、大小不一,质硬,表面光滑。可分泌雌激素,常与颗粒细胞瘤同时存在。

(3) 纤维瘤(fibroma):是较常见的卵巢良性肿瘤,多见于中老年妇女。肿瘤多为单侧、中等大小,实性,坚硬,表面光滑或结节状。偶见纤维瘤伴有腹水或胸水,称梅格斯综合征(Meigs syndrome)。

(4) 支持细胞-间质细胞瘤(sertoli leydig cell tumor):又称睾丸母细胞瘤,临床上罕见,多发于 40 岁以下的妇女。多数为良性、单侧、较小、实性,表面光滑。

4. 卵巢转移性肿瘤　体内任何部位的原发肿瘤均可转移到卵巢,常见的原发肿瘤器官有乳腺、肠、胃、生殖道及泌尿道等。库肯勃瘤(krukenberg tumor)是一种特殊的转移性腺癌,原发部位在胃肠道,肿瘤多为双侧、中等大小,切面实性、胶质样。

☞考点:常见卵巢肿瘤的特点

【卵巢恶性肿瘤的转移途径】

卵巢肿瘤转移主要通过直接蔓延及腹腔种植,淋巴道也是重要的转移途径,血性转移少见。

【卵巢恶性肿瘤的临床分期】

多采用 FIGO 2000 年手术-病理分期(表 16-4)。

表 16-4　原发性卵巢恶性肿瘤的手术-病理分期(FIGO,2000)

期别	肿瘤累及范围
Ⅰ期	肿瘤局限于卵巢
Ⅰa	肿瘤局限于一侧卵巢,包膜完整,表面无肿瘤,腹水或腹腔冲洗液中未见恶性细胞
Ⅰb	肿瘤局限于两侧卵巢,包膜完整,表面无肿瘤,腹水或腹腔冲洗液中未见恶性细胞
Ⅰc	肿瘤局限于一侧或两侧卵巢,伴有以下任何一项:包膜破裂、卵巢表面有肿瘤、腹水或腹腔冲洗液中含恶性细胞
Ⅱ期	肿瘤累及一侧或双侧卵巢,伴盆腔内扩散
Ⅱa	肿瘤蔓延和(或)转移到子宫和(或)输卵管,腹水或冲洗液中无恶性细胞
Ⅱb	肿瘤蔓延至其他盆腔组织,腹水或冲洗液中无恶性细胞
Ⅱc	Ⅱa 或 Ⅱb 病变,但腹水或冲洗液中查见恶性细胞
Ⅲ期	一侧或双侧卵巢肿瘤,镜检证实有盆腔外的腹腔转移和(或)区域淋巴结转移,肝表面转移为Ⅲ期
Ⅲa	淋巴结阴性,组织学证实盆腔外腹膜表面有镜下转移
Ⅲb	淋巴结阴性,腹腔转移灶直径≤2cm
Ⅲc	腹腔转移灶直径>2cm 和(或)腹膜后区域淋巴结阳性
Ⅳ期	远处转移(胸水有癌细胞,肝实质转移)

【临床表现】

1. 症状　卵巢良性肿瘤生长缓慢。因肿瘤早期较小,患者常无症状,不易被发现,常于妇科检查时发现。肿瘤中等大时,患者常有腹胀感并可扪及肿块。肿瘤继续增大占满盆腔可出现压迫症状,如尿频、心悸、下肢水肿等。

卵巢恶性肿瘤患者早期多无症状或轻微。肿瘤生长迅速,一旦出现腹胀或发现腹部肿块及腹水时已至晚期。症状轻重取决于肿瘤的大小、位置、侵犯转移的程度、组织学类型及有无并发症。若肿瘤压迫盆腔静脉可出现水肿;压迫神经或盆腔浸润时可引起腹痛、腰痛及坐骨神经痛。晚期患者出现明显消瘦、贫血、水肿、衰竭等恶病质表现。

2. 体征　早期肿瘤较小,不易被发现。肿瘤长到中等大小或出现明显症状时,妇科检查可触及一侧或两侧卵巢囊性、实质性或半实性包块;表面光滑或高低不平;活动与周围组织无粘连;或固定与周围组织有粘连。

3. 妇科检查　阴道穹隆部饱满,可触及瘤体。同时评估卵巢肿块的质地、大小、单侧或双侧、活动度及肿瘤与子宫和周围组织的关系。卵巢良性肿瘤表面光滑、呈囊性、可活动;恶性肿瘤多呈实质性、质硬、表面凹凸不平、活动度差。

卵巢良性肿瘤和恶性肿瘤的鉴别见表 16-5。

表 16-5　卵巢良性肿瘤和恶性肿瘤的区别

鉴别内容	良性肿瘤	恶性肿瘤
病史	病程长,生长缓慢	病程短,迅速增大
包块部位及性质	多单侧,囊性,光滑,活动	多双侧,实性或囊实性,不规则,固定,后穹隆实性结节或包块
腹水征	多无	常有腹水,可查到癌细胞
一般情况	良好	可有消瘦、恶病质
B 型超声	为液性暗区,边界清晰,有间隔光带	液性暗区内有杂乱光团、光点,界限不清
CA125（>50 岁）	<35U/ml	>35U/ml

☞考点:卵巢肿瘤的临床表现及卵巢良、恶性肿瘤的鉴别

【并发症】

1. **蒂扭转**　是常见的妇科急腹症。多发于中等大、蒂长、活动度大、重心偏一侧的肿瘤（如畸胎瘤）。患者体位改变或妊娠期、产褥期由于子宫位置的改变易发生蒂扭转。蒂扭转后因血循环受阻,瘤体可肿胀、出血、坏死、破裂或感染。蒂扭转的典型症状是突然发生一侧下腹剧痛,常伴恶心、呕吐,甚至休克。

2. **破裂**　分自发性和外伤性两种。自发性破裂是因为肿瘤过速生长所致,大部分为恶性肿瘤浸润性生长穿破囊壁引起;外伤性破裂是因为挤压、穿刺、性交、盆腔检查等所致。症状轻重取决于破裂口大小、囊肿的性质及流入腹腔的囊液量。轻者仅有腹痛,重者出现剧烈腹痛、恶心、呕吐,甚至腹膜炎及休克。

3. **感染**　常见于肿瘤蒂扭转、肿瘤破裂及邻近器官感染。患者有高热、腹痛、压痛、腹肌紧张和白细胞计数升高等腹膜炎征象。

4. **恶变**　早期不易被发现,常表现为肿瘤迅速增长,且为双侧性。诊断后应及时手术切除。

---**案例 16-7**---

女,20 岁。突发下腹疼痛 1 天急诊来院,否认性生活史,月经规律。直肠指诊扪及下腹肿物如拳头大小,触痛明显。急诊行剖腹探查术,术中见左侧卵巢肿大为囊实性包块,包膜完整。右侧附件及子宫外观无异常。行患侧附件切除术,快速病理示左卵巢未成熟畸胎瘤,分化Ⅱ级,腹腔冲洗未见癌细胞。

问题:

1. 该患者出现了什么并发症?

2. 卵巢良性肿瘤和恶性肿瘤如何鉴别?

☞考点:卵巢肿瘤的并发症

【辅助检查】

1. **影像学检查**

（1）B 超检查:检测肿瘤的部位、大小、形态和质地,同时对肿块来源作出定位;鉴别卵巢肿瘤、腹水和结核性包裹性积液。

（2）腹部平片:畸胎瘤可显示牙齿及骨骼。

（3）CT:通过更多的切面清晰显示病变范围及与周围组织的关系,检查脏器及淋巴转移情况。

2. **细胞学检查**　腹水或腹腔冲洗液找出癌细胞对于确诊、确定临床分期和选择治疗方案有重要意义,还可用以随访观察疗效。

3. **腹腔镜检查**　可直视肿物的大体情况,必要时在可疑部位进行多点活检。但巨大肿块或有粘连者不宜采用此检查。

┌─链　接 ≫≫───────────────────

卵巢肿瘤的标志物

目前无某一肿瘤专有的肿瘤标志物,但某些卵巢肿瘤有相对特殊的肿瘤标志物,可用于协助诊断和监测病情。①CA125:80% 卵巢上皮癌患者高于正常值（正常值 <35U/ml）,90% 以上的患者其水平高低与病情相一致,可用于监测病情,敏感性高;②AFP:对卵巢内胚窦瘤有特异性价值,对未成熟畸胎瘤、混合型无性细胞瘤有协助诊断意义;③HCG:对原发性卵巢癌具有特异性;④性激素:颗粒细胞瘤、卵泡膜细胞瘤产生较高水平的雌激素。

└──────────────────────────

【处理原则】

发现卵巢肿瘤应及时手术治疗。手术的主要目的是明确诊断、切除肿瘤,并对恶性肿瘤进行手术-病理分期。手术中不能明确诊断的应取卵巢肿瘤组织做冰冻切片组织学检查确定手术范围。手术可通过腹腔镜或剖腹进行。卵巢良性肿瘤一般采用腹腔镜手术,卵巢恶性肿瘤多采用剖腹手术。手术范围取决于肿瘤的性质、病变累及范围和患者年龄、一般情况及对手术的耐受性等。术后应根据卵巢肿瘤的性质、组织学类型、手术-病理分期等因素决定是否进行辅助治疗。

【护理诊断/问题】

焦虑　与发现盆腔包块,担心肿瘤的性质及疾病预后有关

营养失调:低于机体需要量　与恶性肿瘤慢性消耗、化疗药物的治疗反应有关

预感性悲哀　与切除子宫、卵巢有关

【护理措施】

1. **心理护理**　护理人员应富于同情心,关心体贴患者,建立良好的护患关系,详细了解患者的疑虑和需求;认真听取患者的诉说,并对患者所提出的各种

疑问给予明确答复;鼓励患者尽可能参与护理活动,并且鼓励家属参与照顾患者,让患者能感受到来自多方面的关爱,从而增强战胜疾病的信心。

2. 一般护理 为患者提供良好的住院环境,以保证睡眠质量。长期卧床者,应加强生活护理,如口腔护理及皮肤护理,防止并发症的发生;鼓励患者进食高蛋白、高维生素、营养素全面及易消化的食物,改善营养状况。进食不足或全身营养状况差者,遵医嘱给予静脉补充营养,如输血、白蛋白、氨基酸等。遵医嘱记 24 小时出入量,每周测体重,定期监测血常规、肝肾功能,观察疗效。

3. 观察病情,对症护理 肿瘤过大或伴有腹水、出现压迫症状,如心悸、气促,不能平卧者,指导患者采取舒适体位,如侧卧位、半卧位。有呼吸困难者,应遵医嘱给予氧气吸入;注意观察患者腹胀、腹痛的程度和性质,发现异常及时报告医生,及早做好术前准备,或遵医嘱给予必要的治疗,不要盲目使用止痛剂,以免掩盖病情。

4. 协助患者接受各种检查和治疗 向患者及家属解释需要进行的检查项目,取得配合并协助完成,及早确诊;介绍将要施行的治疗手段、注意事项,鼓励患者及家属参与制订治疗方案,积极配合医生完成治疗过程。

(1)手术护理:让患者了解手术是治疗卵巢肿瘤最主要的方法,并讲解手术方式,解除患者对手术的顾虑。按妇科腹部手术患者护理常规的内容进行认真的术前准备和术后护理。巨大肿瘤者,需要准备沙袋,术后加压腹部,以防腹压骤然下降出现休克;对手术范围大、术后恢复慢、伤口疼痛剧烈且持续时间长、腹胀等患者,应密切观察并给予相应处理。

(2)放腹水患者的护理:做好术前准备和术后护理,备好腹腔穿刺用物,并协助医生完成操作。放腹水速度宜缓慢,以免腹压骤降发生虚脱,一次放腹水 3000ml 左右,不宜过多。巨大肿瘤患者,放腹水后用腹带包扎或沙袋腹部加压。在放腹水过程中,严密观察患者的面色、生命体征变化及腹水性状,并做好记录,发现患者出现不良反应及时报告医生并予以处理。

(3)腹腔化疗患者的护理:恶性卵巢肿瘤术后往往需要进行化疗。以联合化疗为主,目前提倡腹腔内化疗。药物以顺铂最常用。腹腔化疗可经手术后留置的腹腔化疗药管进行,也可以通过每次做腹壁单纯的穿刺进行化疗。腹腔化疗前一般先抽腹水,将化疗药物稀释后注入腹腔。注入后,应协助患者更换体位,使药液尽量接触腹腔全部。注意手术后固定好留置的腹腔化疗药管,避免脱落,保持腹部药管周围敷料干燥。单次穿刺者应保持穿刺点部位敷料干燥。同时,严密观察药物对机体的毒性反应,发现异常应及时报告医

生,遵医嘱减量或停药。化疗期间其他护理按化疗常规护理进行。放疗按放疗护理常规提供护理。

☞考点:卵巢癌的护理措施

【健康教育】

积极采取措施对高危人群进行监测随访,早期诊断卵巢癌可改善患者的预后。

1. 预防 ①开展卫生宣教,提倡高蛋白、富含维生素 A 的饮食,避免高胆固醇饮食。高危妇女可口服避孕药。②开展普查普治:30 岁以上妇女应每年进行 1 次妇科检查,但有高危因素的妇女最好每半年接受 1 次检查,早期发现和排除卵巢肿瘤。③早期诊断和处理:卵巢实性肿瘤或肿瘤直径＞5 cm 者,应及时手术切除。对肿块诊断不清或治疗无效者,应及早进一步腹腔镜检查或剖腹探查。

2. 做好随访 卵巢非赘生性肿瘤直径＜5 cm 者,应 3～6 月复查 1 次。良性肿瘤患者术后 1 个月常规复查;恶性肿瘤患者化疗疗程的多少因个案情况而异,晚期患者常需用药 10～12 个疗程,护士应督促、协助患者努力完成治疗计划。卵巢肿瘤极易复发,应坚持长期随访和监测。随访时间为:手术后 1 年内,每月 1 次;术后 1～2 年,每 3 个月 1 次;术后第 3 年,每 6 个月 1 次;3 年以上,每年 1 次。

链 接 »»

卵巢癌筛查的策略

由于卵巢位于盆腔深部,卵巢癌的早期症状不明显,诊断时病变已到晚期,因此卵巢癌在妇科三大恶性肿瘤中死亡率居首位。近年来妇科肿瘤学家和流行病学专家致力于卵巢癌筛查方面的研究。但是,目前尚未发现单一、实用、敏感性和特异性兼顾的方法。大多数学者认为,根据患者的年龄、家族史、盆腔检查、CA125 及阴道超声检查等方法可提高早期卵巢癌的诊断率。经阴道 B 超及血清 CA125检查是卵巢癌的主要方法。目前有 3 种策略:①阴道超声作为一线方法,如发现异常则定期复查 B 超;②CA125 作为一线方法,升高者连续测定 CA125,并计算接受筛查者的卵巢癌危险,对高风险者采用阴道 B 超作为二线方法;③对于高危人群(年龄 50岁以上,家族性卵巢癌,不育、少育、不哺乳者及应用促排卵药物的不育者等)同时使用 CA125 和阴道超声检查作为一线方法。筛查的时间根据患者的年龄及高危情况确定,多数学者认为筛查间隔应每年 1次。

第 6 节 妇科腹部手术患者的一般护理

妇科腹部手术按手术急缓可分为择期手术、限期

手术和急诊手术 3 类。按手术范围分为全子宫切除术、次全子宫切除术、附件切除术、全子宫及附件切除术、次全子宫及附件切除术、剖宫产术、子宫根治术及剖腹探查术等。

　　妇产科腹部手术适应证包括：①子宫及附件病变；②因附件病变不能或不必保留子宫者；③性质不明的盆腔肿块；④急腹症；⑤阴道分娩困难者。

一、手术前护理

【护理评估】

1. 发病情况

（1）一般情况：年龄、职业、婚姻状况、体重、饮食习惯、不良嗜好、药物过敏史等。

（2）有无合并症：糖尿病、高血压等可致术中出血过多或影响伤口愈合的疾病。

（3）手术种类、范围及目前要解决的问题。

2. 身心状况

（1）生命体征：体温、脉搏、呼吸、血压及神志，有异常者查明原因及时处理，以保证手术安全。

（2）营养、饮食、睡眠及有无月经来潮。

（3）辅助检查：测血、尿、大便常规，心、肺、肝、肾功能及血生化等，判断患者有无合并症及手术耐受能力。

（4）了解患者对疾病、手术及失去生殖器官的认知程度，焦虑、抑郁等心理反应程度等。

【护理诊断/问题】

焦虑　与手术可能导致的不适和危险性有关

知识缺乏　缺乏手术相关知识

抉择冲突　与决定手术方式及范围有关

【护理措施】

1. 心理支持　当确定要手术时，患者会产生诸多心理问题：担心住院会改变日常习惯的生活方式，害怕手术会引起疼痛，恐惧手术会对生命有威胁，还会顾虑切除卵巢会引起早衰、影响夫妻关系等。针对这些情况，护士应耐心解答患者的提问，并做好心理疏导工作，使患者以积极的态度面对手术，顺利度过手术期。

2. 术前指导

（1）向患者说明生殖器官切除后带来的问题：子宫切除术后不再出现月经；双侧卵巢切除术后可出现停经、潮热、阴道分泌物减少等，保留一侧卵巢也会因激素水平波动出现闭经。症状严重者需在医生指导下补充雌激素以缓解症状。

（2）介绍手术相关知识：说明手术名称、过程，解释术前准备内容及检查程序等；介绍术后护理的内容，使患者了解术后输液、吸氧、留置引流管及心电监护的必要性，使其配合护理工作；说明术后尽早下床活动可以促进肠功能恢复，增进食欲，预防坠积性肺炎等并发症。

（3）术前合并症的护理：纠正手术者的身心状况，如积极治疗贫血、支气管炎等内科合并症；指导预防术后并发症的活动，包括深呼吸、咳嗽、翻身及肢体运动等技巧。

（4）加强营养：因术前营养状况会直接影响术后康复，因此，应指导患者摄取高蛋白、高热量、高维生素及低脂饮食。

3. 备皮　以顺毛、短刮的方式进行手术区剃毛备皮，上自剑突下，下至大腿上 1/3，两侧至腋中线及外阴部皮肤。备皮完毕用温水洗净擦干，用消毒治疗巾包裹手术野。

4. 胃肠道准备　对于一般手术，术前 8 小时禁食，术前 4 小时禁水，以减少手术中因牵拉内脏引起的恶心、呕吐，并利于术后肠功能恢复；手术前 1 天用肥皂水或等渗盐水清洁灌肠，也可口服番泻叶水，但应注意番泻叶用量，以防腹泻导致脱水；涉及肠道的手术，如卵巢癌有肠道转移者，肠道准备应该从术前 3 日开始，术前 3 日进少渣半流质饮食，并按医嘱服肠道抑菌药物，术前 1 日行清洁灌肠。

5. 阴道准备　一般于术前 3 天用消毒液进行阴道冲洗，每日 1 次，常用的消毒液有 1 : 5000 的高锰酸钾、1 : 1000 的苯扎溴铵等。

6. 休息与睡眠　为缓解手术者的焦虑，保证其获得充足的睡眠，在完成术前治疗后，可按医嘱给受术者适量镇静剂，如地西泮、苯巴比妥等。

7. 其他　认真核查受术者的药敏试验结果，交叉配血情况等，必要时与血库取得联系，保证术中血源供给。

二、手术后护理

【护理评估】

1. 患者手术情况　包括麻醉方式和效果、手术范围、出血及尿量、用药及输血输液情况等。

2. 身体状况　生命体征、神志、手术切口、疼痛及尿管和腹腔、盆腔引流管是否通畅及引流液的量、性质、颜色等。

3. 心理状况　了解患者对手术是否成功及并发症的认知程度及心理反应，同时了解其家庭支持情况。

【护理诊断/问题】

疼痛　与手术创伤有关

生活自理缺陷　与手术疼痛、术后输液及保留尿管有关

有感染的危险　与术后机体抵抗力降低有关

【护理措施】

1. 心理护理 术后患者会担心手术的成败及可能出现的不良反应,同时也会担心切除生殖器官会影响以后的正常生活,应根据具体情况耐心解答和劝导。

2. 观察生命体征 一般术后每15～30分钟测血压、脉搏、呼吸1次并记录,平稳后改为4～6小时1次,直至正常后3日。术后至少每日测量生命体征4次,至正常后3日。手术后1～3天体温稍有升高是手术后正常反应,但一般不超过38℃。

3. 观察尿量 因子宫切除术后可能伤及输尿管影响排尿功能,因此术后需保持留置尿管通畅,注意观察尿量、颜色、性质,保持导尿管通畅。术后患者尿量至少50ml/h以上。通常于术后24小时拔除尿管,身体虚弱者可延长到48小时拔管。如果患者尿量少于30ml/h、烦躁不安、腰背疼痛、肛门处有下坠感并伴有血压下降、脉搏细速等,应考虑腹腔内出血。拔管后协助患者排尿并注意观察膀胱功能恢复情况。留置尿管期间注意清洗外阴,保持外阴清洁。

4. 疼痛的护理 麻醉作用消失后,患者会感到疼痛,24小时内最明显。可用止痛泵止痛,也可遵医嘱应用止痛药物,如哌替啶等。保证患者充分休息,可用听音乐等方法转移患者注意力以减轻疼痛。

5. 引流管的护理 保持引流管通畅,观察引流液的量、颜色、性状,如有异常,及时通知医师。术后24小时内若引流液大于>100ml/h,并且颜色为鲜红色,应考虑有内出血的可能。引流袋每天更换,更换时严格执行无菌操作原则。一般情况下引流量<10ml/24h且体温正常,可考虑拔管。

6. 饮食的护理 一般手术后6～8小时可进流质饮食,但忌食产气多的食物,肛门排气后可进半流食饮食,排便后开始进普食。应加强营养,以促进伤口愈合。

【健康教育】

嘱患者吃易消化营养丰富的食物,注意休息,保证充足的睡眠,并要适当活动。子宫全切术后3个月内禁止性生活及盆浴,1个月后复查。

第7节 阴道手术患者的一般护理

外阴手术指女性外生殖器部位的手术,如外阴癌根治术、前庭大腺切开引流术、处女膜切开术等。阴道手术指阴道局部手术及经阴道进行的手术,如阴道成形术、尿瘘修补术、子宫黏膜下肌瘤摘除术、阴式子宫切除术等。

一、术前护理

【护理评估】

1. 病史 年龄、婚姻状况,发病时间和病情变化情况,确定患者手术的急缓程度、手术方式及手术范围。

2. 身体评估 评估患者的主要症状,测量生命体征,有无营养不良、贫血,全身体格检查确定患者能否耐受手术。

3. 心理社会状况 评估患者对疾病、手术方式及预后的反应,是否出现羞怯、焦虑、自尊紊乱等心理反应。了解家属尤其是丈夫的反应,评估患者在家庭中的角色功能是否因疾病而改变。

4. 辅助检查 血、尿、大便常规检查,出凝血时间及肝肾功能检查,心电图检查,B超检查等。

【护理诊断/护理问题】

知识缺乏 缺乏疾病及手术相关知识
自尊紊乱 与手术暴露或切除外阴有关
焦虑 与手术可能导致的不适和危险性有关

【护理措施】

1. 心理护理 针对外阴、阴道手术患者的心理特点,耐心回答患者的疑问,给予相应的指导;保护患者隐私,尽量减少暴露隐私部位,减轻患者的羞怯感;同时做好家属的工作,配合患者的治疗工作。

2. 全身情况准备 了解患者重要脏器的功能,正确评估患者对手术的耐受力。如有贫血、糖尿病、高血压等内科合并症时及时给予纠正。观察有无月经来潮,如有异常及时通知医生。同时,术前应做药物过敏试验并配血备手术中使用。

3. 皮肤准备 注意保持会阴部清洁,每日清洗外阴。如有外阴部皮肤感染及溃破者应治愈后再手术。术前1日备皮,备皮范围为上至耻骨联合上10cm,下至会阴部、肛门周围、腹股沟及大腿内侧上1/3。

4. 肠道准备 术前3日进无渣饮食,并遵医嘱给予肠道抗生素口服。大型手术者应在术前日晚及术晨行清洁灌肠。

5. 阴道准备 一般于术前3天用消毒液进行阴道冲洗,每日2次,常用的消毒液有1：5000的高锰酸钾、1：1000的苯扎溴铵等。术晨用消毒液进行阴道消毒,消毒时应特别注意阴道穹隆部。

6. 膀胱准备 患者手术前不置导尿管,但需要带导尿包到手术室备用。

7. 特殊用物准备 根据不同的手术准备所需的物品,如膀胱截石位所需的软垫,膝胸卧位所需的支托,患者术后需用的棉垫、阴道模型等。

8. 知识指导　介绍手术名称及过程,讲解疾病相关知识,解释术前准备的内容、方法及术后保持外阴、阴道清洁的重要性。说明外阴、阴道手术术后卧床时间较长,床上使用便器的机会较多,让患者术前练习床上使用便器;指导训练正确的咳痰方法。

二、外阴、阴道手术患者的术后护理

【护理评估】

护理评估内容同腹部手术,由于外阴、阴道手术的特殊性,应注意观察局部切口早期感染的征象。

【护理诊断/护理问题】

疼痛　与外阴、阴道疾病及手术创伤有关

有感染的危险　与手术切口靠近尿道口及肛门有关。

【护理措施】

1. 体位　根据手术采取相应的体位。外阴根治术后的患者应取平卧位,双腿外展屈膝,膝下垫软枕头,以减少腹股沟及外阴部的张力,促进伤口愈合;膀胱阴道瘘患者术后应相对瘘口位置采取健侧卧位,减少尿液对瘘口处的刺激,利于愈合。子宫脱垂患者采取平卧位。

2. 切口的护理　观察切口部位有无出血、渗血、红肿热痛等炎性反应;注意阴道分泌物的量、性质、颜色及有无异味等;注意保持外阴清洁、干燥,每日行外阴擦洗 2 次;阴道内留置纱条压迫止血者,纱条在术后 12~24 小时内取出;外阴加压包扎者还应观察下肢的皮温、足背动脉搏动等。

3. 疼痛的护理　会阴部神经末梢丰富,对疼痛敏感。针对患者的个体差异采取不同的措施缓解疼痛,如保证充分的休息、分散患者的注意力、更换体位减轻伤口张力、遵医嘱给予止痛药物等,并观察用药后的止痛效果。

4. 尿管的护理　术后一般留置尿管 5~7 天,注意观察尿量、颜色、性质,保持导尿管通畅。对留置导尿管时间长者,拔除导尿管前 1~2 天,应夹闭导尿管,定时开放,以训练和恢复膀胱功能。拔除尿管后嘱患者尽早排尿。

5. 排便的护理　为防止大便对伤口的污染及排便时对伤口的牵拉,应控制首次排便的时间,防止发生感染,促进伤口的愈合。一般于术后第 3 日开始口服液状石蜡 30ml,每晚一次,以软化大便,防止排便困难。

6. 避免增加腹压　告知患者腹部压力增大会影响伤口的愈合,应让其避免增加腹压的动作,如下蹲、用力大便、咳嗽等。

【健康教育】

嘱患者出院后保持外阴部清洁,禁止性生活及盆浴;一般休息 3 个月,术后 1 个月和 3 个月再次到门诊复查,经医生检查确认伤口完全愈合后方可恢复性生活;如有病情变化及时就诊。

案例 16-1 分析

1. 患者为老年女性,外阴瘙痒伴外阴包块。右侧大阴唇见一菜花样肿物,腹股沟淋巴结肿大,外阴活检呈高分化鳞状细胞癌,阴蒂部鳞状上皮增生、角化过度及轻-中度不典型增生,因此考虑外阴癌。

2. 该患者采用手术治疗为主、放射治疗与化学治疗为辅的治疗原则。

3. 应该从心理护理、术前准备、术后护理及放疗后的皮肤护理等方面进行护理。

案例 16-2 分析

1. 该患者有白带增多、接触性出血及阴道不规则出血,检查见宫颈肥大且表面有小菜花样赘生物,接触性出血(＋),因此首先考虑子宫颈癌。

2. 因该患者不仅宫颈有病变,而且子宫体增大、右侧宫旁硬而厚,但未达到骨盆壁,因此,其临床诊断属于宫颈癌Ⅱb 期。

案例 16-3 分析

1. 因该患者 37 岁,同房后出血伴血性白带增多且呈水样,检查见宫颈柱状上皮异位,有接触性出血,故首先考虑宫颈癌。为明确诊断可首选宫颈细胞学检查,可疑者再进行阴道镜及宫颈活体组织检查;或在碘试验指导下进行取材活体组织检查。

2. 该患者宫颈未见明显病变临床分期可能是Ⅰ期,故应该首选手术治疗。

案例 16-4 分析

1. 该患者虽然有停经史,但因为有月来经量过多、白带增多,妇科检查子宫增大如孕 80 天大小,且表面不规则,尿妊娠试验阴性。血常规白细胞 8.9×10^9/L,血红蛋白 67g/L,因此首先考虑子宫肌瘤。

2. 该患者存在的护理诊断　知识缺乏、活动无耐力及应对无效。应该从心理护理、一般护理及手术护理等方面提供护理。

案例 16-5 分析

1. 该患者为老年女性,绝经 4 年后出现水样白带、阴道不规则出血及腹部疼痛,妇科检查宫体稍大,应该首先考虑子宫内膜癌。

2. 可选用分段诊刮、宫腔镜检查及 B 超检查明确诊断。

3. 诊断患者目前的情况,应给予心理护理、一般护理、手术前后护理、放疗护理及药物治疗护理。

案例 16-6 分析

1. 该患者为中年妇女,腹胀、消瘦、食欲下降。血清 CA125 显著增高达 5500U。B 超示右侧卵巢肿物,半实性且有多处分隔。术中见肿瘤囊壁有乳头状组织,囊液呈血性,因此,考虑为卵巢乳头状癌。

2. 护理诊断 焦虑、营养失调及预感性悲哀等;护理措施包括心理护理、一般护理、观察病情及协助患者接受各种检查和治疗等。

案例 16-7 分析

1. 该患者为青年女性,出现突发下腹疼痛。直肠指诊扪及下腹肿物如拳头大小,触痛明显。剖腹探查术见左侧卵巢肿大为囊实性包块,包膜完整,快速病理示左卵巢未成熟畸胎瘤,因此,考虑是卵巢肿瘤蒂扭转。

2. 卵巢良性肿瘤和恶性肿瘤的鉴别 卵巢良性肿瘤病程长,生长缓慢;包块多为单侧,囊性,光滑,活动;患者一般情况良好,多无腹水;B超显示为液性暗区,边界清晰,有间隔光带;50岁以上患者CA125<35U/ml。恶性肿瘤病程短,迅速增大;包块多双侧,实性或囊实性,不规则,固定,后穹隆实性结节或包块;可有消瘦、恶病质;常有腹水,可查到癌细胞;B超显示液性暗区内有杂乱光团、光点,界限不清;50岁以上患者CA125>35U/ml。

目标检测

选择题

A₁型题

1. 外阴癌盆腔淋巴转移最初转移至( )
   A. 腹股沟浅淋巴结　　B. 腹股沟深淋巴结
   C. 髂外淋巴结　　D. 闭孔淋巴结
   E. 盆腔淋巴结

2. 确诊宫颈癌依靠哪项检查?( )
   A. 妇科检查　　B. 白带涂片检查
   C. 宫颈刮片检查　　D. 阴道镜检查
   E. 宫颈活组织检查

3. 诊断早期子宫内膜癌简便可靠的方法是( )
   A. 分段诊刮送病检　　B. 宫颈涂片送病检
   C. 后穹隆积液涂片病检　　D. 宫腔镜检查
   E. 宫腔冲洗细胞学检查

4. 适合于各期宫颈癌,疗效较好的治疗方法是( )
   A. 激光治疗　　B. 手术治疗
   C. 化疗　　D. 放疗
   E. 手术+放疗

5. 下列哪项是卵巢肿瘤?( )
   A. 皮样囊肿　　B. 卵泡囊肿
   C. 黄素囊肿　　D. 巧克力囊肿
   E. 以上都不是

6. 下列哪项不是卵巢肿瘤的并发症?( )
   A. 恶变　　B. 破裂
   C. 内出血　　D. 蒂扭转
   E. 感染

7. 下列哪项不是子宫内膜癌的表现?( )
   A. 绝经后不规则阴道出血
   B. 月经失调

C. 绝经后子宫稍大变软
D. 腰骶部疼痛
E. 接触性出血

8. 卵巢肿瘤最佳的治疗方法是( )
   A. 激光治疗　　B. 放射治疗
   C. 化疗　　D. 手术切除
   E. 先手术切除,然后再进行化疗

9. 子宫内膜癌的高危因素不包括( )
   A. 长期服用孕激素　　B. 肥胖
   C. 高血压　　D. 糖尿病
   E. 绝经延迟

10. 子宫肌瘤出现月经过多主要在于( )
    A. 肌瘤大小　　B. 肌瘤数目
    C. 肌瘤生长部位　　D. 肌瘤是否变性
    E. 患者年龄

11. 属于卵巢良性肿瘤的是( )
    A. 库肯勃瘤　　B. 皮样囊肿
    C. 黄素囊肿　　D. 巧克力囊肿
    E. 无性细胞瘤

12. 关于宫颈癌预防,下列哪项正确?( )
    A. 性生活卫生与宫颈癌无关
    B. 提倡早婚、早育
    C. 和性伴侣无关
    D. 普及防癌知识
    E. 慢性宫颈炎与宫颈癌无关

13. 妇科腹部手术前1日准备,下列哪项不妥?( )
    A. 心理护理　　B. 备皮
    C. 晚餐禁食　　D. 睡前清洁灌肠
    E. 晚上遵医嘱给镇静药

14. 广泛性全子宫切除和盆腔淋巴结清除术后留置导尿管的时间应为( )
    A. 1~2天　　B. 3~5天
    C. 6~8天　　D. 10~14天
    E. 15~18天

15. 下列哪项不会发展为外阴癌?( )
    A. 外阴尖锐湿疣　　B. 外阴白色病变
    C. 外阴慢性瘙痒　　D. 外阴慢性溃疡
    E. 外阴创伤

16. 对妇女威胁最大的女性生殖器恶性肿瘤是( )
    A. 外阴癌　　B. 阴道癌
    C. 卵巢癌　　D. 子宫内膜癌
    E. 子宫颈癌

17. 子宫内膜癌最典型的临床症状为( )
    A. 绝经后阴道出血　　B. 接触性出血
    C. 不规则阴道流血　　D. 月经量过多
    E. 经前经后少量出血

18. 黏膜下肌瘤最常见的临床表现是( )
    A. 下腹包块
    B. 痛经
    C. 月经过多或经期延长

D. 白带过多

E. 尿频

19. 子宫内膜癌最常见的病理类型是(　　)

　　A. 鳞癌　　　　　　　　B. 腺癌

　　C. 鳞腺癌　　　　　　　D. 透明细胞癌

　　E. 浆液性癌

20. 关于卵巢恶性肿瘤的描述,错误的是(　　)

　　A. 肿瘤类型多

　　B. 是女性生殖器官三大恶性肿瘤之一

　　C. 常能早期诊断

　　D. 病情发展快,预后差

　　E. 患者常有腹水及晚期恶病质表理

21. 决定子宫内膜癌治疗方案的依据不包括(　　)

　　A. 子宫大小　　　　　　B. 阴道流血量多少

　　C. 肌层是否被癌肿浸润　D. 癌细胞分化情况

　　E. 转移情况

22. 宫颈癌的早期临床表现主要是(　　)

　　A. 腹痛　　　　　　　　B. 尿频

　　C. 便秘　　　　　　　　D. 接触性出血

　　E. 腰背痛

23. 分泌雌激素的卵巢肿瘤是(　　)

　　A. 浆液性囊腺瘤　　　　B. 颗粒细胞瘤

　　C. 内胚窦瘤　　　　　　D. 库肯勃瘤

　　E. 成熟畸胎瘤

24. 子宫肌瘤常用的诊断检查方法是(　　)

　　A. 腹部检查　　　　　　B. 盆腔检查

　　C. B超检查　　　　　　D. 基础体温测定

　　E. 腹腔镜检查

25. 对外阴癌患者术后不利的措施是(　　)

　　A. 术前给予 1：5000 高锰酸钾溶液坐浴

　　B. 术后外阴及腹股沟伤口加压包扎 24 小时,压沙袋
　　　4～8 小时

　　C. 术后 6 小时半坐卧位

　　D. 保留尿管期间鼓励患者多饮水

　　E. 术后 1 天进流食,术后 2 天进半流饮食

26. 最常见的卵巢良性肿瘤是(　　)

　　A. 浆液性囊腺瘤　　　　B. 黏液性囊腺瘤

　　C. 内胚窦瘤　　　　　　D. 成熟畸胎瘤

　　E. 卵泡膜细胞瘤

27. 外阴根治术后的患者适宜采取的体位是(　　)

　　A. 平卧位　　　　　　　B. 半卧位

　　C. 端坐位　　　　　　　D. 仰卧位

　　E. 膝胸卧位

28. 可作为诊断和监护卵巢内胚窦瘤消长的重要指标是
　　(　　)

　　A. 雌激素　　　　　　　B. 孕激素

　　C. 人绒毛膜促性腺激素　D. 前列腺素

　　E. 甲胎蛋白

29. 关于宫颈癌的描述错误的是(　　)

　　A. 宫颈癌的癌前病变是宫颈上皮内瘤样病变(CIN)

　　B. 宫颈癌的好发部位在原始鳞柱交界与生理鳞柱交接
　　　形成的移行带区内

　　C. 患病年龄分布呈双峰状

　　D. 接触性出血是宫颈癌的早期主要临床表现

　　E. 宫颈刮片细胞学检查是确诊依据

30. 阴道前后壁修补术后患者一般留置尿管时间为(　　)

　　A. 24 小时　　　　　　　B. 48 小时

　　C. 3 天　　　　　　　　D. 5～7 天

　　E. 10 天以上

31. 妇科腹部手术术前护理措施不妥的是(　　)

　　A. 做好心理护理,缓解焦虑情绪

　　B. 介绍手术的必要性和手术的方式

　　C. 说明术中、术后可能出现的并发症

　　D. 说明手术很安全,不会出现任何问题

　　E. 指导患者胸式呼吸运动和有效咳嗽

32. 下列有关妇科腹部手术术后饮食护理错误的是(　　)

　　A. 手术当日禁食

　　B. 腹部手术后 1～2 天进流质饮食

　　C. 阴部手术者 3 天内进少渣半流质饮食

　　D. 未排气前忌食牛奶、豆浆等易产气食物

　　E. 忌食辛辣、刺激性食物

33. 妇科腹部手术(以硬膜外麻醉为例)术后护理措施不正
　　确的是(　　)

　　A. 去枕平卧 8 小时

　　B. 监测生命体征至正常

　　C. 术后留置导尿管 1～2 天

　　D. 术后第 2 天指导患者取半卧位

　　E. 留置尿管期间指导患者多饮水以稀释尿液

A₂ 型题

34. 一左卵巢囊肿患者,某晚大便后突感左下腹剧痛,伴恶
　　心、呕吐,应考虑为(　　)

　　A. 囊肿破裂　　　　　　B. 蒂扭转

　　C. 感染　　　　　　　　D. 出血

　　E. 恶变

35. 女,38 岁,近半年来月经量增多,经期延长,常出现头晕
　　乏力。检查:宫颈口有一 3cm×2cm×2cm 的肿瘤,子
　　宫增大如孕 40 天大小,子宫表面光滑,活动好,附件正
　　常,B超提示子宫肌瘤,应考虑为(　　)

　　A. 黏膜下肌瘤　　　　　B. 肌壁间肌瘤

　　C. 浆膜下肌瘤　　　　　D. 宫颈腺体囊肿

　　E. 多发性子宫肌瘤

36. 女,65 岁,护理评估发现:绝经 10 年,近日阴道不规则
　　出血,伴子宫大而软,应考虑为(　　)

　　A. 妊娠　　　　　　　　B. 宫颈癌

　　C. 子宫内膜癌　　　　　D. 老年性阴道炎

　　E. 卵巢癌

37. 女,32 岁,阴道分泌物增多 6 个月,近 1 个月出现血性
　　白带。检查:宫颈重度糜烂,触之易出血,子宫正常大
　　小,两附件(一)。为排除宫颈癌,首先作的检查是
　　(　　)

A. 宫颈活检   B. 宫颈刮片

C. 诊断性刮宫   D. 宫颈碘试验

E. 宫腔镜检查

38. 女,37 岁,宫颈偶有接触性出血。检查:宫颈重度糜烂,要确诊宫颈癌,首选下列哪一项检查?( )

A. 宫颈刮片   B. 宫颈活检

C. 宫颈黏液检查   D. 诊刮

E. 阴道镜检查

39. 女,45 岁,体检 B 超发现子宫浆膜下肌瘤,询问护士该肌瘤最常见的临床表现,护士告知( )

A. 下腹部包块   B. 不孕

C. 腰酸   D. 月经量过多

E. 白带增多

40. 女,50 岁,体检 B 超发现子宫黏膜下肌瘤,询问护士该肌瘤最常见的临床表现,护士告知( )

A. 下腹部包块   B. 不孕

C. 腰酸   D. 月经量过多

E. 白带增多

41. 子宫肌瘤患者,行子宫全切术后,护士为其进行术后指导,告知患者术后阴道残端肠线吸收可致阴道少量出血,在术后多少天出现?( )

A. 28～29 天   B. 21～22 天

C. 14～15 天   D. 3～4 天

E. 7～8 天

42. 女,39 岁,诊断为子宫肌瘤,患者询问子宫肌瘤产生的原因,请问与子宫肌瘤相关的激素是( )

A. 雌激素   B. 孕激素

C. 雄激素   D. 肾上腺素

E. 黄体生成素激素

43. 女,40 岁,平素月经周期规律,经量中等,经期 3～4 天,普查发现子宫肌瘤。患者咨询有关信息,下列回答不妥的是( )

A. 子宫肌瘤是良性肿瘤,其发生和生长主要与雌激素长期刺激有关

B. 为防止恶变,一经确诊即应手术

C. 月经期间应多休息,避免疲劳

D. 经量过多致贫血者可服用铁剂

E. 年轻患者可行肌瘤摘除术,保留生育功能

44. 女,45 岁,经期延长,月经量增大,妇科检查:可触及增大的子宫,表面不规则,呈结节状。医生诊断为子宫肌瘤。患者非常紧张,护士告知子宫肌瘤是女性生殖系统最常见的( )

A. 良性肿瘤   B. 脂肪瘤

C. 恶性肿瘤   D. 纤维瘤

E. 黄体囊肿

45. 女,60 岁,肥胖,未生育,绝经 10 年,阴道不规则出血 1 年,临床考虑为子宫内膜癌,确诊依靠( )

A. 阴道不规则出血   B. 肥胖

C. 不孕   D. 子宫正常大小

E. 分段诊刮送病理检查

46. 女,61 岁,绝经后 9 年,出现阴道排液 3 个月。检查:宫颈光滑,宫体稍大、软,行分段性诊断性刮宫,自子宫腔内刮出的组织脆,呈豆腐渣样。该患者最可能患的是( )

A. 子宫内膜结核   B. 子宫内膜息肉

C. 子宫内膜癌   D. 子宫黏膜下肌瘤

E. 子宫颈管瘤

47. 女,16 岁,腹部叩诊移动性浊音(＋),肛诊左附件区触及新生儿头大实性肿物,血清甲胎蛋白>400μg/L,本例卵巢肿瘤应诊断为( )

A. 未成熟畸胎瘤   B. 内胚窦瘤

C. 卵泡膜细胞瘤   D. 颗粒细胞瘤

E. 纤维瘤伴胸水及腹水

A_3/A_4 型题

(48～51 题共用题干)

女,37 岁,孕 6 产 3,同房后出血已 5 次,伴血性白带增多,呈水样。检查宫颈轻度糜烂,有接触性出血。宫颈刮片细胞学检查为巴氏Ⅲ级,宫颈活检证实为宫颈癌Ⅰa 期。患者情绪消沉、失眠、哭泣。

48. 根据首优原则最主要的护理诊断或合作性问题是( )

A. 恐惧

B. 营养失调:低于机体需要量

C. 疼痛

D. 有感染的危险

E. 潜在并发症:大出血

49. 子宫根治术后保留尿管的时间是( )

A. 1～3 天   B. 4～6 天

C. 7～14 天   D. 5～20 天

E. 21 天～30 天

50. 拔除尿管前 3 天应进行的重要护理是( )

A. 鼓励患者摄入高营养饮食

B. 进行床上肢体活动

C. 夹尿管每 2 至 4 小时开放 1 次,以训练膀胱功能

D. 保持外阴清洁干燥

E. 勤翻身

51. 督促患者排尿的时间是在拔除尿管后( )

A. 0.5～1 小时   B. 1～2 小时

C. 2～3 小时   D. 3～4 小时

E. 4～5 小时

(52～54 题共用题干)

女,54 岁,绝经 2 年,阴道不规则少量出血 2 周余。妇科检查:阴道壁无充血,宫颈光滑,子宫较正常稍大。诊断性刮宫示内膜呈豆渣样。

52. 可能的诊断为( )

A. 更年期月经不调   B. 子宫内膜癌

C. 生殖器结核   D. 黏膜下子宫肌瘤

E. 老年性阴道炎

53. 为进一步确诊需作哪一项检查?( )

A. 双合诊   B. 三合诊

C. 分段诊刮　　　　　　　D. 宫颈刮片

E. 宫腔细胞学检查

54. 经检查确定为子宫体癌Ⅰa期首选治疗为（　　）

A. 化学疗法　　　　　　　B. 子宫全切除术

C. 放射疗法　　　　　　　D. 手术和放射疗法结合

E. 孕激素治疗

（55、56 题共用题干）

18 岁少女，2 小时前突然发生左下腹部剧烈疼痛，恶心呕吐 2 次，体温 37.4℃。肛查：子宫左侧有拳头大、能稍活动、触痛明显的肿块。

55. 本病例最可能的诊断是（　　）

A. 输卵管结核

B. 卵巢子宫内膜异位囊肿破裂

C. 子宫浆膜下肌瘤扭转

D. 卵巢肿瘤蒂扭转

E. 输卵管妊娠

56. 本病例应采取下列哪种急症处理？（　　）

A. 应用广谱抗生素、止痛剂，观察病情进展

B. 进行腹腔穿刺以明确诊断

C. 腹腔镜检查明确诊断

D. 淋巴造影

E. B 超检查

（57～59 题共用题干）

14 岁少女，无意中扪及右下腹有一块物。今晨排便后突然发生右下腹剧痛伴恶心、呕吐，体温 37.3℃。检查右下腹部确有一压痛明显肿块，其下极压痛更甚。

57. 该患者最可能的诊断是（　　）

A. 子宫浆膜下肌瘤扭转

B. 盆腔炎包块

C. 卵巢肿瘤合并感染

D. 卵巢肿瘤蒂扭转

E. 卵巢肿瘤破裂

58. 一经确诊，最恰当的处理是（　　）

A. 大剂量抗生素治疗

B. 抗结核和抗感染治疗

C. 立即手术

D. 先抗炎待病情稳定行手术治疗

E. 保守治疗

59. 为确诊最有价值的辅助检查方法是（　　）

A. 检查白细胞总数及分类

B. 检测血中乳酸脱氢酶值

C. X 线腹部摄片

D. B 超检查盆腹腔

E. AFP 测定

（王爱华）

第17章 女性生殖内分泌疾病患者的护理

> ## 学习目标
>
> 1. 说出功血、闭经、痛经的定义及分类。
> 2. 说出功血、围绝经期综合征的病因、临床表现。
> 3. 记住功血的临床特征、常用辅助检查方法及处理原则。
> 4. 说出原发性痛经的临床表现及护理措施。
> 5. 叙述闭经的激素诊断实验。
> 6. 为功血、闭经、痛经、围绝经期妇女提供健康教育。

第1节 功能失调性子宫出血

案例17-1

女,45岁,近半年来月经周期紊乱,经期长短不一,经量增多。此次阴道流血已25日,经量多,伴有血块。呈贫血貌,神情紧张。妇科检查:外阴婚产式,阴道通畅,宫颈光滑,大小正常,子宫体前位,如孕50天大小,质地中,活动好,无压痛,双侧附件未触及异常。B超示子宫增大,子宫内膜增厚。子宫内膜病理检查为子宫内膜单纯性增生。

问题:

1. 请给出入院初步诊断及护理诊断。
2. 简述功血的概念。功血分为哪几种类型?
3. 针对该病人目前情况,应给予哪些护理措施?

功能失调性子宫出血(dysfunctional uterine bleeding,DUB)简称功血,为妇科常见病。它是由于调节生殖的神经内分泌机制失常引起的异常子宫出血,检查全身及内外生殖器官无器质性病变存在。功血可发生于月经初潮至绝经间的任何年龄,发生于绝经前期占50%,育龄期占30%,青春期占20%。功血分为无排卵性功血和排卵性功血两类。无排卵性功血约占85%,多发生于青春期和围绝经期;排卵性功血多发生于生育期,分为黄体功能不足和子宫内膜不规则脱落两种类型。

☞考点:功血的定义及类型

【病因】

机体内部和外界许多因素(如精神过度紧张、忧伤、恐惧、劳累、环境和气候骤变)以及全身性疾病,均可通过大脑皮质和中枢神经系统影响下丘脑-垂体-卵巢轴的相互调节导致功血,另外营养不良、饮食紊乱、贫血及代谢紊乱也可影响激素的合成、转运和对靶器官的效应而导致月经失调。

【病理生理】

(一)无排卵性功血

无排卵性功血主要发生于青春期和围绝经期妇女,但两者的发病机制不完全相同。

青春期下丘脑和脑垂体的调节功能尚未成熟,它们与卵巢间尚未建立稳定的周期性调节,尤其对雌激素的正反馈作用存在缺陷。此时脑垂体分泌FSH呈持续低水平,且无LH高峰形成。因此,虽有成批的卵泡生长却无排卵,卵泡发育到一定程度即发生退行性变,形成闭锁卵泡。

围绝经期妇女由于卵巢功能衰退,卵泡几乎耗尽,尤其其剩余卵泡对垂体促性腺激素的反应性低下,雌激素分泌量锐减,对垂体的负反馈变弱,导致FSH水平升高,但LH不能形成排卵前高峰,而发生无排卵性功血。

子宫内膜病理变化表现为:①子宫内膜增生症(单纯型增生、复杂型增生、不典型增生);②增殖期子宫内膜;③萎缩型子宫内膜。

(二)排卵性功血

排卵性功血较无排卵性功血少见,多发生于生育年龄妇女。患者虽有排卵功能,但黄体功能异常。常见有两种类型。

1. **黄体功能不足** 月经周期中有排卵,但黄体期孕激素分泌不足或黄体过早衰退,导致子宫内膜分泌反应不良。子宫内膜表现为腺体分泌不足,间质水肿不明显,腺体与间质发育不同步,或内膜分泌反应不均。

2. **子宫内膜不规则脱落** 月经周期中有排卵,黄体发育良好,但萎缩过程延长,导致子宫内膜不规则脱落。诊断性刮宫于月经周期的第5~6天仍能见到分泌反应的子宫内膜。子宫内膜表现为混合型,即残留的分泌期内膜与出血坏死组织及新增生的内膜混杂共存。

☞考点:青春期无排卵性功血的病理生理特点

【临床表现】

(一)无排卵性功血

最常见的症状是子宫不规则出血,特点是月经周期紊乱,经期长短不一,经量多少不定。可先有数周或数月停经,然后阴道流血,量较多,持续2~3周或更长时间,不易自止。无腹痛或其他不适。出血多且时间长者,常继发贫血。妇科检查示子宫大小正常,出血时稍软。

月经异常的几种常见类型:①月经过多:周期正常,但经量过多(>80ml)或经期延长(>7 日);②子宫不规则过多出血:周期不规则,经期,经量过多;③子宫不规则出血:周期不规则,经期延长而经量正常;④月经过频:周期规则,但<21 日。

(二)排卵性功血

1. 黄体功能不足　一般表现为月经周期缩短,月经频发(月经周期短于 21 日),有时月经周期虽在正常范围内,但卵泡期延长,黄体期缩短,导致患者不易受孕或孕早期流产。

2. 子宫内膜不规则脱落　表现为月经周期正常,但经期延长,长达 9~10 日,且出血量多,有些表现为后几日少量淋漓不止出血。

☞考点:功血的临床特点

【体格检查及辅助检查】

1. 体格检查　包括全身检查、妇科检查等,以排除全身性疾病及生殖器官器质性病变。

2. 辅助诊断

(1)诊断性刮宫:简称诊刮,不仅能够排除子宫

内膜病变,还具有止血作用。诊刮时应注意宫腔大小、形态,宫壁是否平滑,刮出物的性质和量。为了确定排卵或黄体功能,应在月经来潮前 3~7 天或月经来潮 6~12 小时内刮宫;不规则流血者或大量出血者可随时进行刮宫。子宫内膜病理检查无排卵者可见增生期、增生过长,无分泌期出现或萎缩型子宫内膜;黄体功能不足者表现为子宫内膜分泌不良;子宫内膜不规则脱落者,诊刮应在月经来潮的第 5~6天进行,子宫内膜表现为既有增生期又有分泌期改变。

(2)B超:了解子宫大小、形状、子宫内膜厚度及宫腔内病变。

(3)子宫镜检查:直视子宫内膜表面是否光滑,有无组织突起、充血。直视下选择病变区进行活检较盲取内膜的诊断价值高,可提高子宫内膜息肉、子宫黏膜下肌瘤、子宫内膜癌的诊断率。

(4)基础体温(BBT)测定:是测定排卵的简易方法。基础体温呈单相型,提示无排卵(图 17-1);基础体温双相型,但排卵后体温上升缓慢,上升幅度偏低,升高时间仅维持 9~10 日即下降,提示黄体功能不足(图 17-2);基础体温双相型,但下降缓慢,提示子宫内膜不规则脱落(图 17-3)。

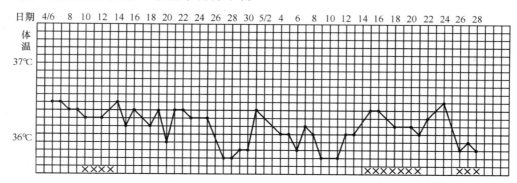

图 17-1　基础体温单相型(无排卵性功血)

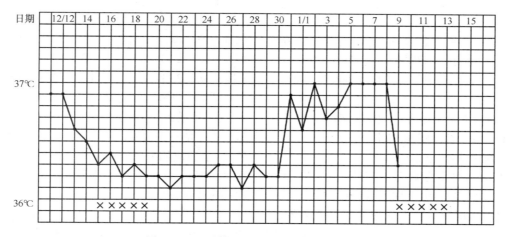

图 17-2　基础体温双相型(黄体功能不足)

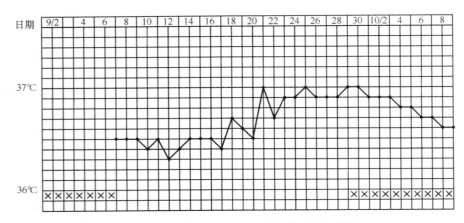

图 17-3　基础体温双相型(子宫内膜不规则脱落)

（5）宫颈黏液结晶检查：经前出现羊齿植物叶状结晶提示无排卵。

（6）阴道脱落细胞涂片检查：一般表现为中、高度雌激素影响。

（7）激素测定：为确定有无排卵，于黄体期测定血清孕酮或尿孕二醇，若呈现卵泡期水平，则无排卵。还可测定血睾酮、血催乳素水平及甲状腺功能以排除其他内分泌疾病。

（8）妊娠试验：排除妊娠及妊娠相关疾病。

（9）宫颈细胞检查：排除宫颈癌及癌前病变。

（10）血常规、凝血功能检查：了解贫血情况及凝血功能。

【处理原则】

（一）无排卵性功血

治疗原则为迅速有效止血并纠正贫血，血止后尽可能明确病因并进行针对性治疗。调整月经周期，促进排卵，预防复发及远期并发症。

1. 一般治疗　贫血者应加强营养，改善全身状况，补充铁剂、维生素 C 和蛋白质，严重贫血者需输血。出血期间避免过度疲劳和剧烈运动，保证充分的休息。流血时间长者给予抗生素预防感染，适当应用凝血药物以减少出血量。

2. 药物治疗　是功血的一线治疗方法。青春期及生育期患者以止血、调整周期、促使卵巢排卵为主；围绝经期患者止血后以调整周期、减少经量、防止子宫内膜病变为主。

（1）止血：对大量出血者，要求在性激素治疗 8 小时内见效，24～48 小时内出血基本停止，若 96 小时以上仍不止血，应考虑器质性病变。

1）联合用药：性激素联合用药的止血效果优于单一药物。①青春期和生育期无排卵性功血出血不多、轻度贫血者采用孕激素占优势的口服避孕药，月经第 1 天开始口服，每天 1 片，连用 21 日，停药 7 日，28 日为一个周期。急性大出血者，可用复方单相口服避孕药，每 6～8 小时 1 片，血止后每 3 日递减原剂量的 1/3 量，直至每日 1 片，共 21 日。②围绝经期无排卵性功血则在雌孕激素联合治疗的基础上加雄激素，以加速止血。如用三合激素（黄体酮 12.5mg，雌二醇 1.25mg，睾酮 25mg）2ml 肌内注射，每 8～12 小时一次，血止后递减至维持量，共 21 日停药。

2）雌激素：适用于内源性雌激素不足者，主要用于青春期功血。应用大剂量雌激素可迅速促使子宫内膜生长，短期内修复创面而止血。目前多选用妊马雌酮 1.25～2.5mg，每 6 小时一次，血止后每 3 日递减 1/3 量，直至维持量每日 1.25mg，从血止日算起第 21 日停药；也可用己烯雌酚 1～2mg，每 6～8 小时一次，血止后每 3 日递减 1/3 量，直至维持量每日 1mg，从血止日算起第 21 日停药。口服己烯雌酚胃肠道反应重，药物吸收慢。不论应用何种雌激素，血止后 2 周开始加用孕激素，使子宫内膜由增生期转化为分泌期。可用甲羟孕酮 10mg 口服，每日一次，共 10 日停药。雌、孕激素的同时撤退，有利于子宫内膜同步脱落，一般在停药后 3～7 日发生撤药性出血。有血栓性疾病或血液高凝者禁用。

3）孕激素：适用于体内有一定水平雌激素的患者。补充孕激素使处于增生期或增生过长的子宫内膜转化为分泌期，停药后内膜脱落较彻底，故又称药物性刮宫。常用炔诺酮（妇康片）、甲地孕酮。如炔诺酮 5～7.5mg 口服，每 8 小时一次，2～3 日血止后每 3 日递减 1/3 量，直至维持量每日 2.5～5mg，持续用到血止后 21 日停药，停药后 3～7 日发生撤药性出血。

4）雄激素：适用于围绝经期功血。但大出血时雄激素不能立即改变内膜脱落过程，也不能使其迅速修复，单独应用效果不佳。雄激素有拮抗雌激素作用，可增强子宫平滑肌及子宫血管张力，减轻盆腔充血而减少出血量。

5）抗前列腺素药物：出血期间服用前列腺素合成酶抑制剂，如氟芬那酸 200mg，每日 3 次，可使子宫内膜剥脱时出血减少。

6)其他止血药:酚磺乙胺和卡巴克洛可减少微血管通透性,氨甲苯酸、氨基己酸、氨甲环酸等可抑制纤维蛋白溶酶,有减少出血量的辅助作用,但不能赖以止血。中药三七、云南白药也有良好的止血效果。

(2)调整月经周期:在用性激素止血后必须调整月经周期。一般连续用药 3 个周期。青春期及生育期无排卵性功血者,需恢复正常内分泌功能,从而建立正常月经周期;围绝经期妇女需要控制出血,预防子宫内膜增生。常用的调整月经周期方法有:

1)雌、孕激素序贯疗法:即人工周期。适用于青春期功血或生育期功血内源性雌激素水平较低者。己烯雌酚 1mg 或妊马雌酮 0.625mg,于出血第 5 日起,每晚 1 次,连服 21 日,至服药第 11 日,每日加用黄体酮注射液 10mg 肌内注射或甲羟孕酮 8~10mg 口服,两药同时用完,停药后 3~7 日出现撤药性出血。于出血第 5 日重复用药,一般连续使用 3 个周期。对停药后仍未能建立正常月经周期者,可重复使用。用药 2~3 个周期后,患者常能自发排卵。

2)雌、孕激素合并疗法:适用于生育期功血内源性雌激素水平较高者或围绝经期功血。雌激素使子宫内膜再生修复,孕激素可以限制雌激素引起的内膜增生程度。可用复方炔诺酮片(口服避孕药 1 号)全量或半量,于出血第 5 日起,每晚一片,连服 21 日,撤药后出现出血,血量较少。连用 3 个周期。

3)后半周期疗法:适用于青春期功血或围绝经期功血。于月经周期后半期每日服用甲羟孕酮 8~10mg,连服 10 日为一个周期,3 个周期为一疗程。

(3)促进排卵:青春期功血患者通过调整周期药物治疗几个疗程后,部分患者可恢复自发排卵,一般青春期不提倡使用促排卵药,而对于有生育要求的无排卵不孕患者可使用。常用药物有氯米芬(CC)、人绒毛膜促性腺激素(HCG)、人绝经期促性腺激素(HMG)、促性腺激素释放激素激动剂(GnRHa)

3. 手术治疗

(1)刮宫术:最常用,既能迅速止血,又能明确诊断。围绝经期出血患者激素治疗前宜常规刮宫,最好在子宫镜下行分段诊断性刮宫,以排除子宫内细微器质性病变。

(2)电凝或激光行子宫内膜切除术:适用于围绝经期经量多或生育期经激素治疗无效且无生育要求者。术前要有明确的病理学诊断。

(3)子宫切除术:适用于年龄超过 40 岁,病理诊断为子宫内膜复杂型增生过长,甚至为子宫内膜不典型增生者。

(二)排卵性功血

1. 黄体功能不足　治疗原则为促进卵泡发育,刺激黄体功能及替代黄体功能。

1)促进卵泡发育和排卵:卵泡期使用低剂量雌激素能协同 FSH 促进优势卵泡发育;氯米芬(CC)可促进卵泡发育,诱发排卵。

2)促使月经中期 LH 峰形成:监测卵泡成熟时,肌内注射 HCG 5000~10000U,1 次或分两次肌内注射。

3)黄体功能刺激疗法:于基础体温上升后,隔日肌内注射 HCG 1000~2000U,共 5 次,可使血浆孕酮明显上升,黄体期延长。

4)黄体功能替代疗法:一般选用天然黄体酮制剂,从排卵后开始每日肌内注射黄体酮 10mg,共 10~14 日,用以补充黄体分泌孕酮的不足。

2. 子宫内膜不规则脱落　治疗原则为调节下丘脑-脑垂体-卵巢轴的反馈功能,使黄体及时萎缩。

1)孕激素:通过调节下丘脑-垂体-卵巢轴的反馈功能,使黄体及时萎缩,内膜及时完整脱落。于排卵后 1~2 日或下次月经来潮前 10~14 日开始,每日口服甲羟孕酮 10mg,连用 10 日。有生育要求者肌内注射黄体酮或口服天然微粒化孕酮。

2)绒促性素:有促进黄体功能的作用,用法同黄体功能不足。

☞考点:功血的处理原则

///案例 17-2

　　女,35 岁,近一年来月经周期 32~34 天,经期延长达 10~14 天,经量时多时少。基础体温双相型,在月经来潮的第 5~6 天进行诊断性刮宫,子宫内膜表现为既有增生期又有分泌期改变。
问题:
　　1. 该患者为何种类型的功血?
　　2. 该患者存在哪些护理问题?
　　3. 此时应给予哪些护理措施?

【护理诊断/问题】

潜在并发症:贫血

知识缺乏　缺乏性激素治疗的相关知识

有感染的危险　与长期阴道流血,抵抗力下降有关

焦虑　与月经紊乱、治疗效果不佳、担心影响受孕或有严重疾病有关

【护理措施】

1. 预防和纠正贫血　加强营养,改善全身状况,可补充铁剂、维生素 C 和蛋白质,向患者推荐含铁丰富的食物如猪肝、蛋黄、葡萄干等。注意休息,避免剧烈运动与劳累。严重贫血者,遵医嘱做好止血、配血、输血措施。

2. 性激素治疗的注意事项

(1)严格遵医嘱正确用药,按时按量,不得随意

停服和漏服,以免使用不当引起子宫出血。如有不规则阴道流血,应及时就诊。

(2) 药物减量必须按规定在血止后开始,每 3 日减量 1 次,每次减量不超过原剂量的 1/3,直至维持量,用到血止后 21 日停药。

(3) 口服雌激素可能引起恶心、呕吐等胃肠道反应,可饭后或睡前服用;如有血液高凝倾向或有血栓性疾病病史者禁忌使用。

(4) 雄激素用量过大可能出现男性化表现。

3. 预防感染 严密监测体温、脉搏及子宫体有无压痛等;保持会阴清洁,出血期间禁止盆浴及性生活;如有感染征象,遵医嘱使用抗生素。

4. 缓解焦虑 鼓励患者表达内心感受,帮助澄清其错误认识,解除思想顾虑,缓解焦虑。

【健康教育】

1. 保持心情舒畅,加强营养,注意休息。

2. 月经期避免剧烈活动,禁止盆浴及性生活,保持会阴清洁。

3. 严格遵医嘱用药,避免因药物使用不当而导致异常出血。

☞考点:功血的护理措施

第 2 节 闭 经

///案例17-3

女,28 岁,既往月经规律,结婚 3 年未孕,近 7 个月无月经来潮。检查子宫稍小。每日肌内注射黄体酮注射液 20mg,连用 5 日,停药后无阴道流血。

问题:

1. 最可能的诊断是什么?

2. 对该患者目前情况,应进一步作什么检查?

闭经(amenorrhea)是妇科疾病中常见症状。通常将闭经分为原发性和继发性两类。原发性闭经指年龄超过 16 岁,第二性征已发育,或年龄超过 14 岁,第二性征尚未发育,且无月经来潮者;继发性闭经则指以往曾建立正常月经,但此后因某种病理性原因而月经停止 6 个月,或按自身原来月经周期计算停经 3 个周期以上者。根据其发生原因,闭经又可分为生理性和病理性两类。

【病因及分类】

月经指子宫内膜随卵巢分泌激素的周期性变化引起的周期性子宫出血。正常月经的建立和维持有赖于下丘脑-脑垂体-卵巢轴的神经内分泌调节,以及靶器官子宫内膜对性激素的周期性反应,其中任何一个环节发生障碍就会出现月经失调,甚至导致闭经。

1. 原发性闭经 较为少见,往往由于遗传学原因或先天发育缺陷引起,如米勒管发育不全综合征、性腺发育不全、对抗性卵巢综合征、雄激素不敏感综合征、低促性腺素性腺功能减退。

2. 继发性闭经 发生率较原发性闭经至少高 10 倍。其病因复杂,根据控制正常月经周期的 4 个主要环节,以下丘脑性闭经最常见,依次为垂体、卵巢及子宫性闭经。

(1) 下丘脑性闭经:最常见,以功能性原因为主。

1) 精神因素:紧张脑力劳动者、盼子心切或畏惧妊娠、精神创伤、环境变化等强烈的精神因素均可使机体处于紧张的应激状态,进而影响下丘脑-垂体-卵巢轴的调节功能而闭经。

2) 体重下降和营养缺乏:中枢神经对体重急剧下降极为敏感,而体重又与月经联系紧密。

3) 运动性闭经:剧烈运动如长跑、芭蕾舞训练等易致闭经,原因是多方面的。初潮发生和月经的维持有赖于一定比例(17%～22%)的机体脂肪,若运动员肌肉/脂肪比率增加或总体脂肪减少可使月经异常。另外,运动剧增后 GnRH 的释放受到抑制而引起闭经。

4) 药物:除垂体腺瘤可引起闭经溢乳综合征外,长期应用甾体类避孕药及某些药物如吩噻嗪衍生物(奋乃静、氯丙嗪)、利血平等,偶尔也可出现闭经和异常乳汁分泌。药物性闭经通常是可逆的,一般在停药后 3～6 个月月经自然恢复。

(2) 垂体性闭经:腺垂体器质性病变或功能失调可影响促性腺激素的分泌,继而影响卵巢功能而引起闭经。如垂体梗死,常见的为 Sheehan 综合征、垂体肿瘤、空蝶鞍综合征等。

(3) 卵巢性闭经:卵巢分泌的性激素水平低下,子宫内膜不发生周期性变化而导致闭经。如卵巢功能早衰(40 岁前绝经者)、卵巢切除或组织破坏、卵巢功能性肿瘤、多囊卵巢综合征等。

(4) 子宫性闭经:此时月经调节功能正常,第二性征发育也往往正常,但子宫内膜受到破坏或对卵巢激素不能产生正常的反应,从而引起闭经。如子宫内膜损伤(Asherman 综合征)是子宫性闭经最常见的原因,子宫内膜炎、子宫切除后或宫腔放射治疗破坏子宫内膜也可导致闭经。

(5) 其他内分泌功能异常:甲状腺、肾上腺、胰腺等功能紊乱也可引起闭经,常见的疾病为甲状腺功能减退或亢进、肾上腺皮质功能亢进、肾上腺皮质肿瘤等。

☞考点:闭经的概念及病因类型

【体格检查及辅助检查】

1. 体格检查 检查全身发育状况,有无畸形;观测体重、身高、四肢与躯干比例、五官特征;观察精神状态、智力发育、营养和健康情况。妇科检查应注意内、外生殖器官有无发育异常和肿瘤，腹股沟区有无肿块，第二性征如音调、毛发分布、乳房发育是否正常，乳房有无乳汁分泌等。

2. 辅助诊断　生育期妇女闭经首先排除妊娠，测血 HCG 及 PRL。根据病史及体格检查对病因及病变部位有初步了解，再选择性地进行辅助检查以明确诊断。

（1）药物撤退试验

1）孕激素试验：评估内源性雌激素水平的简单、快速方法。用黄体酮，每日肌内注射 20mg，连续 5 日；或口服甲羟孕酮，每日 10mg，连用 5 日。停药后 3～7 日出现撤药出血（阳性反应），提示子宫内膜已受一定水平的雌激素影响，但无排卵。若孕激素试验无撤药出血（阴性反应），应进一步做雌、孕激素序贯试验。

2）雌、孕激素序贯试验：嘱患者每晚睡前服己烯雌酚 1mg 或妊马雌酮 1.25mg，连续 21 日，最后 10 日加用甲羟孕酮，每日口服 10mg，停药后 3～7 日发生撤药出血为阳性，提示子宫内膜功能正常，对甾体激素有反应，闭经是由于患者体内雌激素水平低落所致，应进一步寻找原因。无撤药出血为阴性，则应重复一次试验，若仍无出血，提示子宫内膜有缺陷或被破坏，可诊断为子宫性闭经。

（2）子宫功能检查：主要了解子宫、子宫内膜状态及功能。可用诊断性刮宫、子宫输卵管碘油造影、宫腔镜。

（3）卵巢功能检查

1）基础体温测定：正常月经周期基础体温呈双相型，孕酮可使基础体温在月经后半期较前半期上升 0.3～0.5℃，提示卵巢有排卵或黄体形成。

2）B 超监测：从月经周期第 10 日开始用 B 超动态监测卵泡发育及排卵情况，简便可靠。卵泡直径达 18～20mm 时为成熟卵泡，估计在 72 小时内排卵。

3）宫颈黏液结晶检查：羊齿植物叶状结晶越明显、越粗，提示雌激素作用越显著。若涂片见成排的椭圆体，提示在雌激素作用的基础上已受孕激素影响。

4）阴道脱落细胞检查：观察表、中、底层细胞的百分比，表层细胞的百分比越高，反映雌激素水平也越高。

5）血甾体激素测定：通过放射免疫法测定雌二醇、孕酮及睾酮值。血孕酮≥15.9nmol/L 或尿孕二醇≥6.24μmol/24h 为排卵标志。若雌、孕激素浓度低，提示卵巢功能不正常或衰竭；若睾酮值高，提示有多囊卵巢综合征、卵巢男性化肿瘤或睾丸女性化等疾病可能。

（4）垂体功能检查：雌、孕激素序贯试验阴性提示患者体内雌激素水平低落，为确定原发病因在卵巢、垂体或下丘脑，需作以下检查：

1）血 PRL、FSH、LH 放射免疫测定。

2）垂体兴奋试验。

3）影像学检查：B 超、X 线摄片，必要时作 CT 或 MRI 检查。

4）其他检查：疑有先天性畸形者，应进行染色体核型分析及分带检查。考虑闭经与甲状腺功能异常有关时测定血 T_3、T_4、TSH。闭经与肾上腺功能有关时可作尿 17-酮、17-羟类固醇或血皮质醇测定。

【处理原则】

1. 全身治疗　全身体质性治疗和心理学治疗在闭经中占重要地位。若闭经由于营养缺乏引起，需供给足够的营养，保持标准体重。若受精神因素影响，则应进行心理疏导。

2. 病因治疗　先天性畸形如处女膜闭锁、阴道横隔或阴道闭锁均可行手术切开或成形术，使经血畅流。结核性子宫内膜炎者，应积极抗结核治疗。卵巢或垂体肿瘤确诊后，应根据肿瘤的部位、大小和性质制订治疗方案。宫颈-宫腔粘连者可行宫腔镜宫颈-宫腔分离后放置节育器。

3. 激素替代治疗　明确病变环节及病因后，制定不同的治疗方案。常用雌激素替代疗法、雌、孕激素序贯疗法和雌、孕激素合并疗法。以上 3 种疗法目的分别是：①促进和维持生殖器官和第二性征发育，缓解低雌激素症状，并对下丘脑和垂体产生反馈而起调节作用；②模仿自然月经周期进行；③可抑制垂体分泌促性腺激素，停药后可能再现反跳作用，使月经恢复并排卵。

4. 诱发排卵　下丘脑、垂体性闭经而卵巢功能存在且要求生育者，可根据临床情况遵医嘱使用 CC、HMG、GnRHa，治疗期间加强监测，警惕可能并发卵巢过度刺激综合征。

【护理诊断/问题】

焦虑　与担心闭经影响健康、性生活及生育有关。

功能障碍性悲哀　与担心丧失女性形象有关。

自我形象紊乱　与长时间闭经及治疗效果不佳有关。

知识缺乏　缺乏性激素治疗的相关知识。

【护理措施】

1. 心理护理

（1）通过与患者交谈，介绍月经生理知识及闭经的诊疗程序，帮助患者正确认识闭经与女性特征、生育及健康的关系，澄清一些错误观念，促使患者与社会交往，适当参加社会活动，减轻心理压力。

（2）对于生殖器官畸形引起的闭经，进行心理疏导,提高对自我形象的认识。

2. 指导合理用药 合理使用性激素,详细说明性激素的作用、副作用、具体用药方法,帮助患者了解使用性激素后出现撤药性出血等注意事项。

【健康教育】

1. 进行月经生理知识宣教,告知患者精神紧张、过度劳累、体重下降、剧烈运动等均可使内分泌调节功能紊乱而发生闭经。

2. 注意增加营养,加强锻炼,增强体质,鼓励患者参加适当的社会活动,保持心情舒畅。

第3节 痛 经

///案例17-4

李某,女,15岁,未婚,因经期剧烈腹痛而来医院就诊。月经来潮2年,近1年月经来潮时腹痛剧烈,需卧床休息,服用镇痛药。平时月经规律,基础体温双相型,肛查:子宫前倾前屈位,大小正常,无压痛,双侧附件未触及异常。

问题:

1. 最可能的诊断是什么?

2. 该患者主要的护理诊断是什么?

3. 针对该患者目前情况,应给予哪些护理措施?

痛经(dysmenorrhea)为妇科常见症状之一,指在行经前后或月经期出现下腹疼痛、坠胀伴腰酸及其他不适,严重影响生活和工作质量者。痛经分为原发性痛经和继发性痛经两类。原发性痛经指生殖器官无器质性病变的痛经,又称功能性痛经,占痛经90%以上;继发性痛经指盆腔器质性病变引起的痛经,如子宫内膜异位症。本节仅叙述原发性痛经。

【病因】

1. 子宫内膜释放前列腺素(PG)增多 痛经患者的子宫内膜与月经血中 $PGF_{2\alpha}$ 和 PGE_2 均较正常妇女明显增高。$PGF_{2\alpha}$ 含量增高是造成痛经的主要原因。因 $PGF_{2\alpha}$ 具有促进子宫收缩,使子宫张力升高的作用。子宫过度收缩,使子宫缺血、缺氧,结果刺激子宫自主神经疼痛纤维而发生痛经。

2. 精神神经因素 内在或外来的应激可使机体痛阈降低,精神紧张、焦虑、恐惧、寒冷刺激、经期剧烈运动以及生化代谢产物均可通过中枢神经系统刺激盆腔疼痛纤维而发生痛经。

3. 遗传因素。

4. 子宫过度前倾前屈或过度后倾后屈位。

【临床表现】

1. 症状 下腹痛是主要症状,多自月经来潮后开始,最早出现在月经来潮前12小时,月经第1日疼痛最剧烈,持续2～3日后逐渐缓解。疼痛呈痉挛性,多位于下腹正中,常放射至腰骶部、外阴、肛门,少数可放射至大腿内侧。可伴有恶心、呕吐、腹泻、头晕、乏力等症状,严重时面色苍白、出冷汗。痛经多于月经初潮后1～2年,排卵性月经周期发病。

2. 妇科检查 生殖器官无器质性病变,偶有子宫过度前倾前屈或过度后倾后屈位。

☞考点:痛经的主要病因及临床表现

【辅助检查】

B超、腹腔镜、子宫输卵管碘油造影、宫腔镜检查,用以排除生殖器官器质性病变。

【处理原则】

以解痉、镇痛等对症治疗为主,并注意心理治疗。

1. 一般治疗 重视精神心理治疗,消除紧张和顾虑,可缓解症状。

2. 药物治疗

(1) 前列腺素合成酶抑制剂:于月经来潮即开始服药,有效率可达80%。如布洛芬 200～400mg,每日3～4次,或酮洛芬 50mg,每日3次。

(2) 口服避孕药:通过抑制排卵减少月经血前列腺素含量,适用于有避孕要求的痛经妇女,疗效达90%以上。

(3) 其他药物:解痉药阿托品,非麻醉性镇痛药或中药。

【护理诊断/问题】

急性疼痛 与经期子宫收缩,子宫缺血、缺氧,刺激疼痛神经元有关。

焦虑 与反复疼痛及缺乏相关知识有关。

【护理措施】

1. 缓解疼痛

(1) 适当休息,进食热的饮料,热敷或按摩下腹部。

(2) 遵医嘱用药:可以有效治疗原发性痛经的常用药物,有前列腺素合成酶抑制剂和口服避孕药。必要时,可配合中药治疗。

(3) 服用止痛剂:如果每次经期习惯性服用止痛剂,应防止成瘾。

(4) 应用生物反馈法:增强患者的自我控制感,使身体放松,以解除痛经。

2. 减轻焦虑 关心理解患者的疼痛和焦虑心理,介绍有关痛经的知识,使患者了解月经期下腹坠胀、腰酸等轻度不适是生理反应,并提供缓解疼痛的方法。说明原发性痛经属于功能性痛经,不影响生育,生育后痛经可缓解或消失,可以缓解患者的紧张焦虑情绪。

☞考点:痛经的护理措施

【健康教育】

1. 进行经期保健知识宣教,如注意经期卫生,保持外阴清洁干燥,经期禁止性生活,保持精神愉快,避免剧烈运动及过度劳累,防寒保暖。

2. 疼痛难忍时可选择非麻醉性镇痛药治疗。

第 4 节　围绝经期综合征

围绝经期(peri-menopausal period)指围绕妇女绝经前后的一段时期,从出现与绝经有关的内分泌、生物学和临床特征起,至最后 1 次月经后 1 年。绝经是每一个妇女生命进程中必然发生的生理过程。绝经提示卵巢功能衰退,生殖功能终止。绝经(menopause)指月经完全停止 1 年以上。我国城市妇女的平均绝经年龄为 49.5 岁,农村妇女为 47.5 岁。

围绝经期综合征指妇女在绝经前后由于卵巢功能衰退,雌激素水平波动或下降所致的以自主神经功能紊乱为主,伴有神经心理症状的一组征候群。多发生于 45～55 岁,约 2/3 的妇女可出现不同程度的症状。绝经分为自然绝经和人工绝经。自然绝经指卵巢内卵泡生理性耗竭所致的绝经;人工绝经指双侧卵巢经手术切除或受放射线损坏导致的绝经,更易发生围绝经期综合征。

【病因】

卵巢功能衰退是引起围绝经期综合征的主要因素。另外个人体质、健康状况、人格特征、神经类型、职业、文化水平等均可能与围绝经期综合征的发生及症状严重程度有关。

围绝经期的内分泌变化最早表现为卵巢功能衰退,然后才出现下丘脑、脑垂体的功能退化。而随着卵巢功能的衰退,雌孕激素的分泌量减少,对下丘脑、脑垂体不能进行有效的调节,从而出现一系列自主神经功能紊乱的症状。

【临床表现】

1. 月经紊乱　是围绝经期的常见症状,表现为月经频发、不规则子宫出血、月经稀发最后绝经,少数妇女可突然绝经。

2. 血管舒缩症状　主要表现为潮热,是围绝经期最常见且典型的症状。其特点是潮热从胸前开始涌向颈部及面部,伴皮肤发红、出汗。一般持续 1～3 分钟,轻者每日发作数次,重者十余次或更多。潮热发作严重影响患者的工作、生活及睡眠,患者感到异常痛苦,是绝经后需要性激素治疗的主要原因。

3. 精神神经症状　常表现为注意力不集中、情绪波动大,如烦躁不安、易激动、喜怒无常、焦虑、抑郁、记忆力下降、失眠多梦等。

4. 泌尿生殖道症状　表现为乳房萎缩、下垂;出现阴道干燥、性交困难及老年性阴道炎;排尿困难、尿急、尿痛、尿失禁及反复发作的膀胱炎。

5. 心血管疾病　患者可有血压升高或血压波动及假性心绞痛。绝经后妇女冠心病、高血压和脑出血的发生率及死亡率随年龄逐渐增加。

6. 骨质疏松　由于雌激素水平下降,绝经后妇女骨质丢失增加,约有 25% 的围绝经期妇女患有骨质疏松,可引起腰酸背痛、骨骼压缩体积变小、身材变矮,严重者可致骨折。

7. 皮肤和毛发的变化　皮肤变薄、干燥、皱纹增多加深、出现斑点;大多数绝经后妇女出现毛发分布改变,阴毛、腋毛有不同程度消失;躯干及四肢毛发增多或减少,偶有轻度脱发。

☞考点:围绝经期综合征的病因及主要临床症状

【体格检查及辅助检查】

1. 全身检查　注意精神状态、血压及心脏功能。

2. 妇科检查　注意生殖器官有无萎缩退化、炎症及张力性尿失禁。

3. 激素测定　测定血清 FSH 值及 E_2 值了解卵巢功能。围绝经期血清 FSH>10U/L,提示卵巢储备功能下降;FSH>40U/L,提示卵巢功能衰竭。

4. 其他检查　B 超、宫颈刮片、分段诊刮、骨密度检查、乳腺 X 线检查等。

【处理原则】

1. 一般治疗　加强心理治疗,必要时选用适量的镇静药如地西泮 5mg,谷维素 10～20mg,每日 3 次口服。另外老年妇女应进行适当的体育锻炼,增加日晒时间,饮食中增加蛋白质及钙的摄取量,缺少户外活动者,每日口服 400～500U 维生素 D,有利于钙的吸收。

2. 性激素替代治疗(HRT)　可改善症状、提高生活质量。

(1) 适应证:主要用于因雌激素缺乏所致的老年性阴道炎、泌尿道感染、潮热出汗及精神症状,预防存在高危因素的心血管疾病、骨质疏松等。

(2) 禁忌证:妊娠、原因不明的子宫出血、肝胆疾病、血栓性疾病及与雌激素刺激有关的肿瘤。

（3）常用药物及剂量：主要为雌激素，常同时选用孕激素。剂量个体化，取最小有效剂量为佳。原则上尽量选择天然雌激素，目前我国应用最多的是尼尔雌醇，1～2mg，每2周服一次，可有效控制潮热出汗、阴道干燥和泌尿道感染。孕激素制剂常用甲羟孕酮，每日口服2～6mg。

（4）用药方案：雌孕激素序贯疗法，适用于年龄较轻的绝经早期妇女；联合用药，适用于绝经多年妇女；单独使用雌激素治疗，适用于子宫切除的妇女；单独使用孕激素适用于围绝经期功血妇女。

（5）用药的时间：短期用药主要是缓解围绝经期症状，1个月起效，待症状消失后即可停药；长期用药主要用于防治骨质疏松，至少持续5～10年以上，应定期随访。用药期间每3个月随访1次，其后每1～2年随访1次。

【护理诊断/问题】

自我形象紊乱 与对疾病不了解及精神神经症状有关。

焦虑 与不适应围绝经期的各种改变有关。

有感染的危险 与泌尿生殖道抵抗力下降有关。

知识缺乏 缺乏性激素治疗的相关知识。

【护理措施】

1. 心理护理 护理人员通过语言、表情、态度、行为等去影响患者的认知、情绪和行为，从而达到缓解症状的目的。家庭和社会都应当关心、安慰和体谅处于这一时期的妇女。介绍减压的方法，鼓励患者参与社会活动及体育锻炼，从而改变认知、情绪和行为，使其能正确评价自己。

2. 指导合理用药

（1）帮助患者了解用药目的、适应证、禁忌证、药物剂量及用药时可能出现的反应等。

（2）用药期间注意观察是否有子宫不规则出血，如有突破性出血，应做诊断性刮宫以排除子宫内膜癌。

（3）雌激素剂量过大可引起乳房胀痛、白带增多、头痛、水肿、阴道出血、色素沉着及体重增加等，可酌情减量或改用雌三醇。

（4）单一雌激素长期应用，可增加子宫内膜癌危险性，雌孕激素联合用药能够降低风险。是否增加乳腺癌的危险性尚无定论。

（5）较长时间的口服用药可能影响肝功能，应定期复查肝功能。

☞考点：围绝经期综合证的护理措施

【健康教育】

1. 向围绝经期妇女及家属说明围绝经期是女性必经的生理过程，可能会出现哪些症状，帮助患者消除焦虑心理。

2. 坚持体育锻炼，增加日晒时间，适当摄取维生素D及钙，以减少骨质疏松。

3. 指导并正确对待性生活。

4. 定期体检，积极防治围绝经期妇女常见病和多发病，如阴道炎、尿失禁、糖尿病、冠心病、肿瘤及骨质疏松等。

5. 宣教雌激素替代治疗的相关知识。

案例 17-1 分析

1. 根据病例信息，患者年龄大，月经紊乱，此次阴道流血时间长，经量多，呈贫血貌。B超示子宫增大，子宫内膜增厚。子宫内膜病理检查为子宫内膜单纯性增生。初步诊断为无排卵性功血。护理诊断：①潜在并发症：贫血；②有感染的危险；③焦虑。

2. 功血是由于调节生殖的神经内分泌机制失常引起的异常子宫出血，检查全身及内外生殖器官无器质性病变存在。功血分为无排卵性功血及排卵性功血两类。

3. 针对该患者目前情况，应给予如下护理措施 ①加强营养，改善全身状况，可补充铁剂、维生素C和蛋白质，注意休息，避免剧烈运动与劳累；②嘱患者保持会阴清洁，防止感染；③缓解焦虑。

案例 17-2 分析

1. 根据病例信息，生育期女性，月经周期规律，经期延长达10～14天，经量时多时少。基础体温双相型，在月经来潮的第5～6天进行诊断性刮宫，子宫内膜表现为既有增生期又有分泌期改变。该病人为排卵性功血（子宫内膜不规则脱落）。

2. 该患者存在的护理问题 ①潜在并发症：贫血；②有感染的危险。

3. 护理措施：①加强营养，改善全身状况，避免剧烈运动与劳累；②嘱患者保持会阴清洁，防止感染；③指导患者合理使用孕激素。

案例 17-3 分析

1. 根据病例信息，既往月经规律，现连续7个月无月经来潮，最可能的诊断是继发性闭经。

2. 对该患者目前情况，应进一步做雌、孕激素序贯试验。

案例 17-4 分析

1. 根据病例信息，月经来潮2年，近1年月经来潮时腹痛剧烈，需卧床休息，服用镇痛药。肛查：子宫前倾前屈位、大小正常、无压痛，双侧附件未见异常，最可能的诊断是原发性痛经。

2. 该患者主要的护理诊断是急性疼痛。

3. 针对该患者目前情况，应给予下列护理措施：①适当休息，进食热的饮料，热敷或按摩下腹部。②遵医嘱用药:前列腺素合成酶抑制剂。必要时可配合中药治疗。③可适当服用止痛剂,但应防止成瘾。④应用生物反馈法,增强病人的自我控制感,使身体放松,以解除痛经。

案例 17-5 分析

1. 根据病例信息,既往月经规律,半年前月经周期不规律,持续时间长,经量较以前多并伴有潮热出汗。近 2 个月来心烦、爱发脾气,工作中注意力不集中,记忆力减退,食欲及睡眠差。妇科检查无异常。初步诊断为围绝经期综合征。主要护理诊断:①焦虑;②知识缺乏。

2. 针对该患者目前情况,应给予以下护理措施　①向围绝经期妇女及家属说明围绝经期是女性必经的生理过程,可能会出现哪些症状,帮助患者消除焦虑心理;②坚持体育锻炼,增加日晒时间,适当摄取维生素 D 及钙,以减少骨质疏松;③宣教雌激素替代治疗的相关知识。

目标检测

选择题

A₁ 型题

1. 不属于无排卵性功能失调性子宫出血特点的为(　　)
    A. 多见于育龄妇女　　　　B. 月经周期紊乱
    C. 经期长短不一　　　　　D. 出血量多少不等
    E. 出血多者伴贫血

2. 下列哪项不是测定卵巢功能的手段?(　　)
    A. 基础体温测定　　　　　B. 阴道细胞学检查
    C. 宫颈黏液涂片检查　　　D. 子宫内膜活检
    E. 宫颈黏液精液结合试验

3. 下列不属于功血患者支持疗法的内容是(　　)
    A. 激素止血　　　　　　　B. 纠正贫血
    C. 增加营养　　　　　　　D. 保证休息
    E. 预防感染

4. 子宫内膜脱落不全患者诊刮取内膜活检的时间为(　　)
    A. 月经干净后 3 天　　　B. 月经第 7 日
    C. 月经第 5～6 日　　　　D. 月经来潮 6 小时内
    E. 两次月经之间

5. 下列为闭经患者提供的护理措施中不恰当的是(　　)
    A. 向患者解释有关检查的意义,取得合作
    B. 指导合理用药
    C. 向患者讲述闭经的原因,澄清错误观念
    D. 注意卧床休息,尽量避免到公共场所
    E. 建立良好的护患关系,鼓励患者表达自己的情绪

6. 关于闭经的分类,不正确的是(　　)
    A. 卵巢性闭经　　　　　　B. 子宫性闭经
    C. 垂体性闭经　　　　　　D. 丘脑下部性闭经
    E. 输卵管性闭经

7. 有关原发性痛经,错误的说法是(　　)
    A. 多见与未婚和未孕妇女
    B. 月经来潮前数小时出现
    C. 常发生在月经初潮后 6～12 个月

    D. 伴面色苍白出冷汗
    E. 生殖器官多有器质性病变

8. 围绝经期综合征临床表现不包括(　　)
    A. 消化道器质性病变　　　B. 泌尿生殖道的改变
    C. 月经紊乱　　　　　　　D. 潮热出汗
    E. 骨质疏松

A₂ 型题

9. 女,27 岁,月经频发,经血量正常,婚后 4 年未孕,前来就诊。妇科检查:子宫正常大小,双附件无异常,基础体温呈双相型,最可能的诊断是(　　)
    A. 无排卵功血　　　　　　B. 黄体功能不全
    C. 子宫内膜脱落不全　　　D. 子宫肌瘤
    E. 子宫内膜炎

10. 女,24 岁,已婚,一直同居而 3 年未孕,月经 10 天/25～40 天,基础体温呈单相型,应考虑的诊断是(　　)
    A. 无排卵性功能失调性子宫出血
    B. 黄体发育不全
    C. 黄体萎缩不全
    D. 流产
    E. 以上都不是

11. 女,15 岁,月经过多晕厥被送入急诊室。以前校医务室都用止血剂处理。今急诊止血方案为(　　)
    A. 急诊刮宫术　　　　　　B. 雌激素肌内注射
    C. 止血剂肌内注射　　　　D. 孕激素肌内注射
    E. 雄激素肌内注射

12. 女,43 岁,功能失调性子宫出血,采取药物保守治疗。护士告知其雄激素治疗该病的作用机制,但不包括(　　)
    A. 拮抗雌激素
    B. 抑制孕激素
    C. 提高子宫血管张力
    D. 增强子宫平滑肌收缩
    E. 减少盆腔充血

13. 女,23 岁,未婚,主诉月经期腹痛剧烈,需卧床休息。平时月经周期规律,基础体温呈双相型。肛查:子宫前倾前屈位,大小、硬度正常,无压痛,两侧附件(一),分泌物白色。本病例最可能的诊断是(　　)
    A. 子宫内膜炎　　　　　　B. 痛经
    C. 子宫腺肌病　　　　　　D. 子宫肌瘤
    E. 输卵管炎

14. 女,49 岁,自诉近年月经周期不定,行经 2～3 天干净,量极少,自感阵发性潮热,心悸,出汗,时有眩晕,妇科检查:子宫稍小,余无特殊。护士应向其宣教哪项疾病的知识?(　　)
    A. 神经衰弱　　　　　　　B. 围绝经期综合征
    C. 黄体发育不全　　　　　D. 黄体萎缩延迟
    E. 无排卵型功能失调性子宫出血

A₃/A₄ 型题

(15～17 题共用题干)

女,44 岁,因无排卵性功血急诊收治入院。

15. 护士向她讲解围绝经期无排卵型功血的治疗原则是（　）
    A. 止血、随访
    B. 止血、调整周期、减少经量
    C. 止血、调整周期、促排卵
    D. 放疗照射卵巢
    E. 全子宫切除

16. 吴女士想进一步了解止血的具体措施,护士告知是（　）
    A. 静脉输入凝血因子
    B. 长期中药调理
    C. 性激素、刮宫和药物止血
    D. 促排卵调整周期
    E. 手术切除子宫

17. 护士向吴女士介绍雄激素止血时的自我护理时,重点强调（　）
    A. 不随意停药
    B. 不随意增加剂量
    C. 不能提前减量
    D. 饭后、睡前服药
    E. 观察男性化症状

（18、19 题共用题干）
　　女,48 岁,月经紊乱近 1 年,月经时多时少,周期不规律,此次 3 个月未来潮后出血近半个月,查体:子宫正常大小,质软,诊断为无排卵性功血。

18. 首选的止血方法是（　）
    A. 刮宫术
    B. 雌激素
    C. 孕激素
    D. 雄激素
    E. 止血剂

19. 下列护理措施中哪项不妥?（　）
    A. 保留会阴垫
    B. 做好手术止血准备
    C. 刮宫后的标本不用常规送病理检查
    D. 按医嘱使用性激素
    E. 遵医嘱给抗生素预防感染

（20~22 题共用题干）
　　女,49 岁,多年月经紊乱,最近半年经量更多伴血块,严重贫血来妇科就诊。

20. 根据患者的主诉和妇科检查,初步印象为月经失调,刘医生建议进一步作实验室检查,但不包括（　）
    A. 基础体温测定
    B. 激素测定
    C. 输卵管通液术
    D. 阴道脱落细胞检查
    E. 诊断性刮宫

21. 刘医生阅读了实验室报告后,确诊为无排卵性功血。制订的治疗方案是（　）
    A. 止血、调整周期、促进排卵
    B. 止血、调整周期、减少经量
    C. 手术切除子宫
    D. 刮宫、促排卵、调整周期
    E. 止血、清宫、补充铁剂

22. 护士根据刘医生的治疗方案,向程某讲解用药注意点,但不包括（　）
    A. 不随意增加剂量
    B. 须用温水服药
    C. 不能提前减量
    D. 观察男性化症状
    E. 不随意停药

（23~25 题共用题干）
　　邢女士,流产后出现月经不调,表现为月经周期正常,经期延长,伴下腹坠胀、乏力,疑为子宫内膜不规则脱落。

23. 下列支持该诊断的是（　）
    A. 经期伴下腹坠胀
    B. 周期正常,经期延长
    C. 育龄妇女
    D. 月经不规则
    E. 用药后效果不佳

24. 为确诊需做诊刮,其时间预约在（　）
    A. 经前 3 天
    B. 月经的第一天
    C. 月经周期的第 5~6 天
    D. 月经后 10 天
    E. 月经周期的任意时间

25. 子宫内膜活检报告,支持诊断的是（　）
    A. 增生期内膜
    B. 分泌期内膜
    C. 内膜呈瘤性增生
    D. 增生期、分泌期内膜共存
    E. 内膜呈囊性增生

（26、27 题共用题干）
　　孙女士夫妇婚后 5 年未孕,到辅助生殖中心就诊。

26. 张医生在了解病史和体检后,为进一步了解孙女士的生殖器官情况,还需做一系列的妇科特殊检查,但不包括（　）
    A. 阴道脱落细胞检查
    B. 阴道后穹隆穿刺术
    C. 子宫镜检查
    D. 测基础体温
    E. 子宫颈黏液检查

27. 上述检查报告提示:子宫和卵巢功能无明显异常,张医生考虑下一步将做的检查是（　）
    A. 肺部摄片
    B. 心电图
    C. 输卵管通畅检查
    D. 宫颈活体检查
    E. 阴道镜检查

（项薇薇）

第 18 章　妊娠滋养细胞疾病患者的护理

学习目标

1. 记住滋养细胞疾病的病理、临床表现及治疗原则。
2. 记住化疗药的副作用。
3. 说出滋养细胞疾病的发病原因。
4. 说出妇科滋养细胞肿瘤常用化疗药的剂型、作用原理、用药途径及方法。
5. 能为滋养细胞疾病患者提供护理。

妊娠滋养细胞疾病(gestational trophoblastic disease,GTD)是一组来源于胎盘绒毛滋养细胞的疾病,包括葡萄胎、侵蚀性葡萄胎和绒毛膜癌,侵蚀性葡萄胎和绒毛膜癌合称为妊娠滋养细胞肿瘤。

第 1 节　葡 萄 胎

案例 18-1

女,结婚 4 年未孕。平时月经规律。因停经 3 个月就诊。妇科检查:宫颈光滑,宫口关闭,子宫如妊娠 5 个月大小,质地软,左侧附件扪及一直径约 6cm 的囊性肿块,尿 HCG(+)。

问题:

1. 该患者可能的临床诊断是什么?为明确诊断可选用最简便的辅助检查是什么?
2. 该患者左侧附件为什么出现一囊性肿块?
3. 该患者应如何治疗?
4. 应从哪些方面提供护理?

葡萄胎(hydatidiform mole)是妊娠后胎盘绒毛滋养细胞增生、间质水肿,形成大小不等的水泡,水泡间有蒂相连成串,形如葡萄而得名(又称水泡状胎块)。葡萄胎分为完全性葡萄胎和部分性葡萄胎两类,以完全性葡萄胎多见。完全性葡萄胎是指宫腔内充满水泡状组织,没有胎儿及附属物;部分性葡萄胎是指宫腔内有胚胎组织,胎盘绒毛部分水泡状变性,并有滋养细胞增生。

链 接 >>>

葡萄胎发生的相关因素研究进展

葡萄胎发生的相关因素:葡萄胎的确切病因不明。流行病学调查显示完全性葡萄胎与下列因素有关:①地域差异:亚洲和拉丁美洲国家(如韩国和印度尼西亚)发生率较高,而北美和欧洲国家(如美国)发生率较低;我国浙江省最高,山西省最低;②营养状况与社会因素:饮食中缺乏维生素 A、胡萝卜素和动物脂肪发生葡萄胎的几率显著增高;③年龄:大于 35 岁和小于 20 岁发病率高,可能原因是该年龄段容易发生异常受精有关;④前一次葡萄胎史。部分性葡萄胎的高危因素有不规则月经、前一次活胎妊娠为男性和口服避孕药大于 4 年等。

【病理】

1. **肉眼观**　水泡状物形如葡萄,壁薄、透亮,直径数毫米至数厘米不等,其间有细蒂相连,水泡内含黏性液体,水泡间充满血液及凝血块(图 18-1)。病变局限于子宫腔内,不侵入子宫肌层,也不发生远处转移。完全性葡萄胎的水泡状物占满整个宫腔,无胎儿及附属物。部分性葡萄胎仅部分绒毛变为水泡,常合并胚胎或胎儿组织,但胎儿多数已死亡。

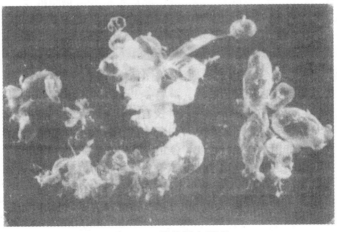

图 18-1　葡萄胎肉眼观

2. **组织学特点** 完全性葡萄胎滋养细胞呈不同程度增生,绒毛间质水肿呈水泡样,间质内血管减少或消失。部分性葡萄胎见部分绒毛水肿,轮廓不规则,滋养细胞增生程度较轻。

☞考点:完全性葡萄胎的组织学特点

【临床表现】

1. **阴道流血** 是最常见的症状。表现为停经8~12周出现反复、不规则阴道流血,量多少不定,常可发生大量出血,导致休克,甚至死亡。出血时间长或不及时治疗,可致贫血和感染。葡萄胎可自行排出并在出血中发现水泡状物。

2. **子宫异常增大、变软** 由于葡萄胎增长迅速和宫腔内积血,半数以上的患者子宫大于停经月份,质地极软;约1/3患者的子宫大小与停经月份相符,少数患者因水泡退行性病变及停止发展,子宫大小可能小于停经月份。

3. **腹痛** 表现为阵发性下腹隐痛,常发生在阴道流血前,是葡萄胎增长迅速和子宫急速增大所致。黄素化囊肿扭转或破裂可出现急性腹痛。

4. **妊娠剧吐及妊娠期高血压疾病征象** 妊娠呕吐出现时间较正常妊娠早,持续时间较长且症状严重,与滋养细胞增生有关,纠正不及时可导致水、电解质紊乱。子痫前期症状出现时间较正常妊娠早,可在妊娠20周前出现高血压、蛋白尿和水肿,但子痫罕见。

5. **卵巢黄素化囊肿** 由于滋养细胞过度增生,产生大量的绒毛膜促性腺激素(HCG),刺激卵巢卵泡内膜细胞产生过度黄素化反应,形成黄素化囊肿。卵巢黄素化囊肿多为双侧、囊性、表面光滑。卵巢黄素化囊肿一般不产生症状,偶可因扭转或破裂发生急性腹痛。黄素化囊肿随HCG水平下降而自行消失。一般在葡萄胎排出后数周或数月自行消失。

6. **甲状腺功能亢进征象** 约7%的患者出现甲状腺功能亢进征象,表现为心动过速、皮肤潮热和震颤,T_3、T_4水平升高。

部分性葡萄胎患者可有完全性葡萄胎患者的大多数症状,但程度较轻,易误诊为不全流产或过期流产,需刮宫后经组织学检查方能确诊。

☞考点:完全性葡萄胎的临床表现

【辅助检查】

1. **产科检查** 子宫大于停经月份,较软,腹部检查扪不到胎体。

2. **多普勒胎心监测** 可听到子宫血管杂音,无胎心音。

3. **绒毛膜促性腺激素(HCG)测定** 正常妊娠孕卵着床数日开始分泌HCG,并随孕周增加滴度逐渐升高,在孕8~10周达高峰,持续1~2周后逐渐下降。葡萄胎患者由于滋养细胞高度增生,血清中HCG滴度高于相应孕周正常妊娠孕妇水平,并且在停经8~10周后继续上升,利用这种差异可协助诊断。少数葡萄胎由于绒毛退行性变,HCG升高不明显。HCG常用测定方法有放射免疫法和酶联免疫吸附试验。

4. **B超检查** 是诊断葡萄胎的重要辅助检查方法,最好采用阴道B超。完全性葡萄胎的典型表现是子宫明显大于孕周,无妊娠囊或胎心搏动,宫腔内充满密集状或短条状回声,呈"落雪状",若水泡较大则呈"蜂窝状"。卵巢黄素囊肿呈囊性、多房,囊壁薄。

☞考点:完全性葡萄胎的HCG变化及B超典型影像学特点

链接 »»

早期预测葡萄胎恶变的研究进展

研究显示,随着年龄的增长,葡萄胎恶变机会显著增加,40岁以上的葡萄胎恶变概率达37%,50岁以上恶变率达56%。子宫增大速度越快,恶变概率越大,子宫大于停经月份的患者与子宫大小和停经月份相符的患者相比,恶变机会大5.5倍。血清β-HCG水平越高,恶变机会越大。葡萄胎排空后血清β-HCG持续阳性者比迅速转阴者恶变率高。目前认为连续测定血清β-HCG水平值,评估其变化是预测发生妊娠滋养细胞肿瘤最可靠和最敏感的方法。但是葡萄胎清宫后β-HCG自然转阴一般需要8周左右,因此不能在更早期预测其恶变。

【处理原则】

葡萄胎一经确诊应及时清宫,一般采用吸宫术。卵巢黄素化囊肿扭转时间较长、发生坏死者应行患侧附件切除术。对年龄较大、无生育要求者可行子宫切除术,但需保留双侧附件。有高危因素和随访有困难的患者可考虑预防性化疗。

【护理诊断/问题】

焦虑 与担心清宫手术及预后有关

功能障碍性悲哀 与分娩期望得不到满足及担心将来妊娠有关

有感染的危险 与长期阴道流血、贫血造成抵抗力下降有关

【护理措施】

1. **心理护理** 评估患者心理问题及其承受能力。评估患者接受治疗的心理准备。建立良好的护患关系,鼓励患者表达悲伤。讲明清宫手术过程,并说明葡萄胎为良性病变,解除顾虑和恐惧,增强自信心。

2. **严密观察病情** 观察腹痛、阴道流血情况;观察血压、脉搏、呼吸等生命体征。评估出血量及流出

物中有无水泡状组织,一旦发现水泡状组织应及时送病理检查。

3. 做好治疗配合　开放静脉通道,备血;大出血者在输血下清宫;做阴道分泌物培养及药敏试验。术后仔细检查吸出物及水泡的大小、数量,取近宫壁的刮出物送病理;保留 24 小时会阴垫,估计出血量;给予抗生素预防感染。卵巢黄素化囊肿急性扭转者,可在 B 超或腹腔镜下作穿刺吸液。扭转时间不长者吸出囊内液,不必手术;扭转时间长、卵巢表面变性或坏死者应切除。腹腔镜下手术为首选。

4. 随访指导　因葡萄胎有 10%～25% 的恶变率,所以葡萄胎刮宫术后随访具有重要意义。随访内容:①HCG 含量测定:葡萄胎清宫后每周 1 次,直至降到正常水平,随后 3 个月内仍每周 1 次,如一直阴性改为每半个月 1 次,共 3 个月,如连续阴性,改为每月检查 1 次,持续半年,第 2 年起每半年 1 次,共随访 2 年;②在随访血、尿 HCG 的同时,注意月经是否规律,是否有异常阴道流血、咳嗽、咯血及其他转移灶症状,定时作妇科检查、盆腔 B 超及胸腔 X 线检查(随访期内每 3～6 个月拍片 1 次)。

【健康教育】

1. 指导避孕　葡萄胎清宫后必须严格避孕 2 年,首选避孕套,一般不宜选用宫内节育器和避孕药,其原因是宫内节育器可混淆子宫出血的原因,含有雌激素的避孕药可能促进滋养细胞生长。

2. 保持外阴清洁,以防感染　禁止性生活 1 个月。注意营养和休息,适当活动。

第 2 节　妊娠滋养细胞肿瘤

///案例18-2

女,35 岁,孕 3 产 1。18 个月前因患葡萄胎行清宫术。随访中 HCG 浓度突然升高达 600kU/L,伴咳嗽、咳血痰、呕吐,视物模糊。患者及家属极度恐慌。查体:体温 37.2℃,脉搏 92 次/分,呼吸 24 次/分。贫血貌,呼吸急促,精神委靡,虚弱,胸片见双肺有棉团状阴影。

问题:

1. 该患者的临床诊断是什么?

2. 应为该患者提供哪些护理措施?

妊娠滋养细胞肿瘤(gestational trophoblastic neoplasia,GTN)是滋养细胞的恶性病变,包括侵蚀性葡萄胎(invasive mole)和绒毛膜癌(choriocarcinoma)。侵蚀性葡萄胎指葡萄胎组织侵入子宫肌层或转移到子宫以外。侵蚀性葡萄胎一般发生在葡萄胎清宫后 6 个月内,具有恶性肿瘤行为,但恶性程度不高,预后较好。

绒毛膜癌是一种高度恶性肿瘤,可继发于正常或异常妊娠之后,早期就可通过血行转移至全身,破坏组织或器官。患者多为育龄妇女。来源于葡萄胎占 50%,足月产占 22.5%,流产占 25%,异位妊娠 2%～5%。

【病理表现】

1. 侵蚀性葡萄胎　肉眼观:子宫肌壁内有大小不等、深浅不一的水泡状组织,宫腔内可以有原发灶,也可以没有。当侵蚀灶接近子宫浆膜层时,子宫表面可见紫蓝色结节(图 18-2)。镜下特点:侵入肌层的水泡状组织形态和葡萄胎相似,可见绒毛结构及滋养细胞增生和分化不良。

2. 绒毛膜癌　肉眼观:肿瘤常位于子宫肌层内,也可突入宫腔或穿破浆膜层,单个或多个,大小在 0.5～5cm,无固定形态,与周围组织分界清楚,质地软而脆,暗红色,伴有出血。镜下:滋养细胞极度不规则增生,分化不良并侵入肌层及血管,周围大片出血、坏死,绒毛结构消失。

链 接 >>>

滋养细胞肿瘤 FIGO 解剖分期标准(2000)

期别	定义	期别	定义
I	病变局限于子宫	III	病变转移到肺,伴或不伴生殖道转移
II	病变超出子宫,但局限于生殖器官(宫旁、附件及阴道)	IV	病变转移至脑、肝、肠、肾等其他器官

【临床表现】

1. 原发灶的表现

(1) 阴道流血:葡萄胎清宫后、流产或足月产后,出现持续不规则的阴道流血,量多少不定。也可表现为月经恢复正常后又出现阴道流血。长期阴道流血可继发贫血。

(2) 子宫复旧不全或不均匀增大:葡萄胎清宫后 4～6 周子宫未恢复正常大小,质软,也可以表现为子宫不均匀增大。

(3) 卵巢黄素化囊肿:在葡萄胎排空、流产或足月产后,卵巢黄素化囊肿持续存在。

(4) 腹痛:一般不出现腹痛。但当子宫病灶穿破浆膜层及有腹腔内出血时可引起腹痛。黄素化囊肿发生急性扭转或破裂时可出现急性腹痛。

(5) 假孕的症状:表现为乳房增大,乳晕、乳头着色;外阴、阴道、宫颈着色,生殖道质地变软。

2. 转移灶的表现　肿瘤主要经过血行转移,最常见的转移部位是肺(80%),其次是阴道(30%)及盆腔、肝和脑等。由于滋养细胞的生长特点是破坏血管,因此各转移部位的共同特点是局部出血。

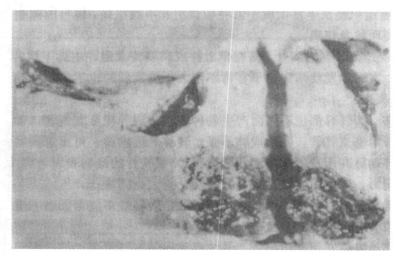

图 18-2 侵蚀性葡萄胎肉眼观

（1）肺转移：表现为胸痛、咳嗽、咯血及呼吸困难，常呈急性发作，也呈慢性持续状态达数月。少数情况下可出现肺动脉高压和急性肺功能衰竭。转移灶较小时可无任何症状。

（2）阴道、宫颈转移：局部表现为紫蓝色结节，破溃后可引起不规则阴道流血，也可引起大出血。

（3）肝转移：表现为上腹部或肝区疼痛，若病灶穿破肝包膜可发生腹腔内出血，导致死亡。

（4）脑转移：预后凶险，是死亡的主要原因。按病情进展可分为 3 期：瘤栓期，表现为一过性脑缺血症状，如暂时性失语、失明、突然跌倒等；脑瘤期，表现为头痛、喷射性呕吐、偏瘫、抽搐、直至昏迷；脑疝期，表现为颅内压升高，脑疝形成，压迫生命中枢而死亡。

☞考点：妊娠滋养细胞肿瘤的临床表现

【辅助检查】

1. 血、尿 HCG 测定 葡萄胎清宫后 8 周持续阳性或一度转阴后又转阳性。

2. 胸部 X 线摄片 是诊断肺转移的重要检查方法。肺转移的最初 X 线征象表现为肺纹理增粗，随着病情发展表现为片状或小结节状阴影，典型表现为棉球状或团块状阴影。

3. 妇科检查 子宫大于正常，质软，紫蓝色结节。

4. B 超 子宫正常大或不同程度增大，肌层内可见高回声团，边界清，但无包膜。彩色多普勒超声显示丰富的血流信号和低阻力型血流频谱。

5. CT 对于肺部较小病灶和脑、肝等部位的转移病灶有较高的诊断价值。

6. 组织学诊断 在子宫肌层内或子宫外转移灶组织中见到绒毛或退化的绒毛阴影则诊断为侵蚀性葡萄胎；见到成片滋养细胞浸润及出血坏死、未见绒毛结构者诊断为绒癌。

【处理原则】

以化疗为主，放疗和手术治疗为辅，尤其是侵蚀性葡萄胎，化疗几乎替代了手术。年轻未育患者尽可能保留子宫，如不得已切除子宫应尽量保留卵巢。手术前先化疗，待病情基本控制后可再手术。对有肝、脑转移的重症患者，除以上治疗外，可加用放射治疗。

【护理诊断/问题】

活动无耐力 与化疗副作用有关

情境性自尊低下 与长期住院和接受化疗有关

潜在并发症：肺转移、阴道转移、脑转移

【护理措施】

1. 心理护理 评估患者及家属对疾病的心理反应，让患者有机会宣泄痛苦及失落感，鼓励其接受现实。对住院患者做好环境及医护人员的介绍，减少患者的陌生感。帮助患者分析可利用的支持系统，纠正消极的应对方式。详细解释患者所担心的各种疑虑，减轻其心理压力，帮助患者和家属树立战胜疾病的信心。

2. 观察病情 严密观察生命体征、腹痛、阴道流血等情况，记录出血量。配合医生做好抢救工作，及时做好手术准备。认真观察转移灶症状。

3. 作好治疗配合 接受化疗的患者给予相应化疗护理措施；手术治疗者按妇科手术前后护理常规实施护理。

4. 转移灶的护理

（1）阴道转移患者的护理：①限制走动，禁止不必要的检查，密切观察阴道有无破溃出血；②配血备用，准备好抢救器械和物品（输血、输液用物、长纱条、止血药物、照明及氧气等）；③若发生大出血时，立即通知医生协助抢救。用长纱条填塞阴道压迫止血，须于放置后 24～48 小时取出。观察生命体征及感染症状,按医嘱用抗生素。

(2) 肺转移患者的护理:①卧床休息,减轻患者消耗;呼吸困难者给予半卧位并吸氧。②治疗配合,遵医嘱给予镇静和化疗药物。③大量咯血时有窒息、休克甚至死亡的危险,若发生,立即给患者头低侧卧位,保持呼吸道通畅,轻叩背部,排出积血。同时通知医生,并配合进行止血及抗休克治疗。

(3) 脑转移患者的护理:①让患者尽量卧床休息并严密观察病情(颅内压增高的症状、生命体征、出入量、有无电解质紊乱等),一旦发现异常,立即通知医生并配合治疗;②按医嘱静脉补液,给予止血剂、脱水剂、吸氧、化疗等,严格控制补液总量和补液速度,以防颅内压增高;③预防并发症:采取必要的护理措施预防跌倒、咬伤、吸入性肺炎、角膜炎、压疮等发生;④检查配合:做好 HCG 测定、腰穿、CT 等检查的配合;⑤昏迷、偏瘫者按照相应的护理常规实施护理。

☞考点:妊娠滋养细胞肿瘤的护理措施

【健康教育】

鼓励患者进食高蛋白、高维生素、易消化的食物,增强机体抵抗力。出现转移灶症状时,应卧床休息,病情缓解后再适当活动。保持外阴清洁,预防感染。节制性生活,注意避孕。在化疗停止 1 年以上方可妊娠。出院后严密随访,随访内容同葡萄胎,随访时间:出院后 3 个月进行第 1 次随访,以后每 6 个月 1 次,随访 3 年;此后每年 1 次,随访 5 年;以后可每 2 年 1 次。

┌─ 链 接 ▶▶▶ ─────────────────

特殊类型的滋养细胞肿瘤

特殊类型的滋养细胞肿瘤有胎盘部位滋养细胞肿瘤 (epithelioid site trophoblastic tumor,PSTT) 和上皮样滋养细胞肿瘤 (epithelioid trophoblastic tumor,ETT)。 胎盘部位的滋养细胞肿瘤又称胎盘原位绒癌,其发病机制不是很清楚,多发生于生育年龄妇女。 病理上大体标本分为息肉型和包块型两类,镜下主要特征是无绒毛结构。 临床主要症状是闭经和不规则阴道流血,如发生远处转移可有转移灶的症状和体征。 子宫切除是 PSTT 患者的首选的治疗方法。 上皮样滋养细胞肿瘤是一种罕见的滋养细胞肿瘤,发生机制也不清楚,主要见于生育年龄的妇女。 常见症状是不正常的阴道流血且伴有流产、足月妊娠、葡萄胎及绒毛膜癌病史,部分患者伴有下腹疼痛,少数患者以转移症状为首发症状,多数通过诊断性刮宫明确诊断。 子宫切除是 ETT 患者的主要治疗手段。

└────────────────────────────

第 3 节　化疗患者的护理

化疗即化学药物治疗,通过化疗,肿瘤患者的许多症状得到缓解或基本治愈。滋养细胞疾病是所有肿瘤中对化疗最敏感的一种,因此化疗是治疗滋养细胞疾病的首选方法,但是化疗药物在抑制肿瘤生长的同时,也影响正常细胞的代谢,因此,应做好化疗患者的护理。

滋养细胞肿瘤化疗的药物很多,常用的有以下几类,①烷化剂:抗瘤新芥、消瘤芥;②抗代谢药物:甲氨蝶呤(MTX)、氟尿嘧啶(5-FU) ;③抗生素:更生霉素(KSM);④抗肿瘤植物药:长春碱、长春新碱(VCR)等。

化疗药物的不良反应:最常见的是骨髓抑制,其次是消化道反应、肝功能损害、肾功能损害、皮疹、脱发等。

【护理诊断/问题】

营养失调:低于机体需要量　与化疗所致的消化道反应有关

体液不足　与化疗所致恶心、呕吐有关

有感染的危险　与化疗引起的白细胞减少有关

【护理措施】

1. 心理护理　建立良好的护患关系,取得信任;倾听患者诉说恐惧、疼痛及不适的感受,并介绍治疗效果满意的患者与其交流,增强患者战胜疾病的信心;鼓励患者克服化疗的不良反应,提供可利用的支持系统,帮助患者因不良反应造成的心理危机。

2. 一般护理　保持病室清洁、通风,定期消毒。做好生活护理,促进患者舒适。做好心理护理,减轻患者焦虑,增强其治疗的信心。

3. 用药护理

(1) 测量记录体重:根据体重正确计算和调整药量,每个疗程用药前及用药中各测 1 次,并在早上空腹,排空大小便后进行测量。

(2) 正确药物:严格"三查七对",正确溶解、稀释药物,现配现用,常温下一般不超过 1 小时。联合用药时应根据药物的性质排出先后顺序。更生霉素、顺铂等需避光的药物,使用时要用避光罩或黑布包好。

(3) 合理使用、保护静脉:遵循长期补液保护血管的原则,从远端开始,有计划穿刺。用药前,先注入少量生理盐水,确认针头在静脉中后再注入化疗药物。如发现药物外渗应重新穿刺,遇到局部刺激较强的药物,如氮芥、长春新碱、放线菌素 D 等外渗,需立即停止滴入并局部冷敷,并用生理盐水或普鲁卡因局部封闭,然后用黄金散外敷,以防止局部组织坏死、减轻疼痛和肿胀。用药过程遵医嘱调整滴速,以减少对静脉的刺激。

(4) 腹腔化疗者要让患者经常变动体位,保证药效。

4. 病情观察　测量体温判断有无感染;观察有

无皮下出血、牙龈出血、鼻出血及活动性阴道出血倾向；观察有无肝脏损害的表现，如上腹部疼痛、恶心、腹泻等；腹痛、腹泻者应收集大便标本，并观察次数及性状；观察有无尿频、尿急、尿痛等膀胱炎的症状；观察有无肢体麻木、肌肉软弱、偏瘫等神经系统反应；观察有无皮疹、脱发等。如发现异常及时报告医生。

5. 药物毒副反应护理

(1) 口腔护理：保持口腔清洁，预防口腔炎症。使用软毛刷刷牙，进食前用盐水或呋喃西林溶液漱口，给予温凉的流质或软食，鼓励患者多饮水和进食。溃疡严重者进食前15分钟给予丁卡因溶液涂敷溃疡面，进食后漱口，并用甲紫、锡类散等局部涂抹。

(2) 止吐护理：用各种方法减少恶心、呕吐，如为患者提供可口的饮食，创造良好的进餐环境，用药前后给予止吐剂，合理安排用药时间。对不能自行进餐者，主动提供帮助。必要时静脉补液，防止水、电解质紊乱。

(3) 造血功能抑制的护理：定期测定白细胞计数，低于 $3.0 \times 10^9/L$ 应考虑停药；白细胞计数低于正常的患者采取措施预防感染。白细胞计数低于 $1.0 \times 10^9/L$ 应进行保护性隔离，尽量谢绝探视，禁止带菌者入室，净化空气；按医嘱应用抗生素，输入新鲜血或白细胞浓缩液、血小板浓缩液等。

【健康教育】

1. 相关知识宣教　讲解化疗的有关知识，会识别化疗的不良反应并正确防治。

2. 鼓励患者多进食，根据患者的口味提供高蛋白、高维生素、易消化饮食，保证所需要营养的摄取及液体的摄入。

3. 指导患者饮食前后漱口，经常擦身更衣，保持皮肤干燥和清洁，注意休息，保持充足睡眠以减少消耗。

案例 18-1 分析

1. 根据患者停经 3 个月，子宫如孕 5 个月大小，且质地软，左侧触及一囊性肿物，尿 HCG（＋），因此考虑为葡萄胎。最简便的确诊方法是 B 超，其典型表现是增大的子宫内无妊娠囊和胎心搏动，宫腔内充满密集状或短条状回声，呈"落雪状"或"蜂窝状"。

2. 在该患者左侧触的囊性肿块为卵巢黄素囊肿，其原因是葡萄胎患者滋养细胞增生产生大量绒毛膜促性腺激素，刺激卵巢卵泡内膜细胞产生过度黄素化反应。

3. B 超证实葡萄胎后应该立即清宫，卵巢黄素囊肿无需处理，但术后要进行随访。

4. 应该从心理护理、观察病情、做好治疗配合及随访指导等方面做好护理。

案例 18-2 分析

1. 该患者因患葡萄胎行清宫术后 18 个月出现 HCG 浓度突然升高，而且伴有咳嗽、吐血痰、呕吐，视物模糊，胸片见双肺有棉团状阴影，因此考虑绒毛膜癌。

2. 应为该患者提供的护理措施　心理护理、病情观察、转移灶(肺转移、脑转移)的护理。

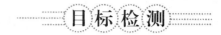

目 标 检 测

选择题

A₁ 型题

1. 有关葡萄胎发病的相关因素中，不正确的是( )
   A. 年龄超过 40 岁　　　　B. 年龄小于 20 岁
   C. 地域因素　　　　　　　D. 高胆固醇饮食
   E. 曾患过一次葡萄胎者更易发生

2. 侵蚀性葡萄胎的先行妊娠是( )
   A. 葡萄胎　　　　　　　　B. 早产
   C. 足月产　　　　　　　　D. 输卵管妊娠
   E. 流产

3. 葡萄胎患者清宫术后须避孕，应该选用的避孕方法是( )
   A. 安全期避孕法　　　　　B. 宫内节育器避孕
   C. 短效口服避孕药　　　　D. 避孕套避孕
   E. 紧急避孕法

4. 化疗患者考虑停药的指征包括( )
   A. 白细胞 $3.0 \times 10^9/L$
   B. 脱发
   C. 静脉炎
   D. 血小板计数 $5.0 \times 10^9/L$
   E. 恶心、呕吐

5. 下列肿瘤中对化疗效果最好的是( )
   A. 无性细胞瘤　　　　　　B. 宫颈癌
   C. 卵泡膜细胞瘤　　　　　D. 子宫内膜癌
   E. 绒癌

6. 绒癌的病理诊断标准是( )
   A. 发生于葡萄胎清宫术后 6 个月内
   B. 癌组织中能找到绒毛结构
   C. 滋养细胞高度增生
   D. 仅见大量增生的滋养细胞和大量出血坏死，找不到绒毛结构
   E. 可发生于足月分娩和流产后

7. 侵蚀性葡萄胎和绒毛膜癌主要区别是( )
   A. 距患良性葡萄胎后发生时间长短
   B. HCG 值的高低
   C. 镜下见有无绒毛结构
   D. 阴道出血时间的长短
   E. 子宫增大程度不同

8. 绒毛膜癌治愈，观察年限是( )
   A. 1 年　　　　　　　　　B. 2 年

C. 3 年　　　　　　　D. 4 年

E. 5 年

9. 葡萄胎患者产生与黄素囊肿的相关的激素是（　　）

　　A. 雌激素　　　　　　B. 孕激素

　　C. 雄激素　　　　　　D. 绒毛膜促性腺激素

　　E. 胎盘生乳素

10. 葡萄胎患者最典型的体征是（　　）

　　A. 子宫正常增大　　　B. 子宫异常增大

　　C. 子宫小于孕月　　　D. 子宫质地极硬

　　E. 有时能听到胎心音

11. 下列哪项诊断葡萄胎最简便而可靠?（　　）

　　A. 尿妊娠试验　　　　B. X 线

　　C. B 超　　　　　　　D. 尿稀释妊娠试验

　　E. 妇科检查

12. 下列哪项是葡萄胎术后定期随访指导不需要的项目?（　　）

　　A. 诊断性刮宫　　　　B. 尿妊娠试验

　　C. X 线片　　　　　　D. 妇科检查

　　E. 询问病史

13. 葡萄胎术后,随访指导的时间一般需要（　　）

　　A. 1 年　　　　　　　B. 2 年

　　C. 3 年　　　　　　　D. 4 年

　　E. 5 年

14. 侵蚀性葡萄胎最常见的转移部位是（　　）

　　A. 肺　　　　　　　　B. 阴道

　　C. 脑　　　　　　　　D. 肝

　　E. 肾

15. 侵蚀性葡萄胎治疗主要方法是（　　）

　　A. 附件切除术　　　　B. 子宫切除术

　　C. 子宫＋附件全切术　D. 单纯化疗

　　E. 单纯放疗

16. 侵蚀性葡萄胎脑转移的护理,错误的是（　　）

　　A. 严密观察病情　　　B. 治疗配合

　　C. 预防并发症　　　　D. 检查配合

　　E. 首先做好放疗准备

17. 侵蚀性葡萄胎出院后,随访指导的时间需要（　　）

　　A. 1 年　　　　　　　B. 2 年

　　C. 3 年　　　　　　　D. 4 年

　　E. 5 年

18. 绒毛膜癌发病因素最高的是（　　）

　　A. 人流术后　　　　　B. 引产术后

　　C. 足月产后　　　　　D. 葡萄胎术后

　　E. 异位妊娠后

19. 绒毛膜癌的患者死亡的主要原因是（　　）

　　A. 肺转移　　　　　　B. 脑转移

　　C. 阴道转移结　　　　D. 肝转移

　　E. 肾转移

20. 绒癌患者手术＋化疗后健康教育不需要的项目是（　　）

　　A. 鼓励进食　　　　　B. 注意休息

　　C. 节制性生活　　　　D. 采取避孕措施

　　E. 适当参加娱乐活动

21. 绒癌患者护理的目标不需要做到（　　）

　　A. 患者避免了不该有的并发症

　　B. 患者没有手术期受伤

　　C. 患者主动参与治疗

　　D. 患者主动参与护理活动

　　E. 患者主动参与体力活动

22. 下列哪项是良性葡萄胎随访观察的主要目的?（　　）

　　A. 及早发现妊娠　　　B. 及早发现恶变

　　C. 及时指导避孕　　　D. 及时指导营养

　　E. 了解生殖器官复旧

23. 有关葡萄胎患者的护理,不正确的是（　　）

　　A. 一经确诊,应尽快清宫

　　B. 必要时行第二次刮宫

　　C. 宫腔内刮出物检查

　　D. 术后严密随防至妊娠试验转阴为止

　　E. 嘱患者术后避孕 2 年

24. 下列有关侵蚀性葡萄胎肺转移患者的护理措施不正确的是（　　）

　　A. 卧床休息

　　B. 遵医嘱给予镇静剂和化疗药物

　　C. 发生大量咯血时给予头低患侧卧位

　　D. 鼓励患者多下床活动,提高机体抵抗力

　　E. 指导其保持会阴清洁

25. 有关绒癌阴道转移患者的护理措施,不妥的是（　　）

　　A. 禁止作不必要的妇科检查

　　B. 卧床休息

　　C. 配血备用,准备好抢救用品

　　D. 如发生大出血应及时通知医生

　　E. 密切观察病情,经常给患者做妇科检查,以观察转移结节的情况

26. 脱发最常见于应用哪种化疗药物?（　　）

　　A. KSM　　　　　　　B. MTX

　　C. 5-Fu　　　　　　　D. VCR

　　E. CTX

A₂ 型题

27. 女,24 岁,已婚,停经 40 天余,出现早孕反应,由于早孕反应加重,在当地诊所输液数次,现妊娠 14 周,孕妇感到腹部胀痛难受,尤其感到下腹两侧牵拉痛,经检查宫底脐下 1 横指,子宫壁软,无胎体感,首先考虑是（　　）

　　A. 多胎妊娠　　　　　B. 羊水过多

　　C. 难免流产　　　　　D. 葡萄胎

　　E. 卵巢肿瘤

28. 某妇女葡萄胎术后 5 个月,近 1 周来咳嗽、咳痰、痰中带血,下列哪项检查有助于诊断?（　　）

　　A. 尿妊娠试验　　　　B. X 线胸片

　　C. B 超　　　　　　　D. CT

　　E. 妇科检查

29. 女,24 岁,停经 12 周,阴道不规则流血 2 周,量不多,自述血中伴有水泡。妇科检查:子宫如孕 4 个月大,两侧

附件可触到鹅卵大肿物,囊性、活动良好、表面光滑。你考虑本病例最可能的诊断是( )

A. 双胎妊娠　　　　　　B. 葡萄胎

C. 妊娠合并卵巢囊肿　　D. 卵巢癌

E. 妊娠合并子宫肌瘤

30. 31 岁葡萄胎患者,清宫后 3 个月一直断续有阴道流血,量不多。术后一直采用阴茎套避孕。尿妊娠试验阳性,胸部 X 线摄片见双肺散在粟粒状阴影。病理报告:找到绒毛结构。该病例最可能的诊断是( )

A. 葡萄胎　　　　　　　B. 侵蚀性葡萄胎

C. 绒毛膜癌　　　　　　D. 吸宫不全

E. 以上都不是

31. 40 岁妇女,近 1 年来月经欠规则,7～10/40～60 天,进行性头痛 2 个月余,突然偏瘫,失语,抽搐,继而昏迷 3 小时,5 年前患过葡萄胎。查体:子宫较大,稍软,附件正常,下一步需行什么检查?( )

A. 脑脊液检查　　　　　B. 脑血管造影

C. 妊娠试验　　　　　　D. 宫腔镜

E. 诊刮

32. 女,27 岁,因停经 11 周、阴道少量流血 7 天来诊,妇科检查:宫底耻上三横指,子宫壁张力较大,B 超示宫腔内落雪状回声,最可能的诊断是( )

A. 先兆流产　　　　　　B. 葡萄胎

C. 侵蚀性葡萄胎　　　　D. 绒癌

E. 难免流产

33. 女,32 岁,人流后 1 年出现咳嗽、咳血丝痰 3 天来诊。胸片示肺多个结节影,血 HCG 定量明显升高。临床诊断:绒癌肺转移,你认为该患者下一步的治疗措施为( )

A. 理疗　　　　　　　　B. 抗感染

C. 肺叶切除　　　　　　D. 放疗

E. 化疗

34. 28 岁患者,停经 10 周,出现阴道流血 3 天,伴轻微下腹痛,为确诊,首选检查应为( )

A. HCG 定量　　　　　　B. 尿妊娠试验

C. 子宫镜　　　　　　　D. B 超

E. 超声多普勒

A₃/A₄ 型题

(35～37 题共用题干)

女,29 岁,葡萄胎清宫术后 7 个月,出现不规则阴道流血 10 日,伴咳嗽、咯血 3 日。经检查被确诊为绒毛膜癌。

35. 如患者要求保留生育功能,则主要的治疗手段是( )

A. 吸宫术　　　　　　　B. 单纯性化疗

C. 化疗+清宫术　　　　D. 放疗

E. 保守观察

36. 若患者采取静脉化疗,化疗过程中出现下列哪种情况是停药指征?( )

A. 转氨酶升高　　　　　B. 白细胞 4.1×10^9/L

C. 胃肠道反应严重　　　D. 白细胞 2.9×10^9/L

E. 皮疹、脱发严重

37. 该患者第一疗程化疗结束后出院,出院前健康教育不恰当的是( )

A. 需密切随访,随访时间为 2 年

B. 注意避孕,宜选用阴茎套

C. 随访重点监测血 HCG 的变化

D. 预防上呼吸道感染

E. 注意休息,增加营养

(王爱华)

第19章 妇科其他疾病患者的护理

具有生长功能的子宫内膜组织出现在子宫体腔被覆黏膜以外的其他部位时,称为子宫内膜异位症(endometriosis,EMT),简称内异症。多数病变位于盆腔内生殖器官和邻近器官的腹膜面,故又称为盆腔子宫内膜异位症。当子宫内膜腺体和间质侵入子宫肌层,称子宫腺肌病;若异位的内膜呈局限性生长,形成结节或团块,似肌壁间肌瘤时,称为子宫腺肌瘤。子宫内膜异位最常见的部位是卵巢、子宫骶韧带,其次为子宫、子宫直肠陷凹等(图19-1);以25~45岁女性居多,近年来发病率呈上升趋势。

【学习目标】

1. 说出子宫内膜异位症、原发性不孕症和子宫脱垂的概念。
2. 记住子宫内膜异位症和子宫脱垂的预防。
3. 描述子宫托的使用方法。

第1节 子宫内膜异位症和子宫腺肌病患者的护理

案例19-1

女,32岁,继发性、进行性痛经3年,近1年明显加重。既往月经规律、量多,无痛经史。3年前做人工流产术1次,术后流血10多天,此后每遇月经来潮前2天开始腹痛至月经干净止,疼痛放射于会阴、大腿部,经常需服止痛剂缓解;经血不畅,时有血块。近年来未避孕再未妊娠。盆腔检查:子宫后位、正常大小、活动差,子宫直肠陷凹处及子宫骶骨韧带有触痛性结节,子宫右侧触及6cm×4cm×4cm大的包块,活动度差,有压痛,左附件未见明显异常。

问题:

1. 根据上述描述初步诊断为子宫内膜异位症,请写出诊断依据。
2. 该患者目前主要的护理问题有哪些?为其制订出相应的护理措施。

【发病相关因素】

异位的子宫内膜来源至今尚未阐明,主要有以下几种学说:

1. **子宫内膜种植学说** 脱落的子宫内膜碎片随宫腔血液反流于输卵管后入盆腔,种植于卵巢、盆腔及其他部位。见于先天性阴道闭锁、宫颈狭窄、经期性生活、人工流产术中吸头带负压出入宫腔者。

2. **体腔上皮化生学说** 卵巢表面的表面上皮、盆腔腹膜受到刺激后(如慢性炎症)均有高度化生为体腔上皮的能力。

3. **淋巴及静脉播散学说** 不少学者在光镜检查时发现盆腔淋巴管、淋巴结和盆腔静脉中有子宫内膜组织,提出子宫内膜可通过淋巴和静脉向远处播散。

4. **遗传学说** 本病具有家族聚集性,患者一级亲属的发病风险是无家族史者的7倍。

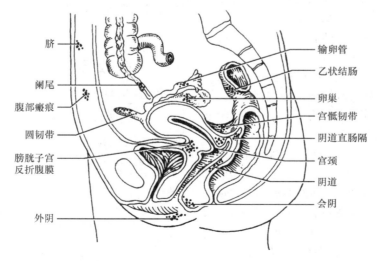

图 19-1 子宫内膜异位症的发生部位

【病理】

1. 巨检 异位内膜侵犯卵巢皮质后,在其内生长,反复周期性出血,形成单个或多个囊肿,称卵巢子宫内膜异位囊肿。因其内含似巧克力样黏糊状陈旧液体,表面呈灰蓝色,又称为卵巢巧克力样囊肿;多数直径<5cm,有时达 10~20cm。

2. 显微镜检 典型的病灶可见内膜上皮、腺体、内膜间质、纤维素及出血。

【临床表现】

1. 症状 继发性、周期性、进行性加剧的痛经是本病的主要特点。有时疼痛可放射至阴道、会阴、肛门或大腿,经期第 1 天疼痛最剧烈,直至经期结束而消失。内膜异位症者不孕症发生率高达 40%~50%;部分患者有经量增多、经期延长或不规则阴道出血;子宫直肠陷凹处病变者可有性交痛、经期肛门坠胀感等。

2. 盆腔检查 子宫腺肌病子宫均匀增大;子宫腺肌瘤子宫局部隆起,盆腔病变时子宫后倾、固定、粘连;子宫直肠陷凹处和子宫骶韧带内膜异位者可扪及大小不等、触痛性结节;卵巢病变时扪到与子宫粘连的囊性偏实、活动度差的包块;阴道后穹隆病变时局部有紫蓝色斑点或结节。

【辅助检查】

B超检查以了解病灶部位、大小、形状及囊内容物和血供等;其他如盆腔 CT、MRI,CA125 值测定,腹腔镜检查及病理学检查均有助于诊断。

【处理原则】

根据患者的年龄、症状、病变部位和范围,以及对生育要求等全面考虑。以"缩减和去除病灶,减轻和控制疼痛,治疗和促进生育,预防和减少复发"为目的。

非手术治疗

(1)期待疗法:仅适用于盆腔病变不严重、无症状或症状轻微者,3~6 个月随访 1 次;此期可对症治疗,如前列腺素合成酶抑制剂(吲哚美辛、萘普生、布洛芬等)以减轻痛经。

(2)药物治疗:适用于病变轻、有生育要求者。常用孕激素类制剂,达到类似假孕或假绝经作用,使异位的内膜萎缩坏死吸收,或干扰下丘脑-垂体-卵巢轴,减少卵巢激素的分泌。

(3)手术治疗:适用于药物治疗后症状不能缓解、病变加剧或生育功能仍未恢复者;腹腔镜手术是目前首选的治疗手段。分为:①保留生育功能手术,仅切除或破坏可见的异位内膜病灶;②保留卵巢功能手术,切除子宫及盆腔内病灶;③根治性手术,将子宫、双侧附件及盆腔内所有异位内膜病灶切除和清除,此手术又称去势手术。

【护理诊断/问题】

疼痛 与经血潴留、广泛盆腔粘连有关

恐惧、焦虑 与疗程长、药物及手术治疗效果不佳、不孕和不能正常性生活有关

知识缺乏 缺乏本病及手术、性激素治疗相关知识

自尊紊乱 与不孕症有关

【护理措施】

1. 一般护理 加强营养,劳逸结合,适当体育锻炼,保持心情舒畅;经期保暖、忌食刺激性食物。

2. 心理护理 用通俗的语言向患者及家属讲解疾病相关的知识,使患者以积极的心态应对不适;耐心倾听患者的倾诉,建立良好的护患关系。

3. 治疗护理

(1)用药护理:讲解药物治疗相关知识,指导患者正确使用性激素,特别强调治疗中不得随意停药,观察药物的副作用(如体重改变、水钠潴留、不规则阴道出血、痤疮等)。

(2)手术护理:按妇科手术护理常规进行。保守性手术复发几率较大。

4. 出院指导及随访 子宫内膜异位症无论手术或药物治疗均有复发。因此,要加强随访并教会患者病情观察,坚持按医嘱用药,保证有好的治疗结果。

【健康教育】

(1)加强疾病知识的宣传教育:如经期避免过度劳累和剧烈运动,禁止性生活;确诊患者应接受规范治疗。

(2)防止经血反流:及时发现并治疗引起经血潴留的疾病。

(3)药物避孕:长期口服避孕药可降低本病的发病风险度。

(4)防治医源性内膜异位种植:经期避免不必要的盆腔检查和宫腔内手术;凡经腹部进入宫腔手术者,术中要用纱布垫保护腹壁及子宫壁切口周围,缝合子宫浆肌层时切忌缝线穿过黏膜层;人工流产术中吸头出入宫腔时,避免带有负压。

☞考点:健康教育

第 2 节 不 孕 症

/// 案例19-2

女,29岁,已婚 5 年,孕 1 产 0。月经 12 $\frac{5\sim6}{28\sim30}$,量中等,无痛经史。于 4 年前妊娠 40 天行药物流产 1 次,因阴道流血淋漓不断长达 10 余天,行清宫术。术后下腹疼痛,断续流血 1 个月,诊断为盆腔炎,经抗感染治疗有所好转。但从此后在经期、劳累时疼痛加重,未避孕至今再未妊娠。男性精液检查各项均正常,曾多次 B 超监测卵巢有排卵。

问题:

1. 根据上述描述初步临床诊断为继发性不孕症,请列出其诊断依据。

2. 为了进一步确诊需要作哪些辅助检查?

凡婚后有正常性生活未避孕、同居 1 年而未曾受孕者，称为不孕症（infertility）。按照曾否受孕，不孕症可以分为原发性不孕和继发性不孕。婚后未避孕而从未妊娠者称为原发性不孕；曾有过妊娠而后未避孕连续 1 年不孕者称继发性不孕。

> **链 接** ≫
>
> **受精的条件**
>
> ①女性卵巢能排出正常的卵子；男性能排出正常数量的精液，而且精子的数量、形态、成活率要达到一定比例；②卵子与精子在输卵管壶腹部能够相遇并结合为受精卵，且受精卵能被顺利被输送入宫腔；③子宫内膜为受精卵着床做好准备。

【病因】

影响受孕的过程包括女方、男方或男女双方共同的因素。

1. 女性因素

（1）输卵管因素：最常见。输卵管阻塞或通而不畅，影响了精子运送、摄取卵子和受精卵到达宫腔的过程，如输卵管粘连、堵塞、子宫内膜异位症等。

（2）卵巢因素：包括卵巢的病变（如先天性卵巢发育不全、多囊卵巢综合征、卵巢功能早衰，功能性卵巢肿瘤、卵巢子宫内膜异位囊肿等），下丘脑—垂体—卵巢轴功能紊乱和全身性因素（如营养不良、精神压力过大、肥胖、甲状腺功能亢进、肾上腺功能异常、药物副作用等）影响卵巢功能导致不排卵。

（3）子宫因素：先天性畸形、黏膜下肌瘤，内膜分泌不良、内膜炎、内膜息肉、宫腔粘连等，均影响受精卵着床，导致不孕。

（4）宫颈因素：宫颈狭窄或先天性宫颈发育异常、宫颈炎症等，影响精子的活动和通过。

（5）阴道因素：阴道闭锁、损伤，阴道炎等，影响精子的通过和降低了精子的活力。

2. 男性因素

（1）精液异常：包括精子的数量、结构和功能的异常，如急性炎症（腮腺炎并发睾丸炎、睾丸结核、淋球菌感染）、先天性睾丸发育异常，或过多接触有害的环境因素（如杀虫剂、铅、砷、化疗药物和放射治疗等），或不良的生活习惯（酗酒、吸毒）等。

（2）输精管阻塞：如生殖管道感染、创伤，畸形等。

（3）免疫因素：体内产生对抗自身精子的抗体。

3. 男女双方因素

（1）缺乏性生活的基本知识。

（2）精神因素：盼子心切、工作压力过大等。

【检查步骤及诊断】

1. 男方检查　除全身检查外，重点应检查外生殖器有无畸形或病变，包括阴茎、阴囊、前列腺的大小、形状等；重点检测精液常规。

正常精液量每次 2～6ml，pH 为 7.0～7.8，室温下放置 30 分钟内完全液化，精子总数＞8000 万/ml，活动数＞50%，异常精子＜20%。当精液量＜1.5ml 或精子总量＜2000 万/ml 或精子活动数＜50% 或异常精子数＞50% 者为异常。

2. 女方检查　除检查内外生殖器官的发育和病变外，还需选择性做以下检查。

（1）卵巢功能检查：包括排卵的监测和黄体功能检查。常用的方法有基础体温测定、宫颈黏液结晶检查、阴道脱落细胞涂片检查、B 型超声监测卵泡发育、月经来潮前子宫内膜活组织检查、女性激素测定等，以了解卵巢有无排卵及黄体功能状态。

（2）输卵管通畅检查：常用的方法有输卵管通液术、子宫输卵管碘油造影及子宫输卵管超声造影。

（3）宫腔镜检查：观察有无宫腔粘连、黏膜下肌瘤、内膜息肉、子宫畸形等。

（4）腹腔镜检查：能直接观察子宫、输卵管、卵巢有无病变或粘连，并可结合输卵管通液术，直视下确定输卵管是否通畅，必要时在病变处取活检。

3. 性交后试验　经上述检查未见异常时，在预测的排卵期进行，试验前 3 天禁止性交、阴道用药或冲洗，于性交后 2～8 小时内接受检查（先取阴道后穹隆液检查有无活动精子，有精子说明性交成功；再取宫颈黏液涂片镜检，每个高倍视野有 20 个活动精子为正常）。

4. 宫颈黏液、精液结合试验　在预测的排卵期进行。取 1 滴宫颈黏液和 1 滴液化的精液放于载玻片上，两者相距 2～3mm，轻晃载玻片使两滴液体相互接近，在光镜下观察精子的穿透力。若精子能穿过黏液并继续向前运行，提示精子活动力和宫颈黏液性状均正常，表明宫颈黏液中无抗精子抗体。

【处理原则】

针对不孕症的病因进行处理，但首先要改善全身情况、纠正营养不良、改变不良习惯；积极治疗原发病；掌握性知识、学会推算排卵期，性交次数适度，以增加受孕机会；必要时根据具体情况选择辅助生殖技术。

【护理诊断/问题】

知识缺乏　缺乏解剖知识和性生殖常识

自尊紊乱　与不孕症诊治过程中繁杂的检查、无效的治疗效果有关

焦虑或恐惧　与不知道检查和治疗结果有关

社交孤立　与缺乏家人的支持、不愿与其他人沟通有关

悲哀　与真实的或潜在的丧失生育力有关

【护理措施】

1. 向妇女解释诊断性检查可能引起的不适 如子宫输卵管碘油造影可能引起腹部痉挛感，在术后持续 1~2 小时，随后可以在当天或第 2 天返回工作岗位而不留后遗症；腹腔镜手术后 1~2 小时可能感到一侧或双侧肩部疼痛，可遵医嘱给予可待因或可待因类的药物以止痛；子宫内膜活检后可能引起下腹部的不适感，如痉挛、阴道流血。若宫颈管有炎症，黏液黏稠并有白细胞时，影响性交后试验的效果。

2. 指导妇女服药 如果妇女服用克罗米芬类促排卵药物，护理人员应告之此类药物的副作用。较多见的副作用如月经间期下腹一侧疼痛、卵巢囊肿、血管收缩征兆（如潮热），少见的副作用如乏力、头晕、抑郁、恶心、呕吐、食欲增加、体重增加、风疹、皮疹、过敏性皮炎、复视、畏光、视力下降、多胎妊娠、自然流产、乳房不适及可逆性的脱发等。

采取的护理措施包括：①教会妇女在月经周期的正确时间服药；②强调药物的作用及副作用；③提醒妇女及时报告药物的副反应如潮热、恶心、呕吐、头痛；④指导妇女在发生妊娠后立即停药。

3. 注重心理护理 不孕症对于不孕夫妇来说是一个生活危机，将经历一系列的心理反应（震惊、否认、悲伤、孤独），护理人员应提供对夫妇双方的护理，尽可能单独进行以保护隐私，也可以夫妇双方同时进行。不孕的时间越长，夫妇对生活的控制感越差，因此，应采取心理护理措施帮助他们尽快度过悲伤期。不孕的压力可以引起一些不良的心理反应，如焦虑和抑郁，又进一步影响妊娠的概率，因此，护理人员必须教会妇女进行放松，如练瑜珈、认知调整、表达情绪的方式方法、锻炼等。当多种治疗措施的效果不佳时，护理人员应帮助夫妇正视治疗结果，帮助他们选择停止治疗或选择继续治疗，和不孕夫妇探讨人工辅助生殖技术。不论作出何种选择，护理人员都应尊重不孕夫妇的选择。

4. 教会妇女提高妊娠率的技巧 护理人员应教给妇女一些提高妊娠率的方法：①治疗合并症，保持健康状态，如戒烟、限酒、注重营养，减轻压力，增强体质；②与伴侣进行沟通，可以谈论自己的希望和感受；③不要把性生活单纯看作是为了妊娠而进行；④在性交前、中、后勿使用阴道润滑剂或进行阴道灌洗；⑤不要在性交后立即如厕，而应该卧床并抬高臀部，持续20~30分钟，以使精子进入宫颈；⑥选择适当的日期性交，注意性交次数适当，可以在排卵期增加性交次数。

5. 与不孕妇女一起讨论影响决策的因素 在不孕症诊治过程中，妇女往往会考虑治疗方案，许多因素会影响她们的决定：①社会、文化、宗教信仰因素；②治疗的困难程度：不孕夫妇考虑到治疗的困难性、危险性、不适感，考虑的范围涉及生理、心理、地理、时间等方面；③成功的可能性：如考虑到妇女的年龄问题；④经济问题：昂贵而长久的治疗可能因为经济问题而重新选择。

6. 帮助夫妇进行交流 可以使用一些沟通交流的技巧如倾听、鼓励等方法帮助妇女表达自己的心理感受，即使有时她们的感受可能和护士想象的完全不同，护士也应予以接受，不要用简单的对或错来评价妇女的情感。同时，鼓励男方讨论他们和女性不同的心理感受，向男方解释妇女面对不孕可能比男性承受更多的压力，如果沟通不畅可能影响情感。同时要认识到男性和女性对不孕症的表达方式也有差异。女性可以公开谈论她们的挫折，而男性往往把情感隐藏起来。

7. 提高妇女的自我控制感 询问妇女过去采用了哪些方法处理压力，可以把这些措施应用于对待不孕带来的压力。指导妇女可以采用放松的方式如适当的锻炼、加强营养、提出疑惑等减轻压力，获得自我控制感。

8. 降低妇女的孤独感 因为和有孩子的女性打交道常常唤起不孕妇女的痛苦，因而不孕妇女常常远离朋友和家人而缺乏家人的支持。护理人员应帮助不孕妇女和她们的重要家人进行沟通，提高自我评价。

9. 提高妇女的自我形象 鼓励妇女维持良性的社会活动，如义工，如果妇女存在影响治疗效果的行为也应及时提醒。

10. 帮助妇女分析和比较几种人工辅助生殖技术 GIFT、TEL、IVF 都具有较高的妊娠率，但 GIFT、TEL 可以导致异位妊娠的发生率升高，并且几乎所有的辅助生殖技术都可能引起多胎妊娠，成为高危妊娠，引起早产、胎盘功能低下等。此外，妇女的年龄也可以影响辅助生殖技术成功的可能性。

在治疗不孕症的过程中应该考虑到经济因素。一些辅助生殖技术昂贵而成功率不高，而往往保险公司也不会支付治疗的费用。一些中、低收入的家庭更应考虑到治疗过程中会遭遇到的经济困窘。

11. 提示不孕症治疗的结局 不孕症治疗可能的 3 个结局，包括：①治疗失败，妊娠丧失。如果妊娠丧失是因为异位妊娠，妇女往往感到失去了一侧输卵管，此时妇女悲伤和疼痛的感触较多。②治疗成功，发生妊娠。此时期她们的焦虑并没有减少，常常担心在分娩前会出现不测。即使娩出健康的新生儿，她们仍需要他人帮助自己确认事实的真实性。③治疗失败，停止治疗。一些不孕夫妇因为经济、年龄、心理压力等因素放弃治疗，可能会领养一个孩子。护理人员应对她们的选择给予支持。

第 3 节　子 宫 脱 垂

/// 案例19-3

女,51岁,孕6产3,绝经8年。20年前在家中生第3个孩子时,采用蹲式分娩,当时感觉会阴有裂伤,因天气寒冷于产后7天到医院检查,诊断为会阴Ⅰ度裂伤,未作修补术。近2年来经常出现便秘;近期用力时总觉得有肿物自阴道脱出。妇科检查:会阴陈旧性裂伤Ⅰ,会阴后壁轻度膨出,屏气用力时见到阴道口有宫颈脱出,但宫体仍在阴道内。

问题:

1. 该患者被诊断为子宫脱垂(Ⅱ度轻型)伴阴道后壁膨出,本病的病因有哪些?

2. 上子宫托的注意事项有哪些?

子宫脱垂(uterine prolapse)指子宫从正常位置沿阴道下降,宫颈外口达坐骨棘水平以下,甚至子宫全部脱出于阴道口以外者。子宫脱垂常伴发阴道前、后壁膨出,临床上以阴道前壁膨出多见。

【病因】

1. 产伤　是子宫脱垂的主因。在分娩过程中,尤其是阴道手术助产,造成产伤而未及时进行修补,或产程延长、过度运用腹压等,致使盆底组织过度伸展,子宫失去强有力的支持而脱垂。

2. 产褥期过早负重　产妇分娩后盆底组织复旧一般需要6周,而产妇过早参加体力劳动、过高的腹压均使未复旧的子宫沿着阴道下降,而致子宫脱垂。

3. 长期腹压增加　长期慢性咳嗽、便秘、经常久蹲、从事重体力劳动等使腹压增加,压力长期作用于子宫使子宫韧带松弛,发生脱垂。

4. 盆底组织松弛　见于先天性盆底组织发育不良或营养不良,使子宫的支撑作用减弱;老年女性或长期哺乳的妇女雌激素水平下降,盆底组织缺乏弹性、萎缩、退化也可导致子宫脱垂或加重子宫脱垂的程度。

☞考点:子宫脱垂的病因

【临床分度】

以病人平卧向下屏气用力时,子宫下降的程度,将其分为Ⅲ度(表19-1,图19-2):

表 19-1　子宫脱垂的临床分度

分度	轻型	重型
Ⅰ度	宫颈外口距离处女膜缘＜4cm,但未达处女膜缘	宫颈外口已达处女膜缘,但未超出该缘,检查时在阴道口可见到宫颈
Ⅱ度	宫颈已脱出阴道口,但宫体仍在阴道内	宫颈及部分宫体已脱出于阴道口外
Ⅲ度		宫颈及宫体全部脱出至阴道口外

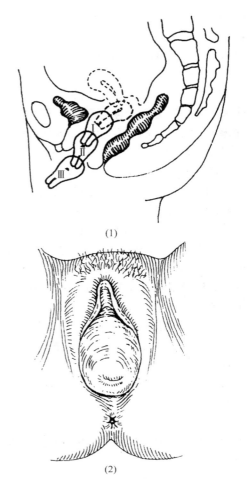

(1)

(2)

图 19-2　子宫脱垂的分度

【临床表现】

1. 症状　Ⅰ度脱垂病人多无自觉症状。Ⅱ度及以上脱垂者表现为:

(1)下腹坠胀及腰背酸痛:下垂的子宫牵拉韧带以及盆腔充血所致,劳累后加重。

(2)肿物脱出体外:Ⅱ度及以上脱垂者,常在久站、蹲位、走路及负重时有块状物自阴道口脱出,多经休息后变小或自行回缩;若子宫及阴道黏膜高度水肿并长期暴露在外,可有行走不便。

(3)排便异常:子宫脱垂合并尿道与膀胱膨出时,可有排尿困难、尿潴留或压力性尿失禁等;若合并泌尿系统感染则有尿频、尿急、尿痛等;合并阴道后壁膨出者有便秘、排便困难等症状。

(4)其他:若脱垂的子宫能够还纳,多不影响受孕,孕后期子宫增大上升至腹腔。子宫及阴道壁长期暴露摩擦出现水肿、溃疡,可有少量血性或脓性分泌物排出。

2. 盆腔检查　病人屏气用力腹压增加时可见子宫脱出,常伴有阴道前后壁膨出。

3. 心理社会方面　长时间子宫脱垂,给患者的工作和生活带来苦恼,严重者影响性生活,患者常出现焦虑、情绪低落、夫妻关系冷漠等。

【处理原则】

以预防为主，加强和恢复盆底组织及子宫韧带的支持作用为原则。

1. 支持疗法　加强营养增强机体的抗病能力；合理安排休息和工作，避免重体力劳动；加强盆底肌肉的锻炼；积极治疗便秘、慢性咳嗽等增加腹压的疾病。

2. 非手术治疗　使用子宫托，适用于Ⅰ～Ⅱ度轻型的子宫脱垂及阴道前后壁膨出，或年老不能耐受手术，或有生育要求者。重度或伴有盆底肌肉明显萎缩及宫颈、阴道壁炎症、溃疡的患者不宜使用。子宫托有喇叭形、球形和环形3种，多采用喇叭形。

3. 手术治疗　适用于Ⅱ度重、Ⅲ度子宫脱垂或有阴道前后壁膨出的患者，根据患者年龄、生育要求及全身状况选择不同的术式，如阴道前后壁修补术、阴式子宫全切术、曼彻斯特手术及阴道闭合术等。

【护理诊断/问题】

疼痛　与子宫下垂牵拉韧带、摩擦、宫颈及阴道壁溃疡有关。

排尿障碍　与子宫脱垂导致的膀胱、尿道膨出，泌尿系统感染有关。

焦虑　与生活及性生活受限及手术有关。

组织完整性受损　与脱出物长期摩擦有糜烂、溃疡有关。

【护理措施】

1. 一般护理　注意休息，避免重体力劳动；教会患者做缩肛运动、屈腿运动、俯卧屈膝运动等，以增强盆底肌肉、肛门括约肌的张力；加强营养，多饮水，多食粗纤维的食物，防止便秘，同时积极治疗慢性咳嗽等原发病。

2. 心理护理　子宫脱垂患者病程较长，情绪烦躁而又不愿向别人倾诉，护士应关心、同情和理解患者，用通俗的语言向患者及家属讲解本病的相关知识和预后，使家属能理解、关心和帮助患者，为患者提供情感支持，促使早日康复。

3. 指导患者正确使用子宫托(图19-3)

(1) 放置：放置前排空大小便，洗净双手；取蹲位两腿分开，托盘向上手持托柄，呈倾斜位将托盘推入阴道直至子宫颈，然后屏气使子宫下降，继续上推托柄使托盘吸附在宫颈上，将托柄弯度转向前，正对耻骨弓后面即可。

(2) 取出：手指捏住子宫托柄，上、下、左、右轻轻摇动，等托盘负压解除后向外牵拉，即可从阴道滑出。

(3) 注意事项：选择型号适宜的子宫托，早上放入，晚上睡前取出后消毒备用；不易放置过久，以免压迫生殖道而导致糜烂、溃疡，甚至坏死形成生殖道瘘；月经期和妊娠期停止使用。

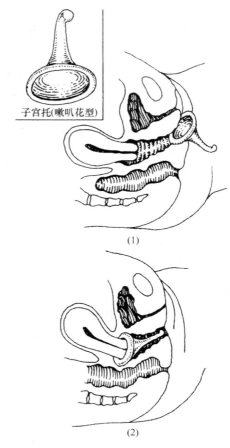

子宫托(喇叭花型)

(1)

(2)

图19-3　放置子宫托

(4) 随访：上托后嘱咐患者于第1、3、6个月到医院检查，以后每3～6个月复查1次。

4. 手术护理

(1) 术前准备：①术前5天开始阴道准备。Ⅰ度脱垂者用1∶5000的高锰酸钾溶液或1∶20聚维酮碘液坐浴，每日2次；Ⅱ度、Ⅲ度脱垂，尤其伴有溃疡者，阴道冲洗后局部涂含抗生素的软膏或40%紫草油。冲洗液温度41～43℃为宜。②冲洗半小时后戴无菌手套还纳子宫，患者平卧半小时。

(2) 术后护理：平卧位休息7～10天；留置尿管10～14天，外阴冲洗每日3次；避免增加腹压的动作，如下蹲、咳嗽；使用缓泻剂以防便秘；遵医嘱应用抗生素预防感染。

【健康教育】

1. 出院后第1、3个月到医院门诊复查，半年内避免重体力劳动。

2. 积极治疗慢性咳嗽、习惯性便秘及增加腹压的疾病；指导患者进行康复锻炼。

3. 保持外阴清洁。

☞考点：护理措施

案例 19-1 分析

1. 子宫内膜异位症典型的临床表现特点为继发性进行加剧的痛经。该患者有典型的病史,如继发性不孕史、人工流产史;继发性、进行性加重的痛经史,且疼痛常放射于会阴、大腿部,需服止痛剂缓解。妇科检查:子宫活动度差,子宫直肠陷凹处及子宫骶骨韧带有触痛性结节,子宫右侧触及 6cm×4cm×4cm 大的包块,活动度差,有压痛(卵巢巧克力样囊肿)。

2. 主要的护理问题是疼痛。首先要用通俗的语言向患者及家属讲解疾病和治疗的相关知识,使者以积极的心态应对不适;经期保暖,忌食刺激性食物,做好手术的准备。

案例 19-2 分析

1. 该女士 4 年前有过妊娠,此后未避孕再未妊娠,即可诊断为继发性不孕症。

2. 根据受孕的条件,男性精液检查各项均正常,排除了男性不育的因素;女性 B 超监测卵巢有排卵;为了进一步明确诊断首选检查输卵管的通畅性,如输卵管通液术、子宫输卵管碘油造影及子宫输卵管超声造影;如输卵管无异常,再行宫腔镜观察有无宫腔粘连、黏膜下肌瘤、内膜息肉、子宫畸形等。

案例 19-3 分析

1. 子宫脱垂的病因主要有产伤、产褥期过早负重、长期腹压增加、盆底组织松弛等,该女士有产伤史,长期便秘和腹压增高病史。

2. 上子宫托前首选要为患者选择型号适宜的子宫托,教会患者放置子宫脱,并交代注意事项。要求早上放入晚上睡前取出后消毒备用;不易放置过久,以免压迫生殖道而导致糜烂、溃疡,甚至坏死形成生殖道瘘;月经期和妊娠期停止使用。上托后嘱咐患者于第 1、3、6 个月到医院检查,以后每 3~6 个月复查 1 次。

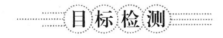

选择题

A₁ 型题

1. 子宫内膜异位症的主要临床特点是(　　)
   A. 不孕史　　　　　　B. 下坠感
   C. 便秘　　　　　　　D. 继发性、进行性加剧的痛经
   E. 月经不调

2. 引起子宫脱垂的主要病因是(　　)
   A. 产伤　　　　　　　B. 长期腹压过高
   C. 重体力劳动　　　　D. 久蹲久站
   E. 年老体弱

A₂ 型题

3. 女,62 岁,诊断为子宫脱垂(Ⅱ度重型),伴阴道前壁膨出,行子宫切除+阴道前壁修补术,术后护理哪项不妥?(　　)
   A. 留置尿管 3 天　　　B. 平卧 7~10 天

C. 避免久蹲久站　　　D. 保持外阴清洁,每天擦洗 2 次
E. 保持大便通畅

4. 女,28 岁,婚后 3 年一直未孕,月经正常,第二性征发育良好;男性精液检查下属哪项不正常?(　　)
   A. 正常精液量每次 2~6ml
   B. 精液的 pH 为 7.0~7.8
   C. 室温下放置 25 分钟,精液完全液化
   D. 精子总数 8000 万/ml
   E. 精子活动数 40%

A₃/A₄ 型题

(5、6 题共用题干)

女,58 岁,孕 5 产 4,因腰骶部酸痛、外阴有脱出物约 8 年前就诊,诉上述症状在久站和劳累后加重,医生诊断为子宫脱垂Ⅱ度重型,为其进行了修补手术。

5. 护理措施中不合适的是(　　)
   A. 术后保持外阴清洁
   B. 术后避免半卧位休息
   C. 术后休息 3 个月,避免从事重体力劳动
   D. 术后等至 3 个月时来院复查
   E. 术后保持大便通畅

6. 为有效地预防子宫脱垂,护士对此女士进行健康教育,下列措施中欠妥的是(　　)
   A. 术后多练习跳绳等运动,以增强盆底组织张力
   B. 增强体质、加强营养
   C. 可服用补中益气丸等中药
   D. 积极治疗慢性咳嗽等增加腹压的疾病
   E. 多食粗纤维食物以免引起便秘

(7、8 题共用题干)

女,28 岁,婚后 3 年未孕,其丈夫先检查精液常规,提示结果正常。

7. 以此推理,该女士丈夫精子的密度范围应该是(　　)
   A. (10~200)×10⁹/L
   B. (20~200)×10⁹/L
   C. (30~200)×10⁹/L
   D. (10~100)×10⁹/L
   E. (40~100)×10⁹/L

8. 该女士向护士咨询最易受孕的时间,护士的回答应该是(　　)
   A. 排卵前 2~3 天至排卵后 24 小时内
   B. 排卵前 2~3 天至排卵后 2 天内
   C. 排卵前 3~5 天至排卵后 24 小时内
   D. 排卵前 3~5 天至排卵后 2 天内
   E. 排卵前 5~7 天至排卵后 3 天内

(胡向莲)

第20章 计划生育妇女的护理

学习目标

1. 记住常用避孕及终止妊娠的方法,并说出其护理要点。

2. 简述女性绝育方法及护理要点。

人口与计划生育是我国可持续发展的关键问题。实行计划生育是我国的一项基本国策。其基本内容是科学地控制人口数量,提高人口素质。计划生育工作具体包括:

晚婚:按国家法定婚龄推迟 3 年以上结婚。

晚育:指国家法定年龄推迟 3 年以上生育。

节育:国家提倡一对夫妇只生一个孩子,育龄夫妻了解并采用适当的节育方法,落实节育措施。

优生优育:通过计划生育工作,避免先天性缺陷代代相传,防止后天因素影响胎儿的发育,以提高人口素质。

第1节 避孕方法及护理

案例20-1

患者许某,结婚 2 个月,1 年内无妊娠计划,来计划生育门诊就避孕问题进行咨询。

问题:

1. 常用避孕方法有哪些?

2. 针对许某情况,请为其选择合适的避孕法。

避孕指用科学的方法,在不妨碍正常性生活和身心健康的条件下,使妇女暂时不受孕。目前,常用的方法有工具避孕和药物避孕。

【工具避孕法】

1. 阴茎套 也称避孕套,为男用避孕工具,是一种乳胶制成的筒形袋状制品,顶端呈小囊状,筒径规格为 29mm、31mm、33mm、35mm 4 种。性交时套在阴茎上,通过阻止精子进入阴道而达到避孕的目的,同时还具有防止性传播疾病的作用,故应用很广。

2. 阴道隔膜 为女性避孕工具(图 20-1),于每次性交时应用,如一次不用或使用不当均可导致避孕失败。如患有子宫脱垂、直肠膨出、膀胱膨出、阴道炎、重度子宫颈炎等疾病不宜使用。

3. 宫内节育器(intrauterine device,IUD) 是一

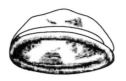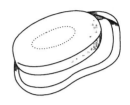

图 20-1　阴道隔膜

种安全、有效、简便、经济的可逆性节育方法,目前已成为我国女性的主要避孕措施,应用十分广泛。

(1)宫内节育器的种类:目前国内外有数十种不同形状的宫内节育器(图 20-2),大致可分为惰性宫内节育器、活性宫内节育器和固定式宫内节育器。

1)惰性宫内节育器:为第一代 IUD,由惰性原料如金属、硅胶、塑料或尼龙等制成,国内主要为不锈钢圆环及其改良产品,放置后出血及疼痛等反应较轻,但带器妊娠率和脱落率较高。

2)活性宫内节育器:为第二代 IUD,含有活性物质如金属、激素、药物及磁性物质等,以提高避孕效果,减少副作用,避孕效果好。

A. 带铜 IUD:带铜 T 形宫内节育器(TCu—IUD),是我国目前首选的 IUD。按宫腔形态设计制成,根据铜圈暴露于宫腔的面积不同而分为不同类型。带铜 T 形器在子宫内持续释放具有生物活性的铜离子,铜离子具有较强的抗生育作用,避孕效果随着铜的表面积增大而增强。T 形器中以 TCu-200 应用最广。

带铜 V 形 IUD(VCu—IUD)是我国常用的宫内节育器之一。其形状更接近宫腔形态,其带器妊娠、脱落率较低,但出血发生率较高,故因症取出率较高。

B. 药物缓释 IUD:含孕激素 T 形 IUD,孕激素使子宫内膜变化,不利于受精卵着床,带器妊娠率较低。孕激素促使子宫肌松弛,故脱落率也低,但易出现突破出血。

3)固定式宫内节育器:为第三代 IUD,体积小,质地柔韧无支架,直接固定在宫底肌层,明显减少腹痛、出血、脱落等症。

(2)宫内节育器避孕原理:避孕原理尚不完全清楚,大量研究认为宫内节育器抗生育作用是由多方面因素导致的结果。宫内节育器放置后成为子宫腔异物,改变子宫腔内环境,导致子宫内膜表层的无菌性炎症刺激,阻碍受精卵着床等,均认为是避孕原因。

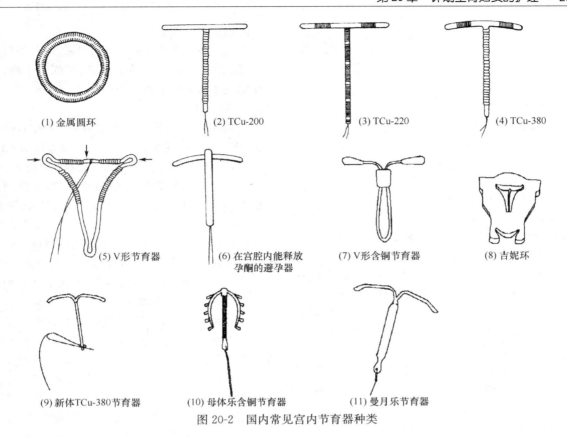

(1) 金属圆环　　(2) TCu-200　　(3) TCu-220　　(4) TCu-380

(5) V形节育器　　(6) 在宫腔内能释放孕酮的避孕器　　(7) V形含铜节育器　　(8) 吉妮环

(9) 新体TCu-380节育器　　(10) 母体乐含铜节育器　　(11) 曼月乐节育器

图 20-2　国内常见宫内节育器种类

（3）宫内节育器的放置

1）适应证：凡育龄妇女无禁忌证而自愿要求放置者。

2）禁忌证：月经不调或经量过多者；生殖系统急、慢性炎症，如盆腔炎、阴道炎、宫颈柱状上皮异位合并炎症；妊娠或妊娠可疑者；生殖器官肿瘤；子宫畸形；宫颈过松、重度陈旧性宫颈裂伤或子宫脱垂；严重全身性疾病，如出血性疾病、重度贫血、心力衰竭、各种疾病的急性期。

3）放置时间：月经干净后 3～7 日；人工流产后可立即放置（出血少、宫腔小于 10cm 者）；产后满 3 个月；剖宫产后半年；哺乳期排除早孕者。

4）放置期限：如临床无不适症状，金属环可放置 15～20 年，带铜 TCu-200 可放置 15 年，塑料环、含孕激素节育器须每年更换。

5）放置宫内节育器的术前准备

A. 嘱手术者术前三天禁止性生活。

B. 术日测体温，体温超过 37.5℃者暂不放置。

C. 术前排空膀胱。

6）节育器大小的选择及消毒：T形节育器按其横臂宽度(mm)分为 26、28、30 号 3 种，宫腔深度＞7cm 以上者用 28 号或 30 号，≤7cm 者用 26 号。可采用高压蒸汽消毒、煮沸消毒或 75％乙醇溶液浸泡 30 分钟消毒。

7）放置方法

A. 受术者取膀胱截石位，妇科检查后冲洗外阴及阴道。

B. 戴无菌手套，铺无菌巾，复查子宫大小及位置。

C. 阴道窥器暴露宫颈后，常规消毒宫颈及宫颈管。

D. 宫颈管较紧者应以宫颈扩张器顺序扩张至 6 号。

E. 以宫颈钳夹持宫颈前唇，用子宫探针顺子宫屈向探测宫腔深度。

F. 用放环器将节育器推送入宫腔底部，带有尾丝者在距宫口 2cm 处剪断。

G. 观察无出血即可取出宫颈钳及阴道窥器（图 20-3，图 20-4）。

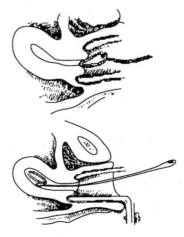

图 20-3　放置宫内节育器

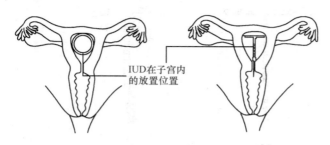

IUD 在子宫内
的放置位置

图 20-4　IUD 放置后的位置

（4）宫内节育器取出术

1）适应证：放环后副反应重且治疗无效或出现并发症者；改用其他避孕措施或绝育者；带器妊娠者；计划再生育者；放置期限已满需更换者；绝经 2 年者。

2）取器时间：一般于月经干净后 3～7 天；出血多者随时取出；带器妊娠者于人工流产时取出。取器前应进行妇科检查，确定节育器是否在宫腔内、有无尾丝、节育器的类型及其在宫腔内的位置。必要时进行 B 超、X 线检查确定。

3）取器方法：用具及操作方法与放置节育器相同，只需将放环器换为取环钩。常规消毒后，有尾丝者，用血管钳夹住后轻轻牵引取出。无尾丝者，应先用子宫探针查清 IUD 位置，再用取环钩或长钳牵引取出。圆形环者用取环钩钩住环的下缘缓慢拉出。

（5）宫内节育器的副作用

1）出血：多见于放环后 3 个月内。表现为经量过多、经期延长或周期中点滴出血。出血系 IUD 的机械性压迫引起子宫内膜和血管内皮细胞损伤所致。

2）腰酸腹坠：IUD 若与宫腔大小或形态不符，可引起子宫频繁收缩而致腰酸或下腹坠胀。

（6）宫内节育器的并发症

1）感染：常因手术中无菌操作不严或因节育器尾丝导致上行性感染。特别是生殖道本身存在感染灶时，易形成急性或亚急性发作。

2）子宫穿孔及节育器异位：多因操作不当所致，如子宫位置、大小检查错误，尤其哺乳期子宫薄而软，术中易穿孔。

3）节育器嵌顿或断裂：多因节育器放置时损伤子宫壁，放置时间过长或选用的节育器过大或表面不光滑引起。

4）节育器脱落：多发生于带器后第一年，尤其头 3 个月内。未将 IUD 放至子宫底部或 IUD 与宫腔大小、形态不符，均能引起宫缩使 IUD 排出。IUD 制作材料的支撑力过小也易脱落。

5）带器妊娠：由于未放置到子宫底部，或型号偏小而 IUD 位置下移；IUD 嵌顿于肌壁，或异位于盆腔或腹腔等。

【药物避孕法】

药物避孕是一种安全、有效、经济、简便的避孕方法，应用很广，其制剂大致分 3 类：睾酮衍生物、孕酮衍生物及雌激素衍生物。

1. 避孕原理

（1）抑制排卵：抑制下丘脑释放 LHRH，使垂体分泌 FSH 和 LH 减少，同时直接影响垂体对 LHRH 的反应，不出现排卵前 LH 峰值，故不发生排卵。

（2）阻碍受精：改变宫颈黏液性状，使宫颈黏液量变少而黏稠度增加，拉丝度减小，不利于精子穿透。

（3）阻碍着床：改变子宫内膜形态与功能，避孕药中孕激素成分使子宫内膜增殖期变化受抑制；又使腺体及间质提早发生类分泌期变化，形成子宫内膜分泌不良，不适于受精卵着床。

2. 适应证　生育年龄的健康妇女均可服用。

3. 禁忌证　严重心血管疾病患者；急、慢性肝炎或肾炎患者；哺乳期者；产后未满半年或月经未来潮者；月经稀少或年龄大于 45 岁者；年龄大于 35 岁的吸烟妇女，以免卵巢功能早衰；血液病或血栓性疾病患者；内分泌疾病患者；恶性肿瘤、癌前病变、子宫或乳房肿块患者；精神病生活不能自理者；用药后有偏头痛或持续性头痛症状者。

4. 药物副作用

（1）类早孕反应：雌激素刺激胃黏膜引起食欲不振、恶心、呕吐以至乏力、头晕。轻症不需处理，历时数日可减轻或消失。

（2）月经影响：服药时抑制内源性激素分泌，甾体避孕药替代性对子宫内膜发生作用。若用药后出现闭经，提示避孕药对下丘脑-垂体-卵巢轴抑制过度，应停用避孕药。

（3）体重增加及色素沉着：体重增加可能由于避孕药中孕激素成分的弱雄激素活性促进体内合成代谢引起，也可因雌激素使水钠潴留所致；避孕药中雌激素可导致色素沉着。

5. 避孕药物种类及用法　国内常用甾体类避孕药见表 20-1。

（1）短效口服避孕药：由雌激素和孕激素配伍而成，避孕成功率按国际妇女年计算达 99.95%，我国目前常用为口服避孕片 1 号和 2 号，对药物的剂量配伍进行调整。药物剂型分为糖衣片、纸型片、滴丸。

用法及注意事项：

1）自月经周期第 5 天开始，每晚 1 片，连服 22 天，不能间断，若漏服可于次晨（或 12 小时内）补服 1 片。

表 20-1　国内女性常用甾体类避孕药

类别		成分				
		名称	雌激素含量(mg)	孕激素含量(mg)	剂型	给药途径
短效片		复方炔诺酮片(口服避孕片 1 号)(1/4)	炔雌醇 0.035	炔诺酮 0.6	片、滴丸、纸型	口服
		复方甲地孕酮片(口服避孕片 1 号)(1/4)	炔雌醇 0.035	甲地孕酮 1.0	片、滴丸、纸型	口服
		复方 18 甲基炔诺酮	炔雌醇 0.035	18 甲基炔诺酮 0.3	片	口服
	三相片	第一相	炔雌醇 0.03	左旋 18 甲基炔诺酮 0.05	片	口服
		第二相	炔雌醇 0.04	左旋 18 甲基炔诺酮 0.075	片	口服
		第三相	炔雌醇 0.03	左旋 18 甲基炔诺酮 0.125	片	口服
长效片		复方炔雌醚-18 甲基炔雌醇	炔雌醚 3.0	18 甲基炔诺酮 12.0 氯地孕酮 15.0	片	口服
		复方炔雌醚-氯地孕酮	炔雌醚 3.3	氯地孕酮 6.0	片	口服
		复方炔雌醚-氯地孕酮-18 甲基炔诺酮	炔雌醚 2.0	18 甲基炔诺酮 6.0	片	口服
长效针	复方	复方己酸孕酮(避孕针 1 号)	戊酸雌二醇 5.0	己酸孕酮 250.0	针	肌内注射
		复方甲地孕酮	17 环戊烷丙酸雌二醇 3.5	甲地孕酮 25.0	针	肌内注射
	单方	庚炔诺酮		庚炔诺酯 200.0	针	肌内注射
探亲药		探亲避孕针		炔诺酮 5.0	滴丸	口服
		探亲片 1 号		甲地孕酮 2.0	片	口服
		18 甲基炔诺酮		18 甲基炔诺酮 3.0	片	口服
		53 号避孕药		双炔失碳脂 7.5	片	口服
		甲醚抗孕片		甲地孕酮 0.55 奎孕酮 0.88	滴丸	口服
缓释避孕药	皮埋剂	D-炔诺酮埋植剂 I 型		D-炔诺酮 36×6		
		D-炔诺酮埋植剂 II 型		D-炔诺酮 70×2		
	阴道避孕环	甲硅环		甲地孕酮 200 或 250		
		D-炔诺酮阴道避孕环		D-炔诺酮 5		

2) 一般在停药后 2~3 天发生撤药性出血,犹如月经来潮。若停药 7 天尚无月经来潮,则当晚开始第 2 周期药物。若仍无月经出现,应停药检查原因,酌情处理。

(2) 长效口服避孕药:由长效雌激素和人工合成的孕激素配伍制成,这类药物主要是利用长效雌激素,从胃肠道吸收后,储存于脂肪组织内缓慢释放起长效避孕作用。服药 1 次可避孕 1 个月,避孕有效率 96%~98%。

(3) 长效避孕针:目前供应的有单纯孕激素类和雌、孕激素混合类。注射 1 次可避孕 1 个月,有效率达 98%。

(4) 速效避孕药:这类药物为甾体化合物,除双炔失碳酯外均为孕激素类制剂或雌、孕激素复合制剂。服用时间不受经期限制,适用于短期探亲夫妇。

(5) 缓释系统避孕药:是将避孕药(主要是孕激素)与具备缓慢释放性能的高分子化合物制成多种剂型,在体内持续恒定进行微量释放,起长效避孕作用。

1) 皮下埋植剂:是常用的一种系统的避孕剂。可避孕 5 年,有效率在 99% 以上。有 D-炔诺酮埋植剂 I 型(6 个硅胶囊,第一代)和 D-炔诺酮埋植剂 II 型(2 个硅胶囊,第二代)两种类型。用法:于月经周期第 7 天,在上臂或前臂内侧用 10 号套针将硅胶呈扇形埋入皮下(图 20-5,图 20-6)。副作用主要为不规则少量阴道流血,少数可闭经。一般 3~6 个月后可逐渐减轻或消失。用药期间禁用巴比妥、利福平等使肝酶活性增加的药物,以免降低血药浓度影响避孕效果。

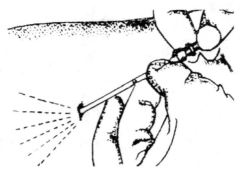

图 20-5　更换方向，植入埋植剂

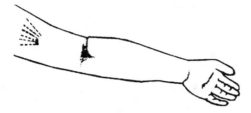

图 20-6　埋植后示意图

2）缓释阴道避孕环：国内研制的硅胶阴道环，又叫甲硅环。于月经干净后放入阴道后穹隆或宫颈上，可连续使用 1 年，经期不须取出。有效率为 97.3%，副作用与其他单孕激素制剂相同。

3）微球和微囊避孕：是近年发展的一种新型缓释系统，有发展前途的避孕针。通过针头注入皮下，缓慢释放避孕药。可在体内自然吸引，不需取出。每 3 个月皮下注射 1 次，可避孕 3 个月。其副作用为经期延长和经量增加。

4）透皮贴剂避孕：是由美国研制的与口服避孕药作用相同的局部用药。有效时间为 7 天，用药 3 周后停药 1 周，再用下一周期，因其副反应轻，易于接受。目前国内尚无生产。

（6）外用避孕药：目前常用的避孕药膜以壬苯醇醚为主药。具有快速高效的杀精能力，最快者 5 秒钟内使精细胞膜产生不可逆改变。用法为性生活前 5 分钟将药膜揉团置于阴道深处，待其溶解后即可性交。正确使用者避孕率在 95% 以上。

☞考点：药物避孕的方法

【其他避孕方法】

1. 紧急避孕法　紧急避孕指那些在无防护性性生活后或者避孕失败后几小时或几天内，妇女为防止非意愿性妊娠的发生而采用的避孕方法。

（1）避孕原理：阻止或延迟排卵，干扰受精或阻止着床。

（2）适应证：在性生活中未使用任何避孕方法、避孕失败或遭到性暴力的 72～120 小时内的妇女。

（3）禁忌证：已确定怀孕的妇女。

（4）方法：放置宫内节育器或口服紧急避孕药。

1）宫内节育器：带铜宫内节育器可以用作紧急避孕方法，一般应在无保护性生活后 5 天之内放入带铜 IUD，其有效率可达 95% 以上。

2）紧急避孕药：有激素类或非激素两类，一般应在无保护性生活后 3 天之内口服紧急避孕药，其有效率可达 85%，如毓婷、安婷、敏定偶等药。近年米非司酮作为紧急避孕药展示出极好的前景。

链接 »»»
紧急避孕药对子代的安全性研究

研究证明，甾体类避孕药（特别是短效口服避孕药）对子代致畸的危险性不大。以前认为，服用紧急避孕药后妊娠应该终止。近期上海所作的临床观察提示，单方孕激素如 LNG 类紧急避孕药对子代致畸与未服用妇女比较没有明显增加，无须终止妊娠。但是如果服用米非司酮作为紧急避孕药则需要终止。

（5）副作用：可能出现恶心、呕吐、不规则阴道流血，但非激素类（如米非司酮）的副作用少而轻，一般不需特殊处理。

2. 安全期避孕法　指通过在安全期进行性生活，而达到避孕目的的避孕方法。由于其单靠避开易孕期性生活而不用药具避孕，又称自然避孕法。卵子自卵巢排出后可存活 1～2 天，其受精能力在排卵后 24 小时内最强。精子进入女性生殖道可存活 2～3 天。因此，排卵前后 4～5 天内为易孕期，其余的时间不易受孕，视为安全期。使用安全期避孕法必须准确确定排卵的时间。一般用基础体温测定、宫颈黏液评估的方法判定排卵期。月经规律者可通过月经周期推算排卵期，排卵期一般为下次月经前第 14 天，排卵前后 4～5 日视为非安全期，其余时间不易受孕，被称为安全期。由于排卵受情绪、健康状况或外界环境因素等影响而提前或推后，也可发生额外排卵。因此，安全期避孕不是绝对可靠、安全的。

☞考点：紧急避孕及安全期避孕的方法

【护理诊断/问题】

知识缺乏　缺乏避孕的相关知识

焦虑　与避孕所产生的副作用有关

舒适改变　与突破性出血、体重增加有关

【护理措施】

1. 知情选择　为了落实计划生育措施，护理人员应介绍各种避孕方法优、缺点，协助每对夫妇根据具体情况选择最佳方法。

（1）新婚夫妇，可选用男用避孕套，必要时可用紧急避孕法或妇女用的外用避孕药。

（2）有子女者可选用宫内节育器及适用于新婚夫妇的各种避孕方法。

（3）哺乳期妇女宜选用宫内节育器或避孕套。

2. 工具避孕法的护理要点

（1）放置宫内节育器的护理要点

1）术前准备：手术前向受术者介绍手术步骤，解除其思想顾虑，取得合作。

2）受术者测试体温正常后，排空膀胱，取膀胱截石位。

3）常规冲洗阴道，协助医生准备手术器械，并根据宫腔深度选择适当大小的节育器。

（2）取出宫内节育器的护理要点：手术后休息 1 天，禁止性生活和盆浴 2 周。增强营养，严密观察出血量和持续时间，遵医嘱服药，如吲哚美辛、云南白药等辅助止血。经处理无效者，可更换节育器或改用其他避孕方法。

（3）宫内节育器并发症的护理要点

1）当发生并发症时，护理人员应向患者及家属履行告知义务，对其进行解释和具体处理方法，以建立良好的护患关系，争取他们的配合。

2）严格遵医嘱服药。

3）及时做好手术准备。

3. 药物避孕法护理要点

（1）常规交代药物避孕的方法及注意事项。

（2）类早孕反应、体重增加及色素沉着等副反应一般无须处理，症状显著者可改用其他避孕措施。

4. 心理护理　对接受避孕措施的妇女，应耐心讲解各种避孕方法的优缺点，针对其思想顾虑及具体问题给予疏导，尽量消除焦虑、紧张情绪，尤其是动员其丈夫的参与和支持。

☞考点：各种避孕法的护理要点

【健康教育】

1. 阐明各种避孕法的避孕原理、方法、适应证、副反应及并发症，根据夫妇双方具体情况，协助选择最佳的避孕方法。

2. 告知宫内节育器的放置、取出术均可在门诊进行，受术者术后稍休息便可返回家中休养。术后休息 3 天，1 周内避免重体力劳动，2 周内忌性交及盆浴；每日清洗外阴，保持外阴清洁；定期进行随访；如出现腹痛、发热及多量出血应随时就诊；遵医嘱定期随访，应于放置宫内节育器后第 1、3、6、12 个月各随访 1 次，以后每年随访。

3. 采用其他工具避孕及药物避孕者，教会其使用方法，如何观察副作用及一般应对措施。

4. 介绍避孕失败的补救措施，但应说明该类措施对身体均有伤害，强调严格避孕的重要性。

5. 药物避孕者如需再生育，应在停药 6 个月后再受孕。

第 2 节　女性绝育方法及护理

女性绝育是利用人工的方法阻断受孕途径，从而达到永久不生育的目的。它通过对输卵管切断、结扎、电凝、钳夹、环套输卵管或用药物粘堵、栓堵输卵管管腔，使精子与卵子不能相遇而达到绝育目的，是一种较安全、持久且可逆的节育措施。目前，国内常用经腹壁小切口绝育、腹腔镜绝育及药物粘堵绝育。

一、经腹输卵管结扎术

此种绝育方法是经腹壁小切口结扎输卵管，手术操作简单、方便，多采用局部麻醉或针麻，对妇女损伤小，是传统的绝育方式。

【适应证】

1. 自愿接受绝育手术且无禁忌证者。

2. 患有严重全身疾病不宜生育行治疗性绝育术。

【禁忌证】

1. 各种疾病急性期。

2. 全身情况不良不能胜任手术者，如心力衰竭、血液病等。

3. 腹部皮肤有感染灶或患急、慢性盆腔炎者。

4. 24 小时内两次体温在 37.5℃ 或以上者。

5. 患严重的神经官能症者。

【手术时间的选择】

1. 最好选择在月经干净后 3～4 天。

2. 人工流产或分娩后宜在 48 小时内施术。

3. 哺乳期或闭经妇女则应排除早孕后再行绝育术。

【手术步骤】

1. 常规消毒、铺巾。

2. 在耻骨联合上方 3～4cm 处，取腹中线横切口长约 2cm，产后则在宫底下方 2cm 处切开，逐层切开进入腹腔。

3. 提取输卵管　手术者左手示指进入腹腔，沿宫底滑向一侧，达输卵管后方，右手持卵圆钳进入腹腔，夹住输卵管轻轻上提至切口外。也可用指板法提取输卵管。

4. 确认输卵管　提出输卵管后用鼠齿钳代替卵圆钳夹持输卵管，再用 2 把无齿镊交替夹提输卵管，直至露出伞端，确认为输卵管。

5. 结扎输卵管　目前多采用抽心包埋法（图 20-7），用 2 把鼠齿钳夹住输卵管峡部系膜无血管区，间距约 2cm，术者与助手分别固定拉直输卵管。在其背侧浆膜下注入 0.5%～1% 普鲁卡因溶液。用尖刀切开膨胀的浆膜约 1.5cm,用弯式蚊钳轻轻分离出该段输卵管。两端分别用弯蚊式钳钳夹,剪除两钳间的输卵管。用 4 号线结扎近端输卵管并用该线连续缝合两层浆膜至输卵管远侧断端,环绕远侧断端输卵管结扎,将其置留在系膜外。检查无出血后松开鼠齿钳,将输卵管送回腹腔。同法处理对侧输卵管。

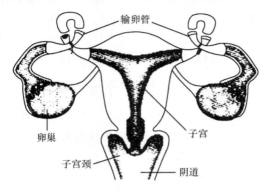

图 20-7　输卵管结扎术示意图

【术后并发症】

1. 出血、血肿　因过度牵拉、损伤输卵管或其系膜所致,也可见于血管漏扎或结扎不紧引起出血。一旦发现须立即止血,血肿形成时应切开止血后再缝合。

2. 感染　多因手术适应证掌握不严或术中未严格无菌操作所致。因此,要严格掌握适应证,加强无菌观念,规范操作程序,术后预防性用抗生素。

3. 脏器损伤　多为操作不熟练或解剖关系辨认不清楚,损伤膀胱或肠管。术中应严格执行操作规程,一旦发现误伤及时处理。

4. 绝育失败　可因绝育措施本身缺陷或施术时技术误差引起。

【护理诊断/问题】

恐惧　与缺乏手术相关知识有关

有感染的危险　与手术操作、出血有关

【护理措施】

1. 术前准备

(1) 心理护理:主动与受术者交流,做好解释和咨询。向患者简单介绍手术的过程,使患者了解该手术简单、时间短、效果可靠,使其解除思想顾虑,主动配合手术。

(2) 做好术前准备:按妇科腹部手术前常规准备,如准备器械、敷料,做普鲁卡因、青霉素皮肤过敏试验等。

2. 术后护理

(1) 密切观察体温、脉搏变化,有无腹痛及内出血征象。

(2) 鼓励患者及早下床活动,以免腹腔粘连。一般术后 6 小时可下床活动。

(3) 协助医生观察切口,保持敷料干燥整洁,以利切口愈合。

(4) 做好健康教育,指导出院后的休息和注意事项。术后休息 3～4 周,禁止性生活 1 个月。

二、经腹腔镜输卵管绝育术

随着医学科学技术的不断发展,腹腔镜在临床应用越来越广泛。经腹腔镜行输卵管结扎术简单易行、安全,对受术者损伤小,恢复快,易于为广大妇女所接受,近年来我国各大城市已逐渐推广使用。

【适应证】

同经腹输卵管结扎术。

【禁忌证】

主要为腹腔粘连及心肺功能不全者,余同经腹输卵管结扎术。

【手术步骤】

选用硬膜外或局部麻醉。手术时取头低仰卧位,于脐孔下缘作 1～1.5cm 的横弧形切口,把 Verres 气腹针插进腹腔,充二氧化碳气体 2～3L,然后换置腹腔镜。在腹腔镜直视下将弹簧或硅胶环钳夹或环套在输卵管的峡部,也可用双极电凝烧灼输卵管峡部 1～2cm。

【护理诊断/问题】

焦虑　与缺乏手术相关知识有关

有感染的危险　与手术操作、出血有关

【护理措施】

1. 术前准备　患者取膀胱截石位。术前常规消毒外阴及阴道后放置窥器。其他同腹部小切口绝育术。

2. 术中及术后护理　配合医生建立良好的气腹,观察压力表的变化,随时调整。建立气腹后及时调整患者体位,呈头低足高位。术中护士要严密观察患者生命体征的变化,并做好安慰及解释工作。术后 3～4 小时注意观察患者脉搏、血压变化,防止发生内出血。手术后 4～6 小时鼓励排尿。其他同腹部小切口绝育术。

第 3 节　避孕失败补救措施及护理

///// 案例20-2

患者王某,25 岁,平素月经规律,婚后 1 年一直采用避孕套避孕,现停经 52 天,10 天前出现晨起恶心、食欲减退症状,尿 HCG(＋)。要求终止妊娠。

问题:

1. 请为该患者选择最佳终止妊娠方法。

2. 请为该患者制订相应的护理措施。

3. 请对该患者进行必要的健康宣教。

终止妊娠是各种避孕措施失败后的补救方法,可分为早期妊娠终止即人工流产(简称人流)、中期妊娠终止和晚期妊娠终止。

一、早期妊娠终止

(一)药物流产

药物流产是一种非手术终止妊娠的方法,自20世纪90年代以来日趋完善。其优点是方法简便,不需宫内操作,无创伤性。最常使用的药物是米非司酮(mifepristone,RU486)。米非司酮是一种合成激素,具有米非司酮糖皮质激素和轻度抗雄激素特征。其作用原理:①米非司酮对子宫内膜孕激素受体的亲和力比孕酮高5倍,因而能和孕酮竞争而与蜕膜的孕激素受体结合,从而阻断孕酮活性而终止妊娠;②由于妊娠蜕膜坏死,释放内源性前列腺激素(PG),促进子宫收缩及宫颈软化。临床常使用米非司酮与前列腺素配伍进行药物流产,80%以上在留院观察当天胚囊排出,70%左右蜕膜在2周内排清,1%延续为50～70天。

【适应证】
1. 年龄18～40岁,近3个月月经周期正常者。
2. 未用甾体激素药物。

【禁忌证】
1. 肾上腺疾病、糖尿病、内分泌疾病、心脏病、哮喘、青光眼、高血压、肝功能异常。
2. 带环妊娠、宫外孕、子宫肌瘤、乳腺癌、卵巢癌。
3. 用药前准备 B超确诊宫内孕及妊娠大小。必要时行血尿常规、肝功能检查。

【方法和剂量】
1. 妊娠小于49天者 米非司酮(RU486)25mg,每日2次口服,共3天,于第4天上午用于米索前列腺醇600μg,1次顿服。3小时后未见胎囊排出,按时间每小时增加200μg,至胎囊排出,当天总量可达1200μg。
2. 妊娠10～16周者 米非司酮500mg,2次/日,共2天,第3天阴道后穹隆放置卡孕栓,每2小时放置1mg,至妊娠物排出,最高剂量5mg。或放置米索前列腺醇600μg,每3小时1次,最高剂量1800μg。用药后严密观察,如失败及时手术终止妊娠。

【副作用】
反应较轻,仅有恶心、呕吐、下腹痛和乏力。出血时间过长和出血量过多是其主要副作用。其远期副作用尚需进一步观察。

(二)人工流产

人工流产指妊娠14周内,用人工方法终止妊娠的手术,是避孕失败的常用补救措施之一。常用的方法有负压吸引人工流产术(简称吸宫术)和钳刮人工流产术(简称钳刮术)。

【适应证】
1. 因避孕失败,妊娠14周以内要求终止妊娠者(妊娠10周以内采用吸宫术,妊娠11～14周采用钳刮术)。
2. 因各种疾病不宜继续妊娠者。

【禁忌证】
1. 各种疾病的急性期或严重的全身性疾病,须待治疗好转后住院手术。
2. 生殖器官急性炎症。
3. 妊娠剧吐酸中毒尚未纠正。
4. 术前两次体温≥37.5℃。

【术前准备】
1. 询问病史 核对末次月经日期以核实孕周。
2. 体格检查 测量体温、脉搏、血压及进行妇科检查。
3. 化验检查 尿妊娠试验、阴道清洁度检查,必要时作血尿常规、性病筛查、肝肾功能检查。
4. B超检查确定胎囊大小、位置,及时发现异位妊娠和子宫畸形。
5. 患者自行排空膀胱。

【操作步骤】
1. 吸宫术
(1)一般准备:患者取膀胱截石位,常规外阴、阴道消毒,铺无菌孔巾及腿套,术者作双合诊检查,复核子宫大小、位置及双侧附件情况。用阴道窥器暴露宫颈,2.5%碘酒液和75%乙醇溶液消毒宫颈。
(2)探测宫腔:术者先以宫颈钳夹前唇后用左手向外牵拉,右手用子宫探针探测子宫深度并用指尖在探针上做标记。一般孕6～8周,宫腔深度为8～10cm;孕9～10周,宫腔深度为10～12cm。
(3)扩张宫颈:以执笔式持宫颈扩张器顺子宫位置方向扩张宫颈,一般自4号半开始按序号扩张至大于所选用的吸管号半号或1号。必要时可用棉签蘸1%丁卡因溶液放置颈管内3～5分钟,或宫颈3点、9点处用1%普鲁卡因溶液3～5ml注射。
(4)吸管吸引:先连接好吸管,进入负压吸引试验无误,按孕周选择吸管粗细及负压大小,小于7周用5～6号吸管,负压为400mmHg;7～9周用6～7号吸管,负压为400～500mmHg;9～10周用7～8号吸管,负压为500～550mmHg,负压不应超过600mmHg。吸管送入宫底部再退出1cm,将吸管侧孔朝向宫腔前或后壁,寻找胚胎,胎盘附着部位有触海绵样感觉,继而感到有组织被吸进管内,一般按顺时针或逆时针方向上下移动吸引宫腔1～2周(图20-8),即可将妊娠物吸引干净。

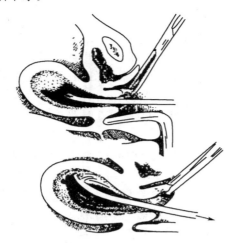

图 20-8 人工流产吸宫术

（5）吸净的标志：①吸管头紧贴宫腔壁有紧涩感；②宫腔缩小 1.5～2.0cm；③宫颈口有血性泡沫出现。如果怀疑仍有绒毛、蜕膜未吸净，可用小刮匙搔刮宫腔，将小刮匙轻轻送入宫底部，自左侧宫角开始逆时针方向环刮 1～2 周即可。

（6）检查吸出物：将全部吸出物用纱布过滤，仔细检查有无绒毛及胚胎，绒毛是否完整，绒毛与蜕膜比例一般为 1/4～1/3，如未见绒毛或刮出物太少应 B 超复核，再次排除异位妊娠并将全部吸出物送病理检查，以明确诊断。

2. 钳刮术

（1）一般准备：同吸宫术。

（2）探测宫腔：同吸宫术。

（3）宫颈准备：宫颈扩张同吸宫术。为减少宫颈损伤常需要在术前做好扩张宫颈的准备，常用方法：①艾司唑仑、丁卡因栓放置 15～30 分钟后，宫颈内口可扩张至 10mm 以上；②术前 12～16 小时用 16～18 号橡皮导尿管慢慢插入宫颈，沿宫壁放入宫腔的 1/3；③术前 3～4 小时将前列腺素制剂塞入阴道或行肌内注射。通常孕 11 周宫颈须扩张至 9～11 号，孕 12～14 周扩张至 11～12 号，可通过中号卵圆钳及 8 号吸管。

（4）破膜：用有齿卵圆钳，按子宫屈度进入宫腔，夹破羊膜后，卵圆钳退至宫颈管内口张开钳叶，使羊水流净。

（5）钳夹胎盘与胎儿：卵圆钳沿子宫后壁进入宫腔，达宫底后略退出少许（图 20-9），在后壁或侧壁寻找胎盘，钳夹到软而厚的组织便向外轻轻牵拉并左右转动，使胎盘逐渐松动、剥离，完整或大块地钳出。大部分或完整的胎盘被钳出后再分别钳取胎儿各位，先钳出胎儿躯体、四肢，最后夹取胎头。

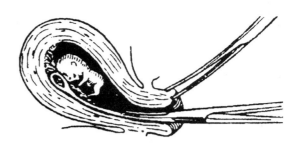

图 20-9 人工流产钳刮术

（6）清理宫腔：胎盘及胎儿大部分钳出后，核对胎儿胎盘是否完整，并观察宫腔有无活动性出血及宫缩情况。如出血多，宫颈注射缩宫素 10U，用 6～7 号吸管 300～400mmHg 负压吸引宫腔 1～2 圈，最后用刮匙自宫底左侧开始逆时针搔刮宫壁 2 圈，当感到宫壁粗糙，子宫紧缩，即已干净。

【注意事项】

1. 吸管经过宫颈管时术者左手折叠橡皮管以防带负压进出宫腔引起迷走神经兴奋而发生人流综合征及宫颈内膜损伤发生粘连。

2. 每进入宫腔的器械，不可触碰阴道壁，以防宫腔感染。

3. 钳刮术时用卵圆钳或 7 号吸管代替探针来探测宫腔深度，以免细小的探针造成子宫穿孔。

4. 钳夹胎盘困难时，不能强行牵拉；夹到胎儿骨骼后，应避免损伤宫颈，钳出时胎体应以纵轴通过宫颈。

5. 术后在观察室卧床休息半小时，无异常时方可离去，1 个月后门诊复查。

6. 术后 2 周或血未净时禁止盆浴，1 个月内禁止性交。

【并发症及处理】

1. 出血 超过 200ml，与孕妇年龄较大、产次多、妊娠大于 3 个月、负压不足未吸到着床处、术者技术不熟练有关。应于宫颈注射缩宫素 10～20U，尽快夹取胎盘，清除宫腔组织。术后可给予益母膏 30g，2 次/天，共 3 天。

2. 人工流产综合征 与扩张宫颈过速或跳号以及负压过大有关，孕妇常有恶心、呕吐、胸闷、头晕、面色苍白、出冷汗等症状。给予硫酸阿托品 0.5mg 或山莨菪碱 20mg，肌内注射，吸氧，10 分钟后可自行恢复。

3. 空吸 发现空吸应立即停止手术，B 超复查，将吸出的极少组织物送病理检查，以排除异位妊娠的可能。

4. 漏吸 易发生在极早期的妊娠、过度前屈或后屈的早孕子宫以及畸形子宫未明确诊断者，应在 B 超下定位实施手术。

5. 不全流产 部分绒毛或蜕膜组织未吸出、术后伴出血持续 1 周以上、血量超过月经、B 超复查宫腔内仍有光团反射应行清宫术,术后加用抗生素。

6. 子宫损伤 包括子宫穿孔、宫颈裂伤和术前未能查清子宫大小、位置或哺乳期子宫、用力不当有关。如为探针穿孔又无明显症状者,观察随访 1～2 周,穿孔自愈后再施行手术。如为扩张器或吸管穿孔,须住院观察,必要时剖腹探查。如为宫颈裂伤,根据裂伤大小及深浅,用纱布压迫止血或 1 号铬制肠线间断缝合宫颈全层。

7. 吸刮过度 破坏了子宫内膜基底层,形成月经过少或闭经,可用人工周期疗法。

8. 感染 如术后体温超过 38℃、有急性炎症者应住院治疗。

9. 宫腔和宫颈管粘连 吸引时间过长,吸管转动过速、过频,负压过高,用力过大造成的,可出现不同程度的周期性下腹疼痛,用 5～6 号扩张器分离粘连,排出宫腔内的月经血。为防止再次粘连,放置金属节育环,恢复正常月经 3 个周期后将环取出。

10. 羊水栓塞 破膜后羊水从开放的宫壁血窦挤入血循环可发生羊水栓塞,所以一定要先放净羊水再行钳刮术。

钳刮术因并发症多,对子宫宫颈损伤大,应予废弃,目前已由药物流产或延续妊娠至 4 个月后行中期引产术代替。

【护理诊断/问题】

焦虑 与害怕手术、担心术后恢复有关

有感染的危险 与阴道流血、术后不注意卫生有关

知识缺乏 缺乏人工流产的相关知识

潜在并发症:子宫出血、子宫穿孔、人流综合征等

【护理措施】

1. 术前准备 进行全面身心评估,排除禁忌证,确定手术时间;填写登记卡;受术者术前 3 日避免性生活,测体温、量血压,查血常规、阴道清洁度和阴道分泌物的滴虫、真菌检查;B 超检查确定宫内妊娠;向受术者简单介绍手术过程,解除其对手术的恐惧心理并主动配合手术的进行;准备敷料及器械;指导受术者自解小便,取膀胱截石位,消毒外阴、阴道。

2. 术中配合 陪伴受术者,随时提供心理支持;调整照明灯光,协助连接吸管,及时供应术中所需器械、敷料和药物等,配合医生完成手术;认真观察受术者的面色、腹痛等情况,发现异常及时报告医师并配合处理,防治手术并发症;配合手术者,认真检查人工流产的吸出物有无绒毛及胚胎组织、与妊娠周数是否相符,必要时送病理检查。

3. 术后护理

(1) 护送受术者到观察室休息 1～2 小时,观察腹痛及阴道流血情况,无异常方可离院。

(2) 术后保持外阴清洁,1 个月内禁止盆浴及性生活。待正常转经后,落实避孕措施。

(3) 术后如有阴道流血量多或持续流血超过 10 天,有发热、腹痛等异常情况,应随时就诊。

(4) 注意休息和营养,术后休假 2 周,1 个月后复查。

☞考点:早期妊娠终止方法及护理

链接 »»

无痛人工流产术

无痛人工流产术指对妊娠 10 周以内的妊娠在静脉麻醉下进行的人工流产,即在吸宫流产手术的基础上加上静脉全身麻醉,手术中没有痛感。手术者经静脉给药,约 30 秒可进入麻醉状态,在孕妇毫无知觉的情况下医生便可完成手术,整个手术过程仅需 3～5 分钟。孕妇在手术后意识完全恢复,30 分钟即能自行离院。这是一种新型、安全、有效的人流术。无痛人流镇痛方法:①全身用药:通过口服、肌内或静脉注射镇静镇痛药物可以缓解受术者的精神紧张,提高痛阈,减轻人流不良反应;②局部麻醉:人工流产可应用表面麻醉或宫颈旁阻滞麻醉;③全麻:由于手术特点,以全麻方式提供人流镇痛要求选用起效快、苏醒快、镇痛效果好、醒后无不良后遗作用的麻醉药物;④硬膜外阻滞:麻醉平面足够手术需要,能完全消除术中疼痛,获得满意的麻醉效果,但因操作技术要求高,有发生并发症的危险,而且麻醉恢复时间长,不适用于门诊人工流产手术,一般仅适用于住院条件下的特殊病例。

二、中期妊娠终止

妊娠 12～24 周,用引产终止妊娠的方法,称中期妊娠引产术。常用的方法有水囊引产、药物引产和剖宫取胎术。

(一) 水囊引产术

水囊引产术最常用于中期妊娠的引产,用于晚期妊娠引产的是低位小水囊术。其操作简单,安全有效,除引产外,还可促宫颈成熟,提高引产成功率,且并发症少。

【水囊制作及放置】

用双层避孕套(排空两层间空气)套于 14～18 号尿管前端,用粗丝线在距离 5cm 和 8cm 处各结扎一次,将气排尽,高压消毒备用(图 20-10)。引产时,将无菌水囊放置于子宫壁和胎膜之间,再注入适量液体即可。

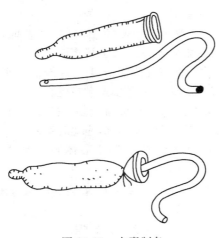

图 20-10　水囊制备

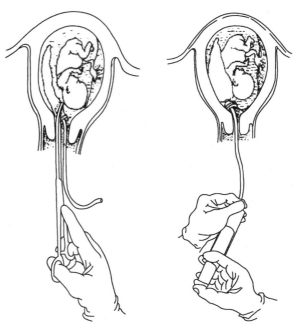

图 20-11　水囊放置　　　图 20-12　囊内注水

【适应证】

1. 妊娠 13～24 周要求终止妊娠者;因某种疾患不宜继续妊娠者;晚期妊娠因各种原因需终止者。

2. 阴道清洁度 1～2 度以内,无阴道炎症,3 天内无性交史。

3. 体温不超过 37.5℃。

【禁忌证】

1. 各种全身疾病的急性期。

2. 子宫有瘢痕。

3. 生殖器官急性炎症。

4. 妊娠期间有反复阴道出血及前置胎盘、死胎或过期流产,对于晚期妊娠还包括重度妊娠期高血压疾病、心脏病有心力衰竭、羊水过多和胎膜早破等。

【术前准备】

1. 阴道分泌物检查。

2. 血尿常规和肝肾功能检查。

3. B超检查确定胎盘位置,作为安放水囊的位置参考。

4. 阴道消毒 1 次/日,共 3 天。

【操作步骤】

1. 孕妇排空膀胱后取膀胱截石位,常规消毒、铺巾。

2. 用窥器扩张阴道,拭净阴道内分泌物,暴露宫颈。

3. 放入水囊　用碘酒及乙醇消毒宫颈及颈管,用宫颈钳牵拉宫颈前唇,用无齿卵圆钳夹持水囊送入宫腔侧壁(图 20-11)。

4. 囊内注水　用注射器缓慢注入无菌生理盐水 300～500ml(图 20-12)。注毕,导尿管末端折叠,用粗丝线扎紧,取下宫颈钳,纱布包裹后置入阴道后穹隆内,取出阴道窥器。

【注意事项】

切勿碰阴道壁,避免反复操作;放入时若有出血且量多,应立即取出停止操作;出血量少,可改换方向再放入;注水时遇有阻力,即停止操作。水囊引产最好只放 1 次,第 2 次仍失败者,应改用其他方法引产。

(二)羊膜腔内引产手术

将药物直接注入羊膜腔内,方法简便易行,成功率高,感染率低,优于水囊引产和羊膜腔外注射药物引产。

【常用药物及剂量】

依沙吖啶用量:50～100mg,溶于 5～10ml 注射用水,依沙吖啶毒副作用小,引产效果高达 98％左右,是中期妊娠引产最常用的药物。前列腺素因药物昂贵,副作用多,使用受限。

【适应证与禁忌证】

与水囊引产术相同。

【术前准备】

1. 阴道分泌物检查。

2. 血尿常规及肝肾功能检查。

3. B超监测胎盘位置及羊水深度,标记定位以便选择穿刺部位。

4. 腹部及外阴备皮。

5. 排空膀胱。

【操作步骤】

孕妇取仰卧位,碘酒、乙醇消毒腹部,铺无菌孔巾。在子宫底 3 横指下方中线上或中线两侧,选择囊性感最明显的部位作为穿刺点。用 9 号穿刺针从选好的部位垂直进针,通过 3 个抵抗即皮肤、肌鞘、子宫壁后有落空感,用注射器回抽见羊水,将准备好的药物缓慢注入羊膜腔内(图 20-13),而后拔出针头,用无菌纱布覆盖穿刺部位。

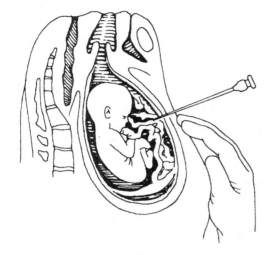

图 20-13　中期妊娠羊膜腔穿刺术

【注意事项】

如注射器回抽有血,可能是刺入胎盘,应将针再向深部进针,或略变方向进针,如仍有血液,可另换穿刺点,但不得超过 3 次。拔针前后,注意有无呼吸困难、发绀等征象。

【术后处理】

羊膜腔内注射药物,如第 1 次不成功,72 小时后可注射第 2 次。注药后 24 小时如仍无宫缩,可加用缩宫产素静脉滴注。胎儿、胎盘娩出后,仔细检查胎盘、胎膜是否完整。本法缺点是胎膜残留者较多,须清宫处理。

(三)羊膜腔外引产术

妊娠 12～14 周,羊水较少,或经腹壁穿刺羊膜腔内失败者,可改用羊膜腔外引产,常用药物为依沙吖啶,剂量 50～100mg。适应证、术前准备、术中注意要点及术后处理同水囊引产术。操作步骤:

1. 孕妇取膀胱截石位,常规消毒外阴和阴道,铺无菌孔巾。

2. 用窥器扩开阴道,暴露宫颈,碘酒、乙醇消毒宫颈、颈管,鼠齿钳夹住子宫前唇,略向外轻轻牵拉。

3. 用长镊子将 18 号导尿管送入子宫侧壁(宫壁与胎囊之间)全长的 2/3 左右,如有出血,改换方向。

4. 将配制好的药液从导尿管缓慢注入宫腔内(图 20-14)并用粗丝线将尿管末端结扎,无菌纱布包裹尿管盘曲在阴道穹隆部,防止脱出,卧床半小时后可下地活动。

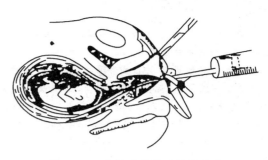

图 20-14　宫腔内羊膜腔外给药法

【护理诊断/问题】

焦虑　与害怕引产、担心引产后恢复有关

有感染的危险　与阴道流血、术后不注意卫生有关

知识缺乏　缺乏中期妊娠引产的相关知识

潜在并发症:子宫出血、子宫穿孔

【护理措施】

1. 心理护理　中期引产常用于患某些疾病或因某些社会、家庭问题不可能继续妊娠者。加之患者及家属对手术的顾虑、恐惧和担忧,导致产生各种不同的心理状态。护士应耐心向受术者介绍手术过程,消除顾虑和恐惧,使其轻松地接受手术并主动配合。

2. 注意体温变化　应每 4 小时测体温 1 次。部分孕妇于注药后 24～48 小时出现低热,38℃左右,一般不需要处理,多在短时间内或分娩后恢复正常。

3. 严密观察宫缩及产程进展　一般用药后 12～24 小时开始宫缩,胎儿胎盘约在用药后 48 小时娩出。第 1 次用药失败者,可于 72 小时后第 2 次用药。两次均失败者应改用其他方法终止妊娠。

4. 按正常分娩接生　胎儿娩出后认真检查胎盘胎膜是否完整,软产道有无损伤。若有异常及时报告医师并配合处理。

【健康教育】

术后保持外阴清洁,使用消毒会阴垫,第 1 个月禁止性生活和盆浴。按常规退奶,引产术后 1 个月到医院复查,如有发热、腹痛、多量出血随时就诊,并落实计划生育措施。

☞考点:中期妊娠终止方法及护理

案例 20-1 分析

1. 目前常用的避孕方法有工具避孕、药物避孕、紧急避孕法及安全期避孕法。工具避孕法包括阴茎套、阴道隔膜和宫内节育器。

2. 根据案例信息,患者为新婚,只要求一年内避孕,时间较短,根据患者要求和其本人意愿,可推荐采用简便易行且可随时终止的避孕方法,如避孕套、阴道隔膜、药物避孕和安全期避孕法。如采用药物避孕,应嘱患者停药 6 个月后方可妊娠。

案例 20-2 分析

1. 该患者停经 52 天,妊娠 14 周以内,若各项检查无禁忌证,可使用吸宫术终止妊娠。

2. 该患者护理措施 ①术前准备:遵医嘱核对末次月经日期以核实孕周;测量体温、脉搏、血压及进行妇科检查;阴道分泌物滴虫、真菌、清洁度化验。必要时做血尿常规、性病筛查、肝肾功能检查。遵医嘱辅助进行 B 超检查,确定胎囊大小、位置、排除异位妊娠和子宫畸形。②心理护理:减轻焦虑。③协助医生进行手术常规护理:准备吸宫负压装置及手术包;嘱患者排尿,并协助患者采取膀胱截石位;术后送观察室休息,注意阴道流血及腹痛情况。

3. 对该患者的健康宣教内容 嘱患者出院后保持外阴清洁,每天擦洗并用消毒会阴垫,预防感染;休息半个月,1 个月内禁止盆浴及性生活;若有明显腹痛、发热、阴道流血持续 10 天以上,应及时就诊;指导避孕方法。

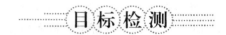

选择题

A₁ 型题

1. 下列哪项不是避孕药物的不良反应?（ ）
    A. 类早孕反应　　　　　　B. 痛经
    C. 月经量减少　　　　　　D. 色素沉着
    E. 体重增加

2. 下述何项不宜口服避孕药?（ ）
    A. 慢性肝炎　　　　　　　B. 乳房肿块
    C. 甲亢　　　　　　　　　D. 哺乳期
    E. 以上都不宜

3. 使用短效口服避孕药开始第 1 片的时间一般为月经（ ）
    A. 来潮前第 5 天　　　　　B. 来潮的第 5 天
    C. 来潮前第 10 天　　　　 D. 干净后第 5 天
    E. 性生活前 8 小时

4. 服用短效口服避孕药时如当晚漏服,补服时间应在（ ）
    A. 3 小时内　　　　　　　B. 6 小时内
    C. 9 小时内　　　　　　　D. 12 小时内
    E. 24 小时内

5. 抑制排卵的避孕方法为（ ）
    A. 药物避孕　　　　　　　B. 安全期避孕
    C. 使用避孕套　　　　　　D. 放置宫内节育器
    E. 使用阴道隔膜

6. 避孕及防止性传播疾病最好的措施是（ ）
    A. 皮下埋植药物　　　　　B. 短效口服避孕药
    C. 阴道隔膜　　　　　　　D. 放置宫内节育器
    E. 阴茎套

7. 宫内节育器放置时间是在月经干净后（ ）
    A. 立即　　　　　　　　　B. 1～2 天
    C. 3～7 天　　　　　　　　D. 10 天
    E. 15 天

8. 下列哪项是宫内节育器的严重并发症?（ ）
    A. 子宫穿孔出血　　　　　B. 感染
    C. 宫颈粘连　　　　　　　D. 脱落
    E. 漏吸

9. 受术者发生人流综合征的症状时,首选的护理措施为（ ）
    A. 帮助患者改变体位
    B. 肌内注射阿托品 0.5mg
    C. 安慰受术者
    D. 注意保温
    E. 配合医生尽快结束手术

10. 人工流产术护理下列哪项错误?（ ）
    A. 术后观察 1～2 小时
    B. 保持外阴的清洁
    C. 术后休息半个月
    D. 术后 1 周禁止盆浴及性生活
    E. 术后注意观察阴道出血、腹痛情况

11. 有关口服避孕药的指导,错误的是（ ）
    A. 哺乳期妇女不宜服用
    B. 需妥善保管口服避孕药
    C. 注射避孕针时,注意将安瓿中的药液吸净
    D. 注射避孕针后应观察 15 分钟方可离开
    E. 计划受孕者,停药后即可受孕

12. 下列哪一项不是放置宫内节育器的并发症?（ ）
    A. 节育器脱落　　　　　　B. 感染
    C. 带环妊娠　　　　　　　D. 子宫穿孔
    E. 血肿

13. 施行负压吸宫术是在妊娠（ ）
    A. 6 周内　　　　　　　　B. 8 周内
    C. 10 周内　　　　　　　 D. 12 周内
    E. 14 周内

14. 放置宫内节育器的适应证是（ ）
    A. 凡自愿要求者均可放置
    B. 月经量多、频发者
    C. 凡育龄妇女要求放置而无禁忌证者
    D. 中期引产术后
    E. 剖宫产术后 6 周

15. 已有 1 周岁孩子的健康妇女,最常用的避孕方法是（ ）
    A. 口服避孕药　　　　　　B. 使用阴茎套
    C. 阴道隔膜　　　　　　　D. 放置宫内节育器
    E. 安全期避孕

16. 新婚夫妇欲半年后怀孕,现应选用下列哪种方法最适宜?（ ）
    A. 安全期避孕　　　　　　B. 阴茎套
    C. 口服避孕药　　　　　　D. 宫内节育器
    E. 皮下埋植避孕

17. 人工流产术后,告知患者禁止盆浴及性交的时间为（ ）
    A. 1 周内　　　　　　　　B. 半月内
    C. 1 个月内　　　　　　　D. 6 周内
    E. 2 个月内

18. 人工负压吸引术后 12 天仍有较多阴道流血,首先考虑的是(　　)
　　A. 子宫穿孔　　　　　　B. 子宫复旧不全
　　C. 吸宫不全　　　　　　D. 子宫内膜炎
　　E. 子宫肌炎

19. 依沙吖啶引产稀释时只能用(　　)
　　A. 注射用水或羊水
　　B. 0.9%氯化钠溶液
　　C. 5%葡萄糖氯化钠溶液
　　D. 50%葡萄糖溶液
　　E. 以上都不是

A₂型题

20. 某妇女,已有 8 个月的女孩,身体健康,最好选用的避孕方法是(　　)
　　A. 口服避孕药　　　　　B. 安全期避孕
　　C. 使用阴茎套　　　　　D. 放置宫内节育器
　　E. 阴道隔膜

21. 30 岁经产妇,平时月经周期稍缩短,经量多。检查宫颈重度糜烂,宫口松。向她推荐的避孕方法是(　　)
　　A. 安全期避孕　　　　　B. 阴茎套
　　C. 口服避孕药　　　　　D. 宫内节育器
　　E. 皮下埋植避孕

22. 38 岁经产妇,因侵蚀性葡萄胎化疗,随访期间宜选择的避孕方法是(　　)
　　A. 禁止性生活　　　　　B. 使用阴茎套
　　C. 口服短效避孕药　　　D. 宫内节育器
　　E. 注射长效避孕针

23. 女,23 岁,平素月经规律,停经 48 天,尿 HCG(+),要求终止妊娠,最佳终止妊娠的方法是(　　)
　　A. 药物流产　　　　　　B. 钳刮术
　　C. 中期引产　　　　　　D. 水囊引产
　　E. 吸宫术

24. 女,28 岁,询问口服短效避孕药的相关知识,以下指导错误的是(　　)
　　A. 从月经来潮第 5 天开始,连服 22 天
　　B. 一般在停止服药后 2～3 天发生撤药性出血
　　C. 若停药 7 天尚无月经来潮,应于当晚开始新周期服药
　　D. 漏服者应在 24 小时内补服
　　E. 服用避孕药连续闭经 3 个月以上者,宜停药并处理

A₃/A₄型题

(25～27 题共用题干)

产妇王某,产后半年,已恢复月经,哺乳期。查体:子宫复旧良好,阴道、宫颈未见异常,尿 HCG(-),来院要求长期避孕。

25. 该患者最适合的避孕方法是(　　)
　　A. 避孕套　　　　　　　B. 药物避孕
　　C. 宫内节育器　　　　　D. 安全期避孕
　　E. 紧急避孕

26. 采取该法的最适宜时间是(　　)
　　A. 性交时
　　B. 自月经周期第 5 天开始用
　　C. 月经干净后 3～7 天
　　D. 排卵前后 4～5 天以外
　　E. 在无保护性交后 3 天内采用

27. 患者采用此法后 3 周,仍有多量阴道流血,伴有较重的下腹部及腰骶部疼痛,宜采取的措施是(　　)
　　A. 继续观察　　　　　　B. 抗生素治疗
　　C. 取出所用避孕器具　　D. 建议休息
　　E. 使用止血剂

(张丽华)

第21章 妇产科常用护理操作技术、诊疗技术及手术护理配合(实训内容)

第1节 妇产科常用护理操作技术

一、会阴擦洗/冲洗

【操作目的】

保持会阴及肛门部清洁,促进会阴伤口愈合和局部舒适,预防泌尿、生殖系统的逆行感染。常用于妇产科术后、产后1周内、会阴有伤口或留置导尿管者及长期卧床的患者。

【操作前准备】

1. 用物准备 橡皮布或棉布垫或一次性垫巾1块、治疗巾1块、会阴擦洗盘1个或冲洗壶、消毒弯盘2个、无菌镊子2把、无菌干纱布2块、无菌干棉球若干个、0.2%聚维酮碘溶液或1:5000高锰酸钾溶液、水温40℃左右、便盆等。

2. 环境准备 安静、整洁、温度湿度适宜、舒适、隐蔽性好的房间,用屏风或窗帘遮挡。

3. 护理人员准备 衣帽着装整洁,戴口罩,剪指甲,洗手。

4. 患者准备 排空膀胱,备清洁内裤。

【操作方法】

1. 将擦洗或冲洗物品移至患者床旁,核对姓名及床号,向患者做好解释工作,以取得理解及配合。

2. 请病房内多余人员(特别是异性)暂时回避,以减轻患者心理压力。

3. 嘱患者排空膀胱后取膀胱截石位,暴露外阴。注意保暖并用屏风遮挡。

4. 给患者臀下垫橡皮布或棉布垫或一次性治疗巾。

5. 操作人员用一把无菌镊子夹取浸有0.2%聚维酮碘或1:5000高锰酸钾溶液的棉球放入弯盘,用另一把无菌镊子夹取弯盘中的药液棉球擦洗外阴。一般擦洗3遍。第1遍的擦洗顺序为由上到下、由外到内,初步擦净会阴部污垢、分泌物、血迹等;再用药液擦洗第2遍,顺序为由内向外,或以伤口为中心向外擦洗。擦洗时,应注意最后擦洗肛周和肛门,然后将棉球丢弃。第3遍同第2遍。必要时可多擦几遍或擦遍整个会阴直至干净,最后用干纱布擦干。注意无菌操作,以防感染。

6. 行会阴冲洗时,应先用手背试水温是否适宜。左手持冲洗壶,右手持镊子夹取棉球,将冲洗液慢慢倒下,依次冲洗阴阜、大腿上1/3内侧、大阴唇、小阴唇、阴道前庭及肛门,边冲边擦,擦净会阴部污垢、分泌物及血迹等。冲洗时勿使水流入阴道,必要时用纱布堵塞阴道口再行冲洗。当会阴有伤口时,应以伤口为中心向外冲洗,洗毕,按外科换药处理。

☞考点:会阴擦洗/冲洗的操作方法

【护理要点】

1. 擦洗时,注意观察会阴伤口的愈合情况,有无红肿及分泌物产生。发现异常及时记录并向医生汇报。

2. 置导尿管者,要将尿道口周围反复擦洗干净并注意保持尿管通畅。

3. 擦洗前护理人员应洗净双手;有伤口感染者最后擦洗,以免交叉感染。

☞考点:会阴擦洗/冲洗的护理要点

二、会阴湿热敷方法

【操作目的】

会阴湿热敷可促进局部血液循环,使炎症局限或消散,减轻疼痛,有利于脓肿局限和吸收,促进局部组织的生长和修复。常用于会阴水肿、血肿、伤口硬结及早期感染等患者。

【操作前准备】

1. 用物准备 会阴擦洗盘、棉垫1块、干纱布2块、橡皮布及治疗巾各1块,医用凡士林、有盖搪瓷缸内盛有已煮沸后的50%硫酸镁溶液及纱布若干。

2. 环境准备 安静、隐蔽、清洁、舒适的环境,根据季节调节室温。

3. 护理人员准备 衣帽着装整洁,剪指甲、清洁双手,戴口罩。

4. 患者准备 排空膀胱,备清洁内裤。

【操作方法】

1. 将物品端至患者床旁,核对床号及姓名,向患者做好解释工作,以取得理解及配合。

2. 请病房内多余人员(特别是异性)暂时回避,以减轻患者心理压力。

3. 患者排尿后,先行会阴擦洗,清洁局部。

4. 病变部位先涂一薄层凡士林,盖上无菌纱布,再轻轻敷上浸有硫酸镁溶液的温纱布,外面再盖上棉垫保温。

5. 每 3～5 分钟更换一次热敷垫,亦可将热水袋放在棉垫外,减少更换次数。一次热敷 15～30 分钟,每日 2～3 次。

6. 热敷完毕,更换清洁会阴垫并整理床铺。

☞考点:会阴湿热敷的操作方法

【护理要点】

1. 热敷面积应是病损范围的 2 倍。

2. 热敷溶液的温度一般为 41～48℃,不宜过高,防止烫伤。对休克、昏迷及术后感觉不灵敏的患者尤应注意。

☞考点:会阴湿热敷的护理要点

三、新生儿沐浴

【操作目的】

新生儿沐浴的目的是使小儿舒适,皮肤清洁,协助皮肤排泄和散热,活动患儿肢体,促进血液循环,并可观察全身皮肤情况。常见的沐浴方法有淋浴、盆浴和擦浴,一般采取婴儿盆浴法。

【适应证】

1. 足月儿 24 小时后,体温稳定后即可沐浴。

2. 早产儿出暖箱,体温稳定后可沐浴。

【禁忌证】

1. 严重的新生儿疾病患儿,如颅内出血、呼吸窘迫综合征、严重败血症等,在病情未稳定前。

2. 早产儿和低出生体重儿在体温未稳定前。

【操作前准备】

1. 用物准备 浴盆、水温计、热水、婴儿皂、大毛巾、小面巾、浴巾、衣服、尿布,护理托盘内放液状石蜡、1% 甲紫溶液、2% 碘酊溶液、70% 乙醇溶液、红汞鱼肝油、爽身粉、小剪刀、棉签及皮肤护理用品等,必要时备磅秤。

2. 环境准备 浴台铺上套上布套的海绵垫,护理托盘置于浴台的一侧。调节室温于 25～28℃为宜,门窗关闭,采光要好,便于对小儿的观察。

3. 护理人员准备 衣帽着装整洁,剪指甲,清洁双手,戴口罩。了解小儿的一般情况,尤其患病儿的诊断、病情、体温、全身皮肤情况,评估患儿常见的护理问题。

4. 小儿准备 应在喂奶前或喂奶后 1 小时进行,以防止呕吐或溢奶。

【操作步骤】

1. 浴盆内盛 2/3 盆热水,一般水温 38～40℃,以季节天气而定。再准备 50～60℃的热水备用。

2. 将盖被三折至床尾,抱起患儿平放于浴台上,脱衣,保留尿布,用大毛巾包裹患儿全身。按护理常规要求测体重并记录。

3. 擦洗脱脂 第一次沐浴的新生儿,用消毒棉签蘸消毒植物油擦去皮肤上的胎脂,尤其是皮肤皱褶处的胎脂。脂质结痂者,可涂植物油后次日擦洗,不宜强行擦洗,以免损伤皮肤。

4. 洗面部 用小面巾擦眼,从内眦向外眦擦拭,更换面巾部位擦拭对侧,同法擦耳;然后洗脸(额部→鼻翼→面部→下颏),禁用肥皂。如鼻腔有分泌物,可用棉棒清洁。

5. 洗头洗身体 用水湿润头发及全身,用婴儿专用皂或婴儿沐浴露搓出泡沫,涂在新生儿头、颈、上肢、腋下、躯干、腹股沟、臀部及下肢,轻轻搓洗,用水冲净。

6. 脐带和臀部的护理 洗完后,将新生儿抱至沐浴台上,用大毛巾擦干全身,用滴眼液滴双眼,更换脐部敷料,在皮肤皱褶处涂婴儿爽身粉。护理中注意观察婴儿耳、眼、鼻部有无分泌物,若有,可用棉签轻轻拭去;同时注意观察有无红臀,若有,则须涂抹 10% 鞣酸软膏。

7. 沐浴完毕,给新生儿穿衣,垫好尿垫,检查手腕标记,包好包被,核对后抱给母亲。

☞考点:新生儿沐浴的操作方法

【护理要点】

1. 随时注意保暖,动作轻柔。

2. 注意水或肥皂不进入耳内、眼内。

3. 头皮有脂肪结痂时,涂以液状石蜡或植物油浸润,次日梳去结痂后再予以清洗。

4. 新生儿脐带未脱落前,注意脐部护理,保持脐带干燥。

5. 严格掌握新生儿沐浴的适应证和禁忌证。

☞考点:新生儿沐浴的护理要点

四、阴 道 冲 洗

【操作目的】

阴道冲洗能促进阴道血液循环,减少阴道分泌物,减轻局部组织充血,有利于炎症消退。常用于治疗生殖器官炎症,也是妇科术前的常规阴道准备内容之一。

【操作前准备】

1. 物品准备

用物:冲洗筒 1 个、带调节器的 130cm 长的橡皮管 1 根、冲洗头 1 个、阴道窥器 1 个、弯盘 1 个、橡皮布 1 块、治疗巾 1 块、便盆 1 个。

冲洗液:0.2%聚维酮碘溶液、1:5000 高锰酸钾溶液、10%洁尔阴溶液、4%硼酸溶液、0.5%乙酸溶液、2.5%乳酸溶液、0.9%氯化钠溶液、2%~4%碳酸氢钠溶液等。根据病情选用冲洗液。

2. 环境准备 隐蔽、安静、清洁、舒适的环境,室温适宜。

3. 医护人员准备 衣帽着装整洁,剪指甲、清洁双手,戴口罩。

4. 患者准备 排空膀胱,备清洁内裤。

【操作方法】

1. 核对患者床号、姓名,核对后向其解释操作目的、方法及可能的感受,以取得患者配合。

2. 能活动患者嘱其排空膀胱后取膀胱截石位,暴露外阴,臀下垫橡皮布、治疗巾及便盆。

3. 根据病情配制冲洗液 500~1000ml 于冲洗桶内;将冲洗筒挂于距床沿 60~70cm 的支架上,并排去橡皮管内空气。调节水温在 41~43℃为宜。

4. 先冲洗外阴部,然后用阴道窥器扩开阴道,把冲洗头插入至后穹隆部。将冲洗头围绕宫颈上下左右轻轻移动,避免冲洗液直冲宫颈口。在阴道内边冲洗边旋转阴道窥器。当冲洗液剩下 100ml 时,抽出冲洗头和阴道窥器,再次冲洗外阴部。

5. 冲洗完毕,须上药者应用干棉球吸干阴道及穹隆部积水,即可敷药。然后撤离便盆,擦干外阴并整理床铺。

☞考点:阴道冲洗的操作方法

【护理要点】

1. 冲洗液以 41~43℃为宜,温度不可过低或过高。

2. 阴道冲洗时,动作要轻柔;避免压力过大,水流过速,冲洗筒与床面的高度不超过 70cm。

3. 月经期及不规则阴道出血者、产后或人工流产术后宫口未闭、宫颈癌患者有活动性出血者,禁做阴道冲洗,只做会阴擦洗。

4. 产后 10 天或妇产科手术 2 周后的患者,若合并阴道分泌物异常、阴道伤口愈合不良等,可行低位阴道冲洗,冲洗筒高度一般不超过床面 30cm,避免污物进入宫腔或损伤阴道残端伤口。

5. 选用冲洗液应注意 滴虫阴道炎患者,用酸性溶液冲洗;阴道假丝酵母菌病患者,用碱性溶液冲洗;非特异性炎症者,用一般消毒液或生理盐水冲洗。

6. 卧床患者可不用阴道窥器,冲洗后扶其坐于便盆上,使阴道内残留的液体流出。

7. 未婚女性一般不作阴道冲洗,必要时直接用小号冲洗头或导尿管代替,不用窥器。

☞考点:阴道冲洗的护理要点

五、阴道和宫颈上药

【操作目的】

常用于各种阴道炎、宫颈炎及手术后阴道残端炎症的治疗。阴道和宫颈上药应用广泛而简单,一般在妇科门诊进行,也可教会患者在家自己局部上药。

【操作前准备】

1. 物品准备 阴道冲洗用品、阴道窥器、干棉球、长镊子、带尾线的大棉球、长棉签、一次性手套及治疗时需用的药液、药粉等。

2. 环境准备 安静、隐蔽、清洁、舒适的环境,根据季节调节室温。

3. 护理人员准备 衣帽着装整洁,剪指甲,清洁双手,戴口罩。

4. 患者准备 排空膀胱,备清洁内裤。

【操作方法】

上药前先作阴道冲洗或坐浴,用阴道窥器暴露宫颈,然后用干棉球吸干阴道及穹隆部液体,拭去宫颈黏液或炎性分泌物,即可敷药。这样可使药物直接接触炎性组织面而取得疗效。上药方法有以下几种:

1. 涂擦法 长棉签蘸取药液后,均匀涂擦在宫颈或阴道病变处。应用腐蚀性药物时,只涂于病灶局部,应特别注意保护周围正常组织,以免造成不必要的灼伤。

2. 喷撒法 阴道或宫颈用药的粉剂均可用喷粉器喷撒,使药物粉末均匀散布于炎性组织表面上。也可将药喷洒在带尾线的大棉球上,再将棉球顶塞于子宫颈部,然后退出窥器。尾线留于阴道口外,并嘱患者 12~24 小时后自行取出。

3. 纳入法 片剂、丸剂或栓剂可直接放入后穹隆部,或用带尾线的棉球将药片顶至宫颈口处,线尾留在阴道外,12~24 小时后嘱病人取出棉球。也可指导患者自行放药,方法:临睡前洗净双手,先用家用型阴道冲洗器冲洗阴道,然后戴上无菌指套或一次性无菌手套,用一手示指将药片推进至阴道后穹隆部。

☞考点:阴道和宫颈上药的操作方法

【护理要点】

1. 用腐蚀性药物时,上药前应将纱布或小棉球垫于阴道后壁及后穹隆部,以免药液下流灼伤阴道壁及正常组织。宫颈上如有腺囊肿,应先刺破,挤出黏液后再上药。

2. 经期或子宫出血者不宜阴道给药。

3. 用药后应禁止性生活。指导患者用药期间使用卫生巾,保持衣裤清洁。

4. 未婚女性上药时禁用阴道窥器,可用手指将药片推入阴道后穹隆部,也可用长棉签涂抹药液。涂药时棉签上的棉花必须捻紧,须顺同一方向转动,以防棉花落入阴道。

5. 凡有棉球填塞者,必须嘱患者按时取出,防止感染。

☞考点:阴道和宫颈上药的护理要点

六、坐　浴

【操作目的】

坐浴是妇产科常用的局部治疗方法,通过水温及药物作用,促进局部血液循环,减轻炎症及疼痛,使创面清洁而利于修复。适用于各种外阴、阴道炎症的辅助治疗和外阴、阴道手术前的准备。

【操作前准备】

1. 用物准备　坐浴盆1个、高低适宜的坐浴架1个、无菌纱布1块,浴巾1条,41～43℃的温热溶液2000ml(常用溶液有0.5%乙酸溶液、1%乳酸溶液、1:5000的高锰酸钾溶液、10%洁尔阴溶液、2%～4%碳酸氢钠溶液或单方、复方中药制剂)。

2. 环境准备　安静、隐蔽、清洁、舒适的环境,根据季节调节室温。

3. 护理人员准备　衣帽着装整洁,剪指甲、清洁双手,戴口罩。

4. 患者准备　排空膀胱,备清洁内裤。

【操作方法】

根据病情需要按比例配制好坐浴液2000ml,将坐浴盆置于坐浴架上,嘱患者排空膀胱后将整个臀部和外阴全部浸泡于溶液中,持续20分钟左右。结束后用无菌纱布擦干外阴部。

☞考点:坐浴的操作方法

【护理要点】

1. 坐浴溶液严格按比例配制,浓度太高容易造成黏膜烧伤,浓度太低影响治疗效果。

2. 月经期妇女、阴道流血者、孕妇、产后7日内的产妇等禁止坐浴。

3. 坐浴过程中注意室温及保暖,防止受凉。

4. 坐浴过程中,注意观察患者面色和脉搏,以防发生晕厥。

5. 如会阴部有伤口,应备无菌浴盆和浴液,坐浴后按换药法处理伤口。

☞考点:坐浴的护理要点

第2节　妇产科常用诊疗技术护理

一、阴道及宫颈脱落细胞检查

阴道脱落上皮细胞包括来自阴道、宫颈管、子宫及输卵管的上皮细胞,以阴道上段、宫颈阴道部的上皮细胞为主。由于阴道脱落细胞受卵巢激素的影响呈周期性变化,所以阴道上皮细胞检查既可反映体内激素水平,又可作为内生殖道肿瘤的初筛方法,是一种经济、简便、实用的辅助检查方法。

【适应证】

1. 卵巢功能检查　如功血、闭经。

2. 生殖道感染性炎症　如细菌性阴道病、慢性宫颈炎。

3. 宫颈癌筛查

【禁忌证】

1. 月经期。

2. 生殖器官急性炎症期。

【操作前准备】

1. 用物准备　阴道窥器1个、宫颈刮片2个、宫颈吸管1根、宫颈钳1把、子宫探针1根、装有固定液的小瓶1个、玻片2张、长棉签数根、干棉球数个等。

2. 环境准备　安静、隐蔽、清洁、舒适的环境,根据季节调节室温。

3. 护理人员准备　衣帽着装整洁,剪指甲、清洁双手,戴口罩。

4. 患者准备　排空膀胱,备清洁内裤。

【操作方法】

1. 阴道侧壁刮片　对已婚女性,用刮片在阴道上1/3处侧壁轻轻刮取细胞涂片。对未婚女性,可将卷紧的消毒棉签蘸生理盐水浸湿,然后伸入阴道,在其侧壁上1/3段轻卷后取出棉签,涂片送检。

2. 宫颈刮片　为早期发现宫颈癌的重要的筛查方法。在宫颈外口鳞-柱上皮交界处,以宫颈外口为中心,用刮片轻轻刮取1周,涂片送检。涂片时也可采用薄层液基细胞学涂片法,涂片清晰、准确率高。

3. 宫颈管吸引涂片　将吸管轻轻伸入宫颈管内,吸取颈管分泌物涂片;也可将细胞刷置于宫颈管内达宫颈外口上方10mm左右,在宫颈管内旋转360°后取出,将附着于小刷子上的标本均匀地涂布于玻片上,立即固定、送检。

4. 子宫腔吸引涂片　疑宫腔内有恶性病变时，可采用此法。严格消毒后，用探针探查宫腔，将吸管送入宫底部，上下左右移动吸取分泌物，取出吸管，将吸出的标本均匀涂于玻片上，然后放入装有固定液的小瓶中，送检。

【护理要点】

1. 向患者解释阴道脱落细胞学检查的意义及步骤，让患者了解有关阴道脱落细胞学检查的知识。嘱患者采集标本前2天内禁止性生活、阴道检查、阴道灌洗及用药。

2. 将用物准备齐全，并协助患者摆好体位。

3. 取标本时，动作应轻、稳、准，以免损伤组织，引起出血。如白带较多，可先用无菌干棉球轻轻拭去，再行标本刮取。

4. 涂片应均匀，不可来回涂抹，以免破坏细胞。

5. 载玻片应作好标记，避免混淆患者姓名和取材部位。

6. 嘱患者检查后注意保持外阴清洁，及时将病理报告反馈给医生，以免延误治疗。

二、宫颈及颈管活体组织检查术

宫颈活体组织检查术简称宫颈活检术，是自宫颈病变处或可疑部位采取小部分活体组织进行病理学检查，以确定子宫颈病变性质的一种检查方法。

【适应证】

1. 宫颈脱落细胞学涂片检查巴氏Ⅲ级及Ⅲ级以上者；宫颈脱落细胞学涂片检查巴氏Ⅱ级经抗感染治疗后仍为Ⅱ级；TBS分类鳞状细胞异常者。

2. 阴道镜检查发现宫颈异常图像者。

3. 疑有宫颈癌或慢性特异性炎症，须明确诊断者。

4. 肉眼见宫颈有溃疡或赘生物，须明确诊断者。

5. 宫颈病变如不典型增生，经治疗后观察疗效者。

【操作前准备】

1. 用物准备　阴道窥器1个、卵圆钳1把、宫颈钳1把、宫颈活检钳1把、小刮匙1把、纱布数块、带尾线的棉球及干棉球数个、棉签数根、装有固定液的标本瓶4～6个、消毒液等。

2. 环境准备　安静、整洁、温度适宜、舒适、隐蔽性好的房间，用屏风或窗帘遮挡。

3. 护理人员准备　衣帽着装整洁，戴口罩，剪指甲，洗手。

4. 患者准备　排空膀胱。

【操作方法】

1. 嘱患者取膀胱截石位，用阴道窥器暴露宫颈，用干棉球拭净宫颈黏液及分泌物，局部消毒。

2. 用活检钳在宫颈外口鳞-柱交接处或肉眼糜烂较深或特殊病变处取材。疑为宫颈癌者，在宫颈3、6、

9、12点四点取材。若宫颈癌诊断明确，为明确病理类型或浸润深度可单点取材。为提高取材准确性，可在阴道镜下可疑病变区取材，或在碘试验阴性区取材。

3. 将所取组织立即分装于10%甲醛溶液或95%乙醇溶液中，并作好标记送检。

4. 宫颈局部填塞带尾纱布或棉球压迫止血，嘱患者24小时后自行取出。

【护理要点】

1. 术前准备　向患者介绍宫颈活检的目的、基本操作过程，作组织病理学检查的临床意义及对疾病诊断的重要性，以取得患者配合；近月经期或月经期不宜行活检术，以防感染和出血过多；患生殖器急性炎症者，须待治愈后进行活检，以免炎症扩散。

2. 术中配合　护理人员应陪伴在患者身边，给患者提供心理支持；为医生提供活检所需物品；标本瓶应注明患者姓名、取材部位，封好瓶口送检。

3. 术后护理　嘱患者于12小时后自行取出阴道内带尾纱布或棉球；带尾线棉球未取出或出血较多者，必须立即就诊；保持外阴清洁；1个月内禁止盆浴及性生活。

三、阴道后穹隆穿刺术

阴道后穹隆穿刺术指在无菌条件下以长穿刺针从阴道后穹隆刺入盆腔取得标本的方法。直肠子宫陷凹是盆腔最低部位，腹腔中游离血液、渗出液、脓液、肿瘤破碎物或腹水等常积聚于此。阴道后穹隆顶端与直肠子宫陷凹贴接，由此处穿刺，将抽出物进行肉眼观察、化验、病理检查，是妇产科临床常用的辅助诊断及治疗的手段。

【适应证】

1. 疑有腹腔内出血，如宫外孕、卵巢黄体破裂等。

2. 疑有盆腔内积液、积脓时，须了解积液性质。

3. 盆腔脓肿的穿刺引流及局部注射药物。

4. 盆腔肿块位于直肠子宫陷凹，须行细胞学检查以明确性质。

5. B超引导下行卵巢子宫内膜异位囊肿或输卵管妊娠部位注射治疗。

6. 在B超引导下经阴道后穹隆穿刺取卵，用于各种助孕技术。

【禁忌证】

1. 盆腔粘连严重，直肠子宫陷凹被较大肿块完全占据，并已凸向直肠或盆腔被巨大肿瘤占据。

2. 疑有肠管与子宫后壁粘连。

3. 高度怀疑恶性肿瘤。

4. 异位妊娠准备采用非手术治疗时。

【操作前准备】

1. 用物准备　阴道窥器1个、卵圆钳1把、宫颈

钳1把、7～9号腰穿针头1枚、10ml注射器1个、孔巾1块、纱布2块、无菌试管1支。

2. 环境准备　安静、整洁、温度适宜、舒适、隐蔽性好的房间,用屏风或窗帘遮挡。

3. 护理人员准备　衣帽着装整洁,戴口罩,剪指甲、洗手。

4. 患者准备　排空膀胱,取膀胱截石位。

【操作方法】

1. 患者取膀胱截石位,常规消毒外阴,铺无菌巾。

2. 用阴道窥器暴露宫颈,用宫颈钳夹持宫颈后唇,向前上方提拉,充分暴露阴道后穹隆并消毒。

3. 将穿刺针与10ml注射器连接后,选取后穹隆中央或偏向患侧进针,在距宫颈阴道黏膜交界下方1cm处与宫颈平行方向刺入,有落空感时(进针2～3cm)边抽吸边退针,抽出液体后拔出针头。将抽出液先肉眼观察性状,再送检或培养(图21-1)。

4. 针头拔出后,穿刺点如有活动性出血,可用无菌纱布或棉球压迫片刻,止血后取出阴道窥器。

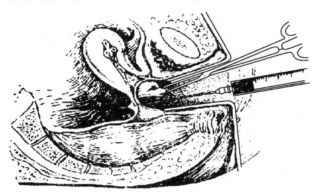

图21-1　阴道后穹隆穿刺术

【护理要点】

1. 穿刺前向患者介绍后穹隆穿刺的目的、方法、对诊断疾病的意义,减轻患者的心理压力,取得患者配合。

2. 有条件或病情允许时,先行B超检查,协助诊断直肠子宫陷凹有无液体及液体量。

3. 穿刺过程中陪伴在患者身边提供心理支持,注意观察患者面色、生命体征的变化,为医生提供所需物品,协助医生作好记录。

4. 可疑异位妊娠时,穿刺未抽出血液,也不能排除异位妊娠,因为内出血量少或周围组织粘连时,均可造成假阴性。

5. 穿刺术后将患者送回病房休息,观察患者有无脏器损伤或内出血等征象。及时将抽出物送检或培养。

四、诊断性刮宫术

诊断性刮宫术简称诊刮术,是诊断宫腔疾病最常用的方法。其目的是刮取子宫内膜作病理检查以明确诊断并指导治疗。如疑有子宫颈管病变,须对宫颈管及宫腔分别进行诊断性刮宫,简称分段诊刮,以明确病变部位。

【适应证】

1. 子宫异常出血或阴道排液,须证实或排除子宫内膜癌、颈管癌或其他病变如流产、子宫内膜炎等。

2. 月经失调,如功能失调性子宫出血、闭经,须了解子宫内膜的变化及其对性激素的反应。

3. 不孕症须了解有无排卵者或疑有子宫内膜结核者。

4. 因宫腔内有组织残留或功能失调性子宫出血、流血时间过长时,刮宫既有助于诊断,又有止血效果。

【禁忌证】

1. 急性生殖器官炎症。

2. 急性严重全身性疾病。

3. 出、凝血功能异常。

4. 诊刮前体温>37.5℃。

【操作前准备】

1. 用物准备　人工流产包1个,内有阴道窥器1个、长持物钳1把、宫颈钳1把、子宫探针1根、宫颈扩张器1套、有齿卵圆钳1把、子宫刮匙1把、弯盘1个、孔巾1块,纱布1块、棉球数个,装有固定液的标本瓶2～3个。

2. 环境准备　安静、整洁、温度适宜、舒适、隐蔽性好的房间,用屏风或窗帘遮挡。

3. 护理人员准备　衣帽着装整洁,戴口罩,剪指甲、洗手。

4. 患者准备　排空膀胱,取膀胱截石位。

【操作方法】

1. 嘱患者取膀胱截石位,常规消毒后铺巾,双合诊查清子宫的位置、大小及附件情况。

2. 暴露宫颈,清除阴道分泌物并消毒宫颈及颈管,然后钳夹宫颈前唇,用探针探子宫方向并测宫腔深度。若宫颈内口过紧,则先用扩宫器扩张宫颈管至刮匙能进入为止。

3. 将一块消毒敷料置于阴道后穹隆以收集刮出物。用刮匙由内向外沿宫腔四周及两侧宫角有序刮取内膜,将刮出的组织固定在10%甲醛溶液中送病检。如需分段刮宫,先不探查宫腔深度,用小刮匙自宫颈管内口至外口顺时针刮取宫颈管内膜一周,然后再探查宫腔,刮取宫腔内组织。刮出物分别装瓶、固定、送检。

4. 若刮出物肉眼观察高度怀疑为癌组织时,不应继续刮宫,以防出血及癌扩散。若肉眼观察未见明显癌组织,应全面刮宫以防漏诊。

【并发症】

1. 出血 一般出血较少,有些疾病如葡萄胎、稽留流产及不全流产等可能导致刮宫时大出血,应术前坚持监测凝血功能,输液、配血并做好开腹手术准备。

2. 子宫穿孔 是刮宫的主要并发症。哺乳期、绝经后子宫萎缩、子宫发育不良或畸形、子宫患有恶性肿瘤者易发生子宫穿孔,应谨慎小心操作,切忌粗暴过度刮宫。

3. 感染 长期有阴道出血者,宫腔内常有感染,刮宫能促使感染扩散。术中应严格无菌操作,术前、术后给予抗生素。若感染性流产或已有宫腔感染者,应先控制感染,然后刮宫。刮宫后 2 周内禁止性生活及盆浴,以防感染。

4. 宫颈管或宫腔粘连 术者在操作时反复刮宫致宫颈管内膜或宫腔内膜基底层损伤,造成宫颈管粘连或宫腔粘连,导致闭经。

【护理要点】

1. 术前准备 热情接待患者,向患者讲解诊刮宫或分段诊刮的目的、手术过程,解除患者的恐惧情绪,使患者主动配合手术。准备好刮宫所需物品。

2. 术中配合 填写好病理检查单,并准备好固定标本的小瓶。陪伴在患者身边,教患者放松技巧。术中严格无菌操作。将刮出的组织放入已作好标记、装有固定液的小瓶内立即送病理科检查,并作好记录。

3. 术后护理 术后根据情况给予抗生素,保持外阴部清洁,禁性生活和盆浴 2 周。及时到门诊复查恢复情况及了解病理检查结果。

五、输卵管通畅检查

输卵管通畅检查主要目的是检查输卵管是否通畅,在女性不孕症的诊断及治疗中起重要作用。常用方法有输卵管通液术、子宫输卵管造影术。近年随着内镜的应用,已普遍采用腹腔镜直视下输卵管通液检查、宫腔镜下经输卵口插管通液试验和腹腔镜联合检查等方法。

【适应证】

1. 原发或继发不孕症,疑有输卵管阻塞者。

2. 检验和评价输卵管绝育术、输卵管再通术或输卵管成形术的效果。

3. 治疗输卵管黏膜轻度粘连或输卵管疏通治疗后的疗效观察。

4. 确定生殖道畸形的类别,明确有无宫腔粘连、子宫黏膜下肌瘤及异物等。

5. 原因不明的习惯性流产,明确宫颈内口是否松弛、宫颈及子宫有无畸形。

【禁忌证】

1. 生殖器官急性炎症或慢性盆腔炎急性或亚急性发作。

2. 月经期或有阴道出血者。

3. 有严重的心、肺疾病不能耐受手术者。

4. 可疑妊娠者。

5. 体温高于 37.5℃者。

6. 碘过敏者。

【操作前准备】

1. 用物准备 子宫导管 1 根,阴道窥器 1 个,弯盘 1 个,卵圆钳 1 把,宫颈钳 1 把,子宫探针 1 根,长镊子 1 把,宫颈扩张器 2～4 号各 1 根,无菌洞巾 1 张,纱布 6 块,棉签、棉球数个,20ml 注射器 1 副,0.9％氯化钠溶液 20ml,庆大霉素 8 万 U,地塞米松 5mg,透明质酸酶 1500U,氧气、抢救用品等。输卵管造影还需要 10ml 注射器 1 副,40％碘化油或 76％泛影葡胺溶液 20～40ml。

2. 环境准备 安静、整洁、温度适宜、舒适、隐蔽性好的房间,用屏风或窗帘遮挡。输卵管造影需在影像科 X 线室。

3. 护理人员准备 衣帽着装整洁,戴口罩,剪指甲、洗手。造影时应穿防护衣帽。

4. 患者准备 月经干净后 3～7 天内且无性生活,排空膀胱,取膀胱截石位。

【操作方法】

1. 患者摆好体位后,常规消毒外阴,铺无菌巾,双合诊查清子宫的位置及大小。

2. 放置窥器充分暴露宫颈,消毒阴道及宫颈,以宫颈钳钳夹宫颈前唇。沿宫腔方向将通液导管或特制的双腔橡皮输卵管通液导管放置于宫颈管内,将气囊超过宫颈内口水平,协助医生在气囊管中注入 2ml 空气或 0.9％氯化钠溶液并向外牵拉,堵塞宫颈管,防止液体外流。将抽有 0.9％氯化钠溶液或抗生素溶液 (20ml 0.9％氯化钠溶液、庆大霉素 8 万 U、地塞米松 5mg、透明质酸酶 1500U)的注射器与通液导管连接,缓慢推注液体,以每分钟进入 5ml 为宜。观察推注时阻力大小、宫颈口是否有液体流出、患者下腹部是否疼痛等。如注入 20ml 无阻力,患者也无不适,说明输卵管通畅;如勉强注入 10ml 即有阻力,患者有下腹胀痛感及液体回流,表示输卵管阻塞。

3. 如行子宫输卵管碘油造影者,须在术前做碘过敏试验。陪患者到 X 线室,协助其卧于放射台上,操作准备及操作方法基本同输卵管通液术,推注液体为 40％碘化油或 76％泛影葡胺溶液 10～20ml。同时在 X 线透视下观察宫腔及输卵管显影情况并摄片,明确阻塞部位。

4. 术毕,取出通液或造影器械,协助患者回房观察。

【护理要点】

1. 术前向患者讲解检查的目的、步骤,以取得患者配合。检查用物是否齐全、各种管道是否通畅。

2. 操作过程中随时了解患者的感受,观察患者下腹部疼痛的性质、程度,如有异常立即配合医生处理。为手术医生提供手术所需物品。通液所用生理盐水应加温至接近体温后应用,以免过冷刺激输卵管发生痉挛。

3. 对输卵管造影者,术前应询问患者有无过敏史并进行碘或泛影葡胺试验。在造影过程中注意观察患者有无过敏症状。注射压力不可过大,速度不宜太快,透视下发现造影剂外溢伴患者频发呛咳,应警惕油栓,立即停止操作,拔出导管,取头低臀高位,严密观察。

4. 手术后安置患者休息,观察1小时无异常方可让患者离院。按医嘱用抗生素。嘱患者术后2周内禁性生活和盆浴。

六、阴道镜检查

利用阴道镜在强光源照射下将宫颈阴道部上皮放大10～40倍,借以观察肉眼看不到的阴道及宫颈表面的微小病灶,并在可疑部位行定位活检,提高确诊率。同时还具备摄像系统和电脑图像显示。

【适应证】

1. 有接触性出血,肉眼观察宫颈无明显病变者。

2. 宫颈刮片细胞学检查结果巴氏Ⅱ级以上或TBS提示上皮细胞异常,或持续阴道分泌物异常者。

3. 肉眼观察可疑癌变,行可疑病灶的指导性活检。

4. 慢性宫颈炎长期治疗无效,须排除癌变者。

5. 阴道腺病、阴道恶性肿瘤的诊断。

6. 真性糜烂、尖锐湿疣的诊断。

7. 下生殖道治疗后的随访。

【禁忌证】

月经期或阴道流血时不宜检查。

【用物准备】

弯盘1个、阴道窥器1个、宫颈钳1把、卵圆钳1把、活检钳1把、尖手术刀及刀柄各1个、标本瓶4～6个、纱布数块、棉球数个及棉签数根。

【操作步骤】

1. 患者取膀胱截石位,用阴道窥器充分暴露宫颈,用棉球擦净宫颈分泌物。

2. 肉眼检视宫颈大小、形态、色泽、有无糜烂、赘生物、裂伤、外翻等。

3. 将阴道接物镜放至距病灶20～30cm处,目镜与两眼水平一致,调好阴道镜光源,调整焦距,使图像清晰达到最佳状态。先在白光下用10倍低倍镜粗略观察宫颈外形、颜色及血管等。

4. 用3%～5%的乙酸棉球涂擦宫颈阴道部,使上皮净化并肿胀,确定病变范围,便于观察病变。精密观察血管时,应加绿色滤光镜片并放大20倍。

5. 在宫颈阴道部涂复方碘液(碘30g、碘化钾0.6g,加蒸馏水至100ml),碘试验阴性区(不着色区)即为可疑病变部位,在此取活检送病理检查。

【护理要点】

1. 向患者讲解阴道镜检查的目的及方法,以消除患者的顾虑。

2. 检查前24小时避免阴道冲洗、双合诊、性交等,月经期禁止检查。

3. 阴道镜检查前应行阴道细胞涂片检查,排除阴道毛滴虫、假丝酵母菌病、淋病奈瑟菌等感染。

4. 阴道窥器上不涂润滑剂,以免影响观察结果。

5. 术中配合医生调整光源,及时传递所需用物。

6. 若取活体组织,应填好申请单,标本瓶上注明标记,及时送检。

七、宫腔镜检查

宫腔镜检查采用膨宫介质扩张宫腔,通过纤维导光束和透镜将冷光源经宫腔镜导入子宫腔内,直视下观察宫颈管、宫颈内口、子宫内膜及输卵管开口,以便针对病变组织直观准确取材并送病理检查,也可在直视下行宫腔内手术治疗。目前,电视宫腔镜应用比较广泛,借助摄像装置把宫内图像直接显示在电视屏幕上观看,更方便。

【适应证】

1. 异常子宫出血的诊断。

2. 检查原因不明的不孕的宫内因素。

3. 宫腔粘连的诊断及分离。

4. 宫内异物及节育器的定位与取出。

5. 子宫内膜息肉、子宫黏膜下肌瘤摘除、子宫纵隔切除等。

【禁忌证】

1. 急性盆腔炎症。

2. 月经期、妊娠期、子宫出血较多者。

3. 心、肝、肾衰竭急性期及其他严重疾病不能耐受手术者。

4. 近期有子宫手术或损伤史

5. 宫颈瘢痕难以扩张或宫腔过度狭小者。

6. 宫颈裂伤或松弛,灌流液大量外漏者。

【用物准备】

阴道窥器1个、宫颈钳1把、敷料钳1把、卵圆钳1把、子宫腔探针1根、宫腔刮匙1把、宫颈扩张器4～8号各1根、小药杯1个、弯盘1个、纱球2个、中号纱布2块、棉签数根、5%葡萄糖液500ml、庆大霉素8万U、地塞米松5mg等。

【操作步骤】

1. 受检者排空膀胱,取膀胱截石位,消毒外阴、阴道,铺无菌巾,阴道窥器暴露宫颈,再次消毒阴道、宫颈,宫颈钳钳夹宫颈,用探针探宫腔方向和深度,扩张宫颈至大于镜体外鞘直径半号。接通光源、显示器、膨宫泵,插入宫腔镜,导入膨宫介质(5%葡萄糖液、0.9%氯化钠溶液或CO_2),扩张宫腔,调整压力至100mmHg左右,调节光源亮度,即可看清宫颈和宫颈管。

2. 观察宫腔　先观察宫腔全貌,宫底、宫腔前后壁、输卵管开口,在退出过程中观察宫颈内口和宫颈管。

3. 手术处理　时间短、简单的手术操作可以在确诊后立即进行,如节育器嵌顿、易切除的息肉、内膜活检等。不宜在局麻下进行的宫腔内手术,要根据宫腔内病变情况,安排在手术室进行。术前安装好能源,在体外测试后,再进入宫腔内操作。

4. 能源　选择高频发生器,单极、双极电切及电凝常被用于宫腔镜手术治疗。用于宫腔镜手术的能源还有激光和微波。

【并发症】

并发症主要包括盆腔感染、损伤、出血、大量灌流导致的过度水化综合征和心脑综合征,以及术后复发宫腔粘连等。

【护理要点】

1. 术前全面评估患者情况,严格掌握宫腔镜检查的适应证和禁忌证。

2. 向患者解释检查目的及操作过程,取得患者配合。

3. 一般于月经干净后1周内进行检查,此期子宫内膜处于增生早期,内膜薄,黏液少,不易出血,宫腔病变易暴露。

4. 术中陪伴在患者身旁,消除其紧张、恐惧心理。术中注意观察患者的面色、生命体征、有无腹痛等,及时发现有无类似人工流产术时可能引起的心脑综合征发生,如有异常应及时处理。

5. 术后安置患者卧床,观察1小时;按医嘱使用抗生素;告知患者经子宫镜检查后1周内阴道可能有少量血性分泌物,须保持会阴部清洁;术后2周内禁止性交及盆浴。

八、腹腔镜检查

腹腔镜检查与治疗就是在腹部的不同部位作数个直径5～12mm的小切口,通过这些小切口插入摄像镜头和各种特殊的手术器械,将插入腹腔内的摄像头所拍摄的腹腔内各种脏器的图像传输到电视屏幕上,手术医生通过观察图像,用各种手术器械在体外进行操作来完成检查或手术。85%以上的传统妇科手术均可由宫腹腔镜手术替代。

【适应证】

1. 腹腔镜检查

(1) 怀疑子宫内膜异位症,对可疑病灶活检,并行镜下分期,是确诊子宫内膜异位症的准确方法。

(2) 了解腹盆腔肿块性质、部位或取活检诊断。

(3) 不明原因的急、慢性腹痛和盆腔痛。

(4) 对不孕症患者可明确或排除盆腔疾病,判断输卵管通畅情况,明确输卵管阻塞部位,判断生殖器有无畸形等。

(5) 计划生育并发症的诊断,如寻找及取出异位的节育器、有无子宫穿孔或腹腔脏器损伤等。

2. 腹腔镜手术

(1) 异位妊娠的手术治疗。

(2) 子宫内膜异位症的治疗。

(3) 输卵管或卵巢良性肿瘤切除术或附件切除术。

(4) 卵巢囊肿的剥除术。

(5) 盆腔粘连分解术及盆腔脓肿引流术。

(6) 子宫肌瘤剥除术及子宫切除术。

(7) 多囊卵巢综合征患者行卵巢打孔术。

(8) 双侧输卵管结扎术。

【禁忌证】

1. 绝对禁忌证　①严重的心肺功能不全;②凝血功能障碍;③弥漫性腹膜炎者;④腹腔内广泛粘连者;⑤腹腔内有大量出血;⑥绞窄性肠梗阻;⑦大的腹壁疝或膈疝。

2. 相对禁忌证　①脐部周围有感染灶者;②过度肥胖或过度消瘦者;③既往有下腹部手术史或腹膜炎病史;④盆腔肿块过大,超过脐水平;⑤妊娠大于16周。

【麻醉选择】

腹腔镜检查可选用局麻或硬膜外麻醉,腹腔镜手术多采用气管内插管静脉全麻。

【操作步骤】

1. 常规消毒腹部及外阴、阴道,放置导尿管和举宫器(无性生活史者不用举宫器)。

2. 人工气腹　患者先取平卧位,根据套管针外鞘直径切开脐孔下缘皮肤10～12mm,用布巾钳提起腹壁,与腹壁皮肤呈90°沿切口穿刺气腹针进入腹腔,连接自动CO_2气腹机,以1～2L/min流速进行CO_2充气,当充气1L后,调整患者体位至头低臀高位(倾斜度为15°～20°),继续充气,使腹腔内压力达12mmHg,拔去气腹针。

3. 放置腹腔镜　用布巾钳提起腹壁,与腹部皮肤呈90°穿刺套管针,当套管针从切口穿过腹壁筋膜时有突破感,使套管针方向转为45°,穿过腹膜层进入腹腔,去除套管针芯,将腹腔镜自套管针鞘进入腹腔,连接好CO_2气腹机,以20～30L/min气体流量进行持续腹腔内充气,整个手术过程维持腹腔内压力在12mmHg,打开冷光源,即可见盆腔视野。

4. 腹腔镜检查　根据需要进行腹腔镜检查。

5. 如需腹腔镜下手术，则在腹腔镜监测下，根据不同的手术种类选择下腹部不同部位的第 2、3 或 4 穿刺点，分别穿刺套管针，插入必要的器械。穿刺时应避开下腹壁血管。

6. **手术操作原则**　遵循微创原则，按经腹手术的操作步骤进行镜下手术。

7. **手术结束**　用 0.9% 氯化钠注射液冲洗盆腔，检查无出血、内脏无损伤，停止充气并尽量放尽腹腔内 CO_2，取出各穿刺点的套管针鞘及腹腔镜，缝合穿刺口。

【护理要点】

1. 术前护理

（1）测体温、脉搏、血压，复核各项辅助检查结果，排除禁忌证。

（2）对患者进行腹腔镜术前心理指导，使患者了解其优越性及局限性，取得必要时由腹腔镜改为剖腹手术的同意。

（3）常规腹部皮肤准备（尤其脐孔部位）、肠道准备、阴道冲洗准备。

（4）体位根据麻醉方式决定，手术时需头低臀高并倾斜度为 15°～20°，使肠管滑向上腹部，以暴露盆腔手术野。

2. 术中护理

（1）协助医生摆好体位，根据需要变换体位。

（2）连接电源、充气机等。

（3）严密观察患者生命体征。

3. 术后护理

（1）严密观察生命体征。

（2）严密观察有无并发症及腹壁切口情况。

（3）鼓励患者早日下床，尽早排净腹腔气体。

第 3 节　妇产科手术护理配合

一、会阴切开缝合术

【操作目的】

会阴切开缝合术为产科常用手术之一，其目的是为了避免因会阴条件不良所造成的分娩阻滞或会阴裂伤。常用的有会阴侧切开和会阴正中切开两种术式（图 21-2）。

【适应证】

1. **多数经阴道助产术**　产钳术、胎头吸引术及臀位助产术，尤其是初产妇。

2. **宫缩乏力致第二产程延长者**。

3. **会阴撕裂可能性较大者**　胎儿过大、会阴体过长、过短及伸展不良。

4. **需缩短第二产程者**　有妊娠期高血压疾病、妊娠合并心脏病、胎儿宫内窘迫等。

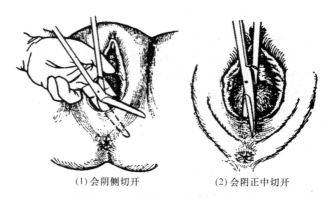

(1) 会阴侧切开　　　　(2) 会阴正中切开

图 21-2　会阴侧切开及会阴正中切开

5. 防止早产儿颅内出血。

【用物准备】

会阴侧切剪 1 把、20ml 注射器 1 个、长穿刺针头 1 个、弯止血钳 4 把、巾钳 4 把、持针钳 1 把、2 号圆针 1 枚、3 号三角针 1 枚、治疗巾 4 块、纱布 10 块、带尾纱布卷 1 卷、1 号丝线 1 团、0 号肠线 1 支或 2/0 可吸收性缝线 1 根、2% 利多卡因针剂 1～2 支。

【麻醉方式】

常用阴部神经阻滞麻醉或局部浸润麻醉。术者左手示指、中指伸入阴道触及坐骨棘，右手持带长针头的注射器，在肛门与坐骨结节之间做一皮丘，然后在左手示指、中指指引下经皮丘刺入坐骨棘内下方，注射前必须先回抽空针，证明未刺入血管后，方可注入 2% 利多卡因 5ml 左右，然后将针退至皮下，再向大小阴唇、切口局部及会阴体皮下作扇形浸润麻醉。如果正中切开，可行局部浸润麻醉。

【操作步骤】

（一）会阴侧切开缝合术

1. **会阴切开**　左手示、中两指伸入胎先露和阴道侧后壁之间，以保护胎儿并指示切口的位置，右手持剪刀自会阴后联合处向左下方与正中线成 45°～60°角（会阴越膨隆角度越大），在宫缩时剪开皮肤及阴道黏膜，一般长 3～4cm。应注意阴道黏膜与皮肤切口长度一致。然后用纱布压迫止血，小动脉出血时应结扎止血。

2. **会阴缝合**　胎盘娩出后检查阴道及其他部位无裂伤后，在阴道内塞入带尾纱布卷 1 根。然后用 0 号或 1 号肠线自切口顶端前 0.5～1cm 处间断或连续缝合阴道黏膜，至处女膜缘打结，继续用 0 号或 1 号肠线间断缝合肌层和皮下组织，1 号丝线间断缝合皮肤，或用 2/0 可吸收性缝线间断或连续缝合阴道黏膜、肌层、皮下组织，常规缝合皮肤，也可采用皮内缝合法缝合皮肤（此法可不拆线）。缝合时应注意对合整齐，松紧适宜，不留死腔。

3. 缝合完毕取出阴道内纱布卷，常规行肛门指诊，了解有无缝线穿过直肠黏膜。

（二）会阴正中切开缝合术

消毒后沿阴唇后联合中点沿正中线向下垂直剪开 2～3cm。此法出血少,易缝合,但分娩过程中应注意避免会阴切口延长,造成重度会阴裂伤。其他步骤同会阴侧切开术。

【护理要点】

1. 向产妇讲解会阴切开术的目的及操作过程,以取得产妇的配合。关心、安慰患者,给予心理支持。

2. 密切观察产程进展,准备好会阴切开各种用物,协助医生在最佳时机切开会阴。

3. 术后保持外阴部清洁、干燥,及时更换会阴垫,每天进行外阴擦洗 2 次,大便后及时清洗会阴。

4. 术后注意观察外阴伤口有无渗血、红肿、脓性分泌物及硬结等,如有异常及时通知医生处理。

5. 外阴伤口肿胀疼痛明显者,可用 50% 的硫酸镁湿热敷,配合局部理疗,利于伤口的愈合。

6. 会阴伤口一般术后 3～5 天拆线。

二、胎头吸引术

【操作目的】

胎头吸引术是将胎头吸引器置于胎头上,形成一定负压后吸住胎头,按胎头娩出机制,通过牵引协助胎头娩出的方法。目前常用的有直筒状、牛角形或扁圆形的胎头吸引器(图 21-3)。

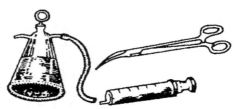

(1) 直形空筒胎头吸引器

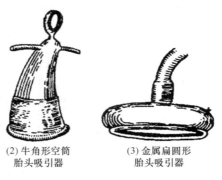

(2) 牛角形空筒   (3) 金属扁圆形
胎头吸引器   胎头吸引器

图 21-3　胎头吸引器

【适应证】

1. 缩短第二产程　常用于产妇患有心脏病、妊娠期高血压疾病或胎儿有宫内窘迫者。

2. 宫缩乏力,第二产程达 2 个小时或胎头拨露达半小时未能娩出者。

3. 曾有剖宫产史或子宫壁有瘢痕者。

【条件】

1. 顶先露、活胎。

2. 头盆相称。

3. 宫口开全、双顶径在坐骨棘水平以下,先露已达阴道口。

4. 胎膜已破。

5. 有一定强度的宫缩。

【禁忌证】

1. 胎儿不能或不宜经阴道分娩者,如骨盆异常、头盆不称、阴道畸形或尿瘘修补术后。

2. 宫口未开全,胎头先露部未达阴道口者。

3. 胎位不正,额先露及面先露者。

【用物准备】

胎头吸引器 1 个、新生儿吸引器 1 台、50ml 空针 1 具、止血钳 1 把、治疗巾 2 块、无菌纱布 4 块、氧气、一次性吸引管 1 根、吸氧面罩 1 个、抢救药品等。

【操作步骤】

1. 产妇取膀胱截石位,导尿排空膀胱。

2. 阴道检查了解子宫口开大情况,确定胎头为顶先露,胎先露已达 +3 以下,排除禁忌证。胎膜未破者予以人工破膜。

3. 初产妇会阴过紧者应先行会阴侧切术。

4. 放置胎头吸引器　将胎头吸引器沿阴道后壁滑入阴道内,放至胎头后顶部,使边缘与胎头贴紧,注意避开囟门。检查有无阴道壁及宫颈组织夹于吸引器及胎头之间,检查无误后调整吸引器横柄,使之与胎头矢状缝方向一致,作为旋转胎头的标记。

5. 抽吸空气形成负压　用 50～100ml 注射器抽出吸引器内空气 150～180ml,使吸引器内形成负压,用血管钳夹住橡皮连接管,等候 2～3 分钟,使吸引器与胎头吸牢。

6. 牵引　宫缩时顺骨盆轴方向按正常胎头娩出机制牵引,使胎头俯屈、仰伸、旋转娩出,用力不宜过猛。在胎头娩出过程中保护好会阴。胎头娩出后,放开血管钳,取下吸引器,胎肩及胎体娩出同自然分娩。

【护理要点】

1. 术前准备　消毒外阴,常规导尿,行阴道检查,评估头盆情况和产程进展,严格掌握适应证。向产妇讲解胎头吸引助产的目的、方法,以取得产妇的配合。

2. 术中护理

(1) 注意吸引器的压力适当,如负压不足容易滑脱、负压过大则易使胎儿头部受损;胎头娩出阴道口时,应立即解除负压以便取下吸引器。

(2) 牵引时间不宜过长,一般主张 10～15 分钟内结束分娩为宜,最长不超过 20 分钟。如时间过长,增加胎儿损伤机会。

（3）如胎头吸引器滑脱，可重新再放置，一般不宜超过 2 次，否则应改用产钳助产或剖宫产。

3. 术后护理　常规检查软产道，如软产道有撕裂伤应立即缝合。术后应用抗生素预防感染。

4. 新生儿护理

（1）密切观察新生儿头皮产瘤位置、大小及有无头皮血肿、颅内出血的发生，以便及时处理。

（2）注意观察新生儿面色、呼吸、反应、肌张力等，并作好新生儿抢救的准备。

（3）新生儿静卧 24 小时，避免搬动，3 天内禁止洗头。

（4）按医嘱给维生素 K_1 10mg，肌内注射，防止颅内出血。

三、产钳助产术

【操作目的】

产钳助产术的目的是借助产钳牵引协助胎儿娩出。目前常用的产钳为短弯型，分为左下叶和右上叶，每叶由钳匙、钳胫、钳锁、钳柄 4 部分组成（图 21-4）。

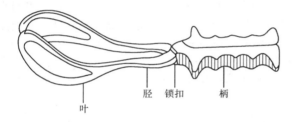

图 21-4　常用产钳及其结构

【适应证】

1. 需缩短第二产程者。

2. 宫缩乏力，第二产程延长者。

3. 胎头吸引术失败者。

4. 臀位，后出胎头娩出困难者。

5. 剖宫产娩头困难者。

【禁忌证】

1. 胎儿不能或不宜经阴道分娩者，如骨盆异常、头盆不称、阴道畸形或尿瘘修补术后。

2. 宫口未开全，胎膜未破。

3. 有明显头盆不称。

4. 异常胎位，如颏后位、额先露、高直位或其他异常胎位。

5. 确定为死胎、严重胎儿畸形者。

【用物准备】

接生包、消毒导尿管、产钳各 1 个，止血钳 1 把，治疗巾 2 块，无菌纱布 4 块，一次性吸引管 1 根，氧气及吸氧面罩 1 个，抢救药品等。

【操作方法】

1. 产妇平卧取膀胱截石位，术前常规导尿，外阴消毒后铺巾。

2. 放置产钳前行会阴侧切。

3. 放置产钳左叶　以枕前位为例。手术者右手四指伸入阴道后壁和胎头之间，左手持左叶钳柄，使钳叶垂直，凹面朝前，将左叶沿手掌面伸入手掌与胎头之间，在右手引导下将钳叶缓缓向胎头左侧及深部推进，将钳叶置于胎头左侧，钳叶与钳柄处于同一水平面上，由助手将钳叶固定。

4. 放置产钳右叶　手术者右手持右叶钳柄，左手四指伸入阴道后壁与胎头之间，引导产钳右叶至胎头右侧，达产钳左叶对应位置。

5. 合拢产钳，一般情况下右叶在上，左叶在下，两钳叶柄平行交叉，扣合锁扣，钳柄对合。

6. 检查产钳放置情况　产钳扣合后，须作阴道检查，了解钳叶与胎头之间有无产道软组织或脐带夹入。两钳叶应分别置于胎耳前，胎头矢状缝应在两钳叶正中。

7. 牵拉　宫缩时，术者握住钳柄先向外、稍向下牵拉，胎头拨露时水平位牵拉，当胎头着冠时，逐渐将钳柄上提，使胎头仰伸，娩出胎头。

8. 取下产钳　当胎头被牵出后，即松解产钳。先取下右叶，再取下左叶，应顺胎头缓缓滑出。

【护理要点】

1. 术前护理　同胎吸术，核实产钳助产适应证，检查并确定产钳位置正确无误。

2. 术中配合　为患者提供心理支持，减轻紧张情绪，嘱患者配合医生的工作。指导患者配合宫缩正确使用腹压。牵引时要缓慢、均匀、适当用力；胎头娩出时，注意保护会阴，防止切口延长；一次宫缩不能娩出胎头时，可稍放松锁扣，待下次宫缩时再合拢锁扣牵拉；如遇紧急情况，上好产钳后可立即牵拉，不必等待宫缩；待胎儿娩出前肩后，遵医嘱使用子宫收缩剂。根据医嘱为新生儿注射维生素 K 等药物，观察有无颅内出血、头皮损伤及头皮血肿的体征及症状，同时行 Apgar 评分。

3. 术后护理　同胎头吸引术。

四、剖宫产术

凡妊娠 28 周以后，经腹部切开子宫取出胎儿的手术，称为剖宫产术。

【适应证】

1. 产妇方面

（1）产道异常：如骨盆狭窄或严重变形、头盆不称、软产道异常、有瘢痕组织或盆腔肿瘤阻碍胎先露下降者。

（2）产力异常：如子宫收缩乏力，经处理仍无效者。

（3）胎位异常：如横位、额后或臀位胎儿较大者。

（4）产前出血：如前置胎盘、胎盘早剥者。

（5）子宫有瘢痕或有剖宫产史、出现子宫先兆破裂征象者。

（6）产妇有严重的妊娠期合并症：如妊娠合并心脏病、重度子痫前期等。

（7）引产失败，需短时间结束分娩者。

（8）高龄初产、多年不孕或有异常产史且现无子女者。

2. 胎儿方面

（1）胎儿宫内窘迫，经积极处理无效者或胎盘功能明显减退者。

（2）脐带脱垂，胎心尚好，子宫口尚未开全者。

（3）珍贵儿。

【禁忌证】

死胎及可经阴道处理的畸形胎儿。

【用物准备】

剖宫产手术包一个。

【麻醉方式及术式】

一般以持续硬膜外麻醉为主，个别选用全麻、局麻或蛛网膜下隙联合硬膜外麻醉。常用术式有子宫下段剖宫产术、子宫体部剖宫产术、腹膜外剖宫产术 3 种，其中子宫下段剖宫产术切口愈合好，并发症少，临床应用广泛。以下主要介绍子宫下段剖宫产术。

【操作步骤】

1. 患者取仰卧位，腹部常规消毒，铺无菌巾。

2. 切开腹壁　取下腹中线纵切口、中线旁纵切口和耻骨联合上横纹处横切口，长约 10cm。切口大小应以充分暴露子宫下段及顺利娩出胎儿为原则。依次切开腹壁各层，进入腹腔。

3. 探查腹腔及子宫　常规腹腔有无异常，探查子宫旋转方向及程度、子宫下段形成情况、胎头大小、先露高低，以估计子宫切口的位置及大小、手术的难易和准备相应措施。

4. 剪开膀胱反折腹膜　距子宫膀胱腹膜反折 2cm 处钳起反折腹膜，横行剪开一小口，向两侧弧形延长至 10～12cm，两侧各达圆韧带内侧。

5. 分离下推膀胱　用鼠齿钳将子宫下段返折腹膜切口近膀胱侧的游离缘提起，术者以左手示指及中指钝性将膀胱后壁与子宫下段分离并向下推移，使子宫下段充分暴露。如果膀胱后血管明显，可将宫颈前筋膜剪开，在筋膜下推离膀胱，以减少出血。

6. 切开子宫　常规取子宫下段横切口，切口高度根据胎头位置高低而定，一般以胎头最大径线所在水平即下段最膨隆处为宜。胎头深嵌者，切口宜低，最低距膀胱界不应短于 2cm。胎头高浮者，切口在下段与宫体交界处下 2cm 为宜。若在子宫上下交界处切开，宫壁肌层厚薄相差悬殊，缝合困难，影响愈合。在子宫下段正中横行切开 2～3cm，然后用两手示指向左、右两侧钝性撕开延长切口，切不可用暴力，阻力大时，应改用子宫剪刀在左手示指引导直视下弧形向两侧向上剪开。切口长度 10～12cm，尽量避免刺破羊膜囊。

7. 娩出胎儿　用血管钳刺破羊膜，吸净羊水后，以右手进入宫内，探查先露的方位及高低。如为头位，将手伸入胎头下方达枕额周径平面，按分娩机转向子宫切口处提捞旋转胎头，当胎先露已达切口处时，以左手向上牵拉子宫切口上缘，右手将胎头以枕前位向子宫切口外上方托出，同时助手在子宫底加压，协助娩出胎头。胎头娩出后立即用手挤出胎儿口、鼻腔中的液体，两手牵拉胎儿相继娩出胎肩胎体。如为臀位，则按臀牵引法娩出胎儿，然后清理新生儿口腔、鼻腔的羊水。剪断脐带后，新生儿交台下助手处理。

8. 清理宫腔　胎儿娩出后，用数把组织钳钳夹子宫切口边缘及两端，待胎盘自然剥离或徒手剥离胎盘后，用卵圆钳钳夹干纱布擦拭宫腔，避免胎膜、胎盘残留。对有高危感染因素者，可取碘酊或碘酊纱布擦拭宫腔，或用替硝唑注射液冲洗宫腔，能有效预防产后感染。

9. 缝合子宫　用 1 号铬制肠线或可吸收线连续或间断缝合子宫肌层及浆膜层，尽可能缝线不穿过内膜层，然后连续包埋子宫浆膜层。

10. 关腹　常规检查盆腔内有无出血，探查双侧附件有无异常，清点纱布、器械无误后，逐层关闭腹腔，缝合腹壁。

【护理要点】

1. 术前护理

（1）向家属讲解剖宫产术的必要性、手术的过程及术后的注意事项，消除患者紧张情绪，以取得患者及家属的配合。

（2）腹部备皮同一般腹部手术。

（3）术前禁用呼吸抑制剂，以防新生儿窒息。

（4）留置导尿管，做好输血准备。

（5）做好新生儿保暖和抢救准备工作。

（6）产妇体位取仰卧位，必要时向左倾斜手术台 15°～30°，可防止或纠正仰卧位低血压综合征和胎儿窘迫。

（7）消毒皮肤前听胎心，复查胎儿情况。

2. 术中配合　密切观察和记录产妇的生命体征，协助麻醉师维持患者生命体征的稳定，配合医师完成手术过程。必要时按医嘱输血、输液、给予宫缩剂。如因胎头下降太深,取胎头困难,助手可在台下戴消毒手套,自阴道向上推胎头,以利胎儿娩出。

3. 术后护理

(1) 按腹部手术后及产褥期常规护理。

(2) 术后 24 小时体位由平卧位改为半卧位,以利于恶露排出。

(3) 鼓励产妇在床上活动肢体,尽量早日下床活动,以减少术后并发症的发生。

(4) 术后 6 小时鼓励产妇进流食,依据肠道功能恢复情况逐渐过渡为半流质饮食、普食以保证营养,利于乳汁分泌。

(5) 减轻切口疼痛:教会产妇分散注意力方法,如深呼吸、默默数数等。疼痛难以忍受者,按医嘱给予止痛药物如哌替啶等。

(6) 避免产后出血:手术 24 小时内要定时观察阴道出血情况及宫缩情况,出血多者报告医生,遵医嘱给予宫缩剂。

(7) 按产褥期常规进行乳房、会阴部护理。

(8) 术后 24 小时拔出尿管,拔管前注意锻炼膀胱肌收缩功能,促进恢复正常排尿功能。

(9) 出院指导:嘱患者出院后保持外阴部清洁;进食营养丰富、全面的食物,以保证产后恢复及母乳喂养的进行;鼓励产妇坚持母乳喂养;坚持做产后保健操,以帮助身体的恢复;产后 42 天到门诊复查子宫复旧情况。产褥期结束后应采取避孕措施,坚持避孕 2 年以上。

五、子宫切除术

子宫切除术一般是由于子宫的一些不可治愈的疾病而实施的手术,分为子宫全切术和子宫次全切术两种。

【适应证】

1. 子宫肌瘤或伴有子宫出血,经药物治疗无效者。

2. 子宫的恶性肿瘤,如子宫原位癌、绒毛膜癌、子宫内膜癌等。

3. 卵巢的恶性肿瘤。

4. 久治不愈的功能失调性子宫出血。

5. 两侧附件病变需要切除子宫者。

6. 因节育手术造成严重子宫穿孔者。

7. 子宫破裂无法修复者。

8. 子宫卒中。

9. 药物治疗无效的子宫腺肌病。

10. 其他情况,如子宫脱垂、子宫积脓、无法复位的子宫内翻等。

【用物准备】

子宫全切手术包一个。

【麻醉】

连续硬膜外麻醉。

【操作步骤】

1. 麻醉成功后,患者取仰卧位。常规消毒,铺无菌巾。

2. 切口　取下腹正中切口或下腹左旁正中切口或下腹横切口,切口一般长 12cm,也可根据情况适当延长切口。

3. 开腹后,探查腹腔及盆腔,了解腹腔内有无粘连,了解子宫、附件情况以及与周围器官的解剖关系。若有粘连应先分离,使子宫、输卵管及周围器官的解剖关系清楚。

4. 排垫肠管　用湿盐水纱垫遮盖肠管,将肠管从盆腔移向腹腔,充分暴露手术野。

5. 处理圆韧带　先探查盆腹腔,了解病变范围。用两把长弯止血钳钳夹子宫两角,钳尖要夹过圆韧带、卵巢固有韧带,提起子宫,找到右侧圆韧带,在距子宫附着点 3cm 处,用两把血管钳平行钳夹圆韧带,在两钳间切断圆韧带,用 7 号丝线缝扎或结扎圆韧带。同法处理对侧。

6. 处理附件

(1) 保留附件:提拉子宫,在阔韧带最薄处打洞,在提拉子宫的血管钳稍外方,用两把中弯血管钳平行钳夹输卵管峡部和卵巢固有韧带,钳尖要达阔韧带打洞处,在两钳间切断输卵管峡部和卵巢固有韧带,用 7 号丝线缝扎两断端,同法处理对侧。

(2) 切除附件:提起子宫及一侧附件,在阔韧带后叶血管稀少区打洞,之后提起该侧附件,紧贴卵巢夹一把血管钳,再用一把中弯血管钳距卵巢 1cm 处钳夹骨盆漏斗韧带,钳尖要在阔韧带洞中,为防止骨盆漏斗韧带滑脱,紧贴第二把再钳夹一把,在第一把和第二把血管钳间切断骨盆漏斗韧带,用 10 号丝线贯穿缝扎骨盆漏斗韧带断端。根据病情需要,可保留或切除另一侧附件。

7. 剪开子宫膀胱腹膜反折　向上腹部方向牵拉子宫,暴露膀胱子宫陷凹。从一侧阔韧带前叶切口开始,剪开膀胱子宫反折腹膜至对侧阔韧带前叶切口处。提起剪开的膀胱侧的反折腹膜,向宫颈外口方向下推膀胱。

8. 处理子宫血管　再稍分离子宫两旁组织,可显露子宫动、静脉。在血管下方距宫颈旁约 2cm 处有输尿管通过,注意勿损伤。在相当于宫颈内口水平,用 3 把血管钳紧贴宫颈钳夹子宫血管,在近子宫的两把钳间切断血管,用 10 号丝线贯穿缝扎远侧断端。同法处理对侧。

9. 处理主韧带及宫骶韧带　提起子宫并向对侧牵引,暴露该侧主韧带,用一把血管钳沿宫颈滑下,夹住主韧带,用刀在宫颈与血管钳之间切断,用 10 号丝线贯穿缝扎主韧带断端。同法处理对侧。将子宫拉向耻骨联合方向,暴露两侧宫骶韧带,用血管钳与宫颈平行夹住一侧宫骶韧带,于宫颈和血管钳之间切断宫骶韧带,用 10 号丝线缝扎断端。同法处理另一侧。

10. 切除子宫 游离阴道周围组织,用一块纱布围绕阴道,用剪刀环形切断阴道壁,取下子宫。

11. 缝合阴道残端 用组织钳夹持阴道切口,消毒残端边缘后,用铬制肠线或可吸收线从一侧阴道角部连续锁边缝合至另一侧。缝合两角时应缝挂两侧宫骶韧带及主韧带线结上的断端,以悬吊阴道残端,防止阴道脱垂。

12. 包埋残端用铬制肠线或可吸收线连续缝合盆腔前后腹膜,包埋圆韧带、骨盆漏斗韧带等各残端,使残端包埋在腹膜外,保持盆腔表面光滑,防止术后粘连。

13. 关闭腹壁各层 关腹前,应清点纱布、器械,无误后,逐层关腹。

【护理要点】

1. 术前护理

(1) 一般准备:同腹部手术患者的护理。核对床号、姓名、住院号,检查各种辅助治疗情况及术前医嘱执行情况。

(2) 心理护理:安慰鼓励患者,解除思想顾虑,树立手术成功的信心。

(3) 其他:安置保留尿管,保持引流通畅,提醒患者取下活动义齿、发夹、首饰等。

2. 术中配合 密切观察和记录患者的生命体征,协助麻醉师维持患者生命体征的稳定,配合医师完成手术过程。

3. 术后护理

(1) 按连续硬膜外麻醉下腹部手术后常规护理。

(2) 体位:去枕平卧 6～8 小时。

(3) 饮食:术后 6 小时鼓励患者进流食,依据肠道功能恢复情况逐渐过渡为半流质饮食、普食以保证营养,利于康复。

(4) 留置尿管的护理:保持导尿管通畅,观察尿色、尿量。

(5) 切口:保持切口敷料的干燥,观察有无渗血、渗液,周围皮肤有无红肿热痛等感染征象。

(6) 疼痛的护理:正确使用自控镇痛装置,必要时应用止痛药。

(7) 警惕术后常见并发症的发生,如腹胀、便秘及尿潴留等。

4. 出院指导 嘱患者进食高营养、高维生素、易消化饮食;保持大便通畅,避免咳嗽、便秘等增加腹压的疾病;保持外阴清洁,勤换内裤,坚持做会阴收

缩运动,以强化骨盆肌肉的张力;术后短期内避免提重物或久站、久坐,6 个月内避免重体力劳动,3 个月内禁止性生活;3 个月后来医院复查。若出院后出现阴道出血或异常分泌物,应及时就诊。

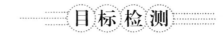

选择题

A₁ 型题

1. 会阴擦洗护理中错误的是(　　)
   A. 取膀胱截石位
   B. 注意观察会阴部及伤口周围组织有无红肿或分泌物
   C. 先擦洗有伤口感染者
   D. 留置尿管者应注意保持尿管通畅
   E. 每次擦洗后,护理人员应洗净双手

2. 下列哪种情况下禁忌阴道冲洗?(　　)
   A. 慢性宫颈炎　　　　　　B. 术前的阴道清洁准备
   C. 上镭后常规阴道清洁冲洗　D. 阴道炎局部治疗
   E. 月经期、产后 1 周内

3. 滴虫阴道炎患者应选用的阴道冲洗液是(　　)
   A. 5:1000 碘仿液　　　　　B. 1:2000 苯扎溴铵溶液
   C. 1% 乳酸溶液　　　　　　D. 2%～4% 碳酸氢钠液
   E. 1:2000 过氧乙酸溶液

4. 会阴湿热敷常用药液是(　　)
   A. 50% 硫酸镁溶液　　　　B. 95% 乙醇溶液
   C. 1:5000 高锰酸钾液　　　D. 4% 碳酸氢钠液
   E. 0.5% 乙酸溶液

5. 阴道、宫颈上药的方法不包括(　　)
   A. 涂擦法
   B. 喷洒法
   C. 纳入法
   D. 凡用棉球填塞者嘱患者 24 小时后取出棉球
   E. 凡上药者必须先做阴道冲洗

6. 下列哪种情况不能坐浴?(　　)
   A. 外阴炎　　　　　　　　B. 尿道炎
   C. 宫颈炎　　　　　　　　D. 前庭大腺炎
   E. 外阴瘙痒

7. 外阴阴道假丝酵母菌病患者应选用的阴道冲洗液是(　　)
   A. 5:1000 碘仿液　　　　　B. 1:2000 苯扎溴铵液
   C. 1% 乳酸液　　　　　　　D. 2%～4% 碳酸氢钠液
   E. 1:5000 高锰酸钾液

8. 生殖道细胞学检查阴道涂片的准确取材部位为(　　)
   A. 阴道侧壁上 1/3　　　　B. 阴道后壁下 1/3
   C. 阴道前壁上 1/3　　　　D. 阴道前壁下 1/3
   E. 阴道后壁上 1/3

9. 下面对阴道脱落细胞学检查描述正确的是(　　)
   A. 确定宫颈病变的性质
   B. 筛选生殖器肿瘤
   C. 检查取材后阴道内应填塞纱布

D. 颈管涂片应将吸管伸到宫底吸取

E. 检查后应禁止性生活 2 周

10. 宫腔镜检查一般在（　　）进行为宜。

A. 月经期

B. 月经干净后 3～7 天

C. 任何时间

D. 月经来潮后 3～7 天

E. 排卵期

11. 筛查早期宫颈癌的重要方法是（　　）

A. 分段诊刮

B. 阴道涂片

C. 宫颈管涂片

D. 宫颈活检

E. 宫颈刮片

12. 可以确诊输卵管妊娠破裂内出血的检查为（　　）

A. 血 HCG

B. B 超

C. 阴道镜

D. 宫腔镜

E. 阴道后穹隆穿刺

13. 下列哪项不是会阴切开的指征？（　　）

A. 胎儿窘迫

B. 初产妇臀位分娩

C. 早产

D. 外阴水肿

E. 漏斗骨盆

14. 指出会阴切开缝合术中的错误（　　）

A. 正中切开不适于会阴体较短者

B. 缝合阴道黏膜自切口上 0.5cm 开始，直达处女膜

C. 缝合时按解剖层次，对合整齐

D. 严密止血，不留无效腔

E. 术毕肛查，如肠壁仅有少许肠线穿透，可不必处理，让其吸收

15. 下列不属于诊断性刮宫的护理要点的是（　　）

A. 严格无菌操作

B. 严格掌握手术指征

C. 怀疑癌变时，应彻底刮宫

D. 刮出物送病检

E. 术后保持外阴清洁

A₂ 型题

16. 女，58 岁，患萎缩性外阴炎，医生嘱坐浴。该患者询问坐浴的相关情况，正确的是（　　）

A. 仅会阴部应浸没坐浴泡液中

B. 水温应为 45℃ 左右

C. 每次 20 分钟左右

D. 月经期可以坐浴

E. 每日 2～3 次

17. 女，32 岁，继发不孕 2 年，月经 5～6/28～30。妇科检查：宫颈光滑，子宫大小正常，宫旁左侧及后方有粘连，右侧附件可扪及，进一步处理首选（　　）

A. 人工周期

B. 全身抗生素治疗

C. 氯米芬治疗

D. 输卵管通畅检查

E. 宫颈扩张术

18. 女，60 岁，绝经 6 年，阴道不规则出血 3 次，量少，无腹痛。妇科检查：宫颈光滑，宫体大小正常，附件未及异常。为排除子宫内膜癌应采用下列哪种检查？（　　）

A. 阴道涂片

B. 宫颈刮片

C. 宫腔吸片

D. 分段诊刮

E. 宫腔镜

19. 女，26 岁，已婚。因停经 45 天、腹痛 2 小时入院。妇科检查：宫颈举痛明显。为明确是否为输卵管妊娠破裂内出血，宜选择的检查项目是（　　）

A. 腹腔镜检查

B. 阴道镜检查

C. 阴道 B 超检查

D. 后穹隆穿刺术

E. 尿妊娠试验

20. 女，在单位妇科疾病普查时确诊为宫颈重度糜烂，护士应告知她疗效较好、疗程最短的治疗方法是（　　）

A. 宫颈上药

B. 阴道冲洗

C. 物理疗法

D. 手术治疗

E. 局部硝酸银涂抹

21. 女，作宫颈活检后阴道填塞纱布条以防止出血，她想问一般何时取出（　　）

A. 2 小时后

B. 6 小时后

C. 8 小时后

D. 12 小时后

E. 24 小时后

22. 女，30 岁，阴道不规则出血半年余，表现为经量增多，经期延长，超声提示有黏膜下子宫肌瘤可能，为进一步明确诊断应采用何种检查？（　　）

A. 阴道涂片

B. 宫颈刮片

C. 宫腔吸片

D. 分段诊刮

E. 宫腔镜

（刘杏菊）

第22章 妇女保健

第1节 妇女保健工作的目的和意义

【妇女保健工作的目的和意义】

妇女保健是我国卫生保健事业的重要组成部分,其宗旨是维护和促进妇女身心健康。儿童优生、母亲健康是社会发展和文明的标志。妇女保健工作以维护生殖健康为核心,通过积极的普查、预防保健、监护和治疗措施,开展儿童期、青春期、围婚期、生育期、围生期、围绝经期及老年期的各项保健工作,控制某些疾病的发生及性传播疾病的传播,降低孕产妇及围生儿死亡率,减少患病率和伤残率,从而提高妇女生活质量、促进妇女身心健康。

【妇女保健工作的组织机构】

（一）行政结构

1. 卫生部内设基层卫生与妇幼保健司,下设妇幼保健处及儿童保健处领导全国妇幼保健工作。

2. 省(直辖市、自治区)卫生厅设基层卫生与妇幼保健处。

3. 市(地)级卫生局设妇幼保健科。

4. 县(市)级卫生局设妇幼保健所。

（二）专业机构

1. 妇幼卫生专业机构　各级妇产医院、儿童医院;综合性医院妇产科、计划生育科、儿科、预防保健科;中医医疗机构中妇科、儿科;妇产科、儿科诊所以及各级妇幼保健机构。不论其所有制关系如何(全面、集体、个体)均属妇幼卫生专业机构。

2. 各级妇幼保健机构

（1）国家机构级:目前为设立在中国疾病预防中心的妇幼保健中心与各省、市、县妇幼保健机构,构成我国妇幼保健服务体系。

（2）省级:省妇幼保健院(三极机构)。

（3）(地)市级:(地)市级妇幼保健院(所)(三极机构)。

（4）县级:县级妇幼保健院(所)(二极机构)。

（5）乡卫生院妇幼保健组和社区卫生服务等(一级机构)。

第2节 妇女保健工作内容

【女童保健】

女童保健是对10岁以下的女性儿童提供的特殊保健服务,是与女童生殖系统健康有关的保健。

1. 女童期的身心特点　体格发育迅速,但生殖器官还处于幼稚型,由于生殖系统自然防御功能较差,又缺乏自我保护意识,易发生感染及外伤。与此同时,女童期也是心理发展包括性心理发展的重要时期。

2. 保健要点

（1）个人卫生保健:女童父母或看护人要帮助女童养成良好的卫生习惯,保持外阴清洁卫生,包括每日清洗外阴,选择棉质内衣裤并每日更换,使用公共盥洗室及马桶、浴池等时要注意卫生等。这种从童年开始形成的良好卫生习惯,对女性一生的生殖健康都有利。

（2）性生理和心理教育:幼儿园、学校、父母要给予合理引导和教育,帮助女童识别性身份和性角色,促进性心理健康发育;此外,教会女童学会自我保护,防范性侵犯等。

（3）疾病的预防:玩要时少穿开裆裤,避免骑跨锐物等,预防感染及损伤。要注意婴幼儿饮食结构,适当进行日光浴,预防贫血和佝偻病。同时加强体育锻炼等,为一生打好基础。

【青春期保健】

青春期是女性一生的重要转折期,世界卫生组织规定为10～19岁,身心发育都经历着巨大变化。

1. 青春期的生理特点　青春期是体格生长发育的第二个高峰,第一性征进一步发育同时出现第二性征,月经初潮是青春期的重要标志,但初潮后1～2年内月经往往不规律。

2. 青春期的心理特点　青少年随着生理上的变化会导致产生不同的心理反应,如抑郁、焦虑、自卑等心理,且容易与周围的事情发生冲突。渴望独立、自我意识不断增强,认知能力显著提高,人生观、价值观、社会道德与责任感逐渐发展并形成;性意识发展,性兴趣和性冲动产生。

3. 保健要点　青春期保健以预防为重点。

(1)营养指导:营养成分合理搭配,提供充足的热量,三餐有度。

(2)卫生指导:保持外阴清洁干燥,少用护垫,避免随意阴道冲洗;防止痤疮,远离烟酒。经期使用消毒卫生巾并及时更换,一般每隔 2～3 小时更换一次;注意下腹部和下肢保温,少用冷水;忌食寒凉、辛辣刺激性食物;经期可用清水清洗外阴,不宜坐浴、盆浴;经期应适当休息,避免过度劳累,禁忌剧烈体育锻炼和重体力劳动;保持心情愉快,有利于减少月经期不适。

(3)乳房保健:佩戴合适的乳罩;科学饮食、适当进行游泳、打球等有利于锻炼胸部及上臂肌肉的运动,以促进乳房发育。

(4)心理卫生教育:帮助青少年建立良好的人际关系,不断认识自我,培养健全的人格,自尊、自强、自制,乐观向上,正确看待他人和认识社会,培养健康的心理。

(5)性教育:青春期是性教育的关键阶段,通过对青少年进行性生理及心理知识宣教,培养良好性道德、健康的性意识,性价值观,健康性行为,避免发生意外妊娠及性传播疾病。

【婚前保健】

婚前保健是针对准备结婚的男女,在自愿选择前提下,在结婚登记前所提供的保健。内容包括:

1. 婚前医学检查　对准备结婚的男女双方,通过医学检查发现并治疗可能影响结婚和生育的疾病,如严重的重要脏器疾病、生殖器官畸形;严重遗传性疾病;淋病、梅毒、艾滋病等指定传染病;精神分裂症、躁狂抑郁性精神病等重型精神病等。

2. 婚前卫生指导　是以生殖健康为核心,与结婚和生育有关的保健知识的宣教,包括影响婚育的疾病知识、性保健知识、孕前保健知识、遗传病知识、计划生育指导等。

3. 婚前卫生咨询　医护人员要主动为医学检查存在异常的男女提供医学咨询;对受检者提出的问题进行解答、提供信息、交换意见,在受检者知情的前提下帮助做出适当的选择。

婚前保健对保障个人和家庭幸福,优生优育,提高人口素质和生殖健康水平均有重要意义。

【生育期保健】

此期妇女具有旺盛的生殖能力,保健的主要目的是维护正常生殖功能,保证母婴安全,降低孕产妇死亡率和围生儿死亡率。同时给予计划生育指导,避免因孕育或节育引发各种疾病。指导内容有:①大力推广以避孕为主的综合节育措施;②通过各种手段,降低人工流产率和中期妊娠引产率;③提高计划生育手术质量,减少和防止手术并发症的发生;④开展不孕不育的诊治服务;⑤防治生殖道感染及性传播疾病。根据妇女的生理、心理和社会特征,加强卫生宣传及疾病普查,以便早发现、早诊断、早治疗,确保妇女身心健康。

【围生期保健】

围生期保健指在孕前期、孕期、分娩期、产褥期、哺乳期为孕产妇和胎婴儿提供健康保健,保证母婴安全,降低围生儿及孕产妇死亡率。

1. 孕前期保健　指导夫妻双方选择最佳的受孕时期,如适宜年龄(女性最佳生育年龄在 21～29 岁,男性最佳生育年龄在 23～30 岁)、最佳的身体心理状态、良好的社会环境等,积极治疗对妊娠有影响的疾病,戒烟戒酒,避免接触有毒有害物质和放射线,长期使用药物避孕者应改为工具避孕半年后再妊娠,对有不良妊娠史者应接受产前咨询,减少高危妊娠的发生,确保优生优育。

☞考点:男女最佳生育年龄

2. 孕期保健　通过对母儿的监护,预防和减少孕产期并发症,确保孕妇和胎儿的安全、健康。

(1)孕早期保健:孕早期是胚胎、胎儿各器官、系统分化发育的时期,各种物理、化学、生物因素均可能对其造成影响并导致畸形。因此,孕早期应避免接触上述因素,以减少胎儿畸形发生率,这是孕早期保健的重要内容。应尽早确诊妊娠,对孕妇进行全面的检查,确定是否适宜妊娠,确定基础血压、体重,进行高危妊娠初筛,及时治疗各种内科合并症。同时还应进行孕期保健指导,包括注意营养、保证充足睡眠、避免劳累、少去公共场所、避免上呼吸道感染、遵医嘱用药、保持心情愉悦、定期进行产前检查等。

(2)孕中期保健:此阶段是胎儿各器官系统生长发育较快的阶段,应加强营养,适当补充钙、铁等,监测胎儿生长发育的各项指标及孕妇的健康情况,及早发现异常。积极治疗生殖道感染,避免造成胎儿分娩过程中感染。对高危妊娠进行筛查,如进行胎儿开放性神经管缺损和唐氏综合征的筛查,若疑有畸形或遗传病、高龄产妇还应进行产前诊断。

(3)孕晚期保健:晚孕期是胎儿生长最迅速的时期,体重增加明显。故要定期监测胎儿宫内情况,注意均衡补充热量、蛋白质、维生素、微量元素、矿物质等,防止妊娠并发症,及早发现并纠正异常胎位。对孕妇进行健康宣教,包括自然分娩的优点、临产的判断、分娩过程、乳房护理、母乳喂养及新生儿护理知识与技巧、产前准备等。

3. 分娩期保健　目的是确保顺利分娩,母儿安全。持续性地给予母亲生理上、心理上和精神上的帮助和支持,缓解疼痛和焦虑。做到"五防、一加强","五防":防出血、防感染、防滞产、防产伤、防窒息;"一加强":加强产时监护和产程处理。

4. 产褥期保健　产褥期是全身各器官系统(乳腺除外)恢复至未孕状态所需的一段时期,保健的目的是预防并发症的发生,促进产妇生理功能的恢复。

(1) 健康宣教:指导产妇注意卫生,特别是会阴和乳房的清洁;居室安静、舒适,温度、湿度适宜;营养均衡;自然分娩产妇,产后 6～12 小时可起床做轻微活动,坐起后无眩晕方可行走;产后第 2 日可在室内随意活动;按时做产后健身操,运动量逐渐增加;同时指导正确母乳喂养,护理新生儿,如发现异常及时诊治。

(2) 心理保健:家庭式产房有利于减少分娩焦虑,产后加强观察,积极发挥社会支持系统特别是丈夫的积极作用,减少产后抑郁。对于有发生心理障碍的高危因素如难产、母婴分离、新生儿畸形或死亡、分娩期并发症、精神疾患及家族遗传史、曾有心理障碍病史、经济条件差、社会支持系统不良等,要高度重视,若问题较严重,应进行专业心理治疗和咨询。

(3) 产后检查及计划生育指导:产后检查包括产后访视及产后健康检查。注意子宫复旧情况,腹部或会阴伤口情况,有无晚期产后出血、感染,有无妊娠相关后遗疾病,如高血压、糖尿病、贫血等,发现异常及时处理或根据情况转上级医院治疗。产褥期内禁止性生活。

5. 哺乳期保健　哺乳期指产妇用自己的乳汁喂养婴儿的时期,一般为 10 个月左右。WHO 倡导纯母乳喂养 6 个月,哺乳期保健的主要目的是促进和支持母乳喂养。向孕产妇及家人宣传母乳喂养可促进母婴健康;告知母乳喂养的好处及有关问题的处理方法;如母婴无异常,指导母亲在产后半小时内哺乳;指导母亲如何喂奶,以及在与婴儿分开时如何保持泌乳;除母乳外,禁止给新生儿喂任何食物和饮料,除非有医学指征;实行母婴同室,按需哺乳;不给母乳喂养的婴儿使用奶头作安慰物或吸吮橡皮乳头。

哺乳期保健人员职责:①定期访视,评估母亲身心状况,指导母亲饮食、休息、清洁卫生;了解哺乳次数、是否按需哺乳,给予正确指导;评估母婴关系;②评估婴儿生长发育情况,重点了解婴儿体重增长、睡眠、大小便的情况;③指导母亲在哺乳期间合理用药及采取正确的避孕措施;④评估家庭支持系统,完善家庭功能。

【围绝经期保健】

围绝经期由于卵巢功能衰退、性激素减少可引发一系列身心不适症状,严重时影响妇女的生活质量和正常工作,且会给其家庭和社会带来一定的负担。故围绝经期保健的主要目的是提高围绝经期妇女的自我保健意识和生活质量。

1. 通过健康宣教,使围绝经期妇女了解这一特殊时期的生理、心理特点,合理安排生活,加强营养,适当运动并保持心情愉悦。保持外阴清洁,防止感染。

2. 筛查影响围绝经期症状的相关因素　如疾病因素(炎症、盆腔手术、放疗、自身免疫病、药物等);心理因素(抑郁、自卑等人格特点);社会因素(生活、工作中负性事件,空巢家庭等)。

3. 定期体检　进入围绝经期后许多疾病发生率会呈上升趋势,包括妇科疾病、肿瘤、骨质疏松及心血管疾病等,至少每年做一次全面体格检查,利于疾病的早发现、早诊断、早治疗。

4. 为预防子宫脱垂和张力性尿失禁,鼓励并指导妇女进行缩肛运动,每日 2 次,每次 15 分钟。

5. 必要时在医师的指导下,应用激素替代疗法或补充钙剂等综合措施防治围绝经期综合征。

6. 指导避孕直至停经 1 年以上,宫内节育器绝经1 年后取出。此期体外射精及安全期避孕法失败率高,不宜选用。

【老年期保健】

随着身体各器官功能的衰老,老年妇女心理和生活发生改变,易产生各种心理障碍及疾病。老年妇女保健的主要内容包括规律生活、均衡饮食、适当锻炼、保持心情舒畅、定期体检、防治老年期常见病和多发病,提高生活质量。

第 3 节　妇女病普查普治及劳动保护

【常见妇科病防治】

定期对育龄妇女进行妇科常见病及肿瘤的普查普治工作,一般要求 35 岁以上妇女每 1～2 年普查 1次。普查内容包括妇科检查、阴道分泌物检查、宫颈刮片检查、超声检查。育龄期妇女注意感染性疾病、月经失调、妇科肿瘤的防治,中老年妇女以防癌为重点。通过对妇女的普查普治,做到早发现、早诊断、早治疗,进而维护妇女健康,提高妇女生活质量。

【妇女劳动保护】

在一些职业有害因素的影响下,妇女的生殖器官和生殖功能可能会受到影响,还可能通过妊娠、哺乳等影响胎婴儿的健康。目前我国已经颁布了《女职工劳动保护规定》、《女职工禁忌劳动范围的规定》、《中华人民共和国妇女权益保障法》、《中华人民共和国母婴保健法》等法律法规，对我国妇女劳动保护提供了法律保障和依据。现将一些相关的规定介绍如下：

1. 月经期　禁忌从事冷水低温作业，不得从事搬运、装卸等重体力的劳动及高处、野外等作业；重度痛经及月经过多的女职工应休假 1～2 日；月经异常女职工不宜从事接触铅、苯、汞等可能影响女性内分泌的工作。

2. 孕前期　准备妊娠女性禁忌在铅、苯、汞作业场所从事《有毒作业分级》标准中第Ⅲ、Ⅳ级作业；从事铅作业女工，即使没有铅中毒表现也要先做驱铅治疗后再妊娠等。

3. 孕期　妇女妊娠后若在劳动时间进行产前检查，可按劳动工时计算；怀孕期间，所在单位不得安排其从事国家规定的第Ⅲ级体力劳动强度的劳动；不得安排加班加点；妊娠满 7 个月后不得安排夜班劳动；不允许在女职工孕期、分娩期、哺乳期解除劳动合同或降低基本工资。禁忌从事放射物质超标的作业、禁忌从事抗癌药物及己烯雌酚生产作业等。

4. 分娩期　女职工产假为 90 日，其中产前休息 15 日，难产增加产假 15 日，多胎生育每多 1 个婴儿增加产假 15 日；流产者，单位应该根据医务部门的证明，给予一定时间的产假；女职工执行计划生育的可按本地区本部门规定延长产假。

5. 哺乳期　哺乳时间为 1 年，在每班劳动时间内给予两次哺乳时间（包括人工喂养），单胎每次 30 分钟；每多 1 个婴儿，增加 30 分钟。女职工若在哺乳期内，不得安排其从事国家规定的第Ⅲ级体力劳动强度的劳动，不得安排夜班及加班。

6. 围绝经期　社会应给予围绝经期女职工广泛的理解和关怀。经医疗保健机构诊断为围绝经期综合征者，经治疗效果不佳，不适应现任工作时，应适当减轻工作，或暂时安排其他适宜的工作。对接触有毒物质和噪音的女职工，若围绝经期症状较重，可暂时调离。

7. 妇女应遵守国家计划生育法规，但也有不育的自由；各单位对妇女应定期进行以防癌为主的妇女病普查、普治；女职工的劳动负荷，单人负重一般不得超过 25kg，两人抬运总重量不得超过 50kg 等。

附：妇女保健统计指标

妇幼保健统计指标是反应妇女儿童健康状况，评价妇幼保健工作质量的重要工具，并为开展相关科学研究，制订进一步的妇幼保健工作规划提供依据。

【孕产期保健统计指标】

1. 孕产妇系统保健率＝$\dfrac{\text{该年该地区接受系统保健的孕产妇人数}}{\text{期内孕妇总数}}\times100\%$

2. 孕产妇产前检查率＝$\dfrac{\text{该年该地区接受产前检查人数}}{\text{期内孕妇总数}}\times100\%$

3. 孕早期检查率＝$\dfrac{\text{该年该地区孕早期产前检查人数}}{\text{期内孕妇总数}}\times100\%$

4. 住院分娩率＝$\dfrac{\text{该年该地区住院分娩产妇人数}}{\text{期内分娩产妇总数}}\times100\%$

5. 产后访视率＝$\dfrac{\text{该年该地区接受产后访视的产妇人数}}{\text{期内分娩产妇总数}}\times100\%$

6. 剖宫产率＝$\dfrac{\text{该年该地区剖宫产产妇人数}}{\text{期内分娩产妇总数}}\times100\%$

【产科工作质量指标】

1. 妊娠期高血压疾病发生率＝$\dfrac{\text{某时期妊娠高血压疾病新发病例数}}{\text{同期产妇总数}}\times100\%$

2. 产褥感染率＝$\dfrac{\text{某时期产褥感染数}}{\text{同期产妇总数}}\times100\%$

3. 产后出血率＝$\dfrac{\text{某时期产后出血数}}{\text{同期产妇总数}}\times100\%$

4. 会阴破裂率＝$\dfrac{\text{期内会阴破裂人数}}{\text{期内产妇总数}}\times100\%$

【孕产期保健效果指标】

1. 孕产妇死亡率＝$\dfrac{\text{某年孕产妇死亡人数}}{\text{同年活产数}}\times100000/10\text{万}$

2. 新生儿死亡率＝$\dfrac{\text{某时期生后 28 日内新生儿死亡数}}{\text{同期活产数}}\times1000‰$

3. 围生儿死亡率＝$\dfrac{\text{孕 28 足周以上死胎、死产数＋生后 7 日内新生儿死亡数}}{\text{孕 28 足周以上死胎、死产数＋活产数}}\times1000‰$

【妇女病普查指标】

1. 妇女病普查率＝$\dfrac{\text{该年该地区妇女病普查人数}}{\text{某年某地区应查妇女人数}}\times100\%$

2. 妇女病检出率＝$\dfrac{\text{该年该地区查出妇女病人数}}{\text{某年某地区接受妇女病检查人数}}\times100\%$

【计划生育指标】

1. 人口出生率＝$\dfrac{\text{该年出生人数}}{\text{某年平均人口数}}\times1000‰$

2. 人口死亡率＝$\dfrac{\text{该年内总死亡数}}{\text{某年平均人口数}}\times1000‰$

3. 晚婚率＝$\dfrac{\text{该年初婚中符合晚婚年龄的人数(男/女)}}{\text{某年初婚人数(男/女)}}\times100\%$

4. 节育率＝$\dfrac{\text{落实节育措施的已婚育龄夫妻对数}}{\text{已婚有生育能力的夫妻对数}}\times100\%$

5. 计划生育率＝$\dfrac{\text{符合计划生育要求的活产数}}{\text{同年活产总数}}\times100\%$

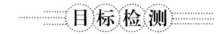

选择题

A₁型题

1. 国家对边远贫困地区的母婴保健事业给予(　　)
   - A. 赞助
   - B. 扶持
   - C. 拨款
   - D. 资助
   - E. 帮助

2. 婚前卫生咨询的内容是(　　)
   - A. 病史调查
   - B. 对有关婚配,生育保健等问题
   - C. 对双方可能犯的疾病的检查
   - D. 关于性卫生知识,生育知识和遗传病知识
   - E. 预防接种

3. 医疗保健机构进行体格检查和(　　)
   - A. 预防接种
   - B. 产后治疗
   - C. 婴儿接种
   - D. 婴儿保健
   - E. 母亲接种

4. 医学技术鉴定实行回避制度,下列哪一类关系可不回避?(　　)
   - A. 岳父母
   - B. 父母
   - C. 兄弟
   - D. 同学
   - E. 姐妹

5. 严禁采用技术手段对胎儿进行(　　)鉴定。
   - A. 胎位
   - B. 性别
   - C. 发育情况
   - D. 月份
   - E. 胎心

6. 下列哪一类不是《母婴保健法》规定的严重疾病?(　　)
   - A. 妊娠合并严重的心,肝,肺,肾疾病
   - B. 严重的妊娠高血压综合征
   - C. 糖尿病
   - D. 支气管炎
   - E. 肝炎

7. 下列哪一类不是《母婴保健法》规定的严重缺陷?(　　)
   - A. 四肢短小
   - B. 体形较小
   - C. 脊柱裂
   - D. 脑积水
   - E. 体重较轻

(项薇薇)

实 习 指 导

实习一　女性生殖系统解剖

一、实 习 目 的

1. 掌握正常女性骨盆的结构、分界及骨性标志。
2. 掌握女性内、外生殖器的解剖和功能。
3. 了解正常内生殖器与邻近器官的关系。

二、实 习 内 容

1. 骨盆及骨盆底。
2. 内外生殖器官。
3. 内生殖器的邻近器官。

三、实 习 准 备

正常女性骨盆模型、骨盆底模型、内外生殖器模型、女性内生殖器与邻近器官模型及挂图。

四、实习方法与步骤

（一）示教

1. 女性骨盆及骨盆底

（1）女性骨盆的结构：骨骼组成及其位置。

（2）骨盆分界：分界线。

（3）常用的骨性标志：髂前上棘、髂嵴、耻骨弓、坐骨结节、坐骨棘、坐骨切迹、骶尾关节、骶髂关节、耻骨联合等。

（4）骨盆底的组成及其与尿道、阴道的关系。

2. 女性生殖器

（1）外生殖器：阴阜、大阴唇、小阴唇、阴蒂及阴道前庭的解剖特点及功能。

（2）内生殖器：阴道、子宫、输卵管及卵巢的解剖特点。

（3）内生殖器与邻近器官：膀胱、尿道、输尿管、直肠、阑尾的位置及其和内生殖器的关系。

（二）分组训练

学生分组后，利用模型辨认骨盆的组成、分界及常用骨性标志；内、外生殖器的解剖结构及其邻近器官，教师巡回矫正反馈。

五、总　　结

检测实习结果　抽查学生说出骨盆的组成、分界及个平面径线；辨认内生殖器及其邻近器官的部位。

实习二　产前检查技能训练

（腹部四部触诊、骨盆外测量）

一、实 习 目 的

1. 掌握骨盆外测量的方法及各径线的正常值。
2. 掌握腹部四部触诊的方法及目的。
3. 培养学生关心、体贴病人的态度及实际工作中团结协作精神。

二、实 习 内 容

1. 骨盆外测量。
2. 腹部四部触诊。

三、实 习 准 备

多媒体教学资料、孕妇人体模型、骨盆模型、检查床、骨盆外测量器、记录纸、笔。

四、实习方法与步骤

1. 观看多媒体教学资料。

2. 示教

（1）骨盆外测量：

1）髂前上棘间径：孕妇取伸腿仰卧位，测量两侧髂前上棘外缘的距离，正常值为 23～26cm。

2）髂嵴间径：孕妇取伸腿仰卧位，测量两侧髂嵴外缘最宽的距离，正常值为 25～28cm。

3）骶耻外径：孕妇取左侧卧位，右腿伸直，左腿屈曲。测量第五腰椎棘突下凹陷处至耻骨联合上缘中点的距离。正常值为 18～20cm。第五腰椎棘突下，相当于腰骶米氏菱形窝的上角，或相当于髂嵴后连线中点下 1.5cm。

4）出口横径：孕妇取仰卧位，两腿弯曲，双手抱膝，测量两坐骨结节内侧缘的距离，正常值为 8.5～9.5cm。也可用检查者的拳头测量，若其间能容纳成人的手拳，则一般大于 8cm，即属正常。

5）耻骨弓角度：用两拇指尖斜着对拢，放置在耻骨联合下缘，左右两拇指平放在耻骨降支上面，测量两拇指间的角度即为耻骨弓角度，正常值为 90°，小于 80°则为异常。

（2）腹部四部触诊法：了解胎儿大小、胎产式、胎先露和胎方位及羊水情况等。做前三步检查手法时，检查者应面对孕妇；做第四步时，检查者面向孕妇足部。

1）第一步：检查者双手置于宫底部，了解子宫外形并测得宫底高度，估计胎儿大小与妊娠周数是否相符，然后以双手指腹相对轻推，判断宫底部的胎儿部分，若为胎头则硬而圆，且有浮球感，若为胎臀则软而宽，且形状略不规则。

2）第二步：检查者左右手分别置于孕妇腹部左右侧，一手固定，另一手轻轻深按检查，两手交替，仔细分辨胎背及胎儿四肢的位置。平坦饱满者为胎背，可变形的高低不平部分且有时有肢体活动为胎儿四肢。

3）第三步：检查者右手拇指与其余四指分开，置于耻骨联合上方，握住先露部，鉴别是胎头还是胎臀，并轻轻左右推动以确定是否已经衔接（入盆）。若仍浮动，表示尚未入盆；若已衔接，则胎先露部不能被推动。

4）第四步：检查者面向孕妇足部，两手分别置于胎先露部的两侧，向骨盆入口方向向下深压，再次判断先露部的诊断是否正确，并确定先露部入盆的程度。

3. 分组训练　学生分组后，相互测量练习，记录骨盆外测量的数据，说出腹部四部触诊检查的结果，教师巡回矫正反馈。

五、总　　结

检测实习结果　抽查学生进行骨盆外测量、腹部四部触诊检查。

实习三　产科并发症的护理措施训练

一、实习目的

1. 通过产科查房，熟悉高危妊娠的涵义，熟悉流产、异位妊娠、前置胎盘、胎盘早剥及妊娠期高血压患者等产科疾病的临床表现及处理原则。

2. 掌握异位妊娠、前置胎盘、胎盘早剥及妊娠期高血压疾病患者的护理。

3. 关心、体贴患者，体现良好的职业素质。

二、实习内容

1. 异位妊娠、前置胎盘、胎盘早剥、妊娠期高血压患者的护理。

2. 高危产妇的临床监护。

三、实习准备

1. 选择典型病例。

2. 准备相关录像。

3. 在医院产科准备病例。

四、实习方法与步骤

1. 在老师带领下进行产科高危组孕妇的查房，结合病房高危病例进行讨论，进一步巩固所学知识，掌握异位妊娠、前置胎盘、胎盘早剥及妊娠期高血压疾病的临床表现、治疗措施及护理措施。最后老师和同学共同总结。

2. 利用 PPT、录像展示病例或在医院产科见习典型病例。

3. 分组讨论，列出可能的护理诊断、制订预期目标及护理措施。

五、检测实习结果

每组选取代表说出讨论结果，老师对讨论结果进行综合评价并完善补充。

实习四　正常分娩产妇的护理训练

一、实习目的

1. 陈述待产室和分娩室的布局、设备、护理管理。

2. 复述产程的划分，描述 3 个产程的进展、产程观察内容、护理配合。

3. 简述缩宫素及胎心监护仪的临床应用。

4. 具有良好的服务态度，遵守医院内各规章制度。

二、实习内容

1. 参观待产室及分娩室。

2. 讲解或观察产程的划分、各产程的临床经过及护理配合

（1）产程划分。

（2）各产程的临床经过及护理配合。

3. 缩宫素及胎心监护仪的临床应用。

三、实习准备

1. 选择典型病例。

2. 准备相关录像。

3. 在医院产科准备病例。

四、实习方法与步骤

（一）参观待产室及分娩室

1. 由带教老师讲解分娩室的总体要求。

2. 介绍设备：①产床的结构与使用；②接生用物；③常备急救用具及药物；④红外线辐射新生儿抢救台及新生儿娩出后体检用物；⑤必备检查用物、胎儿监测仪等；⑥消毒洗手装置、消毒药液等。

3. 介绍产房管理制度，观看产房的各项管理规章条例。

4. 同学讨论参观后的感受。

（二）讲解或观察产程的划分、各产程的临床经过及护理配合

1. 产程划分

（1）第一产程（宫颈扩张期）：指从间歇5～6分钟的规律宫缩开始，到子宫颈口开全。初产妇的子宫颈较紧，扩张较慢，需11～12小时；经产妇的子宫颈松，扩张较快，需6～8小时。

（2）第二产程（胎儿娩出期）：指从子宫颈口开全到胎儿娩出。初产妇需1～2小时，经产妇一般数分钟即可完成，但也有长达1小时者。

（3）第三产程（胎盘娩出期）：指从胎儿娩出后到胎盘娩出。需5～15分钟，通常不超过30分钟。

2. 各产程的临床经过及护理配合

第一产程临床表现：

（1）规律宫缩。

（2）宫颈扩张。

（3）胎头下降。

（4）破膜。

第一产程护理要点：

（1）一般护理：①测血压；②清洁外阴、剃净阴毛，鼓励产妇每2～6小时排尿一次，初产妇宫颈扩张不足4cm，经产妇宫口扩张不足2cm，应给予肥皂水灌肠；③饮食；④活动与休息。

（2）观察：①子宫收缩；②胎心；③宫颈扩张及胎头下降，绘制产程图；④接生准备。

第二产程的临床表现：宫缩紧而强、胎头拨露、胎头着冠、胎头胎肩及胎体娩出。

第二产程护理要点：严密监测胎心率、指导产妇屏气、接产准备、接产。

第三产程的临床表现：子宫继续收缩，胎盘完全剥离而排出。

胎盘剥离征象：①子宫收缩、变硬、宫体变窄变长，因剥离的胎盘被挤入产道下段所致宫底上升；②少量血液从阴道内流出；③露于阴道外的脐带向外脱出；④按压宫底可见脐带向外伸延，进一步按压可

逼出胎盘。

第三产程护理要点：协助娩出胎盘、检查胎盘胎膜、会阴裂伤的处理；产后密切观察子宫收缩及出血情况，如无异常，2小时后可送回病室。产后24小时应随时注意异常情况（主要是出血）的出现。

（三）缩宫素及胎心监护仪的临床应用

1. 缩宫素的临床应用　缩宫素用于协调性宫缩乏力，使用前必须除外头盆不称及胎位不正。胎头高浮者忌用。切忌一次大量使用，以免引起强直性宫缩，致胎儿窒息死亡，可造成子宫破裂。

缩宫素用法如下：缩宫素2.5U或5U加于5%葡萄糖溶液500ml内静脉滴注。开始每分钟10～15滴，如不见宫缩加强，可渐加快，最多以每分钟不超过40滴，以宫缩45～50秒/2～3分钟为宜。滴入时应严密注意宫缩、先露部下降及胎心音变化情况，如收缩过强或胎心率变化，应减慢或停止静脉滴注。

2. 胎儿电子监测　根据超声多普勒原理及胎儿心动电流变化制成的各种胎心活动测定仪已在临床上广泛应用。其特点是可以连续观察并记下胎心率的动态变化而不受宫缩影响。再配以子宫收缩仪、胎动记录仪便可反映三者间的关系。

五、检测实习结果

每组选取代表说出讨论结果，老师对讨论结果进行综合评价，并完善补充。

实习五　新生儿沐浴与新生儿抚触训练

一、实习目的

1. 掌握新生儿沐浴的室温、水温及沐浴的注意事项。

2. 掌握新生儿沐浴（淋浴、盆浴）及新生儿抚触的方法。

二、实习内容

新生儿沐浴（淋浴、盆浴）及新生儿抚触的方法。

三、实习准备

衣服、尿布、大毛巾、小毛巾、婴儿专用沐浴露、脐带布、无菌敷料（消毒棉签、棉球、纱布）无菌持物钳、75%乙醇溶液、3%硼酸棉球、1%甲紫、5%鞣酸软膏、消毒植物油、婴儿爽身粉、磅秤、淋浴装置、盆浴用盆、新生儿模型。

四、实习方法与步骤

（一）示教

1. 教师讲解并示范新生儿沐浴（淋浴、盆浴）的方法及注意事项。

2. 教师讲解并示范新生儿抚触的方法及注意事项。

（二）学生观看新生儿沐浴及新生儿抚触的电教录像片

（三）学生分组练习

学生分组后,利用新生儿模型练习新生儿沐浴及新生儿抚触的方法,带教老师巡回矫正反馈。

五、总　　结

检测实习结果,抽查学生对新生儿沐浴及新生儿抚触方法的掌握情况。

实习六　母乳喂养指导

一、实习目的

1. 掌握母乳喂养方法、母乳喂养姿势、母乳喂养技巧及乳房护理。

2. 了解母乳喂养的优点。

二、实习内容

指导母乳喂养。

三、实习准备

健康小册子、图片、录像、小毛巾、吸乳器。

四、实习方法与步骤

1. 电化教学,观看录像片。

2. 分组到医院产妇休养室,由教师带教指导母乳喂养。

五、总　　结

检测实习结果,抽查学生对母乳喂养方法、母乳喂养姿势、母乳喂养技巧及乳房护理的掌握情况。

实习七　新生儿窒息救护训练

一、实习目的

1. 掌握新生儿窒息的分期。

2. 能够熟练进行新生儿窒息抢救物品的准备。

3. 初步学会抢救新生儿窒息的方法和步骤。

二、实习内容

新生儿窒息救护训练。

三、实习准备

1. 新生儿窒息抢救模型、喉镜、气管插管设备。

2. 保温设备　辐射式保温台或远红外抢救台,也可用热水袋、弯头照明灯。

3. 吸引设备　吸痰管、球形吸引器、电动吸引器。

4. 面罩气囊通气设备　给氧面罩、复苏气囊或麻醉气囊,全套氧气装置。

5. 气管插管设备　喉镜的备用电池及灯泡、气管导管(内径为 2.5mm、3.0mm、3.5mm)、胶布、剪刀、手套。

6. 急救药物　1∶1 000 肾上腺素,纳洛酮,扩容药(5％白蛋白、生理盐水,林格-乳酸钠溶液),5％碳酸氢钠溶液,10％葡萄糖溶液。

四、实习方法与步骤

1. 电化教学,观看录像片。

2. 示教。

3. 分组练习　学生分组后,利用模型练习新生儿窒息复苏程序,教师巡回矫正反馈。

五、总　　结

检测实习结果,抽查学生对新生儿窒息抢救物品的准备及复苏程序的掌握情况。

实习八　妊娠合并心脏病孕妇的护理措施训练

一、实习目的

1. 通过产科查房,掌握心脏病孕妇最危险的时期。

2. 掌握妊娠合并心脏病时心脏病与妊娠二者间的相互影响。

3. 了解妊娠合并心脏病对妊娠期母儿的影响。

4. 了解妊娠合并心脏病孕妇的护理措施。

二、实习内容

1. 妊娠合并心脏病孕妇的护理措施。

2. 高危产妇的临床监护。

三、实习准备

1. 选择典型病例。

2. 准备相关录像。

3. 在医院产科准备病例。

四、实习方法与步骤

1. 在老师带领下进行产科高危组孕妇的查房,结合病房高危病例进行讨论,进一步巩固所学知识,掌握妊娠合并心脏病孕妇的临床表现、治疗措施及护理措施。最后老师和同学共同总结。

2. 利用 PPT、录像展示病例或在医院产科见习典型病例。

3. 分组讨论,列出可能的护理诊断、制定预期目标及护理措施。

五、检测实习结果

每组选取代表说出讨论结果,老师对讨论结果进行综合评价,并完善补充。

实习九 产后出血产妇的救护训练

一、实习目的

1. 选择典型的产后出血临床案例组织学生进行讨论分析,阐明产后出血的病因、护理诊断及救护措施。

2. 通过观看产后出血临床护理急救的电教片,使学生初步学会对产后出血患者的护理救护和具体操作步骤。

3. 利用护理模型模拟演示宫缩乏力性产后出血的按摩子宫止血方法。

二、实习内容

1. 宫缩乏力性产后出血的案例分析及按摩子宫止血方法。

2. 胎盘因素引起的产后出血病因分析及手术护理配合。

3. 软产道损伤引起产后出血的修补缝合方法及注意事项。

三、实习准备

1. 典型案例。

2. 电教片及播放设备。

3. 模型(要求:按摩子宫法、人工剥离胎盘术、清宫术、会阴裂伤缝合术)及手术相关器械及用物和药品。

四、实习方法与步骤

1. 在老师的带领下,由学习组长负责组织学生分组进行案例讨论分析。最后老师和学生共同总结。

2. 组织观看电教片。

3. 示教按摩子宫的方法、人工剥离胎盘术、清宫术及会阴裂伤缝合术。

4. 分组指导学生在模型上演示各种护理操作方法。

五、检测实习结果

1. 每组选代表汇报讨论结果,老师对其进行综合评价,并完善补充。

2. 利用护理模型随机抽查学生演示产后出血的止血操作程序。

实习十 妇科检查的护理配合

一、实习目的

1. 掌握妇科检查的物品准备及护理配合。
2. 掌握常用盆腔检查的方法、操作步骤。

二、实习内容

1. 妇科检查用物的物品准备。
2. 护理配合与注意事项。
3. 检查顺序与方法。

三、实习准备

1. 物品准备 妇科检查模型、无菌手套、阴道窥器、无齿长镊子、无菌持物钳、无菌治疗巾、消毒敷料、子宫探针、宫颈刮板、玻片、棉拭子、消毒液、液状石蜡、生理盐水等。

2. 受检者及检查者准备 嘱患者排空膀胱,协助脱去一条裤腿,取膀胱截石位,两手平放于身旁,使腹肌放松,检查者带帽子、口罩、穿工作衣,戴消毒手套,立于受检者两腿之间,面向受检者。

四、实习方法与步骤

1. 示教

(1) 外阴检查:观察外阴发育、阴毛的生长、分布,表面有无炎症、畸形、肿块、萎缩、增生情况;然后分开两侧小阴唇,暴露阴道前庭,注意尿道口、前庭大腺有无异常,检查处女膜完整性;最后让患者向下屏气,观察有无阴道前后壁膨出、子宫脱垂及尿失禁等。

(2) 阴道窥器检查:将阴道窥器两叶合拢,用润滑剂(液状石蜡、生理盐水、肥皂液)润滑两叶前端,左手示指和拇指轻轻分开小阴唇,右手持窥器斜行插入阴道口,沿阴道后壁缓慢插入阴道内,边旋转边向上向后推进并将两叶转平、张开,直至完全暴露宫颈。

1) 观察宫颈:大小、颜色、外口形状、硬度、有无糜烂、息肉、腺囊肿,有无接触性出血、举痛等。可于此时采集颈管分泌物和宫颈刮片检查(作此项检查用 0.9% 氯化钠溶液润滑窥器)。

2）观察阴道：观察阴道黏膜情况，有无充血水肿、溃疡、囊肿；分泌物的量、色、性状、有无臭味。白带异常者应进行涂片检查或培养。

（3）双合诊检查（最常用的妇科检查方法）：戴消毒手套，检查者一手示指和中指涂润滑剂伸入阴道内，了解阴道是否通畅，有无畸形、肿块、瘢痕；查清宫颈大小、外口形状、硬度，有无接触性出血、举痛等；穹隆部是否饱满、有无触痛等。然后，将两手指放于宫颈下方上推宫颈，另一手指放在腹部向下按压，两手配合检查。

（4）三合诊检查：将双合诊时的中指退出，进入直肠，即一手示指在阴道内，中指在直肠内，另一手在腹部配合，此为三合诊检查。可弥补双合诊的不足，可查清子宫后壁、直肠子宫陷凹、盆腔后部的情况，了解后倾、后屈子宫的大小。

（5）直肠-腹部诊（肛-腹诊）：检查者一手示指伸入直肠 ，另一手在腹部配合。适用于未婚、阴道闭锁、经期不宜做阴道检查者。

（6）记录

1）外阴：发育情况、阴毛分布形态、婚产类型，有无异常。

2）阴道：是否通畅，黏膜情况，分泌物的量、色、性状、有无臭味。

3）子宫颈：大小、硬度、有无糜烂、息肉、腺囊肿，有无接触性出血、举痛等。

4）子宫：位置、大小、形状、硬度、活动度及有无压痛。

5）附件：左右两侧分别记录。有无肿块、增厚、压痛，以及肿块的位置、大小、形状、硬度、表面光滑与否、活动度、有无压痛、与子宫的关系。

2. 分组训练　学生分组训练，边叙述边操作，教师巡回矫正反馈。

五、检测实习结果

抽查学生进行操作，由学生评价 、教师确认。

实习十一　腹部手术患者的护理措施训练

一、实习目的

1. 熟悉妇科腹部手术及阴道手术的术前准备、术中配合及术后护理。

2. 熟悉外阴癌、子宫肌瘤、子宫颈癌、子宫内膜癌及卵巢肿瘤的临床表现及处理原则。

3. 掌握外阴癌、子宫肌瘤、子宫颈癌、子宫内膜癌及卵巢肿瘤的患者的护理。

4. 关心、体贴患者，体现良好的职业素质。

二、实习内容

1. 外阴癌、子宫肌瘤、子宫颈癌、子宫内膜癌及卵巢肿瘤的护理。

2. 妇科腹部手术及阴道手术患者的一般护理。

三、实习准备

1. 在医院妇科准备（外阴癌、子宫肌瘤、子宫颈癌、子宫内膜癌及卵巢肿瘤）病例。

2. 准备手术前、后护理录像。

3. 选择外阴癌、子宫肌瘤、子宫颈癌、子宫内膜癌及卵巢肿瘤典型病例。

四、实习方法与步骤

1. 在老师带领下进行妇科查房，结合病房典型病例（外阴癌、子宫肌瘤、子宫颈癌、子宫内膜癌及卵巢肿瘤）；利用 PPT、录像展示（外阴癌、子宫肌瘤、子宫颈癌、子宫内膜癌及卵巢肿瘤）典型病例。

2. 分组讨论，列出可能的护理诊断、制订预期目标及护理措施。

五、检测实习结果

1. 每组选取代表说出讨论结果，老师对讨论结果进行综合评价并完善补充。

2. 完成实验报告　写出见习病例或所讨论病例的护理诊断、护理目标及护理措施。总结见习或学习体会。

实习十二　妇科常用护理技术训练

一、实习目的

1. 通过妇产科查房，熟悉会阴湿热敷、坐浴、阴道灌洗及阴道或宫颈上药的目的及意义。

2. 掌握会阴湿热敷、坐浴、阴道灌洗及阴道或宫颈上药的方法及护理要点。

3. 关心、体贴患者，体现良好的职业素质。

二、实习内容

1. 会阴湿热敷溶液、坐浴液、阴道灌洗液的配制。

2. 会阴湿热敷、阴道灌洗、阴道及宫颈上药的方法及步骤。

三、实习准备

1. 准备相关录像。

2. 在医院妇产科准备相关病例及患者或准备相关模型人。

3. 准备会阴湿热敷等相关药品及器材。

四、实习方法与步骤

1. 在老师带领下进行妇产科相关病例患者的查房,结合相关病例及患者进行讨论,进一步巩固所学理论知识,掌握掌握会阴湿热敷、坐浴、阴道灌洗及阴道或宫颈上药的方法及护理要点。最后老师和同学共同总结。

2. 利用录像展示操作步骤及方法或在医院产科见习妇产科常用护理操作技术的操作过程及护理要点。

3. 分组练习各种治疗液体的配制。

4. 分组在模型人上进行操作练习。

五、检测实习结果

不同小组间进行操作评比,讨论各组操作的优点及缺点,加强记忆。每组选取代表说出本次实习的心得体会,老师进行综合评价并完善补充。

实习十三 计划生育妇女的护理训练

一、目的与要求

1. 熟悉计划生育的内容。

2. 掌握节育的措施方法。

3. 了解各种手术步骤。

二、实习内容

1. 避孕方法及护理。

2. 女性绝育方法及护理。

3. 避孕失败补救措施及护理。

三、实习准备

准备相关电教资源及设施。

四、实习方法与步骤

1. 观看录像,见习各种避孕药、膏、片、膜,避孕工具,手术器械及操作流程。

2. 在观看电教的过程中进行要点指导。

3. 分组讨论,列出可能的护理诊断、制订预期目标及护理措施。

五、检测实习结果

1. 请同学陈述计划生育操作护理要点,对未理解部分进一步解释和说明。

2. 每组选取代表说出讨论结果,老师对讨论结果进行综合评价并完善补充。

3. 书写实习报告。

英汉名词对照

abnormal labor　异常分娩

abortion　流产

adolescence　青春期

amenorrhea　闭经

amniotic fluid embolism　羊水栓塞

androgen　雄激素

Apgar score　阿普加评分

atrophic vaginitis　萎缩性阴道炎

bacterial vaginosis　细菌性阴道病

bartholinitis　前庭大腺炎

carcinoma of vulva　外阴癌

cervical cancer　子宫颈癌

cervicitis　宫颈炎

childhood　儿童期

choriocarcinoma　绒毛膜癌

Couvelaire uterus　库弗莱尔子宫

crowning of head　胎头着冠

dermoid cyst　皮样囊肿

dysfunctional uterine bleeding,DUB　功能失调性子
宫出血

dysmenorrhea　痛经

dystocia　难产

ectopic pregnancy　异位妊娠

endometriosis,EMT　子宫内膜异位症

endometrial carcinoma　子宫内膜癌

estrogen,E　雌激素

expected date of confinement,EDC　预产期

fertilization　受精

fetal distress　胎儿窘迫

fetal lie　胎产式

fetal macrosomia　巨大胎儿

fetal period　胎儿期

fetal position　胎方位

fetal presentation　胎先露

follicle-stimulating hormone,FSH　促卵泡素

gestational diabetes mellitus,GDM　妊娠期糖尿病

gestational trophoblastic disease,GTD　妊娠滋养细
胞疾病

gestational trophoblastic neoplasia,GTN　妊娠滋养
细胞肿瘤

gonadotropin-releasing hormone,GnRH　促性腺激素
释放激素

growth spurt　生长加速

head visible on vulval gapping　胎头拨露

Hegar sign　黑加征

human chorionic gonadotropin,HCG　人绒毛膜促性
腺激素

human placental lactogen,HPL　人胎盘生乳素

hydatidiform mole　葡萄胎

hypertensive disorders in pregnancy　妊娠期高血压
疾病

infertility　不孕症

intrahepatic cholestasis of pregnancy,ICP　妊娠期肝
内胆汁淤积症

intrauterine device,IUD　宫内节育器

invasive mole　侵蚀性葡萄胎

lochia　恶露

luteinizing hormone,LH　促黄体生成素

menarche　月经初潮

Meigs syndrome　梅格斯综合征

menopause　绝经

menopausal transition period　绝经过渡期

multiple pregnancy　多胎妊娠

neonatal asphyxia　新生儿窒息

neonatal period　新生儿期

oligohydramnios　羊水过少

ovarian tumor　卵巢肿瘤

ovarian tumor like condition　卵巢瘤样病变

pelvic inflammatory disease,PID　盆腔炎性疾病

peri-menopause period　围绝经期

placental abruption　胎盘早剥

placenta previa　前置胎盘

polyhydramnios　羊水过多

postmenopausal period　绝经后期

postpartum hemorrhage　产后出血

postterm pregnancy　过期妊娠

postterm delivery 过期产

premature delivery 早产

premature rupture of membranes,PROM 胎膜早破

puberty 青春期

puerperal infection 产褥感染

puerperal morbidity 产褥病率

puerperium 产褥期

rupture of uterus 子宫破裂

senility period 老年期

sexual maturity period 性成熟期

Sheehan syndrome 席汉综合征

teratoma 畸胎瘤

term delivery 足月产

trichomonal vaginitis 滴虫性阴道炎

twin pregnancy 双胎妊娠

uterine myoma 子宫肌瘤

uteroplacental apoplexy 子宫胎盘卒中

uterine prolapse 子宫脱垂

vulvitis 外阴炎

vulvovaginal candidiasis,VVC 外阴阴道假丝酵母菌病

妇产科护理学教学基本要求

一、课程性质和任务

妇产科护理学是现代护理学的重要组成部分,是一门诊断并处理女性对现存和潜在健康问题的反应、为妇女健康提供服务的科学。其研究内容包括孕产妇的护理、妇科疾病患者的护理、妇女保健和计划生育指导及产科诊疗、妇产科手术等多种护理技术。由于当前妇产科护理工作的内容和范畴比传统的妇产科护理扩展很多,因此对本科护士的文化基础水平、专业实践能力、工作经验、责任心及职业道德等方面提出了更高的要求,学习妇产科护理学必须具备前期课的基础,除医学基础学科和社会人文学科外,还需具有护理学基础、内科护理学、外科护理学等知识。必须充分认识妇产科护理学是一门实践性学科,在学习的全过程强调理论联系实际。

二、课程教学目标

(一)知识教学目标

(1)掌握女性生殖系统解剖、生理,妊娠分娩病生理的护理评估及措施,女性生殖系统炎症、肿瘤等病变的护理评估及护理措施。

(2)理解妇产科学诊疗技术护理、新生儿保健。

(3)了解妇产科学概述、妇女保健。

(二)能力培养目标

(1)能熟知产科保健、监护管理,熟知病理产科的护理评估及措施;熟知妇科常见病变的基本内容及护理评估及措施。

(2)具有规范、熟练的妇产科护理技术及手术患者护理的基本实践操作技能。

(3)具有常用基本知识分析、解释和解决临床问题的能力。

(三)思想教育目标

(1)通过对妇产科学知识的熟知和认识,树立热爱生命、实事求是的科学态度。

(2)具有良好的职业道德修养、人际沟通能力和团结协作精神。

(3)具有严谨的学习态度、科学的思维能力和敢于创新的精神。

三、教学内容和要求

教学内容

教学内容	了解	理解	掌握	教学活动参考	教学内容	了解	理解	掌握	教学活动参考
一、绪论				理论讲授多媒体演示	(二)女性生殖系统生理				理论讲授多媒体演示模型演示
1. 妇产科护理学的发展史	√				1. 女性一生各阶段的生理特点		√		
2. 妇产科护理学的学习内容、目的及方法		√			2. 卵巢周期性变化及其激素的功能				
3. 妇产科护理学的特点	√				(1)卵巢周期性变化			√	
二、女性生殖系统解剖与生理					(2)卵巢功能			√	
(一)女性生殖系统解剖				理论讲授多媒体演示模型演示	(3)卵巢激素的生理功能		√		
1. 骨盆			√		3. 子宫内膜及其他生殖器的周期性变化			√	
2. 骨盆底		√			4. 月经的临床表现及健康教育				
3. 外生殖器			√		(1)月经的临床表现			√	
4. 内生殖器			√		(2)月经期健康教育		√		
5. 血管、淋巴与神经	√				5. 月经周期的调节		√		
6. 邻近器官		√							

续表

教学内容	教学要求			教学活动参考	教学内容	教学要求			教学活动参考
	了解	理解	掌握			了解	理解	掌握	
三、妊娠生理				理论讲授 多媒体演示 模型演示 案例分析讨论	六、分娩期妇女的护理				理论讲授 多媒体演示 模型演示 案例分析讨论
（一）受精及受精卵的植入和发育					（一）影响分娩的因素				
1. 受精与着床	√				1. 产力			√	
2. 胚胎的发育		√			2. 产道			√	
（二）胎儿附属物的形成与功能					3. 胎儿			√	
1. 胎盘			√		4. 精神心理因素		√		
2. 胎膜			√		（二）枕先露的分娩机制			√	
3. 脐带			√		（三）先兆临产、临产诊断及产程分期			√	
4. 羊水			√		（四）正常分娩妇女的护理				
（三）胎儿发育及生理特点					1. 第一产程妇女的护理			√	
1. 胎儿的发育特点		√			2. 第二产程妇女的护理			√	
2. 胎儿的生理特点		√			3. 第三产程妇女的护理			√	
（四）妊娠期母体的变化					七、产褥期妇女的护理				理论讲授 多媒体演示 案例分析讨论
1. 妊娠期母体的生理变化			√		（一）产褥期妇女的身心健康				
2. 妊娠期母体的心理变化			√		1. 产褥期妇女的生理调适			√	
四、妊娠诊断				理论讲授 多媒体演示 模型演示 案例分析讨论	2. 产褥期妇女的心理调适			√	
（一）早期妊娠诊断					（二）产褥期妇女的护理				
1. 临床表现			√		1. 临床表现及常见问题			√	
2. 辅助检查		√			2. 护理评估			√	
（二）中晚期妊娠诊断					3. 护理诊断/问题			√	
1. 临床表现			√		4. 护理措施			√	
2. 辅助检查		√			5. 健康教育		√		
（三）胎产式、胎先露、胎方位					（三）母乳喂养的护理		√		
1. 胎产式			√		八、妊娠期并发症妇女的护理				理论讲授 多媒体演示 案例分析讨论
2. 胎先露			√		（一）流产				
3. 胎方位			√		1. 病因、病理	√			
五、产前检查、孕妇管理及胎儿监护				理论讲授 多媒体演示 模型演示 案例分析讨论	2. 临床类型及临床表现			√	
					3. 体格检查及辅助检查		√		
（一）产前检查					4. 处理原则			√	
1. 产前检查的时间、次数			√		5. 护理诊断/问题			√	
2. 首次检查的内容及方法			√		6. 护理措施			√	
3. 身体评估			√		7. 健康教育		√		
4. 心理-社会评估		√			（二）异位妊娠				
（二）孕妇管理					1. 病因、病理	√			
1. 心理护理		√			2. 临床表现			√	
2. 加强孕期保健知识教育		√			3. 辅助检查		√		
（三）胎儿监护及胎儿成熟度检查					4. 处理原则			√	
1. 胎儿宫内情况的监护		√			5. 护理诊断/问题			√	
2. 胎儿成熟度检查		√			6. 护理措施			√	
3. 胎盘功能检查		√			7. 健康教育		√		

教学内容	教学要求			教学活动参考	教学内容	教学要求			教学活动参考
	了解	理解	掌握			了解	理解	掌握	
(三)妊娠期高血压疾病					4. 辅助检查		√		
1. 病因	√				5. 处理原则			√	
2. 病理生理			√		6. 护理诊断/问题			√	
3. 分类及临床表现			√		7. 护理措施			√	
4. 辅助检查		√			8. 健康教育	√			
5. 处理原则			√		(八)羊水量异常				
6. 护理诊断/问题			√		1. 羊水过多				
7. 护理措施			√		(1)病因	√			
8. 健康教育		√			(2)临床表现			√	
(四)前置胎盘					(3)辅助检查			√	
1. 病因	√				(4)处理原则		√		
2. 分类			√		(5)护理诊断/问题			√	
3. 临床表现			√		(6)护理措施			√	
4. 辅助检查		√			(7)健康教育		√		
5. 对母儿的影响		√			2. 羊水过少				
6. 处理原则			√		(1)病因	√			
7. 护理诊断/问题			√		(2)临床表现			√	
8. 护理措施			√		(3)辅助检查		√		
9. 健康教育		√			(4)处理原则		√		
(五)胎盘早剥				理论讲授 多媒体演示 案例分析讨论	(5)护理诊断/问题			√	理论讲授 多媒体演示 案例分析讨论
1. 病因	√				(6)护理措施			√	
2. 病理			√		(7)健康教育		√		
3. 临床表现			√		(九)多胎妊娠及巨大儿				
4. 辅助检查		√			1. 多胎妊娠				
5. 对母儿的影响		√			(1)双胎的类型及特点	√			
6. 处理原则			√		(2)临床表现		√		
7. 护理诊断/问题			√		(3)辅助检查		√		
8. 护理措施			√		(4)对母儿的影响			√	
9. 健康教育		√			(5)处理原则		√		
(六)早产					(6)护理诊断/问题			√	
1. 原因	√				(7)护理措施			√	
2. 临床表现			√		(8)健康教育		√		
3. 处理原则			√		2. 巨大胎儿				
4. 护理诊断/问题			√		(1)高危因素	√			
5. 护理措施			√		(2)临床表现及辅助检查			√	
6. 健康教育		√			(3)对母儿的影响		√		
(七)过期妊娠					(4)处理原则		√		
1. 原因	√				(5)护理诊断/问题			√	
2. 病理		√			(6)护理措施			√	
3. 对母儿的影响		√			(7)健康教育		√		

教学内容	教学要求			教学活动参考	教学内容	教学要求			教学活动参考
	了解	理解	掌握			了解	理解	掌握	
九、妊娠合并症妇女的护理					4. 处理原则			√	
（一）妊娠合并心脏病					5. 护理诊断/问题			√	
1. 妊娠、分娩对心脏病的影响			√		6. 护理措施			√	
2. 心脏病对妊娠的影响			√		7. 健康教育		√		
3. 心脏病心功能分级		√			子宫收缩过强				
4. 临床表现及诊断			√		1. 病因	√			
5. 处理原则			√		2. 临床表现及诊断			√	
6. 护理诊断／问题			√		3. 对母儿的影响		√		
7. 护理措施			√		4. 处理原则			√	
8. 健康教育		√			5. 护理诊断/问题			√	理论讲授多媒体演示案例分析讨论
（二）妊娠合并糖尿病					6. 护理措施			√	
1. 妊娠对糖尿病的影响		√			7. 健康教育		√		
2. 糖尿病对母儿的影响		√			（二）产道异常				
3. 临床表现及诊断			√		1. 骨产道异常的临床表现			√	
4. 处理原则		√			2. 软产道异常的临床表现		√		
5. 护理诊断／问题			√		3. 对母儿的影响		√		
6. 护理措施			√	理论讲授多媒体演示案例分析讨论	4. 处理原则			√	
7. 健康教育		√			5. 护理措施			√	
（三）妊娠合并急性病毒性肝炎					（三）胎儿发育异常				
1. 妊娠对病毒性肝炎的影响		√			1. 持续性枕后位、枕横位			√	
2. 病毒性肝炎对妊娠、分娩的影响		√			2. 臀先露		√		
3. 临床表现及诊断			√		十一、分娩期并发症产妇的护理				
4. 处理原则		√			（一）胎膜早破				
5. 护理诊断/问题			√		1. 病因	√			
6. 护理措施			√		2. 临床表现			√	
7. 健康教育		√			3. 辅助检查		√		
（四）缺铁性贫血					4. 处理原则			√	
1. 贫血对妊娠的影响		√			5. 护理诊断/问题			√	
2. 临床表现及诊断			√		6. 护理措施			√	
3. 处理原则		√			7. 健康教育		√		理论讲授多媒体演示案例分析讨论
4. 护理诊断/问题			√		（二）子宫破裂				
5. 护理措施			√		1. 病因	√			
6. 健康教育		√			2. 分类		√		
十、异常分娩妇女的护理					3. 临床表现			√	
（一）产力异常				理论讲授多媒体演示案例分析讨论	4. 处理原则			√	
子宫收缩乏力					5. 护理诊断/问题			√	
1. 病因	√				6. 护理措施			√	
2. 临床表现及诊断			√		7. 健康教育		√		
3. 对母儿的影响		√			（三）产后出血				
					1. 概念			√	

教学内容	了解	理解	掌握	教学活动参考	教学内容	了解	理解	掌握	教学活动参考
2. 病因			✓		(二)晚期产后出血妇女的护理				
3. 临床表现			✓		1. 病因及临床表现			✓	
4. 处理原则			✓		2. 辅助检查		✓		
5. 护理诊断/问题			✓		3. 处理原则		✓		
6. 护理措施			✓		4. 护理诊断/问题			✓	
7. 健康教育		✓			5. 护理措施			✓	理论讲授 多媒体演示 案例分析讨论
(四)羊水栓塞				理论讲授 多媒体演示 案例分析讨论	6. 健康教育		✓		
1. 病因	✓				(三)产后心理障碍妇女的护理				
2. 病理生理		✓			1. 病因	✓			
3. 临床表现			✓		2. 临床表现			✓	
4. 辅助检查		✓			3. 处理原则		✓		
5. 处理原则			✓		4. 护理诊断/问题			✓	
6. 护理诊断/问题			✓		5. 护理措施			✓	
7. 护理措施			✓		6. 健康教育		✓		
8. 健康教育		✓			十四、妇科护理病历				
十二、胎儿与新生儿异常的护理					(一)妇科护理评估				
(一)胎儿窘迫的护理					1. 护理评估方法			✓	
1. 病因、病理生理	✓				2. 病史内容		✓		
2. 临床表现			✓		3. 身体状况评估			✓	理论讲授 多媒体演示 案例分析讨论
3. 处理原则			✓		4. 心理-社会状况评估			✓	
4. 护理诊断/问题			✓		(二)妇科护理计划				
5. 护理措施			✓	理论讲授 多媒体演示 案例分析讨论	1. 护理诊断			✓	
6. 健康教育		✓			2. 护理目标			✓	
(二)新生儿窒息的护理					3. 护理评价		✓		
1. 病因、病理生理	✓				十五、女性生殖系统炎症患者的护理				
2. 临床表现			✓		(一)概述				
3. 处理原则			✓		1. 女性生殖器的自然防御功能			✓	
4. 护理诊断/问题			✓		2. 病原体		✓		
5. 护理措施			✓		3. 感染途径			✓	
6. 健康教育		✓			4. 炎症的发展与转归		✓		
十三、异常产褥妇女的护理					(二)外阴部炎症				理论讲授 多媒体演示 案例分析讨论
(一)产褥感染妇女的护理					外阴炎				
1. 概念			✓		1. 病因		✓		
2. 病因	✓				2. 临床表现			✓	
3. 病理及临床表现			✓	理论讲授 多媒体演示 案例分析讨论	3. 处理原则		✓		
4. 辅助检查		✓			4. 护理诊断/问题			✓	
5. 处理原则			✓		5. 护理措施			✓	
6. 护理诊断/问题			✓		6. 健康教育		✓		
7. 护理措施			✓		前庭大腺炎				
8. 健康教育		✓							

续表

教学内容	教学要求			教学活动参考	教学内容	教学要求			教学活动参考
	了解	理解	掌握			了解	理解	掌握	
1. 病因	√				7. 健康教育		√		
2. 临床表现			√		（四）宫颈炎症				
3. 处理原则			√		1. 病因及病原体	√			
4. 护理诊断/问题			√		2. 临床表现			√	
5. 护理措施			√		3. 辅助检查		√		
6. 健康教育		√			4. 处理原则			√	
（三）阴道炎症					5. 护理诊断/问题			√	
滴虫阴道炎					6. 护理措施			√	理论讲授
1. 病原体及病因	√				7. 健康教育		√		多媒体演示
2. 传播途径		√			（五）盆腔炎性疾病				案例分析讨论
3. 临床表现			√		1. 高危因素及病因		√		
4. 辅助检查		√			2. 病理及发病机制	√			
5. 处理原则			√		3. 临床表现			√	
6. 护理诊断/问题			√		4. 处理原则			√	
7. 护理措施			√		5. 护理诊断/问题			√	
8. 健康教育		√			6. 护理措施			√	
外阴阴道假丝酵母菌病					7. 健康教育		√		
1. 病原体及诱发因素			√		十六、女性生殖系统肿瘤患者的护理				
2. 传播途径		√			（一）外阴癌				
3. 临床表现			√	理论讲授	1. 病因	√			
4. 辅助检查		√		多媒体演示	2. 病理	√			
5. 处理原则			√	案例分析讨论	3. 临床分期		√		
6. 护理诊断/问题			√		4. 临床表现			√	
7. 护理措施			√		5. 辅助检查		√		
8. 健康教育		√			6. 处理原则			√	
萎缩性阴道炎					7. 护理诊断/问题			√	
1. 病因及发病机制	√				8. 护理措施			√	
2. 临床表现			√		9. 健康教育		√		
3. 辅助检查		√			（二）子宫颈癌				理论讲授
4. 处理原则			√		1. 病因		√		多媒体演示
5. 护理诊断/问题			√		2. 宫颈组织学特征		√		案例分析讨论
6. 护理措施			√		3. 病理	√			
7. 健康教育		√			4. 转移途径		√		
细菌性阴道病					5. 临床分期		√		
1. 病因		√			6. 临床表现			√	
2. 临床表现			√		7. 辅助检查			√	
3. 诊断		√			8. 处理原则		√		
4. 处理原则			√		9. 护理诊断/问题			√	
5. 护理诊断/问题			√		10. 护理措施			√	
6. 护理措施			√		11. 健康教育		√		

教学内容	了解	理解	掌握	教学活动参考
（三）子宫肌瘤				
1. 分类		√		
2. 病理	√			
3. 临床表现			√	
4. 处理原则			√	
5. 护理诊断/问题			√	
6. 护理措施			√	
7. 健康教育		√		
（四）子宫内膜癌				
1. 病因	√			
2. 病理	√			
3. 临床分期		√		
4. 临床表现			√	
5. 辅助检查		√		
6. 处理原则		√		
7. 护理诊断/问题			√	
8. 护理措施			√	
9. 健康教育		√		
（五）卵巢肿瘤				
1. 组织学分类		√		理论讲授
2. 常见的卵巢肿瘤及其特点		√		多媒体演示
3. 卵巢恶性肿瘤的转移途径		√		案例分析讨论
4. 卵巢恶性肿瘤的临床分期		√		
5. 临床表现			√	
6. 并发症			√	
7. 辅助检查		√		
8. 处理原则			√	
9. 护理诊断/问题			√	
10. 护理措施			√	
11. 健康教育		√		
（六）妇科腹部手术患者的一般护理				
手术前护理				
1. 护理评估			√	
2. 护理诊断/问题			√	
3. 护理措施			√	
手术后护理				
1. 护理评估			√	
2. 护理诊断/问题			√	
3. 护理措施			√	
4. 健康教育		√		
（七）阴道手术患者的一般护理				
1. 术前护理				
2. 外阴、阴道手术患者的术后护理				

教学内容	了解	理解	掌握	教学活动参考
十七、女性生殖内分泌疾病患者的护理				
（一）功能失调性子宫出血				
1. 病因		√		
2. 病理生理			√	
3. 临床表现			√	
4. 体格检查及辅助检查		√		
5. 处理原则			√	
6. 护理诊断/问题			√	
7. 护理措施			√	
8. 健康教育		√		
（二）闭经				
1. 病因及分类		√		
2. 体格检查及辅助检查		√		
3. 处理原则		√		
4. 护理诊断/问题			√	
5. 护理措施			√	理论讲授
6. 健康教育		√		多媒体演示
（三）痛经				案例分析讨论
1. 病因	√			
2. 临床表现			√	
3. 辅助检查		√		
4. 处理原则		√		
5. 护理诊断/问题			√	
6. 护理措施			√	
7. 健康教育		√		
（四）围绝经期综合征				
1. 病因		√		
2. 临床表现			√	
3. 体格检查及辅助检查		√		
4. 处理原则		√		
5. 护理诊断/问题			√	
6. 护理措施			√	
7. 健康教育		√		
十八、妊娠滋养细胞疾病患者的护理				理论讲授
（一）葡萄胎				多媒体演示
1. 病理	√			案例分析讨论
2. 临床表现			√	
3. 辅助检查		√		

教学内容	教学要求			教学活动参考	教学内容	教学要求			教学活动参考
	了解	理解	掌握			了解	理解	掌握	
4. 处理原则			√	理论讲授 多媒体演示 案例分析讨论	二十、计划生育妇女的护理				理论讲授 多媒体演示 案例分析讨论
5. 护理诊断/问题			√		（一）避孕方法及护理				
6. 护理措施			√		1. 工具避孕法		√		
7. 健康教育		√			2. 药物避孕法		√		
（二）妊娠滋养细胞肿瘤					3. 其他避孕方法		√		
1. 病理表现		√			4. 护理诊断/问题			√	
2. 临床表现			√		5. 护理措施			√	
3. 辅助检查		√			6. 健康教育		√		
4. 处理原则			√		（二）女性绝育方法及护理				
5. 护理诊断/问题			√		1. 经腹输卵管结扎术	√			
6. 护理措施			√		2. 经腹腔镜输卵管绝育术	√			
7. 健康教育		√			（三）避孕失败补救措施及护理				
（三）化疗患者的护理					1. 早期妊娠终止		√		
1. 护理诊断/问题			√		2. 中期妊娠终止		√		
2. 护理措施			√		二十一、妇产科常用护理操作技术、诊疗技术及手术护理配合				理论讲授 视频教学 实践操作
3 健康教育			√		（一）妇产科常用护理操作技术				
十九、妇科其他疾病患者的护理				理论讲授 多媒体演示 案例分析讨论	1. 会阴擦洗/冲洗			√	
（一）子宫内膜异位症和子宫腺肌病患者的护理					2. 会阴湿热敷方法			√	
1. 发病相关因素	√				3. 新生儿沐浴		√		
2. 病理	√				4. 阴道冲洗			√	
3. 临床表现			√		5. 阴道和宫颈上药			√	
4. 辅助检查		√			6. 坐浴			√	
5. 处理原则		√			（二）妇产科常用诊疗技术护理				
6. 护理诊断/问题			√		1. 阴道及宫颈脱落细胞检查		√		
7. 护理措施			√		2. 宫颈及颈管活体组织检查术		√		
8. 健康教育		√			3. 阴道后穹隆穿刺术		√		
（二）不孕症					4. 诊断性刮宫术		√		
1. 病因	√				5. 输卵管通畅检查		√		
2. 检查步骤及诊断			√		6. 阴道镜检查		√		
3. 处理原则		√			7. 宫腔镜检查		√		
4. 护理诊断/问题			√		8. 腹腔镜检查		√		
5. 护理措施			√		（三）妇产科手术护理配合				
6. 健康教育		√			1. 会阴切开缝合术		√		
（三）子宫脱垂					2. 胎头吸引术		√		
1. 病因	√				3. 产钳助产术		√		
2. 临床分度		√			4. 剖宫产术		√		
3. 临床表现			√		5. 子宫切除术		√		
4. 处理原则		√			二十二、妇女保健				理论讲授 自学
5. 护理诊断/问题			√		（一）妇女保健工作的目的和意义	√			
6. 护理措施			√		（二）妇女保健工作内容	√			
7. 健康教育	√				（三）妇女病普查普治及劳动保护	√			
					附：妇女保健统计指标	√			

四、教学基本要求说明

（一）适用对象与参考学时

本教学基本要求可供护理、助产、涉外护理及医学类相关专业使用，总学时为70个，其中理论教学58学时，实践教学12学时。

（二）教学要求

1. 本课程对理论教学部分要求有掌握、理解、了解3个层次。掌握是指对妇产科学中所学的基本知识、基本理论具有深刻的认识，并能灵活地应用所学知识分析、解释临床问题。理解是指能够解释、领会基本理论知识，并会应用所学技能。了解是指能够简单理解所学知识。

2. 本课程突出以培养能力为本位的教学理念，在实践技能方面分为熟练掌握和学会2个层次。熟练掌握是指能够独立娴熟地进行正确的实践技能操作。学会是指能够在教师指导下进行实践技能操作。

（三）教学建议

1. 在教学过程中要积极采用现代化教学手段、模型、录像，案例分析等，加强直观教学，充分发挥教师的主导作用和学生的主体作用。注重理论联系实际，组织学生进行临床案例分析讨论，以培养学生的分析问题和解决问题的能力，使学生加深对教学内容的理解和掌握。重点讲述临床护理必需的基础知识及妇产科护理的基本理论和实践，护理程序贯穿始终。

2. 实践教学要充分利用教学资源，结合挂图、模型、多媒体等，采用理论讲授、模型演示、案例分析讨论等教学形式，采用病例分析讨论的方式调动学生学习的积极性，强化学生的动手能力和专业实践技能操作，提高学生学习的兴趣。

3. 教学评价应通过课堂提问、布置作业、单元目标测试、案例分析讨论、实践考核、期末考试等多种形式，对学生进行学习能力、实践能力和应用新知识能力的综合考核，以期达到教学目标提出的各项任务。

教学时间分配表
学时分配建议（70小时）

章　节	内　容	课时分配		
		讲授	实践/见习	合计
第1章	绪论	0.5		0.5
第2章	女性生殖系统解剖与生理	2.5		2.5
第3章	妊娠生理	2		2
第4章	妊娠诊断	1		1
第5章	产前检查、孕妇管理及胎儿监护	2	1	3
第6章	分娩期妇女的护理	3	1	4
第7章	产褥期妇女的护理	2	1	3
第8章	妊娠期并发症妇女的护理	8	1	9
第9章	妊娠合并症妇女的护理	4		4
第10章	异常分娩妇女的护理	6		6
第11章	分娩期并发症产妇的护理	2		2
第12章	胎儿与新生儿异常的护理	2		2
第13章	异常产褥妇女的护理	2		2
第14章	妇科护理病历	1		1
第15章	女性生殖系统炎症患者的护理	4		4
第16章	女性生殖系统肿瘤患者的护理	6		6
第17章	女性生殖内分泌疾病患者的护理	3		3
第18章	妊娠滋养细胞疾病患者的护理	2		2
第19章	妇科其他疾病患者的护理	2		2
第20章	计划生育妇女的护理	2		2
第21章	妇产科常用护理操作技术、诊疗技术及手术护理配合（实训内容）	1	8	9
第22章	妇女保健			
总计		58	12	70

目标检测参考答案

51. B　52. B　53. C　54. D　55. D　56. C　57. D
58. C　59. D

第17章　女性生殖内分泌疾病患者的护理

1. A　2. E　3. A　4. C　5. D　6. E　7. E　8. A
9. B　10. A　11. B　12. B　13. B　14. B　15. B
16. C　17. E　18. A　19. C　20. C　21. B　22. B
23. B　24. C　25. D　26. B　27. C

第18章　妊娠滋养细胞疾病患者的护理

1. D　2. A　3. D　4. A　5. E　6. D　7. C　8. E
9. D　10. B　11. C　12. A　13. B　14. A　15. D
16. E　17. E　18. D　19. B　20. E　21. E　22. B
23. D　24. D　25. E　26. A　27. D　28. B　29. B
30. B　31. A　32. B　33. E　34. D　35. B　36. D
37. A

第19章　妇科其他疾病患者的护理

1. D　2. A　3. A　4. E　5. D　6. A　7. B　8. A

第20章　计划生育妇女的护理

1. B　2. A　3. B　4. D　5. A　6. E　7. C　8. A
9. B　10. D　11. E　12. E　13. C　14. C　15. D
16. B　17. C　18. B　19. A　20. D　21. C　22. B
23. A　24. D　25. C　26. C　27. C

第21章　妇产科常用护理操作技术、诊疗技术及手术护理配合（实训内容）

1. C　2. E　3. C　4. A　5. E　6. B　7. D　8. A
9. B　10. B　11. E　12. E　13. E　14. E　15. C
16. C　17. D　18. D　19. D　20. C　21. E　22. E

第22章　妇女保健

1. B　2. B　3. A　4. D　5. B　6. D　7. B

参 考 文 献

曹泽毅. 2010. 中华妇产科学(临床版). 北京：人民卫生出版社

陈芬，吴培英. 2009. 妇产科护理学. 西安：第四军医大学出版社

邓姗，郎景和. 2009. 协和妇产科临床备忘录. 第2版. 北京：人民军医出版社

杜彩素. 2003. 妇产科学. 北京：科学出版社

杜立丛. 2007. 妇产科护理学. 北京：科学出版社

丰有吉，沈铿. 2006. 妇产科学. 北京：人民卫生出版社

何仲. 2002. 临床护理学：生殖. 北京：中国协和医科大学出版社

胡晓玲. 2008. 妇产科护理学. 上海：同济大学出版社

乐杰. 2008. 妇产科学. 第7版. 北京：人民卫生出版社

李小妹译. 2009. 孕产妇和新生儿护理. 第8版. 北京：人民卫生出版社

刘文娜. 2008. 妇产科护理. 第2版. 北京：人民卫生出版社

罗琼. 2010. 妇产科护理学. 北京：科学出版社

王临虹，赵更力. 2008. 妇女保健学. 北京：北京大学医学出版社

王娅莉. 2009. 妇产科护理学. 北京：高等教育出版社

魏碧蓉. 2009. 妇科护理学. 北京：人民卫生出版社

吴彩琴，朱壮彦. 2011. 妇产科护理学. 北京：人民军医出版社

夏海鸥. 2005. 妇产科护理学. 第2版. 北京：人民卫生出版社

张惜阴. 2004. 实用妇产科学. 北京：人民卫生出版社

张新宇. 2010. 妇产科护理学. 第2版. 北京：人民卫生出版社

张怡，吴新华译. 2006. 威廉姆斯产科学手册. 长沙：湖南科学技术出版社

张银萍，徐红. 2006. Obstetric and Gynecological Nursing. 北京：人民卫生出版社

郑修霞. 2006. 妇产科护理学. 第4版. 北京：人民卫生出版社

周昌菊，丁娟，严谨等. 2001. 现代妇产科护理模式：北京：人民卫生出版社

Berek JS, Novak E. 2007. Berek and Novak's gynecology. Lippincott Williams & Wilkins

Cunningham FG, Gant NF, Leveno KJ, et al. 2002. Willians Obstetrics. 21th. Appletoe Lange

Decherney, Alan H. 2006. Current Obstetric & Gynecologic Diagnosis & Treatment. McGraw-Hill Medical Publishing

Schneider KM, Patrick SK. 妇产科学(美国医师执照考试). 北京：北京大学医学出版社